全身的偶発症と
リスクマネジメント
高齢者歯科診療のストラテジー

大渡凡人 著
Ohwatari, Tsuneto

医歯薬出版株式会社

This book was originally published in Japanese
under the title of :

Zenshinteki guhatsushoh-to Risukumanejimento

Kohreishashikashinryoh-no Sutorateji

(Risk Management of medically compromised elderly dental outpatients)

Author :

Ohwatari, Tsuneto
  Professor
  Department of the dental management of medically compromised patient
  Dental center of the medically compromised patient (DEMCOP)
  Kyushu Dental University

© 2012 1st ed.

ISHIYAKU PUBLISHERS, INC.
  7-10, Honkomagome 1 chome, Bunkyo-ku,
  Tokyo 113-8612, Japan

序文

　高齢者歯科治療の全身管理に関する書籍（高齢者歯科臨床ナビゲーション，2003年）を上梓して，はやくも9年が経過した．この間に，高齢者歯科医療を取り巻く社会的・医学的背景は大きく変化した．

　わが国の人口は2004年にピークアウトしたあと，人口減少期に入っている．しかし，高齢者人口は今後数十年は増加し，その全人口に対する割合は今後も上昇し続けると予測されている．さらに，医療インフラの一層の充実とその技術革新は，重篤な全身疾患をもつ高齢者の外来受診を可能にした．これらの変化から，歯科外来患者に対する高齢者の占める割合は上昇し，全身的偶発症リスクのある全身疾患を合併する高齢者の割合も一段と高まっている．

　筆者の勤務する外来も，この社会的背景の変化を反映して，それまでの「すべての高齢者」を対象とした外来（高齢者歯科外来）から，「全身的偶発症リスクのある全身疾患を合併する高齢者」に特化した外来（スペシャルケア外来-1）に変わった．同時に，心臓弁膜症の術前患者に代表される，医学部附属病院からのリスクの高い患者紹介も著しく増加した．筆者は，この増え続ける，リスクの高い，しかも多彩な全身疾患を有する高齢歯科患者に対して，日々，試行錯誤を繰り返しながらリスクマネジメントを行っているが，それは同時に，貴重な臨床経験の積み重ねでもある（図）．

　本書執筆の第一の目的は，このような高齢歯科患者のリスクマネジメントを通して得られた貴重な臨床経験をできるだけうまく反映させ，歯科医療の現場により即した実践的なリスクマネジメントの一方法を提示することである．

　一方，この9年間に医学の広い領域で多くの疫学的研究がなされ，エビデンスが大量に蓄積された．そしてこれらをもとに，重要な全身疾患の診断基準，治療方法が大きく改訂された．

　本書執筆の第二の目的は，これらの最新の医学情報を正確に反映させることである．

　本書は，以上の二つをおもな目的として執筆した．その目的を達し，本書が，先生方の臨床に少しでもお役に立てるならば，これに勝る喜びはない．

最後に，貴重な臨床経験を与えていただいている多くの患者さん，長きにわたり親身にご指導・ご鞭撻をいただいている歯学部附属病院の先輩の先生方，大切な患者さんを御紹介いただき，また，貴重なご助言をいただいている医学部附属病院の先生方，そして，日々の臨床を支えてくれている高齢者歯科学分野の若い先生方に心より感謝いたします．

2012年8月　　　　　　　　　　　　　　　　　　　　　　大渡凡人

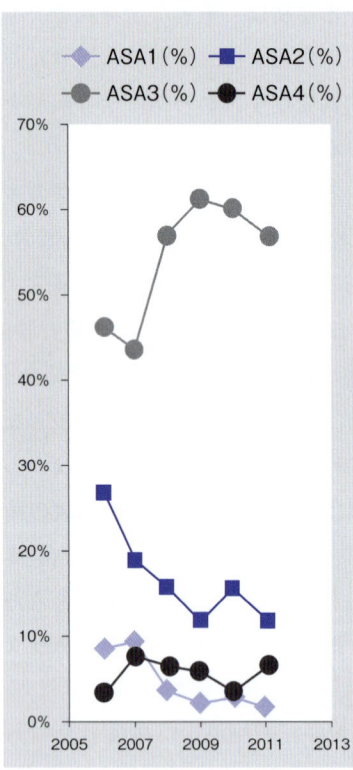

図　スペシャルケア外来-1移行後のASA physical status の変化
ASA3以上に該当する全身疾患を合併する高齢歯科患者が多くを占めるようになっている．

全身的偶発症とリスクマネジメント
高齢者歯科診療のストラテジー

目次

序文 ……………………………………………………………………………………… iii

総論

1−リスクとリスクマネジメント …………………………………………… 2
リスクとは ……………………………………………………………………………… 2
リスクマネジメントとは ……………………………………………………………… 2

2−高齢歯科患者の実態 ……………………………………………………… 5
高齢者人口の増加 ……………………………………………………………………… 5
医療訴訟 ………………………………………………………………………………… 5
高齢歯科患者の実態 …………………………………………………………………… 7
　リスクの高い患者の増加…7　循環器疾患患者の高い合併率と上昇…8
　その他の特徴…8
高齢者歯科治療で発生する全身的偶発症 …………………………………………… 10

3−高齢者の特徴 ……………………………………………………………… 12
高齢者の定義 …………………………………………………………………………… 12
高齢者の特徴 …………………………………………………………………………… 12

4−リスクマネジメントの基本 ……………………………………………… 15
ストレス（stress） …………………………………………………………………… 15
　ストレスとは…15　高齢者のストレス反応…15
　歯科治療におけるストレッサー…15　ストレスを減弱させる…16
治療前のリスクマネジメント ………………………………………………………… 17
　高齢者の歯科治療計画…17　リスクに影響する因子…17

治療時間はいつがよいか…17　術前状態評価…18

治療中のリスクマネジメント……27
治療当日も全身状態を評価する…27　局所麻酔（local anesthesia）…29
モニタリング（monitoring）…35
血小板凝集抑制薬とワルファリン，そして新しい抗凝固薬…39

治療後の基本的注意点と対策……44
高齢者の薬剤処方における注意点…44　実際の投薬はどうするか…45

各論

1−循環器疾患……60

循環器系（circulatory system）とは何か……60
高齢者における循環器疾患の特徴……60
心臓の加齢変化…62　血管系の加齢変化…63　血圧調整系の加齢変化…64

高齢歯科患者に多い循環器疾患は何か……64
血圧異常……66
高血圧症（hypertension；HT, HTN）…66　低血圧（hypotension）…83

虚血性心疾患（ischemic heart disease；IHD）……85
虚血性心疾患とは…85　狭心症（angina pectoris；AP）…87　心筋梗塞（myocardial infraction；MI）…92　急性冠症候群（accute coronary syndrome；ACS）…95
心臓突然死（cardiac sudden death）…98
歯科治療におけるリスクマネジメント…100

不整脈（arrhythmia）……105
不整脈とは…105　高齢者の不整脈…107　不整脈の治療法…108　歯科治療におけるリスクマネジメント…110　頻脈性不整脈（tachyarrhythmia）…113　徐脈性不整脈（bradyarrhythmia）…129

心不全（heart failure；HF）……134
心不全とは…134　歯科治療におけるリスクマネジメント…138

心臓弁膜症と感染性心内膜炎（VHD, IE）……141
リウマチ熱（rheumatic fever；RF）…141
心臓弁膜症（valvular heart disease；VHD）…142　感染性心内膜炎…150

成人先天性心疾患（adult congenital heart disease；ACHD）……160

代表的な先天性心疾患…161　歯科治療におけるリスクマネジメント…164

心筋症（cardiomyopathy） … 167
拡張型心筋症（dilatead cardiomyopathy；DCM）…169　歯科治療におけるリスクマネジメント…169

動脈疾患（arterial disease） … 170
動脈硬化症（arteriosclerosis）…170　大動脈瘤（aortic aneurysm）…171　大動脈解離（aortic dissection；AoD）…174　歯科治療におけるリスクマネジメント…175

（生体内）植込み型デバイス（ペースメーカー・ICD・CRT-D） … 177
人工ペースメーカー（artificial pacemaker；PM）…177　植込み型除細動器（implantable cardioverter defibrillator；ICD）…181　心臓再同期療法（cardiac resynchronization therapy-defibrillator；CRT-D, cardiac resynchronization therapy-pacemaker；CRT-P）…181　デバイスによる感染症（cardiovascular implantable electronic device (CIED) infections）…181　歯科治療におけるリスクマネジメント…183

2-神経疾患 … 186

神経とは何か … 186

高齢者における神経疾患の特徴 … 186
形態学的な変化…186　生理機能の変化…187　高次神経機能の変化…187　その他の変化…188

高齢歯科患者に多い神経疾患は何か … 188

脳血管障害（cerebrovascular disease, accident；CVD, CVA） … 190
脳血管障害とは…190　脳梗塞（cerebral infarction；CI, CIF）…195　脳出血（cerebral hemorrhage；CH）…198　クモ膜下出血（subarachnoid hemorrhage；SAH）…198　その他の脳血管障害…199　歯科治療におけるリスクマネジメント…201

認知症性疾患（dementia） … 205

基底核変性疾患 … 213
基底核変性疾患とは何か…213　パーキンソン病（Parkinson disease；PD）…213　症候性パーキンソニズム（symptomatic parkinsonism）…215　歯科治療におけるリスクマネジメント…216

脊髄小脳変性疾患 … 216
脊髄小脳変性症（spinocerebellar degeneration；SCD）とは…216　非遺伝性（孤発性）脊髄小脳変性症…218　遺伝性脊髄小脳変性症…218　歯科治療におけるリスク

マネジメント…219

一過性意識障害（transient loss of consciousness；T-LOC）……………………………… 220
　失神（syncope）…220　めまい（vertigo, lightheadedness）…224

3-呼吸器疾患 …………………………………………………………………………………… 227

加齢と呼吸および呼吸器疾患 ……………………………………………………………… 227
　肺の加齢変化…227　呼吸器疾患と加齢の関係…228

喘息（asthma），気管支喘息（bronchial asthma；BA）………………………………… 229
　喘息…229　歯科治療におけるリスクマネジメント…231

慢性閉塞性肺疾患（chronic obstructive pulmonary disease；COPD）……………… 232
　慢性閉塞性肺疾患とは…232　歯科治療におけるリスクマネジメント…234

肺炎（pneumonia）…………………………………………………………………………… 235
　肺炎とは…235　誤嚥性肺炎（aspiration pneumonia）…235　歯科治療におけるリスクマネジメント…236

間質性肺炎（interstitial pneumonia；IP），特発性間質性肺炎（idiopathic interstitial pneumonias；IIPs）………………………………………………………………………… 236
　歯科治療におけるリスクマネジメント…237

慢性呼吸不全と在宅呼吸ケア（在宅酸素療法，在宅人工呼吸療法）……………………… 238
　慢性呼吸不全（chronic respiratory failure；CRF）とは…238　在宅酸素療法（home oxygen therapy；HOT）・在宅人工呼吸療法（home mechanical ventilation；HMV）とは…238　歯科治療におけるリスクマネジメント…239

4-代謝疾患 ……………………………………………………………………………………… 240

加齢と代謝および代謝疾患 ………………………………………………………………… 240

糖尿病（diabetes mellitus；DM）…………………………………………………………… 241
　糖尿病とは…241　糖尿病の診断…243　糖尿病の治療…243　糖尿病の合併症…245　高齢者の糖尿病…247　歯科治療におけるリスクマネジメント…248

脂質異常症（dyslipidemia）………………………………………………………………… 253
　脂質異常症とは…253　高齢者の脂質異常症…254　歯科治療におけるリスクマネジメント…254

骨粗鬆症（osteoporosis）…………………………………………………………………… 255
　骨粗鬆症とは…255　歯科治療におけるリスクマネジメント…256

肥満症（obesity） 259
　　肥満症とは…259　歯科治療におけるリスクマネジメント…260

5-内分泌疾患 261

加齢と内分泌および内分泌疾患 261
甲状腺機能亢進症（hyperthyroidism, thyrotoxicosis） 261
　　甲状腺機能亢進症とは…261　高齢者の甲状腺機能亢進症…262　歯科治療におけるリスクマネジメント…262
甲状腺機能低下症（hypothyroidism） 264
　　甲状腺機能低下症とは…264　高齢者の甲状腺機能低下症…264　歯科治療におけるリスクマネジメント…264

6-腎尿路疾患 266

加齢と腎臓および腎疾患 266
高齢者の腎臓および腎機能 266
慢性腎臓病（chronic kidney disease；CKD） 268
　　慢性腎臓病とは…268　高齢者のCKD…271　歯科治療におけるリスクマネジメント…271
透析（dialysis） 274
　　透析とは…274　透析の合併症…274　歯科治療におけるリスクマネジメント…275

7-肝疾患 278

加齢と肝臓および冠疾患 278
　　高齢者の肝臓および冠疾患…278
肝炎（hepatitis） 279
　　肝炎とは…279　高齢者の肝炎…284　歯科治療におけるリスクマネジメント…284
肝硬変（liver cirrhosis；LC） 289
　　肝硬変とは…289　高齢者の肝硬変…290　歯科治療におけるリスクマネジメント…290

8-血液疾患 293

加齢と血液および血液疾患 293
　　高齢者の血液および血液疾患…293

貧血 (anemia) ... 294
貧血とは…294　鉄欠乏性貧血 (iron deficiency anemia；IDA)…295　再生不良性貧血 (aplastic anemia；AA)…295　骨髄異形成症候群 (myelo dysplastic syndrome；MDS)…295　歯科治療におけるリスクマネジメント…296

特発性血小板減少性紫斑病 (idiopathic thrombocytopenic purpura；ITP) ... 297
特発性血小板減少性紫斑病とは…297　歯科治療におけるリスクマネジメント…298

多発性骨髄腫 (multiple myeloma；MM) ... 299
多発性骨髄腫とは…299　歯科治療におけるリスクマネジメント…300

白血病 (leukemia) ... 300
白血病とは…300　歯科治療におけるリスクマネジメント…301

9-膠原病 ... 304

膠原病とは ... 304

関節リウマチ (rheumatoid arthritis；RA) ... 304
関節リウマチとは…304　高齢者の関節リウマチ…307　歯科治療におけるリスクマネジメント…307

10-全身的偶発症にはどう対応するか ... 309

血管迷走神経性失神〈vasovagal (vasodepressor, neurocardiogenic) syncope；VVS〉 ... 309
血管迷走神経性失神とは…309　歯科治療におけるリスクマネジメント…310

食道異物・気道異物 (esophageal foreign body, bronchial foreign bodies) ... 310
食道異物・気道異物とは…310　高齢者の気道異物・食道異物…311　歯科治療におけるリスクマネジメント…311

ショック (shock) ... 317
心原性ショック (cardiogenic shock)…318　血液分布異常性ショック (distributive shock)…318　高齢者のショック…320　ショックへの対応…321

心肺蘇生 (cardio pulmonary resuscitation；CPR) ... 322
CPRとは…322　Basic Life Support (BLS)…323　心停止アルゴリズム…326

文　献 ... 328
索　引 ... 345

I 総論

全身的偶発症を合併する高齢歯科患者のリスクマネジメント

1 本書におけるリスクマネジメントの目的は，全身的偶発症の発生をコントロールすることにより，全身疾患を合併する高齢者が歯科医療によって受けられる利益を最大化し，医療における質を確保することである．

2 歯科治療における全身的偶発症は，局所麻酔に関連したものが多い．高齢者の歯科治療中にみられる全身的偶発症としては，異常高血圧がもっとも多い．

3 全身的偶発症に対するリスクマネジメントは，高齢者や重篤な全身疾患を合併する患者の観血的処置だけでなく，すべての患者の，すべての歯科治療で必要である．

リスクとは

リスクの一般的な定義は，損失，被害，そのほか望ましくない出来事の起こる可能性（possibility）である．一方，リスクの大きさは，その事象の発生頻度（frequency）と影響の大きさ（severity）の積に比例する．すなわち，risk＝f（severity・frequency）である．

実際に社会で用いられる"リスク"という言葉の定義は，使われる領域により異なる．歯科医院を経営するリスクについて考えてみると，**図1**のように，法務，事故・災害，政治，労務，社会，経済などの広い領域になる．本書では，このうちの全身疾患を合併する高齢者の歯科治療における全身的偶発症が発生する可能性と影響の大きさの積を，"リスク"と呼ぶ．

リスクを見積もる際には，発生頻度と影響の大きさの両方を考慮しなければならない．たとえば，感染性心内膜炎（p.150参照）は影響の大きさ（severity）でみると死の可能性がある重篤な全身的偶発症である．一方，歯科治療中の著しい高血圧（p.70参照）は，多くが重篤な結果に至らない比較的軽症の全身的偶発症である．しかし，その起きる確率（frequency）でみると，前者はごくまれにしか起きないのに対して，後者は頻繁に発生する．これらを，risk＝f（severity・frequency）という式にあてはめると，どちらも一定以上の大きさになり，無視できないことがわかる．

リスクマネジメントとは

リスクマネジメントとは，そもそも何であろうか．リスクマネジメントは，本来は産業界で用いられる経営管理手法である．すなわち，リスクを洗い出し，その評価（risk assessment）を行い，その結果から，リスクが許容できるかどうかを判定し，許容できない場合はリスク低減のための対策を考え，実行することである．そして，その目的

1 ─ リスクとリスクマネジメント
Risk, Risk Management

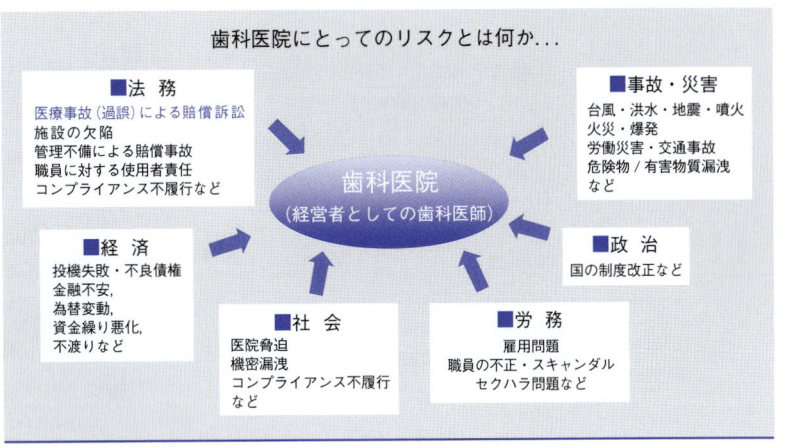

図1 歯科医院にとってのリスク

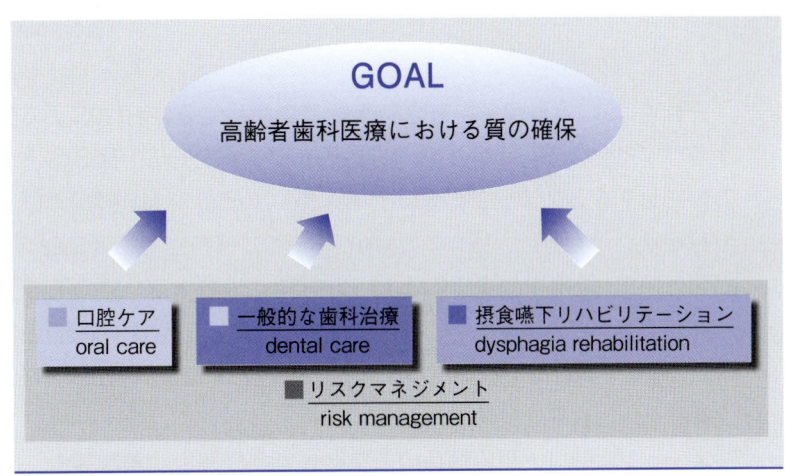

図2 歯科治療におけるリスクマネジメントの目的

は，組織の損害を最小のコストで最小限に食い止めることである．

一方，医療におけるリスクマネジメントは，その主目的が"医療における質の確保"であるという点で大きく異なる．厚生労働省の"患者誤認事故防止方策に関する検討会報告書"[1]では，医療事故防止の代表的手法としてリスクマネジメントという言葉を用いている．そこで，本書では，"全身疾患を有する高齢者における医療事故防止のための手法"として，"リスクマネジメント"を用いることとした．ただし，本書では，いわゆるエラーやインシデントなどの管理手法については踏み込まず，全身的偶発症に対する医学的な管理のみを扱うこととする．

本書におけるリスクマネジメントの目的をより具体的に表現すれば，"一般的な歯科治療，口腔ケア，あるいは摂食嚥下リハビリテーションといった歯科医療により，高齢者が受ける利益を最大化し，その歯科医療における質を確保すること"である(図2)．

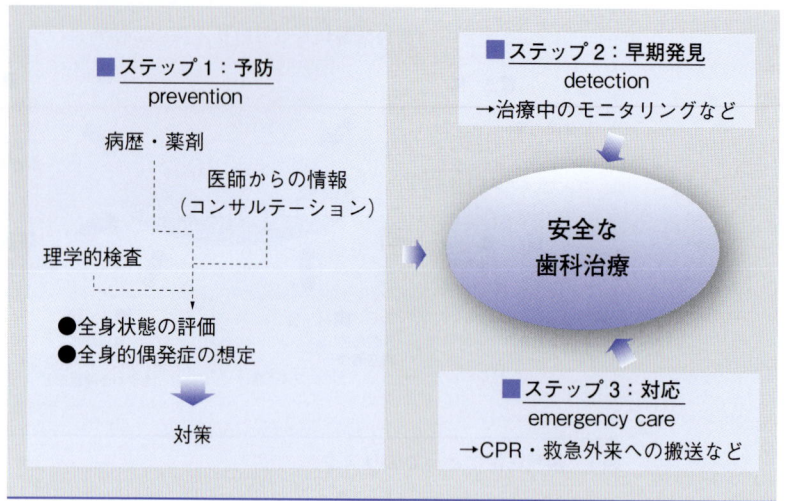

図3　安全な歯科治療を実現するためのリスクマネジメント

　それでは，"全身疾患を有する高齢者の歯科治療におけるリスクマネジメント"はどのようなプロセスで行うのが適切であろうか．本書では，**図3**のようなモデルをもとに，そのプロセスを3ステップに分けて考える．ステップ1（予防）は，正確な患者情報を集め，全身状態評価を行い，医学的根拠に基づく対策を立てるプロセスである．ステップ2（早期発見）は，治療中の全身的偶発症を早期に検出するためのモニタリングを行うプロセスである．そして，ステップ3（対応）は，発生した全身的偶発症に可能な範囲で対応するプロセスである．この三つのステップで，最も低コストで効果的なのは，ステップ1（予防）である．

　ステップ1では，患者情報の収集として病歴聴取，薬剤調査，血圧測定などの理学的検査，医師への医療情報提供依頼（コンサルテーション），を行う．この情報をもとに，リスクの大きさを予測し，医学的知識に基づいたリスク低減のための対策を考え，実施する．本書ではおもにステップ1を中心に，患者を理解するために必要な，内科的知識について解説し，発生した全身的偶発症に歯科医師として適切に対応するまでの，一連のプロセスについて解説する．

　なお，本書では全身疾患を有する高齢者のリスクマネジメントについて解説するが，その手法は若年者を含むすべての患者に適用することが可能である．

Note 1　"全身的偶発症"と"内科エマージェンシー"

　前書（2003年）では"全身的偶発症"を，"内科エマージェンシー"（medical emergency）と表現した．"Medical emergency"は英語論文でよく用いられており，その和訳が"内科エマージェンシー"である．この言葉は内科雑誌などでは現在でも用いられているが，一般化しているとはいえない．そこで本書では，より一般的な"全身的偶発症"を用いた．

高齢者人口の増加

日本人の平均寿命（その年に生まれたヒトが何歳まで生きるかの予測値）は，1947年には男性50.06歳，女性53.96歳であったが，2017年には，男性81.09歳，女性87.26歳と世界のトップレベルになった[2]．それに伴い，人口に占める高齢者の割合も増加し，2009年には世界で初めて超高齢社会となった[*1]（図1，2）．

高齢者人口の増加により予測される問題のうち，医療事故の増加は重要なものの一つである．高齢者は一般に，予備力が減少し，無視できない全身疾患を合併していることが多い．また，訪問歯科診療の対象となる高齢者は，外来患者よりも全身状態は一層悪く，その数も今後増加することが予測される．このような高齢者の変化が全身的偶発症のリスクを高めることは明らかである．

[*1] 高齢者（65歳以上）が総人口の7％を超えると高齢化社会，14％を超えると高齢社会，21％を超えると超高齢社会という．

医療訴訟

最近の医療訴訟は，件数としては800〜1,000件を推移し大きな変動はないようである[3]（図3）．しかし，診療科別にみると，歯科は5番目と少なくないことがわかる（図4）．

医療訴訟を避けるためのポイントとして，①医師と患者の信頼関係，②診療の基本である問診と検査による患者の身体状況の正確な把握，③インフォームド・コンセント，そして，④重要な事実に関する記録を残すこと（カルテへの記載）があげられている[4]．特に，②は全身的偶発症のリスクマネジメントの必要性を示すものといえる．

2 高齢歯科患者の実態

Medical Emergency in Geriatric Dentistry

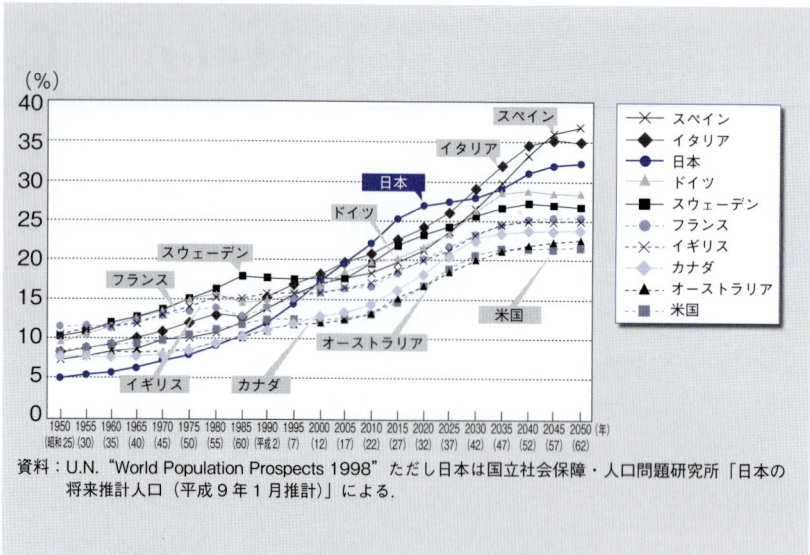

図1 先進諸国の高齢化率の推移（厚生白書 平成12年版[5]）
わが国は現時点では世界で最も高齢化が進んでいるが，2030年頃にはイタリアやスペインに追い越されると予測されている．

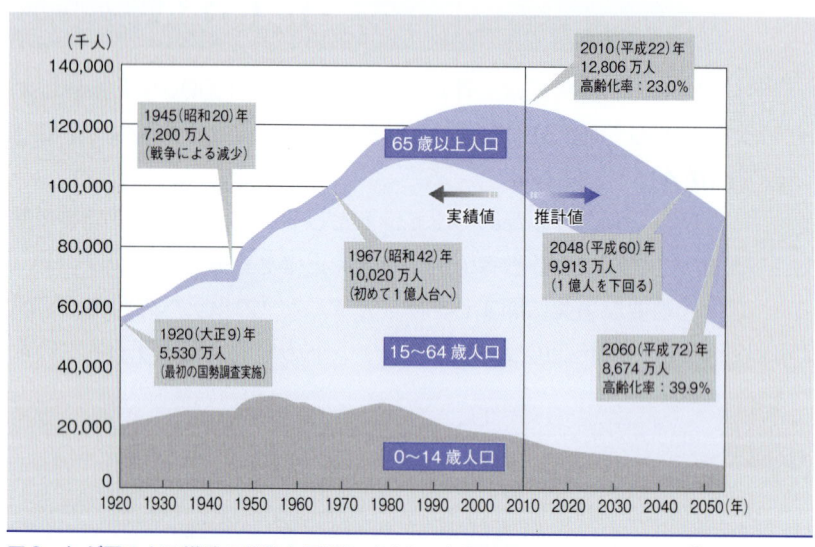

図2 わが国の人口構造の推移と見通し（平成24年版　子ども・子育て白書[6]）
高齢者の割合は生産年齢人口の低下とともに，今後も増加し続けると予測されている．高齢者歯科治療の社会的ニーズも一段と高くなることは明らかである．

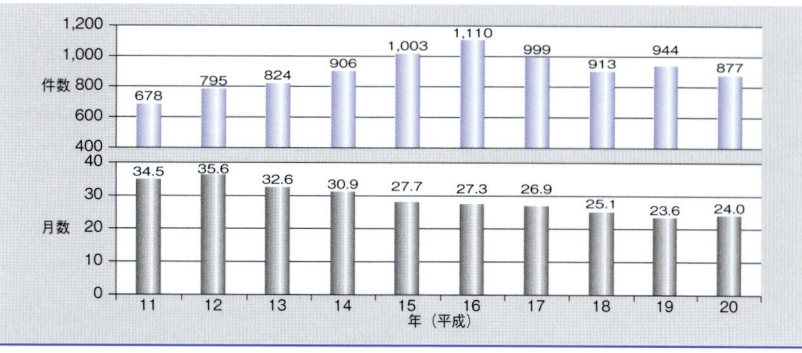

図3　医事関係訴訟事件の処理件数の年次推移（大脇，2010.[3]）

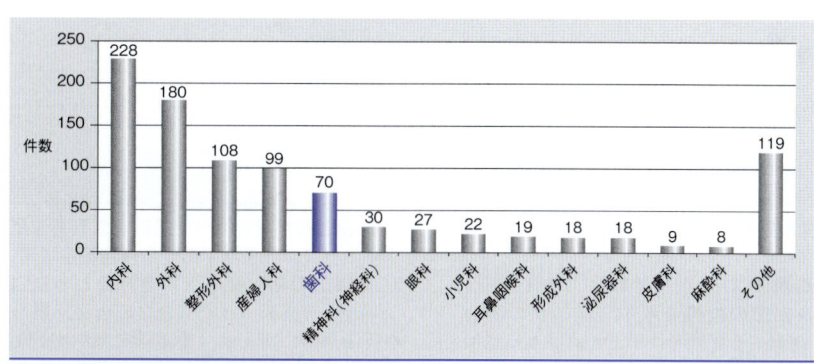

図4　診療科別訴訟件数（平成20年）（大脇，2010.[3]）
訴訟件数は産婦人科の次に多い．

高齢歯科患者の実態

リスクの高い患者の増加

　高齢者人口比率および絶対数の増加と，医療技術や薬物療法の進化により，重篤な全身疾患を合併する高齢者が増えている．筆者らの外来[*2]は，大学の附属病院という特殊性があるため，参考としてみていただきたいが，リスクの高い患者（ASA3, 4）の割合は年々増加している**（図5）**．先に述べた社会的背景の変化を考えれば，筆者らの外来の傾向は，わが国における今後の高齢歯科患者の動向を反映していると考えられる．この傾向はこれからより強くなると予測される．

[*2] 現在の筆者らの外来はスペシャルケア外来1といい，65歳以上の比較的重篤な全身疾患を有する高齢者（有病高齢者）を対象としている．2006年までは70歳以上の高齢者すべてを対象とした高齢者歯科外来であった．このため，本書に掲載する統計結果は2005，あるいは2006年のものを主とした．

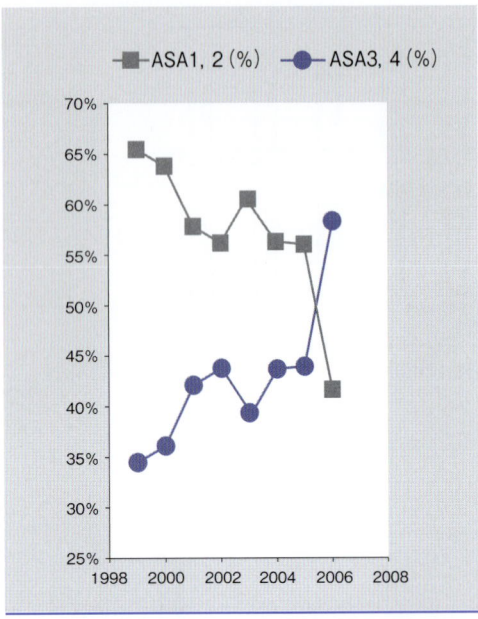

図5 高齢者歯科患者のASA分類における年ごとの変化
70歳以上の高齢者すべてを対象とした1998〜2006年の全身疾患の推移を示す．リスクの高いASA3, 4, に該当する高齢者は年ごとに徐々に増加していた．スペシャルケア外来-1（ASA≧3の全身疾患を合併する65歳以上を対象）移行後は，この傾向はより強くなり，2011年ではASA3, 4の患者が全体の82.0%を占めている．

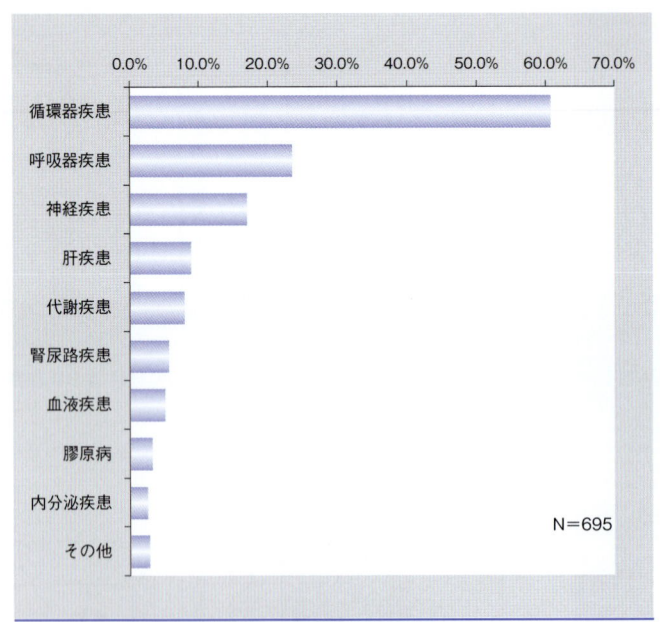

図6 観血的処置を行った高齢者歯科外来患者（≧70歳）におけるリスクマネジメントを要する全身疾患の合併率（2005年）
70歳以上の高齢者すべてを対象とした2005年の結果を示す．スペシャルケア外来-1（ASA≧3の全身疾患を合併する65歳以上を対象）移行後（2011年）は，循環器疾患が82.7%，神経疾患が30.3%，腎尿路疾患が13.1%，などと著しく増加している．

循環器疾患患者の高い合併率と上昇

図6〜9は，70歳以上の高齢歯科患者の全身疾患に関する統計結果である．最も多い全身疾患は循環器疾患であり，合併する患者は年々増加する傾向にあった．その他のリスクの高い全身疾患を有する患者も増えつつある．

その他の特徴

歯科治療でしばしば問題となるワルファリンとビスホスホネート製剤は，どちらも服用者が増加している**（図10）**．また高齢者では感染症についても注意が必要である．特に我が国ではC型肝炎抗体陽性率が高い（p.282参照）**（図11）**．

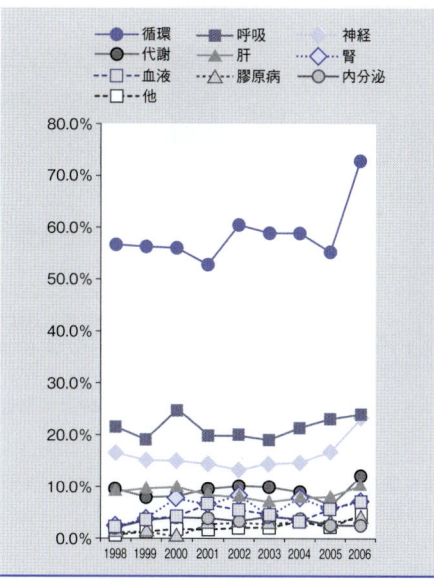

図7 高齢歯科患者におけるリスクマネジメントを要する合併疾患合併率の年ごとの推移
70歳以上の高齢者すべてを対象とした1998〜2006年の全身疾患の推移を示す．循環器，神経，代謝，腎尿路，血液の各疾患ならびに膠原病は，徐々にではあるが年ごとに増加していた．スペシャルケア外来-1（ASA≧3の全身疾患を合併する65歳以上を対象）移行後はさらに増加し，2011年では循環器疾患82.0％，神経疾患30.5％，代謝24.8％などとなっている．

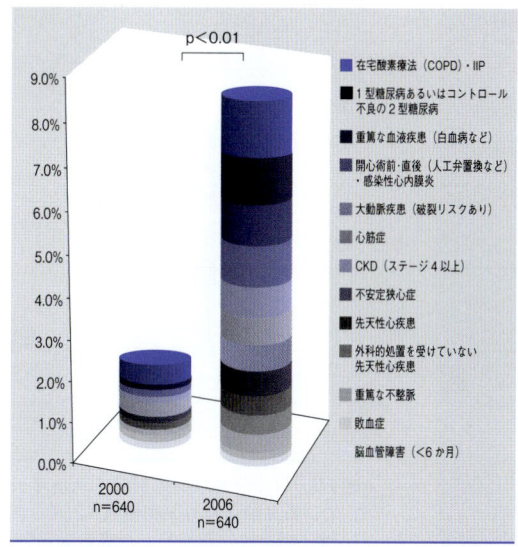

図8 特にリスクの高い全身疾患を合併する患者の割合の変化（2000年，2006年）
70歳以上の高齢者すべてを対象とした2000年と2006年における特にリスクの高い全身疾患を有する高齢者の割合を示す．2006年は2000年の約5倍に増えていた（カイ二乗検定）．スペシャルケア外来-1（ASA≧3の全身疾患を合併する65歳以上を対象）移行後はさらに増加し，2011年では17.9％に増加している

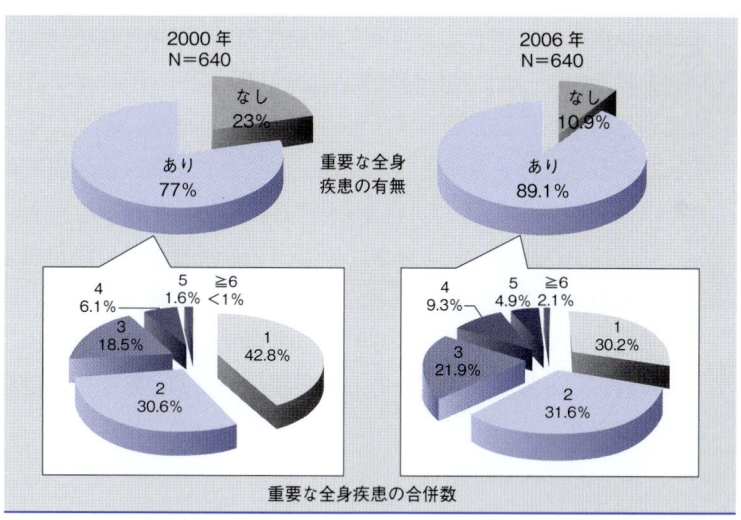

図9 リスクとなりうる全身疾患の合併率と1人あたり疾患数（対象；観血的処置を行った高齢歯科患者）．2000年と2006年の比較
リスクとなりうる全身疾患の合併率は6年間で約77％から約90％に上昇した．また，同様の全身疾患を二つ以上合併する高齢歯科外来患者は，約57％から約70％に上昇した．

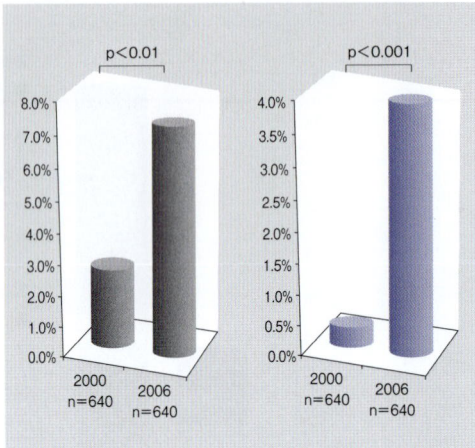
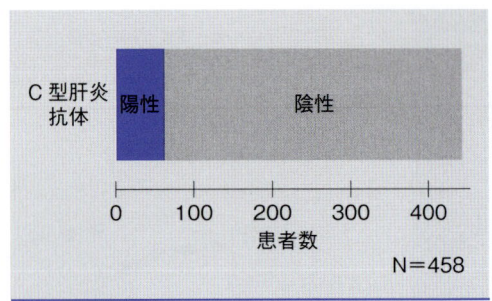

図11 高齢の歯科外来患者におけるC型肝炎抗体陽性率（対象；70歳以上の高齢歯科患者）（大渡, 2010.[7]）
観血的処置を予定した高齢歯科患者の14.8％がC型肝炎抗体陽性であった．

図10 ワルファリン，ビスホスホネート製剤を服用している高齢歯科外来患者数（2000年，2006年）
（対象：観血的処置を行った高齢歯科外来患者）2006年における両薬剤の服用患者は，2000年に比較してどちらも著しく増加していた．スペシャルケア外来-1（ASA≧3の全身疾患を合併する65歳以上を対象）移行後はさらに増加し，2011年ではワルファリンが17.8％，ビスホスホネート製剤が5.9％に増加している．

高齢者歯科治療で発生する全身的偶発症

高齢歯科外来患者では全身的偶発症の発生率が高い[7〜21]が，なかでも著しい血圧上昇（高血圧性危機）の頻度が高い（**図12**）．そのほかには，自然停止しない発作性の頻脈性不整脈，脳血管障害，狭心症発作，低血糖，アナフィラキシーショックなどが発生している．これを若年者も含めた，歯科治療における全身的偶発症と比較すると，高齢者では循環器系の全身的偶発症が非常に多く，血管迷走神経性失神（vasovagal syncope；VVS，p.309参照）は非常に少ないことがわかる．歯科外来における全身疾患を有する高齢者の治療では，循環器系の全身的偶発症に最大の注意が必要である．

筆者らの外来では，図12の全身的偶発症に対して，**図13**のように対応している．多くは筆者らの外来で対応可能であったが，一部の全身的偶発症は，医学部附属病院への依頼が必要であった．

Note 1 患者のADLや生命予後に貢献できる場合がある

筆者らの外来では歯科治療を契機に異常高血圧や重篤な不整脈を発見し，降圧療法やペースメーカ植込みなどの治療に至った患者は少なくない[8〜20]．これらの症例は，それまで患者が自覚していためまいや失神などの生活の質を改善し，生命予後の改善にも貢献していると考えられる．高齢者は重篤な全身疾患が存在しても適切な治療が行われていないことが少なくない．歯科治療における一連のリスクマネジメントを行うことで，間接的ではあるが患者のADLや生命予後の改善にも貢献できる場合があるといえよう．

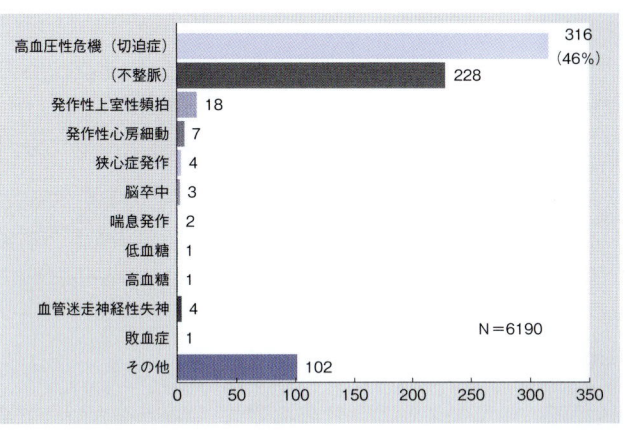

図12 高齢歯科患者の全身的偶発症（1999〜2006年）（大渡，2007[21]）
高齢者の歯科治療では，循環器系の全身的偶発症が多い．なかでも，高血圧性危機の頻度が高い．その一方で若年者に多い血管迷走神経性失神は少ない．なお，不整脈は比較的重篤な不整脈の発生のみを統計対象としている．高齢者では上室性期外収縮などのリスクの低い不整脈の発生は日常的に発生するからである．

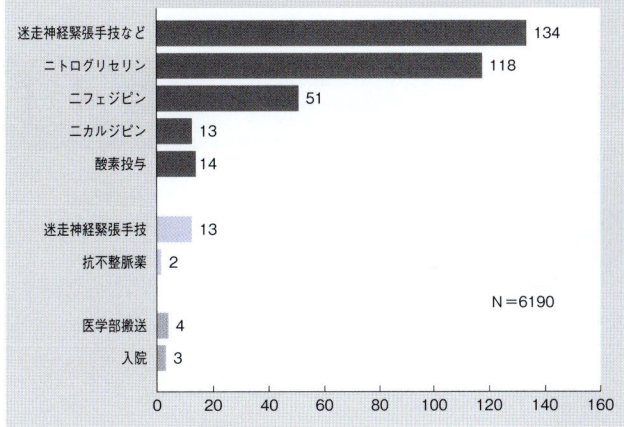

図13 高齢歯科患者の全身的偶発症への対応（1999〜2006年）（大渡，2007[21]）
循環器系偶発症（発作性上室性頻拍や高血圧性危機など）に対する迷走神経緊張手技や降圧薬投与が最も多い．しかし，比較的重篤で医学部附属病院への依頼が必要となった症例も存在する．

高齢者の定義

WHOによる高齢者の定義は「65歳以上」である．さらに，65〜74歳を前期高齢者（young old），75歳以上を後期高齢者（old old）と呼ぶ．そして85歳以上（または90歳以上）を超高齢者（the very old, the oldest old, very aged）とする．このように高齢者を年齢により分ける理由は，（平均的にみれば）年齢層により生物学的機能の違いが存在するためである．

また，先進国では，70歳あるいは75歳以上を高齢者と定義するのが妥当，という考えもある．世界的にみれば，いまだに平均寿命には大きな差があり，わが国では平均寿命が83歳前後であるのに対して，ジンバブエではその約半分の42歳である（**図1**）．経済力が高いほど，医療水準が高いほど，そして医療保険制度が充実しているほど，平均寿命は伸びる．国により，高齢者の年齢的な定義が異なるのは当然であろう．

一方，日常生活に制限のない期間の平均を健康寿命（health span）という．平成30年度厚生労働科学研究によれば，2016年の健康寿命は男性で72.14年，女性で74.79年であるという．

そして，日常生活に制限のある期間の平均は男性で8.84年，女性で12.34年と発表されている．この期間は，全身状態が徐々に悪くなり死に近づく時期ととらえることができ，歯科治療におけるリスクマネジメントも難易度が上がると考えなければならない．

高齢者の特徴

1）複数の全身疾患を合併していることが多い

歯科治療では複数の全身疾患に対して包括的なリスクマネジメントを行う必要がある．

3 — 高齢者の特徴

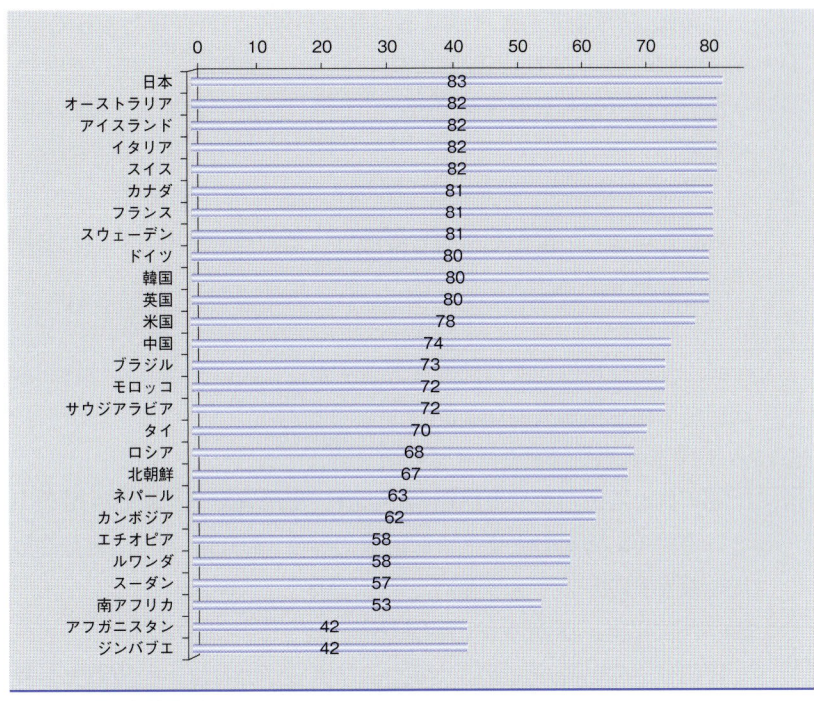

図1 世界の平均寿命
(WHO「世界保健統計(2010年)」より筆者作成)

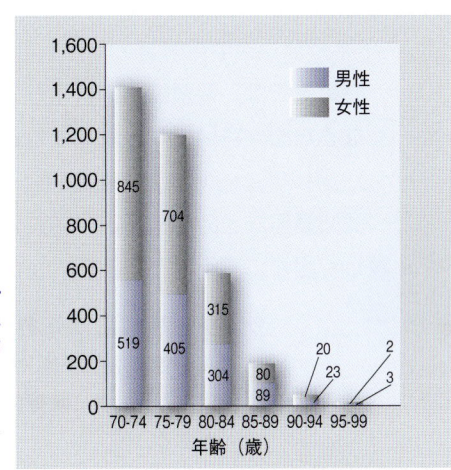

図2 筆者らの高齢者歯科外来で観血的処置を行った患者(70歳以上)の年齢分布(1999～2006年)(n＝3,391)
女性の平均寿命が高いにもかかわらず，85歳以上では男性患者が多い．いわゆる選択効果によると思われる．

2) 予備力低下により，安静時に問題がなくとも負荷が加わると異常を示しやすい
　予備力が減少していることを示す．若年者には容易に耐えられること，たとえば，体位変換（臥位→坐位）でも失神することがある．

3) 個人差が大きい
　すべての高齢者が，加齢とともに同じように生理学的機能低下をきたすわけではない．

たとえば，70歳でもエベレストに登れる人もいれば寝たきりで全介護の高齢者もいる．

4) 症状が典型的でない場合が多い（Note 1 参照）

たとえば，激烈な胸痛を特徴とする急性心筋梗塞でも，高齢者では自覚しない場合が多くなる．

5) 服用薬剤が多く，それによる有害作用のリスクがある

高齢者は多くの薬剤を服用しており，その有害作用も多い．多剤服用による口腔乾燥症もその一例である．

6) 生体防御力が低下している

細胞性あるいは体液性免疫が低下するが，その一方で非特異的な免疫反応は上昇し，自己抗体の出現率が高くなる．

7) 特有の疾患や障害を有することが多い

老年病とは認知症や骨粗鬆症のように高齢者に多発する疾患をいう．また，老年症候群とは高齢者に特有のさまざまな症候や障害（認知症，失禁，寝たきり，せん妄など）をいい，後期高齢者に多い．

8) 社会的環境の影響を受けやすい

特に家族の影響が大きい．協力的な家族がいれば，口腔衛生も良好に維持でき，通院も可能となるが，家族がいても協力が得られない場合は，口腔衛生も維持できず，歯科通院もままならない．独居で認知症を合併している場合は，治療に対する同意や，帰宅の判断などで対応が困難となる．

9) 水バランスや電解質の異常を起こしやすい

高齢者では，腎濃縮力の低下などによる腎機能障害に加えて，乾きを訴えることが少なくなるため，容易に脱水状態となる．

10) 認知機能低下が少なくない

認知障害などの神経学的異常により，判断能力が低下している場合が多い．歯科治療を著しく困難にすることもある．

> **Note 1　加齢により典型的な症状を示しにくくなる疾患**
> ①狭心症，心筋梗塞（胸痛を訴えない），②低血糖発作（交感神経症状が現れない），③肺炎（発熱，痰，咳等の症状がない），④気管支異物（咳や呼吸困難感などを示さない）などがある．

> **Note 2　高齢者の転倒**
> 転倒は高齢者では致命的となりうる事故である．転倒の原因としては，神経疾患，運動機能障害，起立性低血圧などがある．

> **Note 3　生物学的年齢**
> 高齢者の生理的機能を評価する場合には，暦年齢（chronological age）でなく，肉体的外見，精神的活動能力，臓器機能，ストレスに対する反応などによって判断される生物学的年齢（biological age）を考慮する必要がある．

ストレス (stress)

ストレスの抑制は，歯科治療の安全性を高めるうえで重要である．

ストレスとは

生体の恒常性を阻害するようなものをストレッサー（ストレス作因），ストレッサーによる生体の反応をストレス反応という．そして，ストレス反応を示した状態をストレス（あるいはストレス状態）と呼ぶ．

ストレッサーが生体に作用すると，生体は図1のようにさまざまなストレス反応を示すが，同時に自律神経系，内分泌系，免疫系といった調節系を使い，恒常性を維持しようとする．

歯科治療によるストレッサーもこれらの系に影響を及ぼすが，特に交感神経が緊張する結果，血圧，心拍数が上昇し，血液凝固能が亢進する．このような反応は心血管系の異常を増幅し，全身的偶発症の原因となりうる．まれではあるが突然死を招く場合もある（図2）．

高齢者のストレス反応

高齢者になるとストレスに対する抵抗力が低下し，恒常性が破綻しやすくなるため，全身的偶発症の可能性が高くなる．

歯科治療におけるストレッサー

歯科治療におけるストレッサーとして疼痛や情動（恐怖感や不安など）がある（図3）．

4 リスクマネジメントの基本

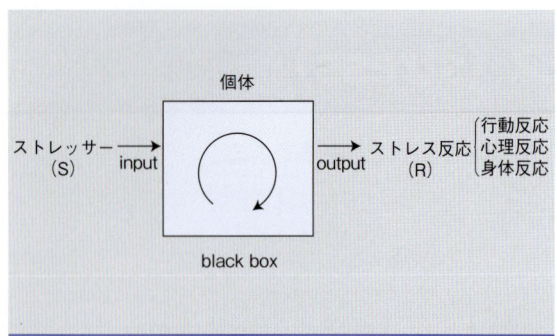

図1 ストレスのブラックボックスモデル（野村，1999.[22]）
ストレッサーが個体に作用するとさまざまなストレス反応が生じる．

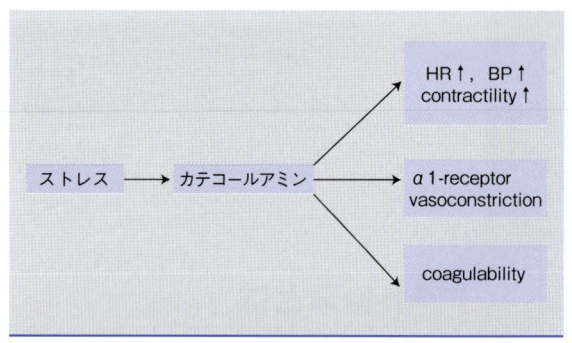

図2 ストレスによる心血管系への影響（野原，1995.[23]）
ストレスにより分泌されるホルモンのうちカテコールアミン（アドレナリン，ノルアドレナリン，ドーパミンの総称）は血圧や心拍数を上昇させ，血液凝固能を上昇させる．これらの変化は全身的偶発症のリスクを高めることが多い．

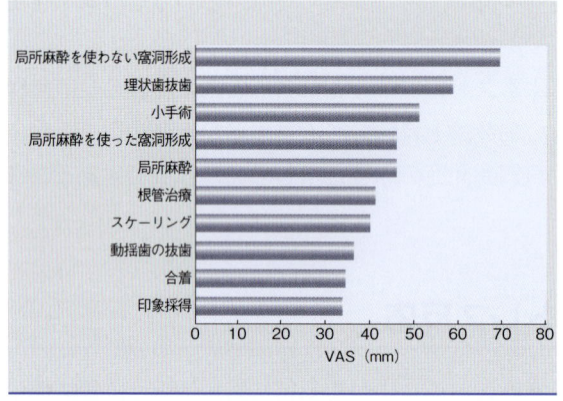

図3 歯科治療中に患者が感じるストレス（間宮，1996.[24]）
患者は埋伏歯抜歯や小手術よりも局所麻酔を使わない窩洞形成のほうが強いストレスと感じている．また，局所麻酔を使用する窩洞形成よりも，使用しない窩洞形成のほうがより強いストレスと感じている．

Note 1 高齢者のストレス反応としてのカテコールアミン濃度変化

精神的ストレスによる血漿カテコールアミン濃度の変化を検討した研究では，アドレナリン濃度の上昇は若年者と高齢者で差はないが，ノルアドレナリン濃度の上昇は高齢者のほうが若年者よりも大きいと報告されている[25]．

ストレスを減弱させる

歯科治療によるストレスを減弱させるには，疼痛や恐怖感・不安をできるだけ小さくする．痛みのない治療を行い，良好な信頼関係を維持し，治療に対する恐怖や不安をなくす．

ストレスの抑制には，精神鎮静法（笑気吸入鎮静法や静脈内鎮静法）は有効である．

治療前のリスクマネジメント

高齢者の歯科治療計画

　若年者と異なり，高齢者は通院可能な期間が短い．また，加齢とともに全身状態は一般に不良となる．高齢者では，侵襲の大きな処置や特殊な機材が必要な治療は全身状態が比較的良好で通院が可能な時期に済ませておき，来院できなくなっても訪問診療で対応できるようにしておく，というのも一つの考え方である．複雑なメンテナンスが必要な補綴装置は，若年者では理想的であっても，高齢者では望ましくない場合がある．治療計画を決める際には，患者にとってのリスク・ベネフィットを考慮する必要がある．

リスクに影響する因子

　患者の全身状態はリスクに影響する最も強い因子である．このため，歯科治療前には全身状態評価が必要となる．病歴，理学的検査などの患者情報をもとに全身状態評価を行う．
　歯科治療による侵襲の大きさもリスクに影響する．このため，全身状態によっては，治療内容を変更しなければならない場合がある．さらに，治療時間もリスクとなりうる．無痛であっても，治療時間が長ければストレスとして無視できなくなる．
　全身的偶発症は治療後にもしばしば発生する．特に，術後の疼痛は重要で，狭心症や心筋梗塞などの引き金になる場合がある．

治療時間はいつがよいか

　歯科治療は午前中が安全といわれてきた．しかし，重篤な虚血性心疾患や心不全，致命的となりうる不整脈を合併する高齢者は，午前よりも午後のほうが心血管系イベントのリスクは低下する．同様に，冬季よりも夏季のほうがリスクは低い．
　致命的な心血管系のイベント，すなわち，心臓突然死[26～28]，急性心筋梗塞[29]，心室頻拍[30, 31]は，午前に発症することが明らかにされている．このような心血管系の致命的イベントが，周期性を持って発生する現象には，交感神経緊張の日内変動が大きく影響している．また，年単位でみると心筋梗塞，脳梗塞，心臓突然死は7，8月に少なく，冬季に多い[32]．筆者の経験でも高齢歯科患者の全身的偶発症は冬季に多かった．
　このような事実から，重篤な心血管系疾患を有する患者は午後の治療が望ましいといえ

る．しかし，たとえば低血糖リスクの高い糖尿病患者は，午前のほうが望ましい場合があり，患者により総合的に考えていく必要がある[33]．

術前状態評価（preoperative assessment）

　歯科治療における術前状態評価とは，全身的偶発症の発生リスクを低減させることを目的として，①病歴，理学的所見（血圧測定や橈骨動脈の触診による不整脈の検出など），および検査成績などの医療情報を集め，②その評価を行うことにより全身状態を把握すること，である．術前状態評価を行うことにより，全身的偶発症発生のリスクを下げるための対策を立てることができる．

1．患者情報収集（data gathering）

A 病歴聴取；history taking（問診；inquiry）

　歯科外来で得られる患者情報は，病歴，理学的所見，薬剤，医師からの情報などである．これらのうち，最も有用な情報は病歴である[34]．

　患者から適切な医療情報を得られるような病歴聴取を行うには，十分な内科的知識が必要である．最近は患者の健康への関心は強くなっており，利用できる医学情報ソースも格段に豊富になっている．病歴を正確に理解し，歯科治療との関連を説明できなければ，患者の信頼を得ることも難しい．

　病歴聴取の基本は，次の二つである．

　①既往疾患を古い順（あるいは系統ごと）に聞き，記録する．

　②医師から告げられた病名だけでなく，病状，治療内容および経過についても聴く．記載された内容から，その疾患の重症度，注意すべき点などがわかるように，必要な情報を整理して記載する．

B 病歴聴取の進め方

①医師から告げられた疾患名は何か〈例〉心筋梗塞〉
②初発時期；初めて診断されたのはいつか〈例〉65歳時〉
　5年前，などの相対的な表記ではなく，65歳時など年齢を確認する．
③初発時の症状
　〈例〉午前7時ごろ起床直後に前胸部痛を自覚し，その後意識がなくなった．〉
④経過；治療内容，入院および手術の有無（麻酔法），術後合併症の有無，後遺症や機能障害の有無，治療に用いた薬剤など
　〈例〉某大学病院に救急搬送され，急性心筋梗塞と診断され，ただちにPCIを行いステントを留置し，3週間入院した．ICUには3日間いた．退院後は胸部不快感を自覚したことはなく，医師からも経過は良好といわれている．〉

⑤病院名，連絡先，担当医師名

　診察券などをみせてもらう．疾患について問い合わせたり，全身的偶発症の発生時に連絡する際に必要となる．

⑥歯科治療で異常が起きたことはないか

　局所麻酔後の一過性意識障害，著しい高血圧などを確認する．異常が起きた場合は，その症状，経過，医師による診察を受けたかどうかなどについても聴く．心因か，それ以外かは重要である．心因が疑われる場合は，対応などに注意が必要となる．

⑦薬剤でアレルギー症状を起こしたことはないか

　すべての患者に確認する．特に抗菌薬とNSAIDsに注意が必要である．問診で重要なのは，症状（発疹，掻痒感，水泡，びらん，発熱）の有無，医師に診断してもらったか，である．

　薬剤によるアナフィラキシー（p.318）や重症薬疹（Stevens-Johnson syndrome，TEN，DIHSなど）があれば，カルテの目立つところに注意を引くような記載を行う．

⑧家族歴，ライフスタイルなど

　家族に遺伝性素因のある全身疾患（糖尿病やSCAなど）をもつ人がいるかどうかを確認する．また，ライフスタイルや職業は，高齢者の生理的機能に影響しうるため確認の必要がある．たとえば，長期の喫煙は慢性閉塞性肺疾患や冠動脈疾患のリスクを高める．

Note 2　薬物アレルギー（drug allergy）

　薬物またはその体内代謝物を抗原とし，それに対応する抗体あるいは感作リンパ球との間で発現した免疫反応に基づく異常薬物反応（adverse drug reaction；ADR）と定義される．薬物アレルギーの判断は難しいことが多い．教科書的には詳細な問診が最も重要といわれている．

Note 3　スティーブンス・ジョンソン症候群（Stevens-Johnson syndrome；SJS）

　薬剤投与直後から発生しうる，口腔内，眼瞼および外陰部に広範囲にびらんが発生し，全身に滲出性紅斑が出現する症候群をいう．眼症状により失明することもある．原因薬剤としては抗菌薬が最も多く，3位がNSAIDsである[35]．

Note 4　中毒性表皮壊死症（toxic epidermal necrolysis；TEN）

　薬剤投与直後から発生しうる最重症の薬疹である．重症熱傷のような広範囲の皮膚剝離を特徴とする．肝障害，腎障害，DICなどを合併し，死亡率は約20〜30％と高い．SJSからTENになることが多い．原因薬剤としてはNSAIDsが最も多く，2位が抗菌薬である[35]．

Note 5　薬剤性過敏症症候群（drug-induced hypersensitivity syndrome；DIHS）

　薬剤投与開始2〜6週間後と遅れて発熱と全身紅斑で発症する．しばしば紅皮症となる．顔面の腫脹と眼囲蒼白が特徴であり，口周囲，頰部に膿疱形成をみることもある．抗けいれん薬が第一の原因である[35]．

C 高齢者の病歴聴取は困難な場合が多い

　高齢者の病歴聴取は，若年者に比較して困難な場合が多い．理由は，①複数の全身疾患を長期間合併しており，病歴自体が複雑であること，②記憶力低下，聴力障害，認知症などにより，聴き出すのが技術的に難しいこと，③患者が病歴の重要性を理解せず，非協力的，意図的に隠す場合があること，などである．

　このような高齢者から有用な医療情報を引き出すには，単に聴くだけでは不十分である．患者が提示する断片的な記憶（疾患に特有の症状や治療法を表す単語）から，個々の疾患の全体像を再構築し，それらの疾患の関連を検討し，最後に，その妥当性を確認するためにkeyとなる質問を行う，という一連の作業（筆者は，芋づる式に引き出す，と若い歯科医師に教えている）が必要になる．そして，他の信頼できる情報，すなわち，家族・担当医師からの情報，投与薬剤一覧などを組み合わせて，より正確な病歴聴取を行う．

　具体的には，まず，患者が述べた複数のキーワードから，恐らくこのような疾患だろうと医学的知識をもとに推測し，それを確認するために，単純な言葉を用いて確認作業を行う．たとえば，患者の話から虚血性心疾患でPCIを施行していることが推測されたら，PCIでなくバルーンや風船で細くなった心臓の血管を拡げる，ということを医師から説明されたか，を確認する．もし，発作性の上室性不整脈で，どうもアブレーションを行ったようだと推測した場合は，アブレーションではなく心臓の内側を焼く，不整脈の回路を切断する，など患者が説明されたであろう言葉・フレーズを聞いたことがあるかどうかを確認する．

　患者が意図的に重篤な病歴を隠す場合もある[36]．病歴聴取には十分な注意が必要である．

D 処方されている薬剤（図4）

　処方薬剤から得られる情報は特に重要である．病歴聴取では不明であった疾患を明らかにでき，重症度を推測することも可能となる．また，歯科で使用する薬剤との有害な相互作用を避ける意味でも有用な情報となる．

　処方薬剤の調査では，客観的で正確な情報が必要である．患者の口頭や手書きによる申告では誤りが多いため，薬局で渡される薬剤説明書（図5），あるいは"お薬手帳"を持参してもらう必要がある．薬剤情報により，病歴聴取では不明であった疾患の存在が推測できる．多くの薬剤は特定の疾患に対する治療薬であり，その重症度により種類が変わる．このため，薬剤情報をもとに，患者の申告になかった疾患，あるいは疾患の重症度をある程度まで正確に知ることができる．特に気をつける必要のある薬剤は，①抗認知症薬，②免疫抑制薬，副腎皮質ステロイド，抗悪性腫瘍薬，③抗不整脈薬，④抗精神病薬，⑤抗凝固薬，⑥ビスホスホネート製剤，⑦抗てんかん薬，などである．

①抗認知症薬

　病歴聴取で"私は認知症です"という患者はほとんどいない．しかし，その申告がなくても，アリセプトをはじめとする抗認知症薬が処方されている高齢者は少なくない．抗認知症薬が処方されている場合は，歯科治療に対するインフォームドコンセントなどに十分

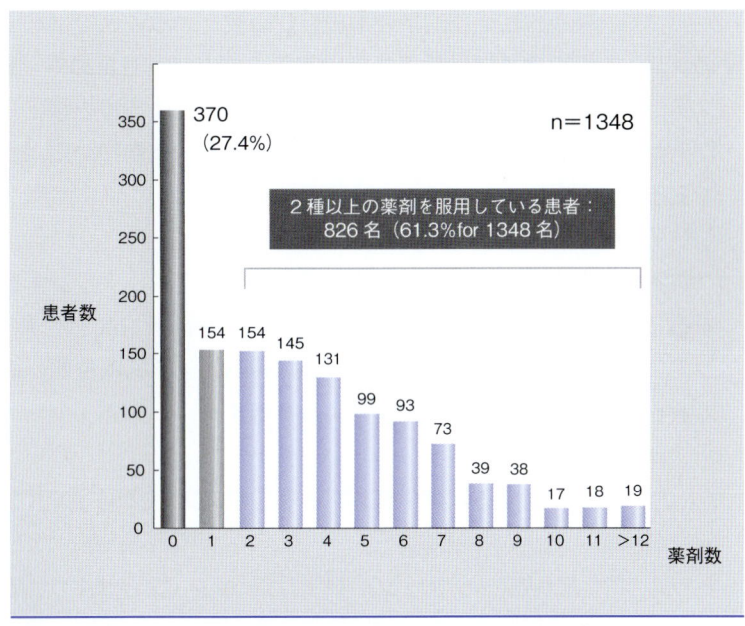

図4 高齢者一人あたりの服用薬剤数（法元，大渡ほか，1999.[37]）
2種類以上の薬剤を服用している患者は6割以上を占める．

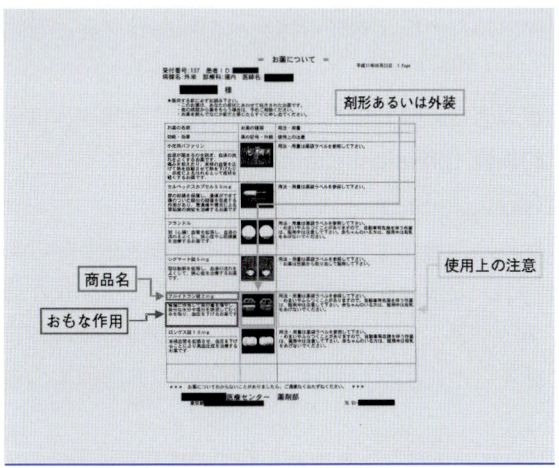

図5 薬剤説明書
多くの高齢者は複数の医療機関から薬剤を処方されている．このため，その患者が処方されているすべての薬剤が明らかとなるようにすべての薬剤説明書，あるいはお薬手帳をもってきてもらう必要がある．

な注意が必要である．治療や説明時には家族などに同伴してもらう．
②副腎皮質ステロイド，免疫抑制薬，抗悪性腫瘍薬
　観血的処置では感染に対する注意が必要である．ただし，これらが処方されているから

といって，無条件に予防的抗菌薬投与が必要ということではない．他の局所的な炎症症状の有無（抜歯であれば，感染組織の有無と量など）も含めて，総合的に判断する．また，ステロイドによる骨粗鬆症，あるいは悪性腫瘍による骨転移に対して，ビスホスホネート製剤が投与されていることもあるので注意する．骨髄抑制による出血傾向にも注意が必要である．

③抗不整脈薬

抗不整脈薬が投与されている場合は，1/8万アドレナリン含有局所麻酔薬は慎重に使用する．特に致命的不整脈である心室細動，心室性頻拍などを適応とするアミオダロン（アンカロンなど）が処方されている場合は，専門の歯科医療機関への紹介が必要である．また，治療当日は必ず服用して来院するよう指導する．

④抗精神病薬，抗うつ薬

対応，治療に対する同意（インフォームドコンセント）などに注意が必要である．

⑤抗凝固薬

ワルファリン（ワーファリン），ダビガトラン（プラザキサ）の投与患者では，観血的処置においても服用を止めずに対応する必要がある．観血的処置における注意深い止血処置が必要となる．また，自己判断で服薬を中止しないよう指示する必要がある（p.41参照）．

⑥ビスホスホネート製剤，デノスマブ

観血的処置などによる顎骨壊死への対応が必要になる（p.256参照）．

⑦抗てんかん薬

脳血管障害後に処方されることがある．治療当日は必ず服用してもらう．

E 理学的検査 (physical examination)

①全身をみる (general survey)

全体をみて，健康そうか，運動機能障害はあるか，あればどの程度かなどおよその評価を行う．一人でまっすぐに歩くことができるか，杖が必要か，歩行補助具が必要か，車椅子か，休み休みでないと歩けないか（何メートルまでなら歩けるか），などを評価する．患者と話すことにより，個性，異常行動，言語障害の有無，知能，および精神異常などが推測できる．

・体格（身長と体重の聴取あるいは計測）

病的肥満，異常なやせに注意する．身長と体重は肥満度推定や，正確な薬物投与量決定において必要となる．全身的な浮腫は心臓，肝臓，腎臓などの機能低下，あるいは飢餓，貧血などでも出現する．

・表情，言動，態度

表情や言動あるいは態度から，精神状態，心理状態，情緒障害などを推測する．神経症的傾向のある人は感情が不安定で自己中心的なことが多い，暗示にかかりやすいなどの特徴がある．患者の訴えに心因がどの程度影響しているか，いわゆるモンスター患者の可能性を推測するうえで有用である．

・顔　貌

　蒼白であれば貧血，腎疾患などの可能性が考えられる．潮紅であれば高血圧や興奮，肥満などの可能性がある．特に顔が赤く毛細血管が浮いてみえるような患者はコントロールされていない高血圧の可能性がある．黄色は肝炎，肝硬変症などの肝・胆道系疾患，あるいは溶血性疾患などによる黄疸が考えられる．チアノーゼがみられる場合は，重篤な肺機能障害や先天性心疾患（高齢歯科患者では少ないがまれに来院する）の可能性がある．満月様顔貌（moon face）は長期ステロイド剤服用などの可能性がある．顔面の局所的な浮腫は，血管神経性浮腫（Quincke），遺伝性血管神経性浮腫[38]などが考えられる．パーキンソン病が進行すると仮面様顔貌となる．

・四肢の状態

　脳血管障害などによる運動障害の有無，タイプ（単麻痺，片麻痺など），程度について評価する．緊張，ふるえがあれば脳血管障害やパーキンソン病などの可能性を考慮する．

　以上で病歴と合致しない所見があれば，隠れた全身疾患や異常が存在する可能性を考えなければならない．

Note 6　チアノーゼ（cyanosis）

　チアノーゼは，皮膚や粘膜に青色ないし紫藍色の色調異常が現れることをいい，血液中の還元ヘモグロビン濃度が上昇し，5g/dL以上になったときに起こる．貧血では低酸素状態でもチアノーゼが認められなかったり，反対に多血症ではチアノーゼが出現しやすくなる．チアノーゼは末梢性（末梢血流障害により毛細管血液中の還元ヘモグロビンが増加する）と中枢性（先天性心疾患における体静脈血の動脈系への短絡が最も多い）がある．

Note 7　浮腫（edema）

　浮腫とは血管外の細胞外液が組織間隙に異常に貯留した状態をいう．皮膚の上から圧迫すると圧痕が残る．

②バイタルサイン（vital signs）（図6，7）

　バイタルサインとは，容易に，再現性よく測定でき，患者の生理的状態をよく反映する生理学的変数をいう．具体的には血圧，心拍数（脈拍数），呼吸数，体温，酸素飽和度をさすことが多い．歯科医院で初診時にバイタルサインを測定する理由は以下の二つである．

・患者の基準となる値（baseline normal values）を明らかにする[*1]．
・病歴に現れない異常を検出する（スクリーニング；screening）[*2]．

[*1] 治療中の血圧あるいは脈拍が正常か異常かを判断するには，それぞれの患者における基準が必要である．高齢者は平常時の血圧が，患者により大きく異なるため，同じ値でも意味が異なることがある．

[*2] 高齢者のなかには，重篤な不整脈や著しい高血圧があるにもかかわらず放置されている場合が少なくない．

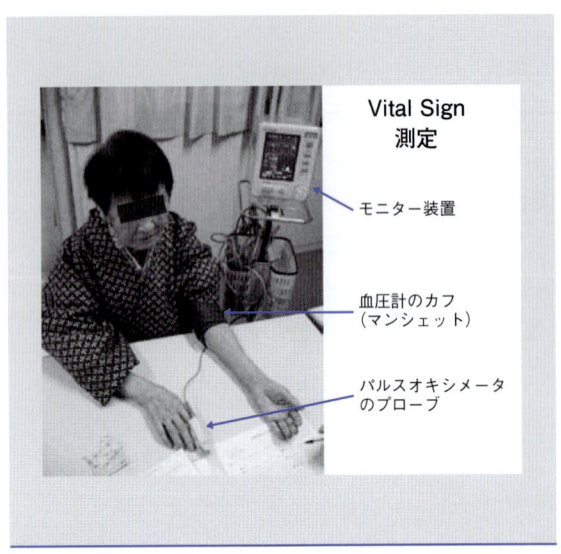

図6 初診時におけるバイタルサインのチェック

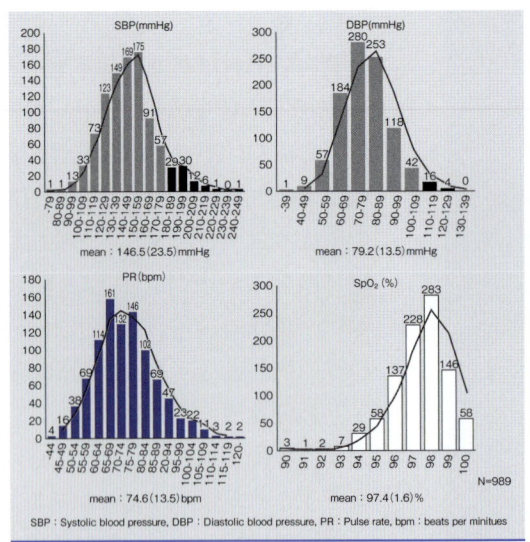

図7 高齢者歯科外来における初診時の血圧,脈拍,酸素飽和度(大渡ほか,2008.[19])
著しい高血圧や徐脈(45拍/分未満),頻脈(100拍/分以上)を示す高齢者が少なからず存在する.

・血圧(blood pressure;BP)

　血圧は加齢とともに上昇するが,女性は男性よりも5〜10mmHg低い.血圧の異常には高血圧,低血圧がある.高齢者では隠れた高血圧が少なくないため,血圧測定は特に重要である.

Note 8　脈拍(pulse)の計測

　　橈骨動脈を3指で触れ,脈拍数,リズム,緊張度を評価する.歯科治療中に患者に異常が認められた場合はすぐに脈拍を触れ,脈拍数,リズム,緊張度をチェックする.

・心拍数(heart rate),脈拍数(pulse rate)(NOTE8参照)

　年齢とともに低下し,高齢者では60拍/分(beats/min,bpm)未満となることも少なくない.一般に女性は男性より脈拍数が多い.脈拍数は正常より高い場合(頻脈;tachycardia)と低い場合(徐脈;bradycardia)がある.基本的に前者は>100bpm(成人),後者は<60bpm(同様)であるが,実際に問題となるのは≧120bpm あるいは≦40〜45bpmである.

・リズム(rhythm)

　間隔が一定(整)か一定でない(不整)か,あるいは脈拍欠損があるかないか,に注意する.脈が不整であればいわゆる不整脈(arrhythmia)である.高齢者は未治療の危険な不整脈を合併している場合があるので注意する.

・緊張度(tension)

　外部からの圧力によって圧迫されやすいかどうかを確認する.緊張度が高ければ高血圧

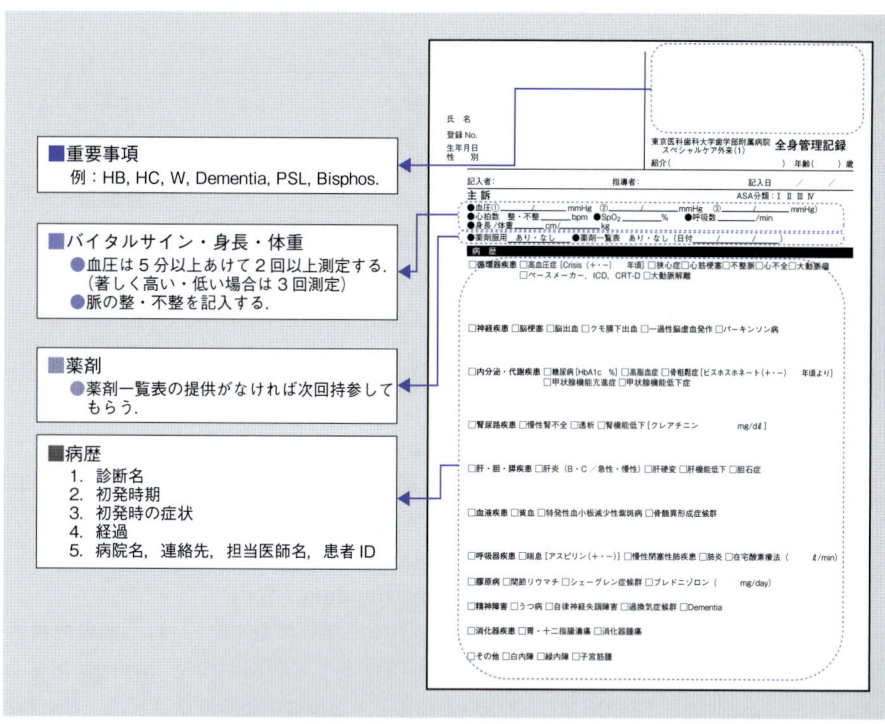

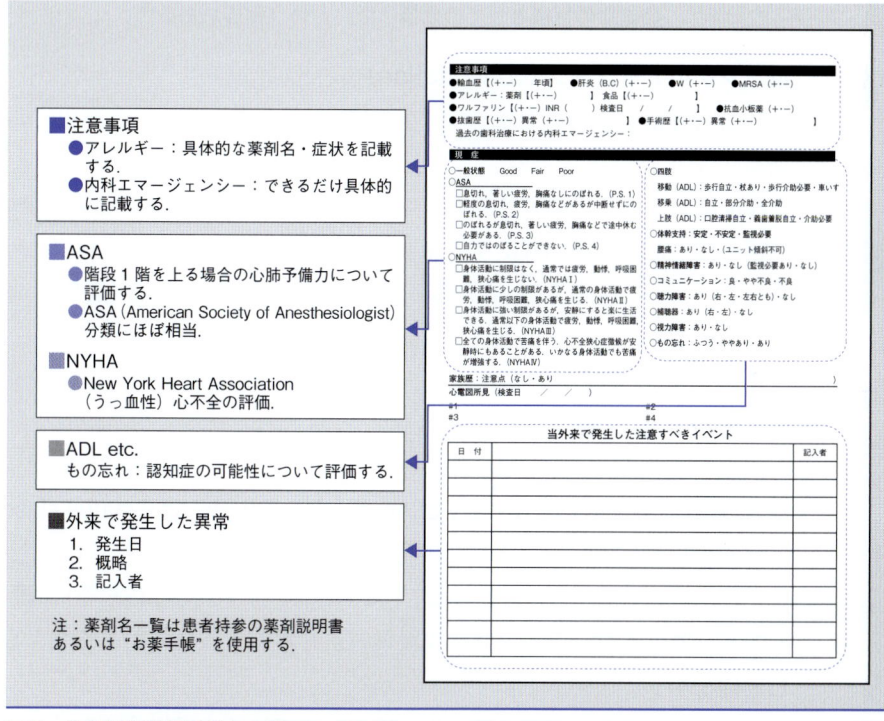

図8 患者情報記録用紙の一例
現在，筆者らが用いている患者情報記録用紙を示す．必要な患者情報を A4 一枚にまとめている．裏面の「もの忘れ」は，認知症の可能性についての評価である．高齢者では病歴聴取を行うことにより，認知症の有無を推定する必要がある．

の，低ければ低血圧やショックの可能性がある．

・呼吸（respiration）

呼吸数（respiratory rate）の正常値は12～22回／分（breaths/min）である．一般に高齢者では呼吸数は減少する．頻呼吸（23回／分以上）の場合は発熱，心不全，肺水腫，肺炎などの可能性がある．呼吸音（respiratory sound）とは胸壁上で呼吸に伴って聞こえる音のうち，肺胞，気管支，および気管からの音を総合したものをいう．聴診器を用いて聴く．

・酸素飽和度（oxygen saturation；SpO_2）

90％未満は呼吸器系あるいは循環器系になんらかの異常がある可能性が高い．

Note 9　脈拍欠損（pulse deficit）

脈拍欠損とは心拍数と脈拍数の間に差があることをいう．心拍はあっても末梢動脈へ脈波が伝わらないために生じる．心房細動に多い．

Note 10　Rate Pressure Product；RPP

血圧と脈拍から算出される心臓仕事量（あるいは心筋の酸素消費量）の指標をいう．算出式はRPP＝脈拍数（拍／分）×収縮期血圧（mmHg）である．正常値は8,000～12,000で，12,000を超えると治療は中止したほうがよいといわれている．しかし，心筋虚血の指標としての価値は低いという報告もある[39]．

F コンサルテーション（consultation）

担当医師に問い合わせを行い，正確な医療情報を入手するために非常に有用な手段である．

作成にあたって注意すべき点は，①予定する歯科処置を医師がわかるような形で伝える，②何を知りたいかを明確にする（"抜歯は可能ですか"は望ましくない），③失礼な表現にならないように注意する，④正確な日本語で記載する，である（図9）．適切なコンサルテーションを上手にかけるようになるにはある程度の訓練を要する．

2. 全身状態評価

病歴や理学的所見などからASA分類を用いてリスク評価を行う．

A ASA分類（American Society of Anethesiologist physical status classmcation system）

米国麻酔医協会が全身麻酔の評価基準として1941年に作成した[40]もので，現在も広く用いられている（本来は5段階で，Emergency；Eが存在する）．表1にASA分類により歯科治療の内容，あるいは全身管理方法を変更する必要があるかどうかについて加筆したものを示す．

ASAのclassが上昇するごとに手術の合併症や死亡率は高くなる．すなわち，ASA Iでは死亡率0.08％であるが，ASA IIでは0.27％，ASA IIIでは1.8％，ASA IVは7.8％，ASA Vでは9.8％と上昇する[41]．歯科治療は治療の侵襲が小さいために死亡率はずっと

医療情報ご提供のお願い

○○医科大学附属病院
呼吸器内科

○○○○先生 御机下

患者 ○○○○様(69歳)

ご多忙のところ恐れ入ります。
以前に貴院で御加療頂いた患者様です。
当科で局所麻酔を用いた抜歯ならびにNSAIDs投与を予定しております。

患者様より、65歳時(2010年5月頃と伺っております)に歯科医院で処方されたロキソニンを内服後、薬疹ならびに呼吸苦が出現し、貴院に救急搬送され、入院下にご加療いただいたとお聞きしました。また、○○県在住時にも、鎮痛剤(薬剤名不明)で同様の症状が出現し、救急対応されたと伺っております。しかしながら、患者様のお話では、十分な医療情報を得ることができませんでした。

つきましては、貴院ご加療時のご診断名と治療内容、原因と思われる薬剤、アスピリン喘息の可能性につきまして、医療情報のご提供をお願い申し上げます。また、使用可能なNSAIDsがございましたら、併せてお教え願ければ幸いです。

お手数をおかけして誠に恐縮ですが、何とぞよろしくお願い申し上げます。

○○○○ 拝
2012年9月1日
○○○○歯科医院
東京都文京区湯島○-○-○○
TEL 03-○○○○-○○○○

図9 担当医師への医療情報提供依頼書（コンサルテーション）（例）

低い．しかし，ASAのclassが上昇するとともに全身的偶発症の発生率も高くなることは明らかである．

なお，ASA分類は厳密なものではなく，評価する側の主観が大きく影響するため，成書でも記載内容に幅がある．本表も絶対的なものではないことを断っておく．

3. 歯科治療のリスク

歯科治療のリスクは患者側の問題だけでは決まらない．すなわち，歯科治療の侵襲によっても異なる．ACC/AHAは非心臓手術における手術の種類によるリスク分類を行っている．心臓合併症は，“高リスク”では>5%，“中リスク”では1～5%，“低リスク”では<1%と見積もられている[42]．一般歯科治療で最もリスクが大きい（侵襲が大きい）抜歯は，白内障や内視鏡手術などと同程度の“低リスク”に該当すると思われる．

治療中のリスクマネジメント

治療当日も全身状態を評価する

高齢者は外気温の変化や精神状態によっても全身状態が大きく変化することがある．このため，治療日ごとに再評価（バイタルサインや当日のコンディションのチェックなど）を行う必要がある．

表1 ASA分類（American Society of Anesthesiologists physical status classification system）

※上記評価を行う場合，参考になるのが階段を動悸や息切れなくのぼれるかどうかである．しかし，高齢者に「1階分の階段をのぼっても苦しくないですか？」と尋ねて，「問題なくのぼれます」との返事があったとしても健康な若年者と同じとは限らない．高齢者は自分の心肺機能あるいは運動能力に合わせてゆっくりのぼっていることが多い．ゆっくりしかのぼれないということは，若い人と同じ速度ではのぼれないことを意味する．高齢者では，この点が重要である．

	術前状態	歯科治療	全身疾患の例	参　考（注）
ASA Ⅰ	正常で健康な患者	一般の歯科治療における制限はない．		息切れや著しい疲労，あるいは胸痛などを伴うことなく，1階分の階段をのぼることができる．
ASA Ⅱ	日常活動に影響しない程度の軽症の全身疾患を合併している患者	歯科治療では全身的偶発症のリスクは低い．しかし，症例により，予定した歯科治療，あるいはリスクマネジメントを変更しなければならない場合がある．	①高血圧症，あるいは血圧がⅠ度あるいはⅡ度に該当する場合，②コントロールされている2型糖尿病，③コントロールされているてんかん，④コントロールされている甲状腺機能亢進あるいは低下，⑤健康な妊娠中の女性，⑥薬剤過敏症，⑦極度の歯科治療恐怖症，⑧80歳以上の高齢者	息切れや著しい疲労，あるいは胸痛などにより中断することなく，1階分の階段をのぼることができる．
ASA Ⅲ	日常生活を障害するほどではないが，活動性を低下させるような重症の全身疾患を合併する患者	通常の歯科治療は可能であるがリスクは高い．歯科治療あるいはリスクマネジメントに変更が必要な場合が多い．	①血圧がⅢ度に該当する，②安定狭心症，③安定した2か月以上経過した心筋梗塞，④後遺症のない6か月以上経過した脳血管障害，⑤コントロールされている1型糖尿病，⑥起坐呼吸や浮腫を伴う，うっ血性心不全，⑦慢性閉塞性肺疾患，⑧運動により誘発される気管支喘息，⑨コントロールやや不良のてんかん，⑩症状を伴う甲状腺機能亢進あるいは低下	患者は1階分の階段をのぼることができるが，息切れ，著しい疲労，あるいは胸痛などにより，途中で中断せざるを得なくなる．
ASA Ⅳ	日常生活を障害し，日常的に生命を脅かす重症な全身疾患を合併する患者	すべての患者において歯科治療あるいはリスクマネジメントの変更が必要．可能ならば，全身状態がASA Ⅲ程度に改善するまで待って歯科治療を行う．抜歯などの緊急処置が必要な場合は専門の歯科医療機関に依頼する．	①不安定狭心症，②発症後2か月以内の心筋梗塞，③発症後6か月以内の脳血管障害，④酸素吸入を必要とする重篤なうっ血性心不全，⑤④と同様の重篤な慢性閉塞性肺疾患，⑥コントロール不良で入院歴のあるてんかん，⑦コントロール不良の1型糖尿病	患者は1階分の階段をのぼることはできない．

※血圧の基準はJSH2019（日本高血圧学会）の分類に従った．
　Ⅰ度：140〜159/90〜99mmHg
　Ⅱ度：160〜179/100〜109mmHg
　Ⅲ度：≧180/110mmHg
（注）：整形外科的疾患や運動機能障害を伴う疾患などを合併する患者では参考にならないことが多い（高齢者に多い）．

局所麻酔 (local anesthesia)

　局所麻酔は全身的偶発症の原因となりやすく，リスクマネジメントにおいて重要な要因である．なかでも血管収縮薬が重要である．あらゆる医療行為はリスクを伴うために，リスク・ベネフィット (risk-benefit) を客観的に判断する必要があるが，局所麻酔においても同様である．

1. 局所麻酔のポイント

A 確実な鎮痛効果を得る
　鎮痛効果が不十分であれば，疼痛がストレスとして（多くの場合）交感神経緊張を招き，内因性カテコールアミンの放出を招く．その結果，著しい血圧上昇，リスクの高い不整脈の出現などの可能性が高まる．局所麻酔では必要十分な鎮痛効果が得られることを第一に考えなければならない．

　アドレナリン含有局所麻酔薬の有害作用のみに着目し，侵襲的な治療であっても，使用しない，あるいは，その量をできるだけ減らすことが安全につながる，という考え方がある．安全性はリスク（血管収縮薬による薬理学的作用の一部）とベネフィット（鎮痛効果）の収支である．必要十分な鎮痛が得られなければ，患者の精神的・身体的ストレスを高めるだけで，むしろリスクを上昇させている可能性がある．

B 疼痛や不安を与えない
　局所麻酔手技による疼痛，あるいは不安や恐怖はストレッサーとして作用する．痛くない局所麻酔手技を身につけ，患者に不安を感じさせない対応が必要である．歯間乳頭部に30Gの針でそっと刺入し，ゆっくりと圧力を上げないように注入し，虚血帯を継ぐように刺入点を移動していけば，ほとんど無痛で終了させることも可能である．

C 血管収縮薬の薬理作用を理解する
　高齢者では循環系への影響を特に考慮しなければならない．なかでも血管収縮薬は重要で，その特性を理解し，活かした（リスク・ベネフィットを考慮した）使い方をする必要がある．

2. わが国で使用できる代表的な局所麻酔薬の種類と特徴

A アドレナリン添加局所麻酔薬
　わが国で最もよく使用される局所麻酔薬で，複数の商品が存在する．適切に使用すると臨床的に十分満足できる鎮痛効果と持続時間をもたらしてくれるが，アドレナリンによる循環器系への作用が問題とされることが多い．

①アドレナリンとは
　アドレナリン（エピネフリン）は，生体で最も強力な血管収縮薬の一つで，非選択的な

α受容体（$α_1$，$α_2$），β受容体（$β_1$，$β_2$）刺激薬である．

α作用は皮膚，粘膜，腎臓の動脈および細動脈を収縮させ，同時に静脈も収縮させる．局所麻酔への添加理由もこの特性による．また，冠状動脈に対しては，拡張作用を示し，冠血流量を増加させる．一方，$β_1$作用では心拍数が上昇し，心拍出量も増加し，心筋酸素消費量が上昇する．$β_2$作用では，骨格筋動脈ならびに気管支平滑筋を拡張させる．

アドレナリンの半減期は短く，経静脈内投与では作用時間は3分未満といわれている[43]．また，歯科における通常使用量のアドレナリンでも血小板凝集能は亢進するという報告がある．

②血圧への影響

アドレナリンは異なる作用を持つαおよびβ受容体を刺激するため，循環器系への影響は複雑であり，投与量により異なる[43]**（図10）**．すなわち，低用量（1～2μg/min）では$β_2$受容体刺激優位となり，動脈は拡張する．中用量（2～10μg/min）では，$β_1$受容体刺激により心拍数が上昇し，心拍出量も増加する．さらに，高用量では（>10μg/min），$α_1$受容体刺激優位となり動脈は収縮する．

一方，1/8万アドレナリン添加2％塩酸リドカインでは，アドレナリン量は1/8万＝0.00125％の場合，歯科用カートリッジ1.8mLあたりで22.5μgとなる．Takahashiらによれば，50μgのアドレナリン含有局所麻酔薬を口腔内投与したところ，血漿アドレナリン濃度はピーク（投与後5分）で221.1±82.0pg/mLであったという[44]．したがって歯科用カートリッジ2本（アドレナリンとして45μg）投与でも血中濃度は<1μg/mLであり，$β_2$受容体優位により，血圧は上昇しないことになる．

実際に1/8万（1/10万）アドレナリン添加2％塩酸リドカインを循環器系疾患を有する患者に使用しても，アドレナリンを含有しない局所麻酔薬に比較して，血圧は有意に上昇しなかった，あるいは低下したとする報告は少なくない[44～49]**（図11）**．

③不整脈への影響

交感神経緊張は不整脈の閾値を低下させることが知られている．すなわち，$β_1$受容体刺激は活動電位持続時間や不応期短縮，自動能亢進，ならびに伝導能亢進を引き起こし，心室性不整脈の発生に関係するといわれている[50]．また，障害心筋においても，交感神経緊張は自動能を亢進させ，障害領域の興奮旋回路内に伝導遅延や不応期不均一性を発生させ，不整脈発生を促すといわれている[51]．さらに，交感神経緊張はQT延長症候群において，危険な心室性不整脈であるTorsades de pointes（TdS）を発生させることが知られている．このように，アドレナリンは心筋自動能を亢進させ，不整脈閾値を下げ，重篤な心室性不整脈を誘発するリスクがある[52,53]．

筆者らの外来でも，1/8万アドレナリン添加2％塩酸リドカインによる局所麻酔後に発作性心房細動，あるいは発作性上室性頻拍などが認められた症例を経験している[10,15,17,54～58]（p.118，119参照）．

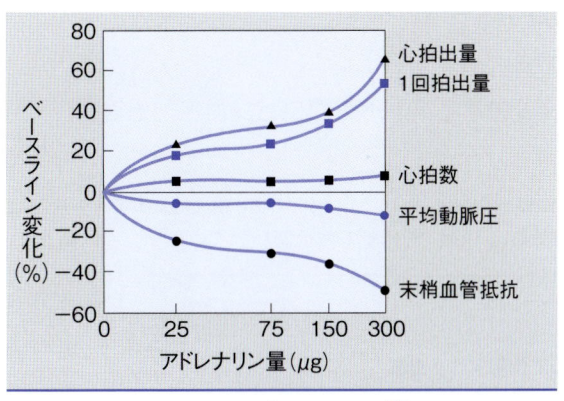

図10 アドレナリンの作用（Jastak, 1995.[59]）
局所麻酔薬と同時に使用した場合，低用量では，心拍数は軽度上昇するが，平均動脈圧は軽度の低下を示す．

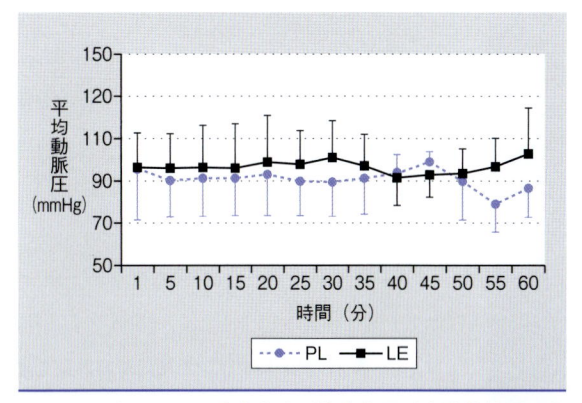

図11 アドレナリン含有および非含有局所麻酔薬使用による平均動脈圧変化（Laragnoit, et al., 2009.[46]）
1/10万アドレナリン添加2％塩酸リドカイン（LE）と含まない塩酸リドカイン（PL）を使用した場合の平均動脈圧には有意な変化は認められなかったと報告されている．

④アドレナリン添加局所麻酔薬を注意して使用すべき患者

表2に示す患者にはアドレナリン添加局所麻酔薬は慎重に使用する．また，表にはないが，亜硫酸塩やパラベンに過敏症の患者には使用してはならない．

⑤アドレナリンとその他の薬剤との相互作用

・$β_1$非選択性β遮断薬（塩酸プロプラノロールなど）

$β_1$非選択性β遮断薬を服用している患者では，$β_2$効果が遮断され，アドレナリンの$α_1$効果だけが増強されるため，著しい血圧上昇をきたす可能性がある[60]．

・三環系抗うつ薬（塩酸イミプラミンなど）

三環系抗うつ薬は神経終末においてノルアドレナリンなどの生体アミンの再取り込みを阻害する．このためアドレナリンによる昇圧作用が増強し，不整脈閾値が低下する[61,62]．

・カリウム非保持性利尿薬，カルシウム拮抗薬

アドレナリンにより低カリウム血症となり，不整脈閾値が低下するといわれている[63]．

B フェリプレシン添加局所麻酔薬

①フェリプレシンとは

フェリプレシン（Octapressin）は，血管平滑筋に直接作用するが，静脈に対してより強い影響を及ぼす．血管収縮作用はアドレナリンに比べて弱く，また，効果発現時間もアドレナリンの5分以内に対し，約15分を要する[64,65]．

心筋への影響では，フェリプレシンは濃度依存性に心機能を抑制する[66～68]と報告されている．最近では，Inagawaらが，フェリプレシン添加局所麻酔薬は通常使用量であっても心筋組織血流量を低下させ，心筋酸素分圧を低下させると報告している**（図12）**[69]．

一方，フェリプレシン添加局所麻酔薬は，臨床的には，心臓移植患者をも含めて安全に使用できるという報告は少なくない[70～72]．さらに，三環系抗うつ薬などとの相互作用に

おいても有害作用は少なかったという報告もある[73].

②フェリプレシン添加局所麻酔薬の禁忌

添付文書によれば，塩酸プロピトカインによるメトヘモグロビン血症[*3]と過敏症以外に禁忌はないとされている．

[*3] メトヘモグロビンとは異常ヘモグロビンの一つで酸素と結合する能力がないため，1.5g/dL 以上になるとチアノーゼをきたす．ただし，歯科で使用する量ではメトヘモグロビン形成の可能性は非常に低い[73].

表2 アドレナリン添加局所麻酔薬を注意して使用すべき患者

特に注意が必要な患者[*1]
（使用しないことを勧めるが，必要な場合は，心電図を含むモニタリング下で慎重に用いる）
- 不安定狭心症
- 心筋梗塞（2カ月以内）
- 不整脈（中リスク以上[*2]）
- 治療されていない，あるいはコントロール不良の高血圧症（Ⅲ度[*3]）
- 治療されていない，あるいはコントロール不良のうっ血性心不全
- コントロール不良の甲状腺機能亢進症

注意が必要な患者
（必要な場合はモニタリング下で慎重に用いる）
- 三環系抗うつ薬を投与されている患者
- β_1 非選択性 β 遮断薬を投与されている患者
- 不整脈（低リスクの一部と中リスクの一部[*4]）

[*1]：専門の歯科医療機関へ依頼したほうがよい．
[*2]：p.118を参照．ただし，①心房細動（＜120拍／分），②徐脈性不整脈についてはこの限りではない．
[*3]：JSH2019（p.90参照）．
[*4]：低リスクに該当する洞性頻脈（＞100拍／分），上室性期外収縮（≦6拍／分），心室性期外収縮（≦6拍／分），および中リスクに該当する心房細動（＜120拍／分）．

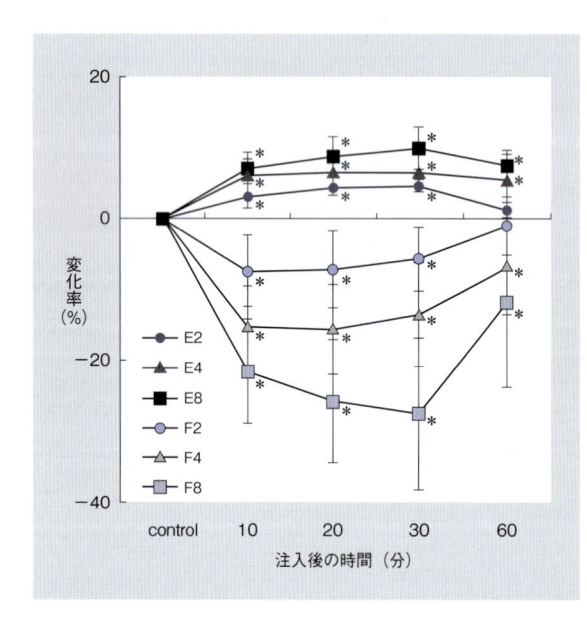

図12 アドレナリンあるいはフェリプレシン添加局所麻酔薬による心筋組織血流量の変化（Inagawa, et al., 2010.[69]）

1/8万アドレナリン添加2％塩酸リドカイン（E-2, 4, 8）が心筋組織血流量をわずかながら上昇させているのに対して，フェリプレシン0.03単位添加3％塩酸プロピトカイン（F2, 4, 8）は量依存性に低下させている．

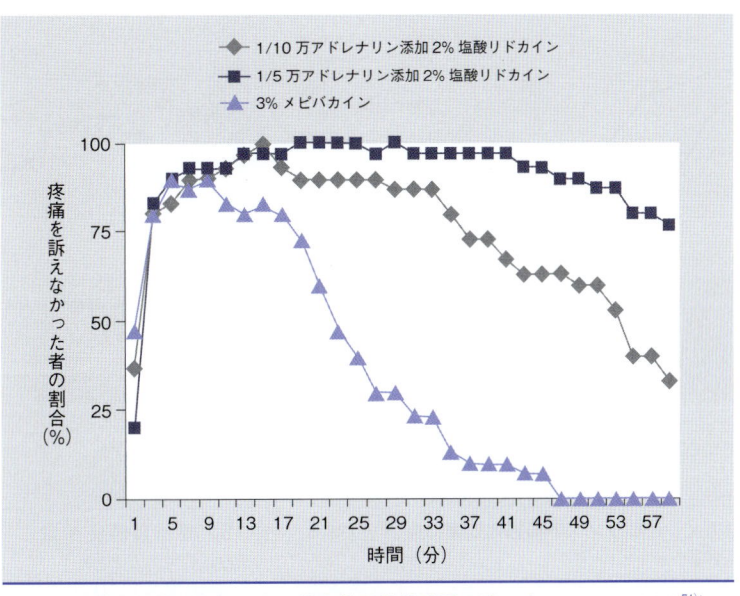

図13 血管収縮薬の有無による鎮痛効果持続時間の違い（Katz, et al., 2010.[74]）
1/10万あるいは1/5万アドレナリン添加2%塩酸リドカインに比較して，3%メピバカインの鎮痛効果*持続時間は短い．
*電気歯髄診断器の最大出力で疼痛を自覚しなかった被験者の割合で測定している．

C 塩酸メピバカイン

　塩酸メピバカイン3%の局所麻酔薬であるスキャンドネストの特徴は，血管収縮薬が含まれていないことと，添加剤が配合されていないことである．鎮痛効果持続時間は浸潤麻酔で平均20分（20〜40分）といわれており[61]，1/10万アドレナリン添加2%塩酸リドカインと比較して短い[74]（**図13**）．

　一方，血管収縮薬を含有しないため，その有害作用を考慮する必要がなく，また，局所麻酔に関連した過敏症の主役といわれるパラベンや亜硫酸塩などの添加剤が使われていないなどの長所がある．短時間の歯科処置であれば，循環器疾患を合併する高齢者や，パラベンや亜硫酸塩に過敏症の患者に有用である．

D 鎮痛効果の違い

　フェリプレシン添加局所麻酔薬は，同一量の1/8万アドレナリン添加2%塩酸リドカインに比較して鎮痛効果持続時間が短い（後者は前者の1.7〜2倍持続する）といわれている[75]．また，スキャンドネストの鎮痛効果持続時間も短い[74]．さらに，効果が最大となるまでの時間は，アドレナリンに比べてフェリプレシンのほうが長い[75]（**図14**）．なお，使用量を増やせば鎮痛効果持続時間は延長する（1/10万アドレナリン添加2%塩酸リドカインの場合）[76]（**図15**）．

E 血糖値に及ぼす影響

　カテコールアミンは，血糖値を上昇させることが知られている．Meechanは，1/8万

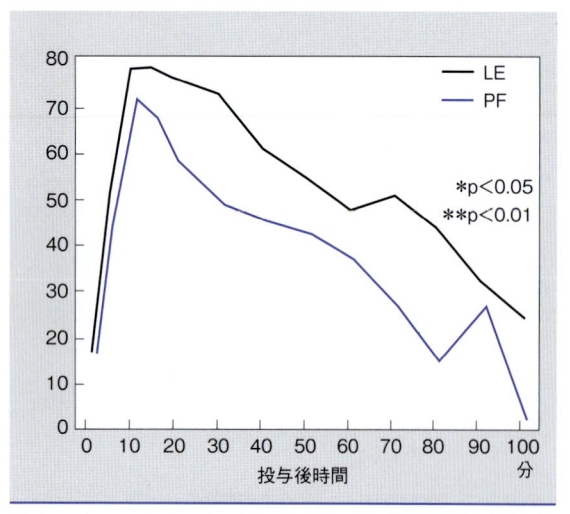

図14 キシロカインとシタネストの鎮痛効果の違い（岡安ほか，1993.[75]）を改変）
フェリプレシン添加塩酸プロピトカイン（PF）による疼痛閾値は，投与後，フェリプレシンの最大効果発現時間である15分よりやや短い時間でピークに達しているが，その後，比較的急速に低下している．一方，アドレナリン含有局所麻酔薬（LE）は，投与後30分程度でもPFのピーク値と同程度の閾値を維持している．

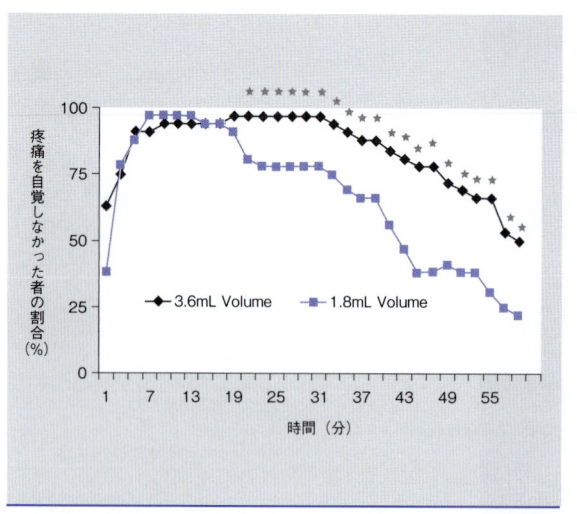

図15 局所麻酔使用量による鎮痛効果持続時間の違い（Mikesell, et al., 2008.[76]）
上顎側切歯へ1/10万アドレナリン添加2%塩酸リドカインを1.8mL使用したときと，3.6mL使用したときの鎮痛効果持続時間*を調査した結果である．約20分後あたりから有意な差が認められる．
*電気歯髄診断器の最大出力で疼痛を自覚しなかった被験者の割合で測定している．

アドレナリン添加2%塩酸リドカイン（4.4mL）により血糖値は4.48±0.72mmol/Lから30分後に5.07±0.99mmol/Lまで上昇したが，フェリプレシン添加局所麻酔薬（4.4mL）では有意な変化は認められなかったと報告している[77]．ただし，この程度の血糖値上昇は臨床的にはほとんど問題とならないと思われる．

3. 高齢歯科患者の局所麻酔

どの血管収縮薬にも長所と短所があり，患者の合併する循環器疾患により使い分ける．
①**表2**（p.32参照）の「特に注意が必要な高齢者」は，専門の歯科医療機関に依頼する．また，「注意が必要な高齢者」はできるだけアドレナリンを含まない局所麻酔を用いる．しかし，十分な鎮痛効果が得られないと予想された場合は，1/8万アドレナリン添加局所麻酔薬をカートリッジで1～2本程度までモニタリング下で慎重に投与する．その場合は，特にリスクの高い不整脈発生に注意する．
②①以外の高齢者では，通常は1/8万アドレナリン添加局所麻酔薬を使用する．
局所麻酔は，患者に疼痛を与えないための手段であり，十分な鎮痛を得ることが重要である．

4. 浸潤麻酔（infiltration anesthesia）の実際

A 局所麻酔（local anesthesia）
局所麻酔における痛みを最小にするための方法の一つを**表3**に示した．

表3 局所麻酔による痛みを最小にするには

①細く鋭利な針を使う．
②刺入は痛点の少ない場所を選び，できるだけそっと刺入し，可能な限りゆっくり注入する．
③骨膜上で麻酔薬を緩徐に放出し，骨膜まで麻酔効果が得られるのを待ち，骨膜下に針を進める．
④最初の注入により鎮痛が得られたと思われる範囲に次の刺入部位を設定する．鎮痛が得られたところをつなぐように歯の周囲に予定量の麻酔薬を注入する．
⑤局所麻酔中や抜歯中は痛みを連想させるような言葉は避ける．
⑥患者の表情に注意しながら注入する．痛そうな表情をしたら，注入速度を下げるか，一時的に止める．

B 表面麻酔（topical anesthesia）

　60％リドカインによる表面麻酔は，浸潤麻酔手技による疼痛の抑制に有効であったが，歯科臨床でしばしば用いられる20％ベンゾカインによる表面麻酔薬は，ほとんど効果がなかったと報告されている[78]．

C 局所麻酔薬を温める必要はあるか

　冷蔵庫，室温，保温ボックスのいずれに保管した局所麻酔薬を用いても，注入時の疼痛および血圧，脈拍に差はなかったという報告がある[79]．

> **Note 11　歯間乳頭部**
> 　麻酔液は皮質骨に存在する骨小孔を通って浸潤する．歯間乳頭部は，骨小孔が多いために麻酔液の浸潤が他の部位に比較して良好である．さらに，歯間乳頭部は痛点も少ない．このため，浸潤麻酔には適した場所の一つといえる．特に鎮痛効果が比較的弱い局所麻酔薬を使用する際には有効である．ただし，いわゆる不潔域であるため，感染，それによる局所の潰瘍・壊死のリスクがある．刺入前にはバイオフィルムを十分に除去しなければならない．また，歯肉退縮が起きることもある．このような欠点もあるため，症例，使用薬剤により使い分ける必要がある．

モニタリング（monitoring）

　有病高齢者の歯科治療を安全に行うには，モニター装置が必要である．

1. モニター装置の有用性

A 循環器系の隠れた異常を発見できる

　高齢者は，病歴聴取では確認できない循環系の異常を合併していることが少なくない．未治療あるいは不適切な治療を受けている高血圧患者は，高齢者の3割近く存在するといわれている[80]．モニター装置は，このような患者を発見するのに有用である．

B 治療中の異常を早期検出できる

　多くの全身的偶発症では，その初期に血圧上昇や不整脈などが認められる．この時点で

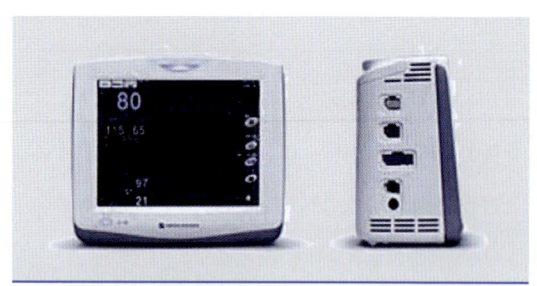

図16 モニター装置の例
心電図，血圧，脈拍数，および経皮的酸素飽和度が測定できる．

表4 血圧測定の基本

背筋を伸ばして座る
心臓の高さでカフを巻く
腕には力を入れない

適切に対応すれば，重篤な全身的偶発症に進展せずにすむことが多い．先行するバイタルサインの変化を検出する手段として，モニター装置（図16）は有用である．

2．モニター装置の使い方

現在市販されている歯科用のモニター装置は，血圧，心拍（脈拍）数およびSpO_2がモニターできる．これらに加えて，心電図も計測できるモデルもある．

A 血圧（blood pressure；BP）（単位；mmHg）

①血圧測定の基本（表4）

5分以上座位で，安静にしたあとに測定する．カフの高さは心臓と同じ高さ（正確には左の第四肋骨の高さ）とする．心臓より高いと実際の血圧よりも低く，心臓よりも低いと実際の血圧よりも高く測定される．カフの中のゴム嚢の幅は上腕周囲の40％以上で，長さは上腕周囲を80％以上取り囲むものが推奨されている．幅が広すぎると実際の血圧よりも低く，狭すぎると高く測定される．測定は2回以上行う．2回の測定値の差が5mmHg以上ある場合は，安定するまで繰り返す（筆者らの外来では3回まで測定している）．測定間隔は数分以上あける．多くの場合，2回目以降の血圧は低下する．安定した値をその患者の血圧とする．

また，初診時には両腕での測定が推奨されている．患者により，血圧に左右差があるからである．左右差があれば，高いほうをその患者の血圧とする．

②自動血圧計を使用する場合の注意点

カフを巻く位置に注意する．カフに印刷された印（○が多い）が上腕動脈上に位置するように巻く（図17）．シャツ1，2枚くらいであれば，その上にカフを巻いても測定値にほとんど差はない．患者によっては加圧時に痛みを訴える場合がある．上腕に薄く柔らかい布を1枚巻き，その上にカフを巻くとある程度改善する．血圧測定の意義をきちんと教えるとよい場合もある．

自動測定の間隔は，5分程度が勧められる．これ以上長いと異常が起きても発見が遅れる．しかし，2分以下も避けなければならない．高頻度に血圧測定を繰り返すと，うっ血

図17　自動血圧計による血圧測定
上腕動脈を探し，その上にカフ上の決められた位置（写真では矢印）が一致するように巻く．

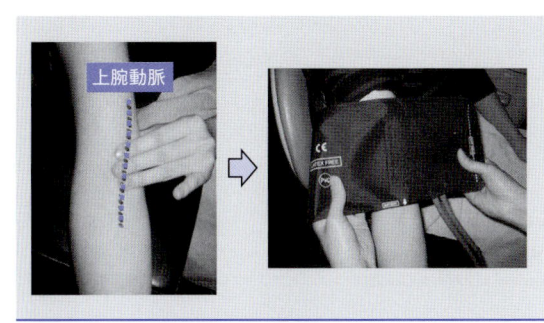

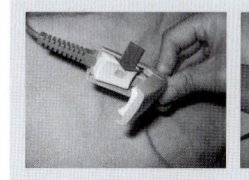

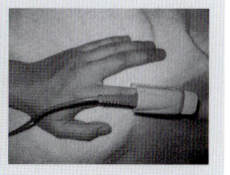

図18　酸素飽和度の測定

が生じやすいためである．

B 心拍数（heart rate；HR）（脈拍数；pulse rate；PR）（単位；beats/min，脈/分）

　心拍数（脈拍数）は血圧測定と同時に，あるいはパルスオキシメーターにより測定される．

C 経皮的酸素飽和度（percutaneous oxygen saturation；SpO₂），（単位：%）

　パルスオキシメーターはプローブから出た光が指を透過することでSpO₂を計測している（**図18**）．

　SpO₂が90%を下まわる場合は呼吸不全の可能性がある．SpO₂＝90%は動脈血酸素分圧（PaO₂）＝60Torrにほぼ相当する．もし，適切に計測して常に90%を下まわっていたら，呼吸器内科に精査を依頼したほうがよい．

D 心電図（electrocardiogram；ECG）

　心電図は心臓の活動電位を体表から記録したものである．心電図では不整脈（リズムの異常）については確定診断が可能である（**図19**）．そのほかに，心筋虚血（Q波，ST，T波などの異常による），電解質異常（T波の異常などによる），心室や心房の肥大・拡大（電位から推定する）なども推測できる．無侵襲的にこれらの測定が可能な点が心電図の利点である．

①モニター心電図の電極の貼り方（**図20**）

　基本的にはⅡ誘導を用いる．これは心房の活動電位であるp波をはっきりみることができ，心房性不整脈の検出に有利なためである．

　心筋虚血の検出をおもな目的とする場合は，V5誘導（lead V5）を用いる．V5は左心室に最も近い誘導であるため，左室の変化がよく反映される．

　Ⅱ誘導とV5誘導を同時に測定すると，手術中の心筋虚血発作の検出感度を80〜96%まで高めることができるといわれている[81]．ちなみにV5だけでは75%，Ⅱ誘導単独では18〜33%である．

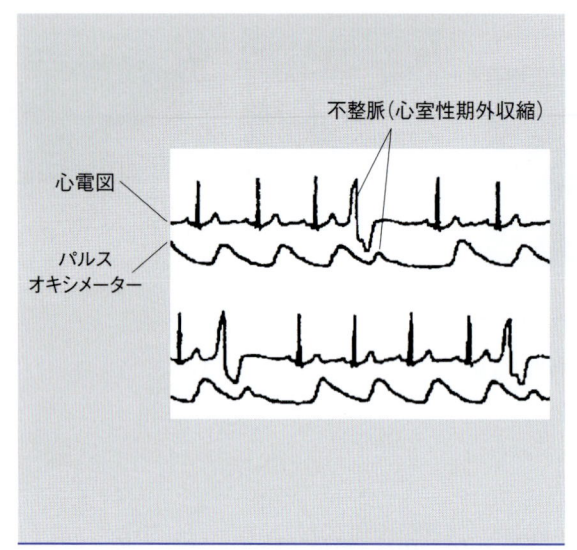

図19 心電図とパルスオキシメーターから得られる脈波
上段が心電図で，下段が同時に記録されたパルスオキシメーターによる脈波である．不整脈（心室性期外収縮↓）が発生した場合には，脈波にもやや遅れて波形の異常（小さい波）が認められる．このとき，パルオキシメーターから発生する同期音の間隔は，不整になっている．耳で聞いているだけで不整脈の発生がわかる．また，酸素飽和度（SpO₂）が低下しても音程が下がる．

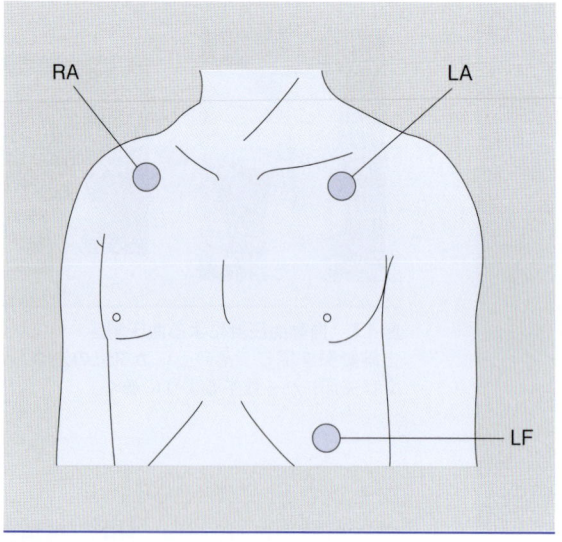

図20 一般的なモニター心電図の電極位置（大渡ほか，1993.[82]）

Note 12 代表的な心電図記録方法

目的により，心電図には複数の記録方法がある．

①安静時12誘導心電図（resting 12-leads ECG）

最も基本的な心電図検査法をいう．一般に心電図検査といえばこれを指す．四肢（四つの電極）と，前胸部（V1～6までの六つの電極）に電極を貼り，二つの平面（前頭面と水平面）に電気的に投影された心電図波形を解析する．

②モニター心電図（monitor ECG）

手術や循環器疾患患者の入院時などで用いられる連続的に監視する心電図をいう．

③ホルター心電図（Holter ECG）

24～48時間（一般には24時間）連続的に記録する心電図をいう．不整脈，狭心症，これらに対する薬物の効果判定，ペースメーカー機能のチェック，突然死の予知などを目的として使用される．

④負荷心電図（exercise ECG）

労作型狭心症などで負荷（運動や薬剤）を加えて心電図変化を記録する方法を負荷心電図という．運動負荷としては階段の昇降を繰り返す方法（Master 二階段昇降試験），トレッドミル法，自転車エルゴメータ法などがある．

⑤ベクトル心電図（vector cardiogram）

ベクトルループの形によって，心臓の活動電流の大きさおよび方向をグラフで表したものをいう．

3. 異常値がでたら
A 突然の低血圧
　それまで安定した血圧値を示していたのに急に異常な低血圧となった場合は，まず，患者の意識レベル低下，めまい，動悸，胸痛，などの存在を確認する．もし，このような異常が認められた場合は，ただちに再測定を行うとともに，異常の原因を考えつつ，必要な対応をとる (p.83, 84).

　しかし，患者に異常が認められない場合は測定ミスによることが多い．チューブ接続などの基本的なミスを確認する．あるいは，測定する腕を変えて再測定を行う．ほとんどの場合は正常な値を示すはずである．

B 高血圧や不整脈
　高血圧や不整脈は高齢者の歯科治療で非常に多い．

　突然の著しい高血圧が認められたら，患者の状態を確認し，再測定を行う．もし高血圧に，意識障害，頭痛，めまい，嘔気・嘔吐などが認められたら，ただちに医師に連絡する (p.72参照).

　歯科治療中に出現した不整脈で，ただちに対応しなければならないケースはまれである．しかし，胸部不快感や動悸などを伴う場合は適切に対応する (p.112参照).

4. モニター装置は完璧ではない
　モニター装置は患者の体動や接続不良まで検出することはできない．モニター装置が正しい値を示しているかどうかは，使う側が判断しなければならない．定期的な較正も必要である．

　モニター装置は有用であるが，視診や触診など五感から得られる情報も重要である．五感による情報とモニター装置からの情報を統合し，補い合わせることで，より安全なモニタリングが実現できる．

血小板凝集抑制薬とワルファリン，そして新しい抗凝固薬

　高齢者は血栓塞栓症のリスクが高い．このため，それを予防する薬剤（抗凝固薬）を服用していることが多い．このような患者における抜歯などの観血的処置は，塞栓症のリスクが重視され，服用を中止せずに実施することが勧められている．

1. 血小板凝集抑制薬 (anti-platelet drug)
A 血小板凝集抑制薬とは何か
　血小板凝集抑制薬とは，血栓のもととなる血小板の凝集や粘着（一次止血と呼ばれる止血機序の第二相）を抑制する薬物をいう．投与の目的は，血栓症の進展防止，再発予防，血栓症危険因子をもつ患者の血栓症予防などである．

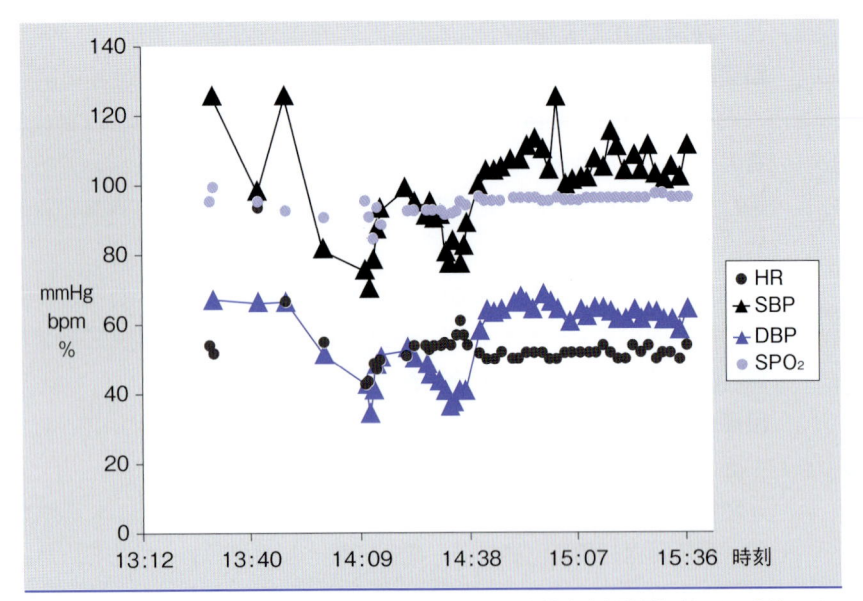

図21 坐位での歯科治療中に異常な低血圧を示した高齢者（自験例）（上野，大渡ほか，2011.[83]）

77歳の男性．病歴には，高血圧症，脳梗塞，糖尿病が認められた．坐位での歯科処置開始後，20分ほど経過したところで，顔面蒼白，発汗，口唇チアノーゼを伴い，意識消失した．計測しえた血圧のうち，最低値は71/35mmHgであった．ただちに仰臥位にし，輸液，酸素投与を開始したところ，10分ほどで100/54mmHgまで回復し，上記症状も消退した．なお，血糖値は145mg/dLで低血糖は否定された．

B どんな種類があるか

バイアスピリン，パナルジン，バファリン81mg錠，ペルサンチンなどがある．

C 投与されている疾患

一過性脳虚血発作，脳梗塞，狭心症，心筋梗塞，閉塞性動脈硬化症などに使用される．高齢歯科患者では虚血性脳血管障害や心疾患の予防などで処方されていることが多い．

D 血小板凝集抑制薬がどの程度効いているかの指標

血小板凝集抑制薬による出血傾向のチェックには，出血時間（Duke法，正常値1〜5分），血小板機能検査などを実施する．血小板凝集抑制剤による作用は血小板の機能的な障害であるため，プロトロンビン時間（PT），活性化部分トロンボプラスチン時間（APTT），トロンボテスト（TT）は正常な場合が多い．

E 抜歯における考え方

アスピリン服用を中止すると血中アスピリンは速やかに消失する．しかし，血小板凝集抑制作用はその血小板が生きている限り続く（血小板の平均寿命は9〜11日）ため，服用を中止して止血時間が正常に戻るまでに5日程度かかる．このため，抗血小板薬は抜歯の7〜10日前に中止することが推奨されてきた．しかし，アスピリン服用を続けても出血時間の延長は正常範囲に収まるなど，局所止血処置により異常出血は認められないという報告は多い[84〜88]．

筆者らの調査でも，抗血小板薬投与症例のべ1,437例の抜歯において，異常出血は1例も認められなかった（N＝6190）[21]．一方，血小板凝集抑制薬を中止すると，致命的となりうる血栓塞栓症の発生頻度が上昇すると報告されている[89〜91]．以上より，血小板凝集抑制薬は中止する必要はない．

2. 経口抗凝固薬（oral anticoagulant）
A 抗凝固薬とは何か
血液の凝固時間を延長させる作用をもつ薬剤をいう．血小板凝集抑制薬による抗血栓作用と異なり，二次止血の第三相である凝固因子が関連する血液凝固を抑制する．

B どんな種類があるか
代表的なものはワルファリン（ワーファリン），ヘパリン，それに DOACs（直接経口抗凝固薬）であるダビガトラン（プラザキサ），リバーロキサバン（イグザレルト），アピキサバン（エリキュース），エドキサバン（リクシアナ）がある．歯科治療で問題となるのはワルファリンおよび DOACs である．

> **Note 13　直接経口抗凝固薬（direct oral anticoagulants; DOACs）**
> DOACs はワルファリンと異なり，凝固系の一つのステップを阻害することにより抗凝固作用を示す．すなわち，トロンビンを阻害するか（選択的トロンビン阻害薬），Xa因子を阻害するか（Xa阻害薬）のいずれかである．DOACs はワルファリンの問題点の多くを改善したといわれる抗凝固薬であり，服用患者は増加している．しかし，比較的新しい薬剤であるため臨床データの蓄積が十分でなく，不明な点は少なくない．DOACs の評価・対応は今後変化することが予測されるため，情報収集に努め，適切に対応していく必要がある．

C 投与されている疾患
血液凝固能の亢進が病態に関連する血栓性疾患は，基本的に抗凝固療法の対象となる．高齢者歯科外来を受診する患者では，心房細動がもっとも多く，そのほかでは，人工弁置換術後，下肢深部静脈血栓症などで投与されている．

D 経口抗凝固薬がどの程度効いているかの指標
ワルファリンが過量になると出血性疾患のリスクが高くなるため，定期的に凝血能を測定し，適切な治療域に維持されるように投与量が調整される．指標としてプロトロンビン時間（PT：protrombine time）がある．ワルファリン服用中，肝硬変，肝癌などで延長する．正常値は11〜13秒（PT-INR で0.80〜1.20）である．

PT の施設ごとの違いをなくすために考えられた国際的な指標を PT-INR（International Normalized Ratio）という．

E 抜歯における考え方
ワルファリンの血中半減期は約36時間であり，3日程度中止すれば作用はほとんど消失する．ワルファリンが投与されているのは，重篤な結果を招きうる血栓塞栓症のリスク

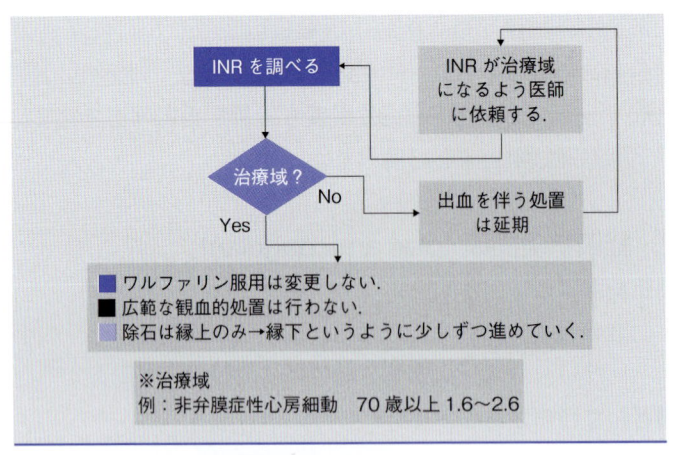

図22 ワルファリン服用患者の抜血の考え方

が高い患者である．ワルファリンを中止し，抜歯などで交感神経緊張（血液凝固能亢進）を招くことは，もともと血液凝固能が高い高齢者において血栓塞栓症のリスクを高める行為にほかならない．実際にワルファリンを中止して行った歯科治療における死亡例は複数報告されている[93,94]．また，ワルファリン中止による重篤な血栓塞栓症発症の確率は約1％といわれている[95,96]．さらに，抗凝固療法を中止するとリバウンドとして一過性に凝固系が亢進し，血栓塞栓症を誘発する可能性も示唆されている[97]．一方，ワルファリン投与量が治療域にコントロールされていれば，抜歯などの外科的処置は局所止血のみで対応できるという報告は多い[93,98,99]．

以上より，ワルファリン投与中であっても治療域にコントロールされていれば，中止せずに抜歯を行うほうが安全性は高い．ただし，局所止血処置は特に厳密に行わなければならない．日本循環器病学会からも抜歯に際しては，至適治療域にINRをコントロールしたうえであれば，ワルファリン内服継続下で行うことが勧められている（クラスIIa，エビデンスレベルB）[100]．

しかし，これらの推奨を指示あるいは実行しているのは，4～6割程度の医師や歯科医師にすぎないと報告されている[101]．

DOACs服用患者の抜歯も継続下に行うことが勧められているが，ワルファリンと同様の厳密な局所止血処置が必要である．

F 経口抗凝固薬服用患者のリスクマネジメント（図22）

①INRが治療域（心房細動における抗血栓療法では，70歳未満；2.0～3.0，70歳以上；1.6～2.6）であることを確認する．できれば，抜歯直前が望ましい．同じ量のワルファリンを服用していても，INRには変動があるからである．

DOACsでは治療当日に規定量を服用しているかどうかを確認する．

②1回の抜歯は1～2本とし，十分な局所止血処置を行う（縫合，局所止血薬，止血シーネなど）**（図23）**

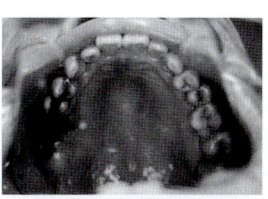

図23　ワルファリン投与患者の止血処置（大渡，2010.[7]）
1. ワルファリン投与患者の6|抜歯後
2. 十分に掻爬，縫合し，局所止血薬を挿入したところ．一応の止血は得られている．
3. 作製した止血シーネと抗菌薬を含む軟膏ガーゼを適切な大きさに切ったもの．止血シーネによる粘膜損傷を防ぐために，ガーゼの面積は止血シーネより大きくしている．
4. 口腔内に装着したところ．止血シーネは，容易に外れず，十分な維持が得られ，かつ，抜歯創を十分に圧迫できる面積と強度をもつ必要がある．

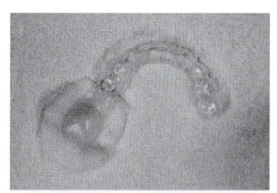

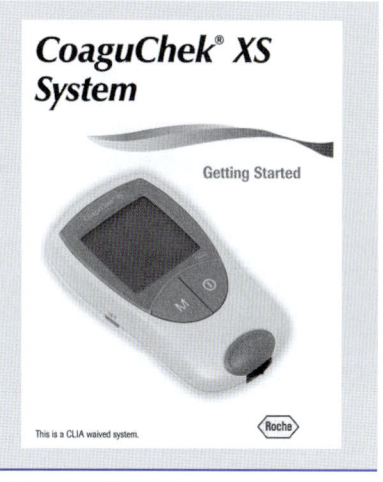

図24　コアグチェック
簡易型のINR測定器で，容易に短時間でINRを計測できる有用な装置である．

③帰宅は止血を確認した後に許可する．

しかし，上記を守っても，まれに後出血をきたす場合がある．硬いものを噛んだ，規定量以上のワルファリンを服用した（認知症患者などで起こりうる），など，他の要因についても調査する必要がある．

最近では少量の血液で短時間にINRが測定できる簡易型の機器が市販されている（**図24**）．筆者らも使用しているが，ワルファリン服用患者の抜歯時には極めて有用である．

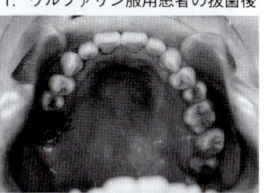

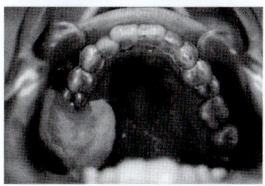

筆者らの外来では2000年以前よりワルファリンを休薬せずに抜歯を行っている．1999年から2006年までに行った6,190例の抜歯中，ワルファリン服用患者は約5％で，抜歯後に異常出血が認められたのはそのうちの約1％であった[21]．異常出血を認めたこれらの患者は，再度の局所止血処置で対応することができた．これに対して抗血小板薬投与患者は約23％と多かったが，異常出血は1例も認められなかった（**図25**）．

G 相互作用のある薬剤に関する注意

抗菌薬やNSAIDsがワルファリンの作用を増強させる場合がある．ワルファリン投与患者では，投与量を少なくするなどの配慮が必要である．

H どのような状態になったら治療を止めるか

表5中のいずれかの条件を満たしている場合は歯科治療を中止したほうがよい．その後，原因を考察し，適切な対応を行う．必要に応じて専門の歯科診療施設に依頼したり，

```
        ワルファリン
■服用患者数      : 292 / 6190 (4.7%)
■INR           : 1.92±0.50 (1.02～3.57)
■異常出血例     : 3 (1.03% of 292)
■血栓性疾患発症例: 0 (0% of 292)

        抗血小板薬
■服用患者数      : 1437 / 6190 (23.2%)
■異常出血例     : 0 (0% of 1473)
■血栓性疾患発症例: 0 (0% of 1473)
                              N=6190
                     1999 4/1-2006 5/19
```

図25　筆者らの外来における抗血小板薬ならびにワルファリン投与患者の抜歯における異常出血例(1999～2006年)(大渡, 2007.[21])

表5　治療中止の判断基準

■胸痛あるいは呼吸困難が出現したとき
■心拍数が120拍/分以上に上昇，あるいは40拍/分以上増加したとき
■心電図上でST変位が0.2mV (2mm) 以上になったとき
■危険性の高い不整脈が出現したとき
　例：連続する多源性の心室性期外収縮，発作性上室性頻拍など
■血圧が収縮期180mmHg以上 or 拡張期110mmHg以上となった場合
■頭痛，嘔気，めまい，などの神経症状が出現したとき
■治療前に気分不快などの非特異的な訴えがあった場合

医師への依頼を考慮する．

治療後の基本的注意点と対策

高齢者の薬剤処方における注意点

　高齢者における薬剤処方で最も重要な点は，有害作用の発現率が高いことである．その要因として，①生理学的変化 (drug-age interaction)，②合併疾患による薬物効果の修飾 (drug-disease interaction)，③合併疾患に対して処方されている多くの薬剤による相互作用 (drug-drug interaction)，があげられる．高齢者の薬剤有害作用はこれらの要因が複雑にからみあって発現している．また，medication error も重要である (p.45参照)．高齢者の安全な薬剤処方を行うためには，有害作用が増える要因，すなわち，高齢者の生理学的変化，全身疾患と薬剤の関連，そして投与されている他剤との相互作用について知る必要がある．

1. 薬物の相互作用 (drug-drug interaction)

　薬剤を併用することにより，お互いの薬効に変化が生じたり，一方の薬剤が他方の薬効をかえることを薬剤の相互作用という．高齢者は複数の全身疾患を合併し，複数の薬剤を服用していることが多いため，薬剤の相互作用が問題となりやすい．高齢者の処方薬剤を決める場合には薬剤の相互作用に注意しなければならない．

2. Medication error

Medication error とは薬剤による有害作用のうち，過量投与，過少投与などの人為的な過誤によるものをいう．高齢者歯科治療でも，降圧薬の過量投与による著しい低血圧を経験することがある．

3. その他の注意点

高齢者は自己判断で服薬を中止したり，服薬方法をかえる場合がある．これを服薬コンプライアンス（アドヒアランス）が不良であるという．また，高齢者は薬剤による有害作用が発現しても，非定型的であったり発現が弱かったりするために，有害作用に気づくのが遅れる場合があるので注意が必要である．

4. 高齢者に対する投薬のまとめ

高齢者の薬剤投与で有害作用や medication error の頻度を少なくするためには，基本として3Sの原則を心がける．3Sの原則とは，small：過量を避けるために少量から始める，simple：服用方法を間違えないように単純な処方とする，shorter stop：新たな薬剤耐性菌をつくらないためにできるだけ短時間の処方とする，である．歯科における薬剤処方は必ずしもこの原則どおりにはいかないが，処方を行う場合には心がける必要がある．

実際の投薬はどうするか

1. 有害作用に最大の注意を払う

高齢者の投薬では，特に有害作用に注意する必要がある．有害作用を減らす第一の方法は，不必要な薬剤は投与しないことである．その薬剤が本当に必要かどうかを客観的に判断し，薬剤投与によるメリットがリスクを上まわると予測できなければ投与しない．

次に，薬剤自身の有害作用と，患者の処方薬剤との相互作用を考慮する．歯科で使用する薬剤品目は少ないが，高齢者の多くは複数の薬剤を処方されているため，それらの相互作用を正確に把握するのは意外と難しい．歯科医院で備える薬剤は目的ごとにできるだけ少なくし，その分，各薬剤の有害作用や相互作用について十分な知識をもつようにしたほうが安全である．また，評価が十分に定まらない新薬を使うよりは，必要な薬効は十分にあるが，有害作用に関する情報も十分に蓄積された薬剤を使用したほうが安全である．

2. 常に最新の医薬品情報を手に入れる

厚生労働省のホームページから最新の医薬品等安全性関連情報を得ることができる．これらの情報については常にチェックする必要がある．患者は医薬品に対して我々の予想以上に敏感になっており，これらの情報を知らないと信頼を失うことにもなりかねない．

表6 注射用セフェムの分類

第一世代：古い概念でいう広範囲抗菌薬. 　　　　例：セファクロル［ケフラールなど］，セファレキシン［ケフレックスなど］ 第二世代：第一世代の特性に加え，腸内グラム陰性桿菌まで抗菌スペクトルを拡大したもの. 　　　　例：セフロキシムアキセチル［オラセフ］ 第三世代：第二世代の特性に加え抗菌力，抗菌スペクトルが強化・拡大され，緑膿菌にも有効になったもの. 　　　　例：セフジニル［セフゾン］，塩酸セフカペンピボキシル（CFPN-PI）［フロモックス］，セフジトレンピボキシル（CDTR-PI）［メイアクト］

3．抗菌薬（antibiotics）

歯科における抗菌薬使用は，抜歯における予防的投与が最も多い．その目的は，①局所感染の予防（歯槽骨炎など）と，②遠隔地の重要臓器感染の予防（感染性心内膜炎など）に分けることができる．ここでは①の局所感染予防について解説する（感染性心内膜炎についてはp.150を参照）．

A 抗菌薬とは何か

抗菌薬とは病原体の増殖を抑制する作用（静菌作用；bacteriostasis）か，殺す作用（殺菌作用；bactericidal action）のある薬剤をいう．以下に各系の薬剤について解説する．

①セフェム系薬剤（βラクタム薬）(cephalosporins；CEPs)

β-ラクタム環と6員環からなる7-アミノセファロスポラン酸を基本骨格とした抗菌薬の総称である．ペニシリンと同様に細胞壁合成阻害により殺菌作用を示す．毒性が低くスペクトルも広い．有害作用として，アナフィラキシー，間質性腎炎，貧血，白血球減少などがある．ペニシリンアレルギーのある患者の10%程度がセフェム系薬剤に対しても交叉過敏反応を示す[102]ため注意が必要である．

明確な定義があるわけではないが，注射用セフェムは第一世代から第三世代（第四世代）に分類する**(表6)**．これに対して経口セフェムは世代分類する場合としない場合がある．

②ペニシリン系薬剤（βラクタム薬）(penicillins；PC)

細胞壁を構成するペプチドグリカンの合成を不可能にすることにより，殺菌的な作用を示すβ-ラクタム系抗菌薬をいう．ペニシリン系薬剤にもセフェム系と同じくアナフィラキシー，間質性腎炎，貧血，白血球減少などの有害作用の可能性がある．

③マクロライド系 (macrolides；MLs)

14または16員環のラクトンを有する抗菌薬の総称である．細菌のリボゾームの50Sサブユニットに結合しタンパク合成を抑制することにより静菌作用を示す．その有害作用には吐き気，腹部疝痛などがある．また，エリスロマイシンとクラリスロマイシンには致死的不整脈の誘発を含む他剤との重要な相互作用が多い．

④ニューキノロン系 (quinolones；Qs)

ピリドンカルボン酸系の合成抗菌薬をいう．NSAIDsとの併用で痙攣発作が，テオフィリンとの併用で代謝阻害などが報告されている．

⑤テトラサイクリン (tetracyclines ; TC)

　30Sリボゾームサブユニットに結合し，細菌のタンパク合成を阻害することにより静菌作用を示す．テトラサイクリンに対する耐性菌が増えているために，その適応には制限がある．歯科領域の有害作用として，歯の着色やエナメル質形成不全が起きうるために，妊婦，新生児および小児に対しては禁忌である．

　①〜⑤のほかにアミノグリコシド薬，リンコマイシン薬，βラクタム薬としてカルバペネム薬，モノバクタム薬，ペネム薬などがある．

B 抗菌薬の有害作用

　高齢者では抗菌薬による有害作用の頻度が増加し，若年者の2〜2.5倍になるといわれている[103]．また，高齢者は抗菌薬による有害作用からの回復も遅れ，重篤化しやすいので，早期発見と早期対策（投与中止など）が必要である．高齢者の経口抗菌薬による有害作用で最も多いのは，消化器症状（60〜70％）で，次にアレルギー症状（皮疹，発熱など）[104]である．一方，頻度は高くないが高齢者で注意すべき有害作用として，腎障害，中枢神経症状，および造血障害がある．

① 胃腸障害 (gastrointestinal dysfunction)

　高齢者の経口抗菌薬による有害作用のうちで最も多い．胃腸障害のうち，軽い下痢，悪心，食欲不振，および上腹部不快感などは，薬剤中止により，多くは短時日で消失する．しかし高齢者になると，より重篤な薬剤性下痢症の頻度が高くなる．抗菌薬関連腸炎は発生頻度は低いが，注意が必要である．

② アナフィラキシーショック (anaphylactic shock)

　死亡事故にもつながる重篤な有害作用である．βラクタム薬であるペニシリン系およびセフェム系によるものが多い[105]．一般に，注射投与に比べて経口投与では発生頻度が低いといわれているが，起きる場合もあるので注意しなければならない[96]．

　予防対策として，問診で抗菌薬による有害反応の有無を確認し，必要に応じて薬剤アレルギーの検査を行う．なかでも問診による情報が重要である．この問診と皮膚テストにより大半のアレルゲンは判明する[106]が，予知できないものもある．すなわち，これらの予防対策を行っても，アナフィラキシーショックが起きないという保証はない．

> **Note 14　抗菌薬関連腸炎**
>
> 　抗菌薬による腸内細菌叢変動が原因で，腸（おもに大腸）に生じた急性の炎症性変化をいう．偽膜を形成する偽膜性腸炎と，出血をおもな徴候とする急性出血性腸炎に大別される．前者は多くが高齢者である．抗菌薬投与中に38℃を超える発熱が続き，白血球数が増加し，下痢を伴う．このような症状がみられたら服用を中止し，医師に連絡する．予防には乳酸菌製剤（ビオフェルミンRなど）の同時投与が有効である．後者は前者よりも短時間で治癒する．

> **Note 15 薬物耐性(drug resistance)**
> 　抗菌薬に対して最初は感受性があった菌が，薬剤を使用しているうちに感受性を示さなくなることをいう．メチシリン耐性黄色ブドウ球菌(methicillin resistant staphlococcus aureus；MRSA)がよく知られている．MRSA の増加は第三世代セフェム系の乱用による．一方，複数の抗菌薬に耐性を持つものを多剤耐性菌という．2015年に WHO は世界的な薬剤耐性菌の蔓延を警告している[a]．我が国も「薬剤耐性（AMR）アクションプラン」として，2020年までに経口マクロライド系，フルオロキノロン系，セファロスポリン系抗菌薬の使用量を，2013年の50％まで削減すると宣言している[b]．我々歯科医療従事者も，ルーチンに抗菌薬を投与するのではなく，エビデンスに基づいてリスクベネフィットを考慮し，適切な使用を心がけなければならない．
> 引用：
> a) https://www.who.int/antimicrobial-resistance/publications/global-action-plan/en/
> b) https://www.mhlw.go.jp/stf/seisakunitsuite/bunya/0000120172.html

③菌交代現象（microbial substitution）

　抗菌薬（特に広域スペクトル）により生体の正常な細菌叢が抑制され，常在する微生物のうちで，抗菌薬に感受性のないものが増殖し，優勢になる現象をいう．菌交代現象により病的状態になったものを，菌交代症という．無用な抗菌薬の長期投与は菌交代症の原因となりうるため，高齢者では14日以上の投与は避ける必要があるといわれている[103]．

④肝障害（hepatopathy）

　マクロライド系，サルファ剤，および抗結核薬などの使用で発生しやすい．薬剤性肝障害は使用後2〜3週間で出現することが多く，しばしば肝・胆道系酵素が軽度に上昇する．これらの変化は薬剤中止によりすみやかに正常値に戻る[107]．

⑤腎障害（nephropathy）

　アミノグリコシド系，ペプチド系，セファロリジンが特に腎毒性が強い．セフェム系はペニシリン系よりも腎臓に対する影響が大きい．

⑥造血器障害（anhematopoiesis）

　クロラムフェニコールは骨髄障害により再生不良性貧血などを起こすことがある．そのほかにも，白血球減少症，無顆粒球症，血小板減少症，溶血性貧血などの造血器障害が起きることがある．

⑦神経障害（neuropathy）

　ニューキノロン系抗菌薬と NSAIDs の併用で痙攣が誘発されることがある．アミノグリコシド系では耳毒性に注意する．

C 高齢者の処方における注意点

　ここでは抜歯に伴う局所感染の予防的抗菌薬投与について解説する．予防的抗菌薬投与の原則を**表7**に示す．

表7 予防的抗菌薬投与の原則（Peterson, 1990.[111]を改変）

1) 感染の危険性が高い外科処置を行うとき，あるいは免疫能が低下している患者にのみ投与する
2) 汚染される可能性が高い細菌に合った抗菌薬を選択する
3) 局所における抗菌薬濃度が十分に高くなるような投与量とする
4) 細菌による汚染が発生するときには，その局所の組織中にすでに抗菌薬が存在していなければならない
5) 投与時間は最短とし，かつ効果的な抗菌薬投与を行う[*1]

*1：短い外科処置では抜歯前の1回投与で十分な効果が得られる（p.50参照）

表8 予防的抗菌薬投与を考慮する免疫能低下患者（Peterson, 1990.[111]を改変）

コントロール不良の代謝疾患など	血糖値の変動が大きいコントロール不良の糖尿病[*1]，末期の腎疾患，重篤なアルコール性肝硬変症，栄養失調症候群など
宿主の防御機構に問題のある患者	脊髄増殖性疾患，好中球減少症，無ガンマグロブリン血症など
免疫抑制をもたらすような薬剤を使用している患者	シクロスポリン，ステロイド，抗癌剤など

*1：コントロール良好な糖尿病患者では予防的抗菌薬投与は必要ない．
著しい細菌汚染が予測される外科的処置，あるいは宿主の防御能が手術による細菌感染を防御できない程度まで低下していると予測した場合には，予防的抗菌薬投与が肯定されるといわれている[111]．Tongら[112]は予防的抗菌薬投与の対象をさらに限定して，①化学療法中の患者に，抜歯などの出血を伴う処置を行う場合，②HIV感染患者およびその終末像としてのAIDS患者に，膿瘍の存在する歯の抜歯を行う場合，③コントロール不良あるいはコントロールされていない糖尿病患者に，侵襲的な歯科処置を行う場合（ただし，コントロール良好な糖尿病患者や，インスリンを使用していない糖尿病患者は，通常，投与の必要はない），としている．いずれにおいても高齢者は含まれていない．

①抗菌薬投与が必要かどうか

歯科治療における予防的抗菌薬投与は，アナフィラキシーショック（p.318参照），SJS，TEN（p.19参照）などの抗菌薬による重篤な有害作用，耐性菌の発生，ならびに医療コストなどの観点から，世界的に見直しが行われている[108〜110]．

一般に心臓弁膜症，人工弁置換後，人工関節置換術後，化学療法などによる免疫抑制状態，1型糖尿病などは歯性病巣感染のリスク群といわれる．しかし，そのすべてにおいて，予防的抗菌薬投与を正当化する明確な科学的証拠はないことが明らかにされている[110]．

さらに，口腔内の局所的感染に対する予防的抗菌薬投与についても多くの研究が行われているが，有効とする報告[113〜116]がある一方で，無効とする報告[117〜122]も多く，いまだに議論のあるところである[108, 109, 123]．

このため，すべての患者の観血的処置で予防的抗菌薬を行うのは望ましくなく，患者要因（年齢，全身疾患による免疫系への影響など），外科的処置（骨切除の程度など）を考慮して決定すべきであるといわれている[108]．

患者要因として，免疫能に影響を及ぼしうる疾患（**表8**）を合併する患者は予防的抗菌薬投与が必要とされる[111, 112]．しかし，先に述べたようにそのエビデンスは不十分である．また，高齢者は感染を起こしやすいと考えられている．しかし，高齢者の免疫能低下は個人差が大きく，高齢者における抜歯後感染の発生頻度は若年者に比較して多くないという報告[124]もある．

以上のように，抜歯における抗菌薬予防投与の有用性には，いまだ不明な点が多い．このため著者らは，すべての高齢者の抜歯にルーチンに予防的抗菌薬投与を行うのではなく，個々の患者の免疫能と，局所の感染状態から総合的に判断して処方の有無を決定している．

②どのような抗菌薬が適当か

予防的投与に用いる抗菌薬に必要な特性は，①予測される細菌に合う，狭い抗菌スペクトルをもつこと，②毒性が低いこと，③殺菌作用を有すること，である．高齢者においては有害作用が少ないことも重要である．しかし，抗菌薬の適切な選択は必ずしも容易ではない．

MRSAなどの薬剤耐性菌の増加，新たな抗菌薬の開発が滞っていること，などを考慮すれば，いわゆる「切り札」とされる抗菌薬は，新たな耐性菌が発生しないよう慎重に使用する必要がある．すなわち，致命的な感染症が発生しやすい高齢者では，特に「切り札」となる抗菌薬が温存されている必要がある．

このような意味から，必要十分な抗菌作用があれば，有害作用などの情報が十分に蓄積された実績のある薬剤が望ましい．文献的にはアモキシシリンを勧めているものが多い[108, 113, 115, 125]．

③使用量，投与時期，投与期間

抗菌薬の投与量は必要な期間に十分な効果が得られる量が必要である．一例としてAHAはアモキシシリン2gを[125]，Petersonも通常投与量の2倍量を推奨している[111]．しかし，高齢者では腎機能や肝機能，体重，栄養状態などから患者ごとに投与量を変更する必要がある．

わが国の予防的抗菌薬投与は，抜歯終了後の開始が一般的である．しかし，感染予防を効果的に行うには，術前から抗菌薬を投与し，局所濃度を上げておく必要がある．Burkeらは執刀後3時間以上経過して抗菌薬投与を開始しても，投与しない場合と創部感染の発生率に差はないと報告している[126]．理論的にも，処置中にその組織に抗菌薬が存在しなければ創部感染の発生頻度を下げることはできない．このため，抗菌薬は抜歯前から投与する必要がある．

薬剤耐性が発現するには時間を要することから，予防的抗菌薬投与は24時間以内与が望ましいといわれている[108]．短時間の外科処置ならば一回の抗菌薬投与で創部感染は予防できる[113, 127〜132]．また，抗菌薬の術前1回投与と術後3日間投与を比較し，治癒過程に有意差はなかったという報告もある[133]．AHAによる感染性心内膜炎予防ガイドラインも，術前1回だけの投与である[125]．

D 腎疾患患者

抗菌薬は体外に排泄されるルートにより，腎排泄型，肝排泄型およびその中間型に分けられる．これらのうち最も多い腎排泄型では，腎障害により抗菌薬が蓄積し，有害作用の危険性が高くなる．このため，腎機能に応じた使用量の調節が必要となる．具体的な抗菌薬の選択はp.273の表3を参照してほしい．実際に投薬する際には，担当医にクレアチ

表9 歯科適応のある鎮痛薬

		商品名（例）
非ステロイド性 抗炎症薬（NSAIDs）	サリチル酸 フェナム酸 アリール酢酸 プロピオン酸 COX-2選択的阻害薬 塩基性	アスピリン ポンタール ボルタレン，インダシン ロキソニン，ニフラン，ナイキサン セレコックス ソランタール，メブロン
アセトアミノフェン		カロナールなど

ニンを問い合わせ，使用する抗菌薬の種類，量および投与期間について意見を求めたほうがよい．判断が困難な場合は専門の歯科医療機関に依頼する．

E 肝疾患患者

多くの抗菌薬は肝臓で代謝され，尿中あるいは胆汁中に排泄される．このため，肝障害により薬物代謝や胆汁排泄が低下すると，薬剤の血中濃度が上昇し半減期が延長する．しかし，肝臓は薬物代謝系に大きな余力があり，特定のケース[*4]以外は，その毒性が問題となることはない[134]．したがって，重篤な肝障害でなければ，ほとんどの抗菌薬で投与量を変更する必要はないといわれている．

抗菌薬の投与量変更が必要な重篤なケースとは，①肝障害に腎障害を合併している患者，②急性肝不全，③黄疸や腹水を認めるような重症の肝不全である[135]．歯科には②，③の患者が来院する可能性は低いが，①の患者はまれに来院する．このような場合は専門の歯科医療機関に依頼したほうがよい．一般に肝障害のある患者では，毒性の少ないものを常用量で短期に用いることが勧められている．

[*4] 胆汁うっ滞性肝障害の患者にリファンピシン（直接胆汁中に排泄される）を処方するような場合．

3．鎮痛薬

ここでは非ステロイド性抗炎症薬（non-steroidal anti-inflammatory drugs, NSAIDs）と，アセトアミノフェン（acetaminophen）を分けて扱う（**表9**）．

A NSAIDsとは何か

ステロイドホルモン以外のすべての抗炎症薬をNSAIDsと呼ぶ．NSAIDsは酸性と塩基性に大きく分けられる．作用として抗炎症，鎮痛，解熱および抗血小板作用などがあるが，歯科治療では鎮痛作用が特に重要である．NSAIDsの多くは肝臓で代謝され，尿中に排泄される．

生体の炎症作用にはプロスタグランジン（prostaglandin；PG）を中心とするアラキドン酸誘導体が関与している．酸性NSAIDsはアラキドン酸からPGを産生する酵素である，シクロオキシゲナーゼ（cyclooxygenase；COX）活性を阻害し，強い炎症を起こすPGの生合成を抑制することにより，炎症を抑制する．一方，PGはそれ自体が疼痛を引き起こ

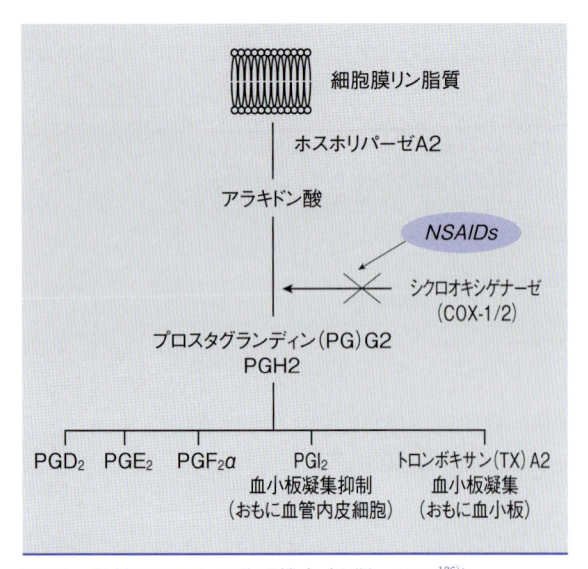

図26 酸性NSAIDsの作用機序（中澤，1999.[136]）
NSAIDsはCOXの活性を阻害することにより種々の作用を発現する．

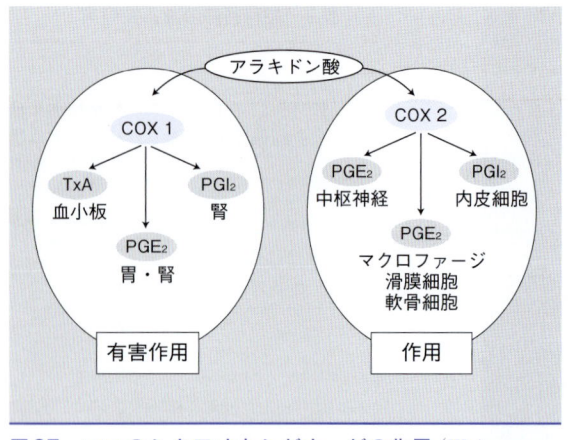

図27 二つのシクロオキシゲナーゼの作用（Weissmann, 2000.[137]）を改変）
NSAIDsはCOX-1をも阻害し，腎血流量低下，血小板凝集能抑制，消化器症状が出現する．
COX：シクロオキシゲナーゼ，TxA：トロンボキサンA
PG：プロスタグランジン

すだけでなく，C線維のポリモーダル侵害受容器の閾値を低下させることにより痛覚過敏を招く．酸性NSAIDsはこのPGの生合成を阻害することにより，鎮痛作用を示すといわれている（**図26**）．これに対して，塩基性NSAIDsは薬理作用や臨床効果は酸性NSAIDsとは異なり，明らかにされていない．NSAIDsの作用機序はCOXの活性抑制である（**図27**）．

高齢者では関節リウマチや変形性関節症など多くの疾患に対してNSAIDsが処方されており，有害作用も多い．また，高齢者が処方されている多くの薬剤との相互作用がしばしば問題となる．

B どのNSAIDsがどのくらい使われているか

1992年の調査によると，NSAIDsのなかではプロピオン酸系（ロキソニンなど）が最も多く（46.9%），次に多いのがアリール酢酸系（ボルタレンなど）であった（32.3%）[138]．

C 鎮痛効果発現までの時間

鎮痛効果発現までの時間を知っておけばNSAIDsを効果的に使用できる．たとえば，30分で鎮痛効果が発現する薬剤ならば，局所麻酔効果が消失する30分以上前にNSAIDsを投与すれば効果的であろう．ロキソプロフェンは15分で52%，30分以内に84%に抜歯後疼痛に対する鎮痛効果が認められる[139]．プロドラッグは一般に作用発現までに時間がかかることが多いが，ロキソプロフェンは比較的作用発現が早い．ジクロフェナクナトリウムは扁桃摘出術後疼痛に対して15～45分（平均26分）で鎮痛効果が発現し，その持続時間は6～10時間といわれている[140]．

Note 16 COX-2阻害薬

NSAIDsの有害作用がCOX-1阻害にあることが明らかにされたため，COX-2のみを阻害する理想的な薬剤としてCOX-2阻害薬が開発された．ところが，市販されたCOX-2阻害薬のうち複数の薬剤で心筋梗塞や脳梗塞などによる死亡例が頻発した．このため，これらの薬剤は市場から撤退し，現在，わが国ではセレコキシブ（セレコックス）だけが市販されている．セレコキシブの鎮痛効果はロキソプロフェンと同等で，歯科適応も認められている．なお，心血管リスク上昇の原因として，血小板凝集能の亢進，血圧上昇作用などが考えられている．その後，FDA（米国食品医薬品局）はCOX-2阻害薬の心血管リスク上昇は，すべてのNSAIDsに共通すると発表している[141, 142]．

D NSAIDsの有害作用

①胃腸障害

胃腸障害は，NSAIDsによる有害作用のなかで最も多い（10％程度）[136, 140]．NSAIDs関連胃腸障害の危険因子として①60歳以上，②消化器症状の既往，③通常量の2倍以上のNSAIDs内服，④ステロイド内服の併用，⑤経口抗凝固薬内服の併用があげられている[143]．高齢者は①以外に②や⑤などの危険因子を併せもつことが多く，胃腸障害が起きやすい．また，潰瘍がある患者はNSAIDsの投与は禁忌とされている．

歯科では短期投与で頓用が多い．したがって胃腸障害の可能性は低く，予防の必要性は低いといわれている[144]．しかし，高齢者はNSAIDs関連胃腸障害の危険因子を少なくとも一つ以上有するため，短期投与であっても以下のような対策が望ましい．すなわち，①食直後に服用する，②服用する際に多めの水を飲ませる，③適切な薬剤を選択する，などである．

タンパク質の多い食物の摂取は，胃腸障害の発生を抑制するうえで有効である．食事摂取が十分でない場合は牛乳で服用させることも可能である．服用する場合は坐位で100mL以上の水とともに服用し，少なくとも90秒以上は坐位を保つように指導する．

薬剤選択では，胃腸障害の少ないNSAIDs（あるいは剤形）として，座薬，プロドラッグ，プロピオン酸が推奨されている[145]．具体的にはロキソプロフェンなどが使用しやすいと思われる．

なお，ボルタレンなどの坐薬は吸収が比較的速いため，高齢者では過度の体温下降・血圧低下によりショック状態になる可能性があり，安易に使用してはならない[140, 146]．ただし，少量を投与時間や回数，投与量を考えて使えば有用であろうという報告はある[147]．

②アスピリン喘息（aspirin-exacerbated respiratory disease；AERD）

以前はaspirin intorelant asthma（AIA）とよばれていたが，喘息と同時に上気道症状を伴うことからAERDとよばれるようになった．一方，我が国ではNSAIDs過敏喘息とよぶのが適当であるともいわれている．

気管支喘息の病型の一つで，もともとはアスピリンにより誘発される喘息発作をいう．

すべてのNSAIDs（あるいは解熱鎮痛薬）で発生する可能性があり，しかも致命的な大発作を起こすこともあるため注意が必要である．喘息発作突然死のうちで原因が明らかな症例の41.4％が，NSAIDsによるものといわれている[148]．また，歯科においてもロキソプロフェンによる死亡事故が報告されている．

発症機序は不明だが，COX阻害をトリガーとする非アレルギー性疾患と考えられ，成人喘息患者の3〜39％に認められる[149]．臨床的特徴として中年女性に多い，鼻・副鼻腔合併症が多い，重症の気管支喘息患者に多いなどがある．また，多くの局所麻酔薬に含まれる防腐剤（パラベン）によっても起こる可能性がある[150]．

対策として，まず，喘息患者は潜在的なAERDの可能性があると考え，NSAIDsによる喘息発作誘発歴がないかを特に詳細に聴取する．なかでも中年女性，鼻・副鼻腔合併症，および重症の気管支喘息の患者は注意が必要である．しかし，病歴だけではAERDは60％程度しか診断できず，これらの特徴を有しない気管支喘息患者においてもAERDの可能性は否定できない．

・AERDの既往が明らかな患者

このような患者は専門の歯科医療機関への紹介が望ましい．もし投与する場合は，アセトアミノフェン（図28）の少量が望ましい．米国アレルギー・喘息・免疫学会議によれば，AERD患者には，アセトアミノフェン500mgまで（1回投与につき）は比較的安全に使用できるといわれている（https://www.aaaai.org/conditions-and-treatments/library/asthma-library/aspirin-exacerbated-respiratory-disease）．一方，AERDのある日本人ではアセトアミノフェンは300mg以下にすべきであるという報告もある．

・喘息の既往はあるが，AERDが明らかでない患者

喘息の既往のある患者は少なくないため，しばしば日常臨床で問題となる．安全性が確認されている鎮痛薬の処方が望ましいが，実際には明らかでないことが多い．投与する場合は，前述したようにアセトアミノフェン500mgまで（1回投与につき）が望ましい．

・AERD誘発時の対策

AERDではNSAIDsを内服して1〜2時間後に鼻炎，蕁麻疹，重篤な喘息発作が誘発される．もし，このような症状が認められたら，ただちに救急車を手配し，可能ならば喘息を専門とする医師のところへ搬送する．救急隊員が来るまではマスクにより酸素投与を行う．なお，AERD発作に対する処置は，基本的には一般の喘息発作と同じである．

③出血傾向（bleeding tendency）

NSAIDsによる出血傾向は，小規模の観血的処置ではほとんど問題とならない（前述）．しかし，特定の疾患（特発性血小板減少性紫斑病のような血液疾患など）では無視できない場合がある．担当医師に相談し，NSAIDsは処方できるか，処方可能ならば何を，どの位の量投与できるかについて確認する．

④肝障害（hepatopathy）

NSAIDsは選択的COX-2阻害薬を含めて肝障害を引き起こすリスクが高いため，投与

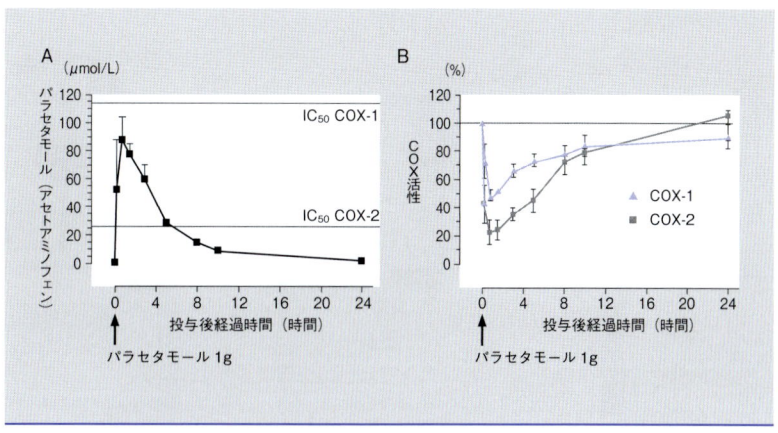

図28 アセトアミノフェンによるCOX-1，2抑制 (Hinz, et al., 2011.[152])

は禁忌である．
　一方，アセトアミノフェンも大量服用により肝障害が発生するが，少量（一日量2000-3000mg以下）であれば，肝硬変などの肝機能障害があっても，NSAIDsに比べて，比較的安全に使用できるといわれている[151]．ロキソプロフェンによる死亡例も報告されているので十分な注意が必要である．

⑤腎障害（nephropathy）

　NSAIDsは，おもにPG合成抑制作用により腎血流量低下や糸球体濾過率（GFR）低下などの腎障害をもたらす．一方，米国腎臓財団は腎障害患者の鎮痛薬としてアセトアミノフェンを第一選択として推奨している．このことから，NSAIDsに比較してアセトアミノフェンは，腎障害患者に対しても，より安全に使用できるものと思われる．

⑥ピリン疹（antipyrine exanthema）

　ピラゾロン系薬剤（＝ピリン系薬剤）による薬疹をいう．患者のなかには「風邪薬や解熱薬あるいは頭痛薬などで薬疹がでた」という場合もある．これらの薬剤はピリン系薬剤を含む可能性がある．なお，現在，歯科適応のあるピリン系解熱鎮痛薬は市販されていない．

⑦他の薬剤との相互作用

・ワルファリン

　NSAIDsは血漿タンパクとの結合能が高いため，ワルファリンの作用を増強する．高齢者ではワルファリン投与中の患者が少なくなく，併用する場合にはNSAIDsの使用量をできるだけ減らすか，投与時間をずらすなどの配慮が必要である．

・ニューキノロン系薬剤

　ニューキノロン系薬剤とNSAIDsの併用は，中枢性痙攣を起こすことがある．ニューキノロン系薬剤単体でも抑制性神経伝達物質であるGABAの受容体結合を阻害し，痙攣誘発の可能性があるが，NSAIDsを併用すると，さらにその阻害が増強されるため，痙攣を

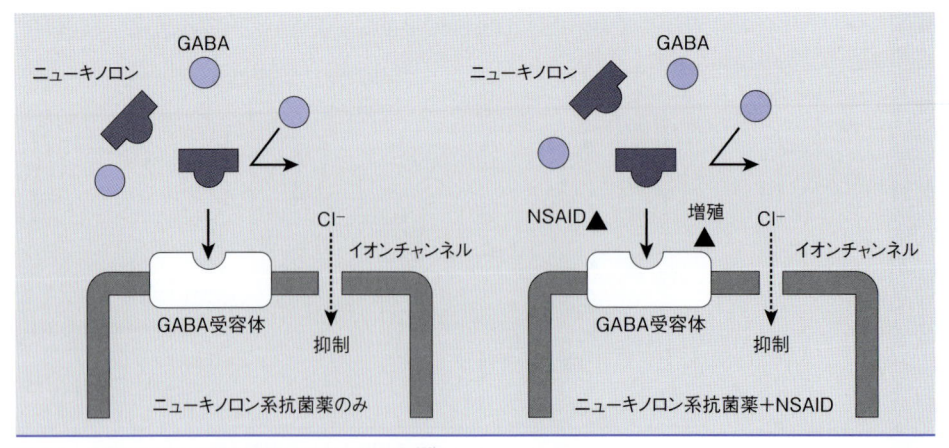

図29 中枢性痙攣の発生機序(伊賀,20001.[153])
中枢神経系における抑制性神経伝達物質であるGABAの受容体結合をニューキノロン系薬剤が阻害し,さらにその阻害作用をNSAIDsが増強すると考えられている.

表10 臨床的に痙攣誘発発作の報告のあるニューキノロン薬とNSAIDsの併用例(斧,1999.[154])

ニューキノロン薬	NSAIDs
一般名(略号)[商品名]	一般名
エノキサシン(ENX)[フルマーク]	フェンブフェン,フルルビプロフェンアキセチル
ノルフロキサシン(NFLX)[バクシダール]	ジクロフェナクナトリウム,フェンブフェン
シプロフロキサシン(CPFX)[シプロキサン]	ケトプロフェン,インドメタシン
オフロキサシン(OFLX)[タリビッド]	ピロキシカム
ロメフロキサシン(LFLX)[ロメバクト,バレオン]	フルルビプロフェンアキセチル

誘発しやすくなる(**図29**).特に,腎機能低下状態では起こりやすく,その可能性が高い高齢者では慎重に投与しなければならない.

一般の歯科治療では,痙攣のリスクがあるニューキノロン系薬剤使用のメリットは小さい.

すでにニューキノロン系薬剤が投与されている患者に,NSAIDsを投与しなければならない場合は,併用で痙攣が誘発された組み合わせ(**表10**)を避け,フェニル酢酸系,プロピオン酸系,インドール酢酸系以外の系であるアスピリンやメフェナム酸などを使用する.

・スルフォニル尿素薬(経口血糖降下薬)

糖尿病患者では血糖降下薬としてスルフォニル尿素薬がしばしば処方されている.NSAIDsは血漿タンパクとの結合率が高いために,スルフォニル尿素薬の作用を増強し,

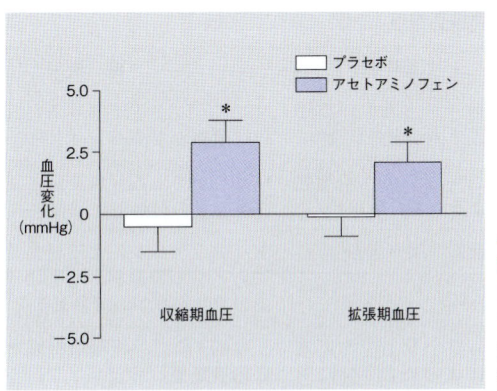

図30 アセトアミノフェンによる血圧上昇
(Sudano, et al., 2010.[155])
アセトアミノフェン投与により収縮期で約2.9mmHg，拡張期で約2.2mmHgの上昇が認められる．

低血糖状態を引き起こすリスクがある．スルフォニル尿素薬が投与されている患者では，時間をずらして服用させるか，投与量を少なくする．

・降圧薬

　NSAIDsはα遮断薬，β遮断薬，およびACE阻害薬など，カルシウム拮抗薬以外の降圧薬の作用を減少させ，血圧を数mmHg程度上昇させると報告されている[155〜158]（**図30**）．

　その他の薬剤との相互作用を**表11**に示す．

■高齢者の処方における注意点

①薬剤の選択（高齢者に望ましい薬剤の選択）

　アセトアミノフェンが望ましい．肝疾患のない高齢者では1日投与量が4,000mgを，肝疾患のある場合は2,000mgを超えないようにする．

②投与方法

　有害作用をできるだけ少なくするために，①食直後に服用させる，②最低でもコップ一杯の水とともに服用させる，③頓用にする，などを行う．頓用にするのは，できるだけ有害作用の持続時間を短くするためである．肝硬変症などの肝機能障害のある高齢者では，投与量を少なくすることが勧められる．術後に疼痛が確実に予測される処置では，術前から術直後に鎮痛薬を投与すると有効な場合がある．これをpreemptive analgesiaという．

　高齢者では関節リウマチなどによりNSAIDsを連用している場合がある．NSAIDsを2剤以上使用すると相加作用は得られず，有害作用が増強される．このため，NSAIDsがすでに処方されている患者では，新たなNSAIDsの投与を避けるのが望ましい．

③投与後の有害作用について

　有害作用が出現したら，ただちに服用を中止して連絡するよう説明する．必要な場合は専門医に相談する．

表11 NSAIDsとの薬物相互作用（伊賀，2000.[153]）を改変）

薬　物	相互作用	概　要	程度*
炭酸リチウム	炭酸リチウムの作用増強による中毒の危険性	NSAIDsによる炭酸リチウムの尿細管分泌阻害およびタンパク結合の置換	↑
ジゴキシン	ジゴキシンの作用増強による中毒の危険性	NSAIDsによる腎血流量が減少し，ジゴキシンの腎排泄が減少する	↑
トリアムテレン	相互に作用が増強	トリアムテレンによる腎血流量の低下にもとづく腎障害のために代償的に腎でのPG合成が阻害される	↑ ↓
ワルファリン	ワルファリンの作用増強による出血（特に消化管）の危険性	NSAIDsの血小板凝集抑制作用，消化管粘膜障害，およびタンパク結合の置換による	↑
シクロスポリン	シクロスポリンの腎毒性の増強	NSAIDsにより腎血流量が減少し，シクロスポリンの腎排泄が減少する	↑
メトトレキサート	メトトレキサートの作用増強による中毒の危険性	NSAIDsによるメトトレキサートの尿細管分泌阻害およびタンパク結合の置換	↑ 1.3
ニューキノロン系抗菌薬	両薬剤の併用による痙攣発現の危険性	脳内作用部位における両薬剤の相乗作用	↑
β遮断薬	β遮断薬の作用減弱	NSAIDsのPG合成抑制作用による昇圧作用	↓ 0.5
ACE阻害薬	ACE阻害薬の作用減弱	インドメタシンが腎PG合成を抑制し，ACE阻害薬のPG合成促進作用に拮抗する	↓
クロルプロパミド	血糖降下作用の相加的増強	筋肉へのグルコース取り込みの増加，脂肪組織による脂肪酸産生の減少，糖新生の阻害	↑

*程度：血中濃度あるいは有害作用の変化を矢印で示し，その変化倍率が報告されているものは数字で示されている．

II 各論

高齢歯科患者における全身疾患

多くの高齢者は複数の全身疾患を合併している．さらに，その全身疾患は医療技術の進歩とともに，年々重篤になっている．では，歯科外来における高齢者の全身疾患には，どのような変化があるのだろうか．

図は2005年に高齢者歯科外来を受診した 70歳以上の高齢者の全身疾患について調査した結果である．一般に，歯科外来に歩いて来院できる高齢者は，比較的"健康"と考えられることが多い．しかし，実際にはリスク要因となりうる全身疾患を合併しない高齢者は全体の1割程度に過ぎなかった．その一方，同じくリスク要因となりうる循環器疾患は75.9％の高齢者が，神経疾患は24.7％の高齢者が，それぞれ合併していた．統計方法が細部で異なるため，単純な比較はできないが，1990～1999年の筆者らの統計[2]と比較すると，循環器疾患が55.0％→60.7％，神経疾患が11.7％→17.0％と増加していた．また，全身疾患の種類にも変化が認められた．すなわち，循環器疾患が最も多いのは変わらないが，神経疾患が著しく増加していた（7位→3位）．また，一人あたり合併している全身疾患の数も増えていた（前述）．

実際に外来で対応していても，リスクが年々上昇していることは実感できる．大学附属病院という特殊性を考慮する必要があるが，高齢者人口の増加などの，社会的背景の変化を考えれば，多くの歯科外来において，同様の変化が生じていると推測される．高齢者の安全な歯科治療を行うためには，全身疾患に関する知識は，今後，ますます重要になると思われる．さらに，最近の高齢者の全身疾患は非常に多彩になっている．ここでは，高齢者の合併する極めて多くの全身疾患のうち，重要なものを選んで解説する．

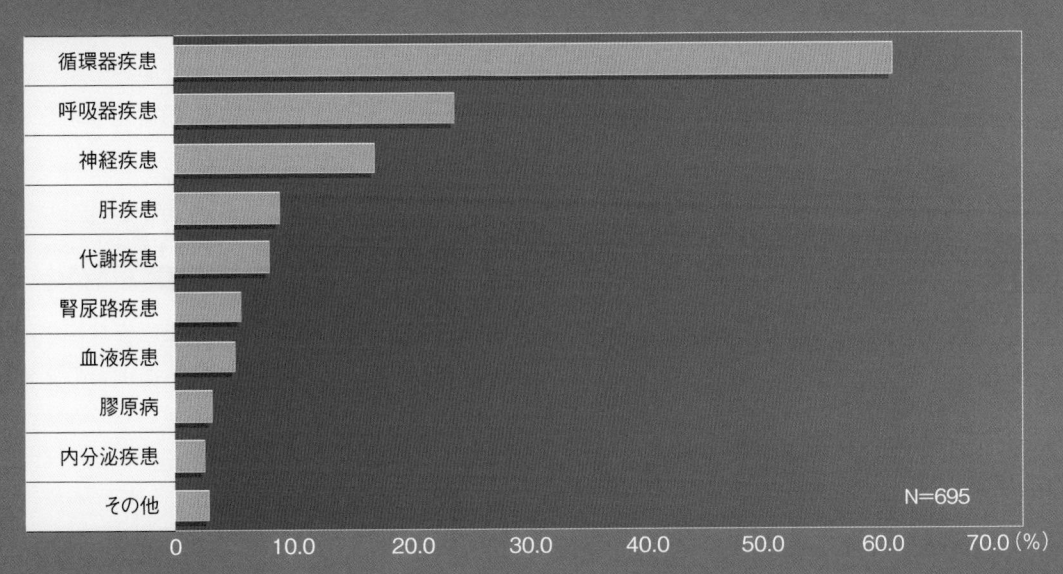

図 観血的処置を行った高齢者歯科外来患者（≧70歳）におけるリスクマネジメントを要する全身疾患の合併率（2005年）
70歳以上の高齢者すべてを対象とした2005年の結果を示す．スペシャルケア外来-1（ASA≧3の全身疾患を合併する65歳以上を対象）移行後（2011年）は，循環器疾患が82.7％，神経疾患が30.3％，腎尿路疾患が13.1％，などと著しく増加している．

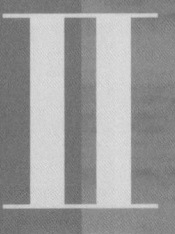

1 循環器疾患
circulatory organs disease

循環系（circulatory system）とは何か

循環系とは，生きていくのに必要な酸素とさまざまな物質を身体各所に運搬し，それと同時に，身体各所で産生された不要物質を排泄や代謝を目的として該当する臓器に運ぶためのシステムをいう．すなわち，循環系は消化管で吸収された物質や肺で取り込んだ酸素を身体各所の組織に運び，組織で産生された炭酸ガスを肺に送り，その他の代謝産物を腎臓に運ぶためのシステムである．循環系の機能はこれだけでなく，体温を調節するために体熱を，全身の細胞の働きを調整するためにホルモンを，それぞれ環境などの変化に応じて身体各所に運ぶ役割も果たしている．この運搬を担うのが血液で，その血液を身体各所に送り出しているのが，ポンプとしての心臓である（図1）．このように，心臓の基本的機能は血液を送り出すポンプであり，血液を流動させる水道管の役割を果たしているのが血管である．

血液が流動している系は大きく分けて二つあり，一つを体循環；systemic circulation（あるいは大循環；major circulation），もう一つを肺循環；pulmonary circulation（あるいは小循環；minor circulation）という（図2）．体循環は，左心室から動脈を経て血液を末梢毛細血管に送り出し，そこでまわりの組織と，酸素やその他のさまざまな物質を交換し，その後，静脈を経て右心房に戻すという系である．肺循環は右心室から肺動脈を経て，血液を肺毛細管に送り，そこで炭酸ガスと酸素を交換し，左心房に戻すという系である．循環系は，脳や心臓のような生命維持のために必須の臓器を中心として，あらゆる器官の血流を適正に保つために，神経系や内分泌系などを含む非常に複雑で巧妙な仕組みにより調節されている．加齢はこの循環系およびその調節系に対して，さまざまな影響を与える．

高齢者における循環器疾患の特徴

65年以上も休みなく働いてきた高齢者の心臓や血管に，加齢によるさまざまな変化が生じるのは，ある意味で当然であろう．ここでは，加齢により生じる循環系の変化

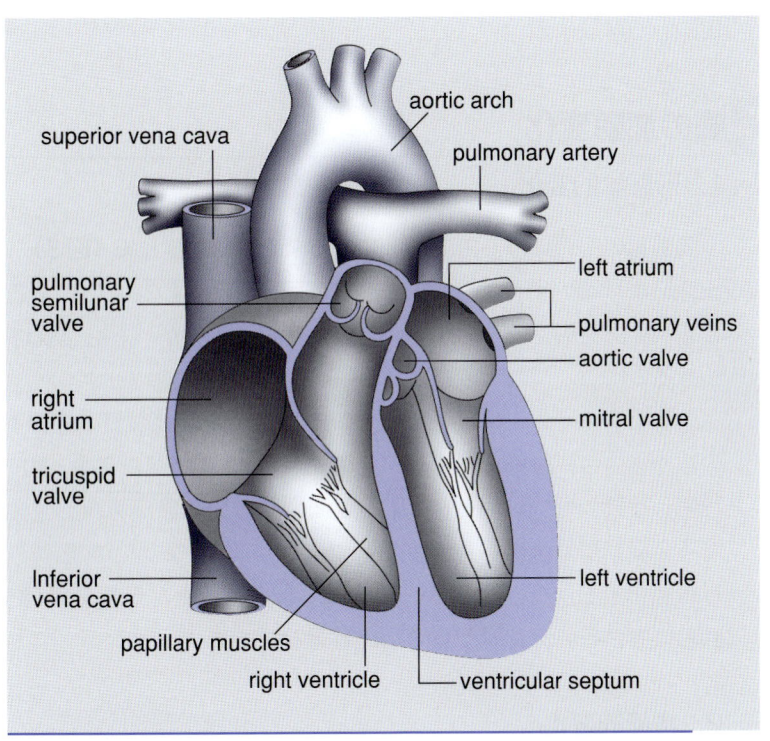

図1　心臓の解剖（John, H., 1997.[1]）

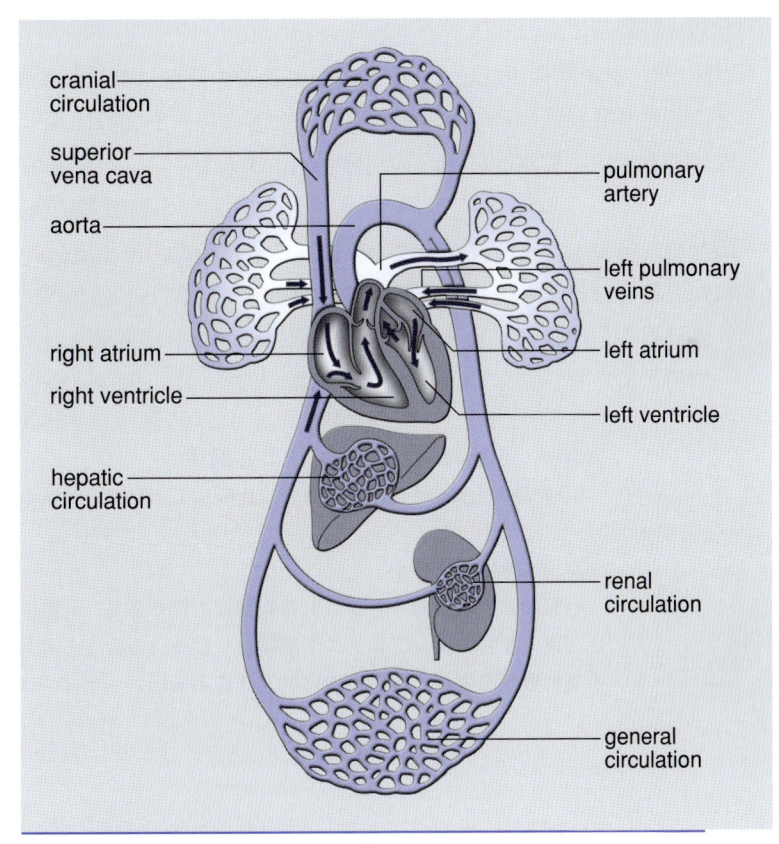

図2　体循環と肺循環（John, H., 1997.[1]）

について解説する.

心臓の加齢変化

1. 形態学的変化

高齢者の心臓には,さまざまな形態学的変化が生じる (**図3**). 心筋細胞の数はアポトーシスにより減少するが,心筋細胞は細胞分裂を行わないため,残った細胞が代償性に肥大する[2〜5]. 結果的に,心臓の大きさは変化しないが,左心室壁は加齢とともにわずかに厚くなる[6, 7].

刺激伝導系では,洞結節のペースメーカー細胞(心臓収縮の歩調取りをしている細胞)の数が減少し,線維化が進む. その結果,75歳のペースメーカー細胞は,若年者の10%程度しか残っていないといわれている[8]. この刺激伝導系の変化は,徐脈性不整脈(洞機能不全症候群や高度の房室ブロックなど)の発生要因となる[9]. また,弁膜には加齢により線維化と石灰化が生じる. 多くは心機能に重大な影響を及ぼす程ではない[7, 10]が,高齢者における心臓弁膜疾患増加の背景となる.

2. 機能的変化

健常高齢者における心臓の機能的変化は,安静時と負荷がかかったときで異なる. すなわち,安静時においては,心拍数(heart rate;HR),心係数(cardiac index;CI)あるいは駆出率(ejection fraction;EF)は高齢者でも変化はない[11, 12]. しかし,負荷がかかると心拍数や収縮性が若年者ほどには増加せず,一方で加齢によりインピーダンスが増加しているために,結果として心拍出量が低下する[3]. 特に左室拡張機能が加齢により障害される[13]. また,交感神経緊張による心拍数および心拍出量の反応性も低下する[5, 14]. このため,急激な血圧上昇や急性心筋梗塞による突然の左室負荷の上昇に対して,十分な代償が困難となり,高齢者では重篤な結果を招く場合がある.

循環器疾患を合併する高齢者の心機能は,健常な高齢者と比較して一層低下しており,心臓の予備力も減少している. 以上を理解したうえで歯科治療を行う必要がある.

> **Note 1 心筋細胞数の加齢による減少**
> 90歳時の心筋細胞数は20歳時に比較して40〜50%減少するといわれている[6].

> **Note 2 刺激伝導系**
> 心臓には刺激伝導系とよばれる特殊な心筋がある. 刺激伝導系は,洞房結節,房室結節,ヒス束,左右の脚,プルキンエ線維からなる. このうちの洞房結節で心臓の拍動を決定する刺激が発生し,その刺激は刺激伝導系を伝わってすべての心筋に伝えられる.

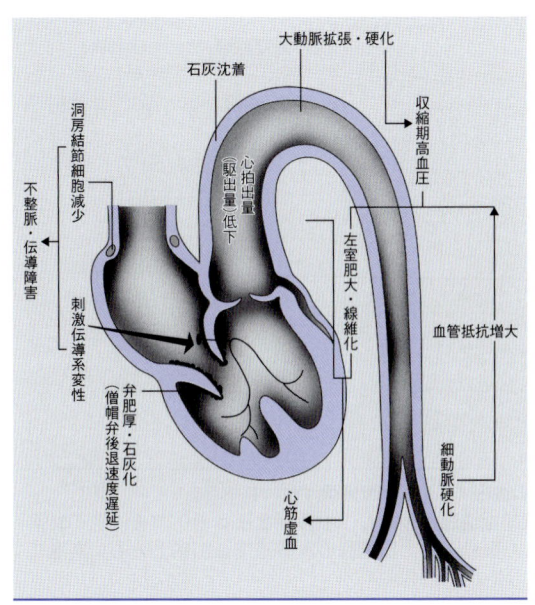

図3　高齢者の心臓にみられるおもな変化（福地，1991.[15]を改変）

加齢とともに動脈硬化が進み，左室肥大，収縮期高血圧，および心筋虚血などが発生しやすくなる．また，洞房結節細胞の減少や刺激伝導系の変性などは，不整脈や伝導障害の一因となる．同様に心臓弁膜の石灰化により，心臓弁膜症の頻度が高くなる．

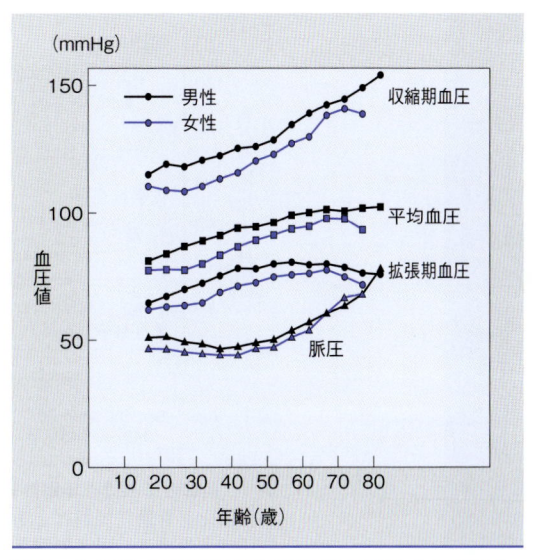

図4　血圧および脈拍の年齢に伴う変化（小澤ほか，1977.[16]）

加齢により収縮期血圧は上昇するが，拡張期血圧は55歳ごろをピークに低下し，高齢者では脈圧が増大する．

血管系の加齢変化

　血管は加齢とともに硬くなり，伸展性が失われる．この血管の生理的老化は遺伝子により規定され，そのうえに酸化ストレスなどが影響を及ぼす．大動脈の伸展性も加齢により低下するため，血液リザーバーとしての機能が低下し，収縮期血圧は上昇，拡張期血圧は低下し，脈圧（収縮期血圧から拡張期血圧を差し引いた値, pulse pressure）が上昇する（**図4**）．さらに大動脈の伸展性低下は，血液の駆出に対する機械的インピーダンスを上昇させ，左室負荷を増大させる．また，血管壁を伝わる脈波速度も上昇する（**図5**）．この一連の変化は代表的な循環器疾患である高血圧症，特に収縮期高血圧症の合併率上昇に大きく影響している．一方，動脈壁の伸展性低下は直線的ではなく，55～60歳以降はより強くなる[17]．

　血管作動性物質に対する反応性も加齢により変化する．冠動脈のβ受容体機能は加齢とともに低下するが，α受容体機能は逆に亢進する．また，血管内皮細胞から産生されるトロンボキサンA_2（強い血小板凝集能をもつ）は加齢とともに著しく増加するが，プロスタサイクリン（PGI_2. 強力な抗血栓作用と血管拡張作用をもつ）は減少する．こうした変化により，高齢者では血栓が形成されやすく，脳梗塞などの血栓性疾患が増加する一因となる．

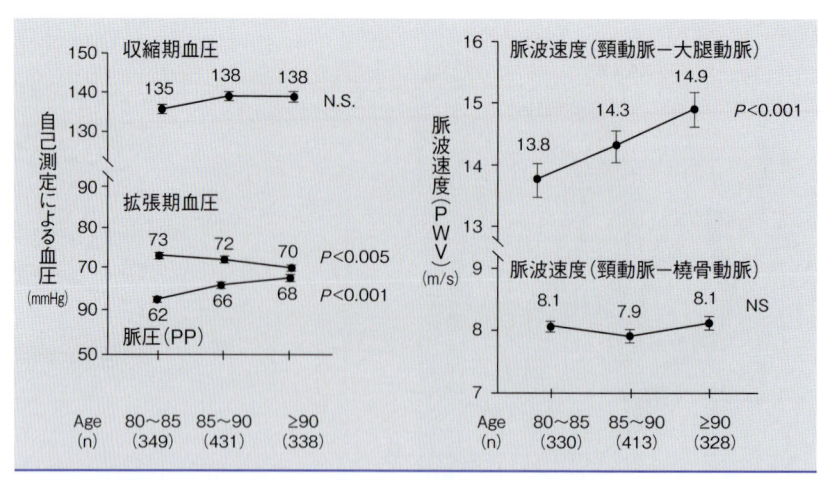

図5 高齢者における年齢階級別の血圧（左）と脈波速度（右）（Benetos, et al., 2010.[17]）
動脈硬化を背景に加齢とともに収縮期血圧は上昇し，拡張期血圧は低下する．この結果脈圧は上昇する．同様の背景により頸動脈－大腿動脈の脈波速度は加齢とともに有意に上昇する（右図上）．

血圧調整系の加齢変化

　加齢に伴い圧受容体感受性が低下する．これは大動脈と頸動脈の硬さが増すためといわれている[18]．結果的に血圧変化に対する制御が不安定となり，血圧が変動しやすくなる．この血圧変動が，起立性低血圧（orthostatic hypotension），あるいは起立性高血圧（orthostatic hypertension）の重要な原因である．

> **Note 3　血圧の反射性調節**
> 　血圧は適切な値を保つよう，さまざまな機構により調節されている（図6）．この調節機構のうち，短時間の血圧変化に対応するのが反射性調節である．これは動脈圧受容器反射と心肺圧受容器反射に分けられる．前者は頸動脈洞と大動脈弓に存在する伸展受容器からの信号により血圧を調整する系で，受容体が動脈にあるため高圧の変化を緩衝する働きをもつ．後者は心房，心室，および肺血管壁にある圧受容器を介する反射であり，それぞれ，心房圧，心室拡張期圧，および肺血管内圧という低圧系の調整に関与している．この二つの圧受容器反射の感受性も加齢とともに低下する[19]．

高齢歯科患者に多い循環器疾患は何か

　筆者らの調査によると，高齢歯科患者で最も多い既往疾患は高血圧症であり，以下，不整脈，狭心症，心臓弁膜症・感染性心内膜炎，心筋梗塞の順であった（**図7**）．1990～1999年の調査[20]と比較すると，心臓弁膜症・感染性心内膜炎の大幅な増加が認められた．

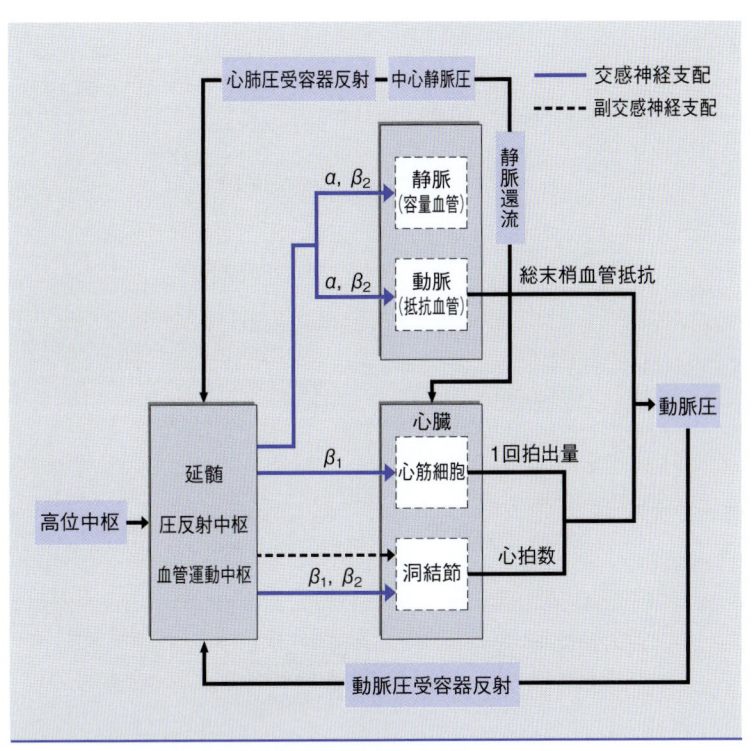

図6 心臓血管系の神経性調節機構の概略図（国本，1998.[21]）

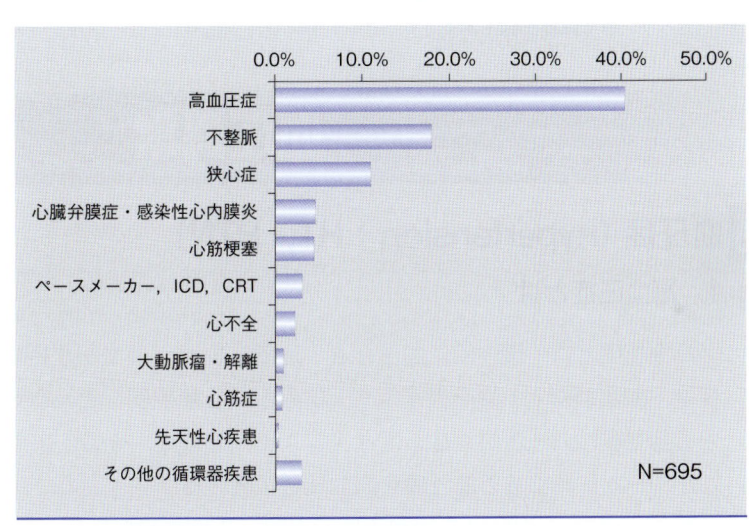

図7 観血的処置を行った高齢者歯科外来患者（≧70歳）におけるリスクマネジメントを要する循環器疾患の合併率（2005年）

70歳以上の高齢者すべてを対象とした2005年の結果を示す．スペシャルケア外来-1（ASA≧3の全身疾患を合併する65歳以上を対象）移行後（2011年）は，高血圧症が56.8％，不整脈が31.7％，狭心症が20.5％，心臓弁膜症・感染性心内膜炎が9.4％，大動脈瘤・解離が4.8％などと著しく増加している．

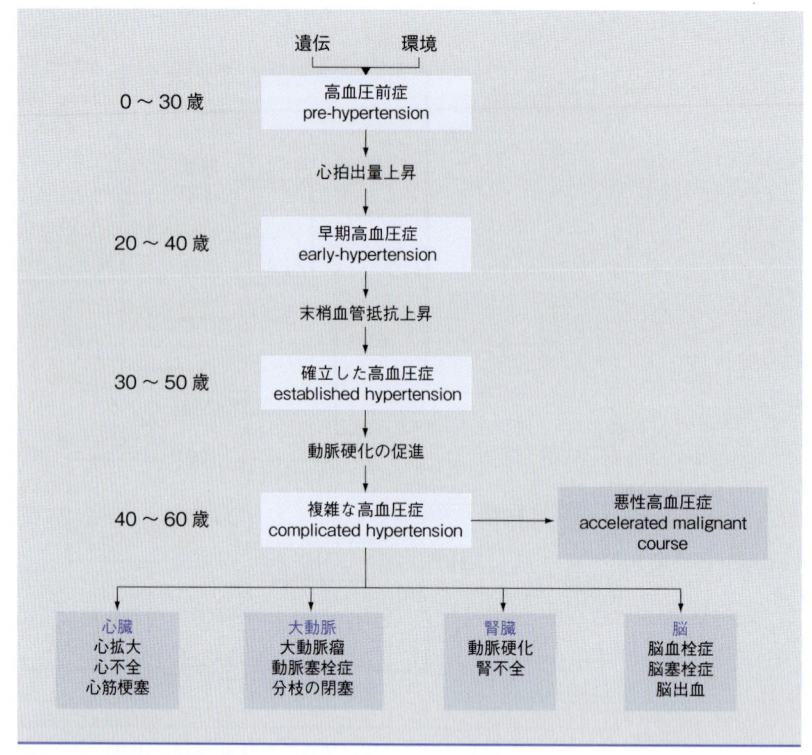

図8 高血圧症の自然歴（Barker, 2007.[1]）をもとに作成）
高血圧を治療しない場合には，心臓，大動脈，腎臓および脳などの重要臓器に高い確率で障害が発生する．

血圧異常

高血圧症 (hypertension；HT, HTN)

1. 高血圧症とは

　高血圧症とは，慢性的に血圧が高い状態をいう．高血圧が持続すると，脳血管障害（脳梗塞，脳出血など）や心血管疾患（狭心症，心筋梗塞など）の発生率が高くなる（**図8**）．この発生率は血圧が高くなるほど上昇する．そこで，そのまま放置すれば，これらの危険性が明らかに高くなる血圧値を高血圧と定義する．

　高血圧症の約90%は原因が不明であり，本態性高血圧症という．本態性高血圧症の合併頻度は加齢とともに上昇する．一方，原因が明らかなものを二次性（あるいは症候性）高血圧症という．二次性高血圧症は高血圧症の約10%を占める．原因として腎疾患が最も多く，これを腎性高血圧症という．腎性高血圧症以外の二次性高血圧症として，内分泌性高血圧症，薬剤性高血圧症などがある．また，性差でみると，全年齢層において男性が女性よりも高い血圧を示す．

高血圧による長期的なリスクは脳血管障害，冠状動脈疾患，うっ血性心不全，腎不全などの致命的な，あるいは QOL を低下させうる全身疾患の発症率上昇である．血圧上昇による心血管系イベント（急性心筋梗塞など）発生のリスクは，収縮期血圧で20mmHg，拡張期血圧で10mmHg 上昇するごとに，それぞれ2倍になる（115/75 ～ 185/115mmHg の範囲）[2]．この長期的リスクは高齢になるほど上昇する．高齢高血圧患者における心血管系イベントの最も強いリスクファクターは，収縮期血圧と脈圧である[3]．

Note 4　血圧の歴史

　血圧という概念は300年ほど前に発見された．馬の動脈に真鍮の管を差し込み，それに継いだ垂直のガラス管の中を血液が2m 以上も上昇するのを見いだしたのが始まりといわれている（Hales の実験）．しかし，高血圧の有害性が明らかにされ，有効な降圧薬が開発されたのは比較的最近である．

　歴史上有名な人物も少なからず高血圧の合併症で死亡している．なかでも有名なのが米国32代大統領フランクリン・ルーズベルトであろう．最初の大統領選挙では140/104mmHg であった血圧が，ノルマンディー上陸作戦（226/118mmHg），再大統領選（＞200/100mmHg），ヤルタ会談（260/150mmHg）と大きなイベントごとに上昇し，1945年4月に，ついに脳内出血で死亡している（＞300/190mmHg）[4]．当時は有害作用の少ない降圧薬がなく，安静と白米療法（無塩食）しかなかったのがおもな原因といわれている．

Note 5　血圧は何で決まるか

　血圧は，およそ「平均血圧＝総末梢血管抵抗×心拍出量」で決定される．末梢血管抵抗は血管の横断面積に反比例し，血管粘性に正比例する．心拍出量と血管抵抗のいずれか，あるいは両方を上昇させる要因が存在すると，血圧は上昇することになる．

Note 6　腎性高血圧症（renal hypertension）

　腎性高血圧症は腎実質性高血圧症（renal parenchymal hypertension）と腎血管性高血圧症（renovascular hypertension）に分けられる．腎実質性高血圧症とは，腎実質の病変による高血圧症の総称で，①腎排泄障害によりナトリウムや水分が貯留する，②腎由来の昇圧物質（レニン-アンギオテンシン系など）が増加する，③腎由来の降圧物質（プロスタグランジン-カリクレイン-キニン系）が減少する，などの機序が考えられている[5]．

　原因には糖尿病性腎症や慢性糸球体腎炎が多い．腎血管性高血圧症とは腎動脈狭窄による腎虚血が，レニン-アンギオテンシン系を活性化させて生じた高血圧をいう．

表1 高血圧の基準

収縮期血圧　　拡張期血圧	JSH 2019	ESH/ESC 2018	ACC/AHA 2017
<120 かつ<80	正常血圧	至適血圧	正常血圧（Normal）
120〜129 かつ<80	正常高値血圧	正常血圧（DBP：80-84）	血圧上昇（Elevated）
130〜139 かつ/または80〜89	高値血圧	正常高値血圧（DBP：85-89）	ステージ1高血圧（stage 1）
140〜159 かつ/または90〜99	Ⅰ度高血圧	グレード1高血圧	ステージ2高血圧（stage 2）
160〜179 かつ/または100〜109	Ⅱ度高血圧	グレード2高血圧	
≧180 かつ/または≧110	Ⅲ度高血圧	グレード3高血圧	
≧140 かつ<90	（孤立性）収縮期高血圧	孤立性収縮期高血圧	―

JSH：Japanese Society of Hypertension
ESH/ESC：European Society of Hypertension/European Society of Cardiology
ACC/AHA：American college of Cardiology/American Heart Association

Note 7　レニン-アンギオテンシン-アルドステロン系（renin-angiotensin-aldosterone system）

レニンにより変換されたアンギオテンシンは，アンギオテンシン変換酵素（ACE：angiotensin converting enzyme）により強力な昇圧物質であるアンギオテンシンⅡとなる．さらに，アンギオテンシンⅡにより分泌が促進されるアルドステロンは細胞外液量を増加させる．これらにより血圧が上昇する．ACE阻害薬はACEを，ARB（angiotensin receptor blocker）はアンギオテンシンⅡを阻害し，降圧作用を示す．

2. 高血圧の基準

収縮期血圧140mmHg以上，あるいは拡張期血圧90mmHg以上を高血圧と定義する．この定義は高齢者でも若年者でもかわらない．

高血圧は血圧値により，さらに2あるいは3段階に階層化される．この階層化は，ガイドラインにより若干異なる．世界のおもなガイドラインには，ACC/AHA2017（米国心臓病学会／米国心臓協会）[8]，ESH/ESC2018（欧州高血圧学会/欧州心臓病学会）[7] などがあり，わが国においてもJSH2019（日本高血圧学会）[6] が策定されている．これらのガイドライン基準を表1に示す．

3. 高血圧症の疫学

食生活の変化，高血圧治療の普及などを背景に，わが国の平均収縮期血圧は，1960年代をピークに低下している[6]．特に高齢者ほど低下幅は大きい．しかし，現在でも高血圧基準に該当する，あるいは降圧治療中の患者は約4000万人存在し，正常高値の約1,500万人を加えると，国民の約半数が降圧治療を要するといわれている[9]．今後，高齢化に伴い，高血圧患者は増加することが予測される．

一方，高血圧患者の約半数はコントロール不良であり，特に若年者は8〜9割が未治療である[6]．このため，未治療あるいはコントロール不良の高血圧患者を減らすべく，さまざまな戦略が実施されている．その結果，米国では適切にコントロールされている患者の

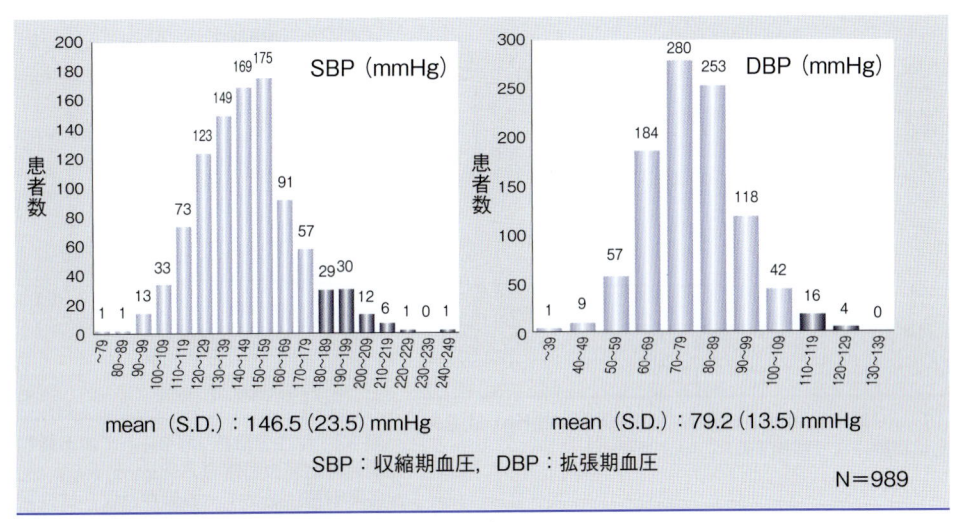

図9 高齢歯科患者の初診時血圧 (大渡ほか, 2008.[10])

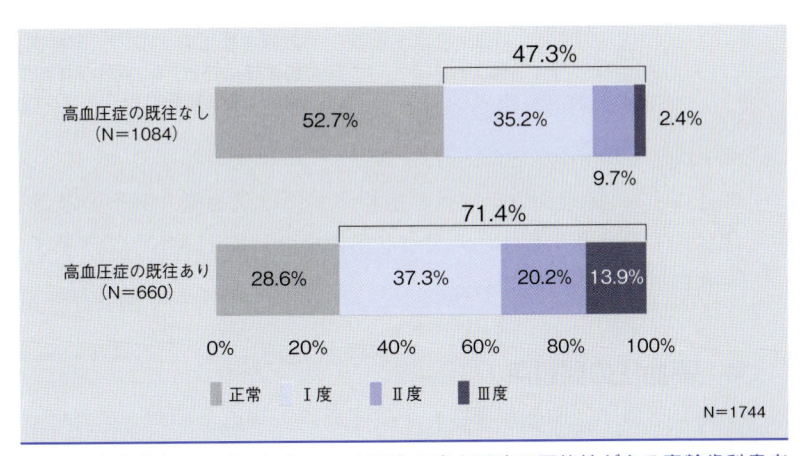

図10 未治療あるいはコントロール不良の高血圧症の可能性がある高齢歯科患者 (1990〜1999年) (大渡ほか, 2000.[11])
高血圧症の既往がない高齢歯科外来患者のうち, 2.4%がⅢ度高血圧に該当する血圧を示した. 同様に, 既往のある高齢歯科外来患者のうち, 13.9%がⅢ度高血圧に該当する血圧を示した. これらの患者は未治療あるいはコントロール不良の高血圧患者である可能性が高い.

全高血圧患者に対する割合は, 1988〜1994年の27%から2007〜2008年の50%まで上昇 (改善) している[12].

高齢者では収縮期だけが高い, いわゆる収縮期高血圧が増える. 収縮期高血圧患者は60〜69歳の約6%, 80歳以上では約18%を占めるといわれている[13].

2006年の筆者らの調査では, 高齢歯科患者 (70歳以上) の48.5% (1990〜1999年では37.8%) に高血圧が認められた[14]. また, 初診時血圧では全体の56.4%が高血圧であった (1990〜1999年) (図9). さらに高血圧症治療中の患者の34.1%がⅡ度あるいはⅢ度高血圧であった (図10). 高血圧症の病歴がない患者においても, Ⅱ, Ⅲ度高

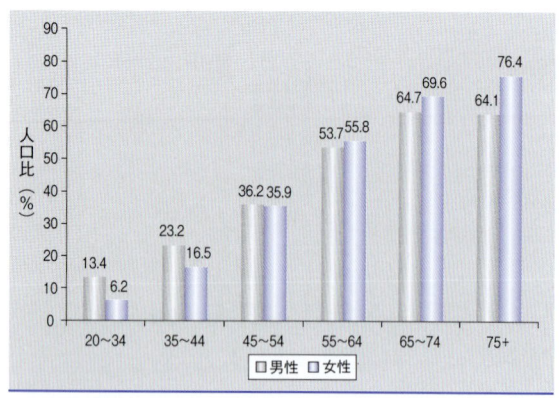

図11 20歳以上の高血圧患者（≧140/90mmHg）は男女ともに加齢により増加する．(Lloyd, 2009.[15])

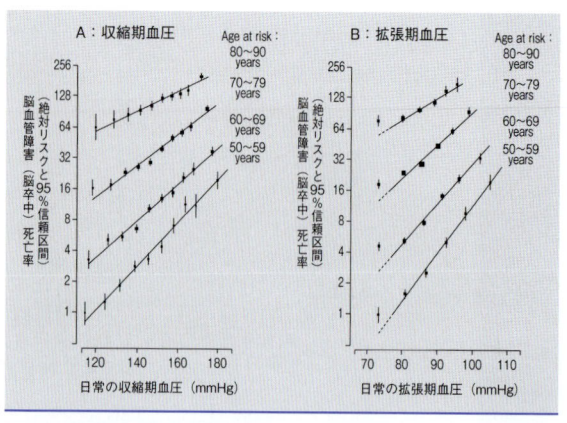

図12 脳血管障害（脳卒中）による死亡率と年齢および研究開始時血圧の関連（Lewington, et al., 2002.[2]）
各年齢層において，収縮期血圧，拡張期血圧ともに高いほど脳血管障害（脳卒中）による死亡率が上昇する．この傾向は，80歳以上においても若い年齢層と同じである．すなわち，収縮期血圧が高いほど，年齢が高いほど，脳血管障害（脳卒中）の頻度は上昇する[16]．収縮期血圧が10mmHg上昇すると，男性では約20%，女性では約15%，脳血管障害（脳卒中）の発症ならびに死亡のリスクは高くなる．

血圧は12.1%存在した．高齢歯科患者には未治療，あるいはコントロール不良の高血圧患者が多く存在する．このような患者を治療前に明らかにすることは，リスクマネジメントを行ううえで重要である．

4. 高血圧の問題点

歯科治療中に血圧が著しく上昇する高齢者は多いが，自覚症状はほとんどない．また，高血圧症患者は多くが無症状である．では，なぜ高血圧症は治療の必要があるのだろうか．

高血圧症の問題点は，慢性的な高血圧により細小動脈の動脈硬化など血管病変が生じ，それによる脳血管障害や心血管障害など重篤な臓器障害の頻度が高くなることである．血圧が高いほど，そのリスクは大きくなる（**図12**）．高血圧症の治療は，このような合併症のリスクを低下させ，生命予後を改善する点で大きな意味をもつ．

歯科治療中にしばしば生じる急性の血圧上昇によるリスクは，同じく脳血管障害や心血管系イベントなどであるが，十分なエビデンスは得られていない．

A 高血圧による重要臓器への影響

①血管への影響

高血圧による血管への影響は，血管の大きさにより異なる．大動脈では粥状硬化が生じ，小動脈から細動脈では血管壁肥厚と，それに伴う血管内腔狭小化が生じる．血管壁が厚くなり血管内腔が小さくなるほど，血管収縮により血管抵抗が大きくなり，著しい血圧上昇を示す．このような血管変化が高度になると，重要臓器への血流障害が生じ，虚血性

心疾患や脳血管障害などの合併症が起きる.

②脳への影響

高血圧は脳血管障害の最大のリスク因子である（図12）. 高血圧により穿通枝動脈の一部に小動脈瘤が形成され，脳出血の原因となる. さらに，大きな脳動脈では粥状硬化が生じやすくなり，脳血流の自動調節能も高血圧側にシフトする.

Note 8 ▶ 脳血流の自動調節能

脳には灌流圧（動脈圧から静脈圧を引いた差）が多少変動しても，脳血流を一定に保つ機構があり，これを脳血流の自動調節能という. 通常，平均血圧が65〜145mmHgの範囲であれば脳血流量は一定に保たれる[17]. しかし，高血圧が長期間持続すると，自動調節能は高血圧側にシフトする. その結果，軽度の血圧下降でも脳血流量が低下し，脳虚血状態となる. この変化は脳血管障害を合併する高血圧患者ではさらに著明になる. 慢性的な高血圧患者では，降圧薬により血圧を急激に下げると脳虚血となりやすい.

③心臓への影響

安定した高血圧症では総末梢血管抵抗は上昇しているが，心拍出量，一回駆出率および心拍数はほぼ正常である. しかし，高血圧症が重篤になると，心筋細胞の肥大により左心室は求心性に肥大し，心拍出量が減少する. さらに，心肥大により冠血流の予備力が減少し，心筋虚血から最終的に心不全となるリスクが高まる[18].

④腎臓への影響

慢性的な高血圧により腎障害が発生し，最終的には慢性腎不全となる.

5. 高血圧性危機 (hypertensive crises) −治療中の急激な血圧上昇−

高血圧性危機は急激な血圧上昇をいい，高血圧緊急症と高血圧急迫症に分けられる. 前者は重要臓器障害を伴うが，後者は伴わない. 高齢者歯科治療では高血圧急迫症の頻度が高い[10].

高血圧性危機の発生率は，高血圧症患者の1%程度がその生涯に経験する程度と報告されている[19]. しかし，救急外来では患者の27%を占め，最も多い[20].

高血圧性危機のおもなリスクファクターは，高血圧症（病歴），降圧薬の自己判断による中止，不適切なコントロール，である. 高齢者歯科治療における高血圧性危機の多くも，これらのリスクファクターが関与していると考えられる. 高血圧性危機の予後は不良で，5年生存率は74%といわれており，そのおもな死亡原因は腎不全，脳血管障害（脳卒中），心筋梗塞，心不全とされている[21]. 高血圧性危機の血圧基準は≧180/120mmHg[22]といわれている. しかし，血圧値あるいは上昇の大きさだけでは定義できず，また，臨床的予後も判断できないともいわれている[24]. 高血圧緊急症・急迫症は高血圧専門医への依頼が勧められる.

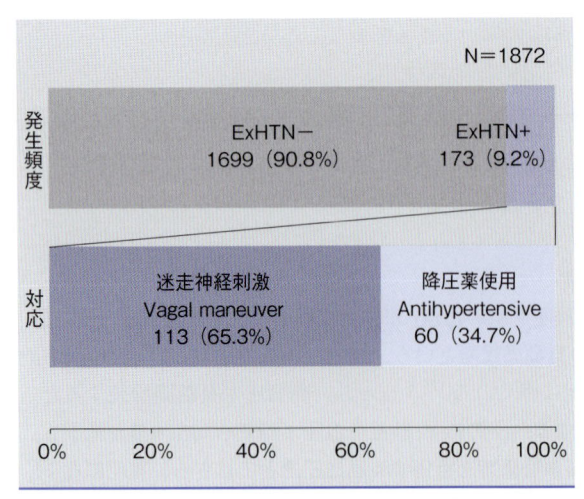

図13 Excessive Hypertension (ExHTN) の発生頻度と対応（自験例）（大渡ほか，2008.[10]）

筆者らの外来における ExHTN の頻度は9.2%であった．対応では迷走神経刺激手技が6割以上で，降圧薬使用は3割強であった．これらの対応により十分なコントロールが得られなかった症例は5例であった．
ExHTN：＞190/100mmHg

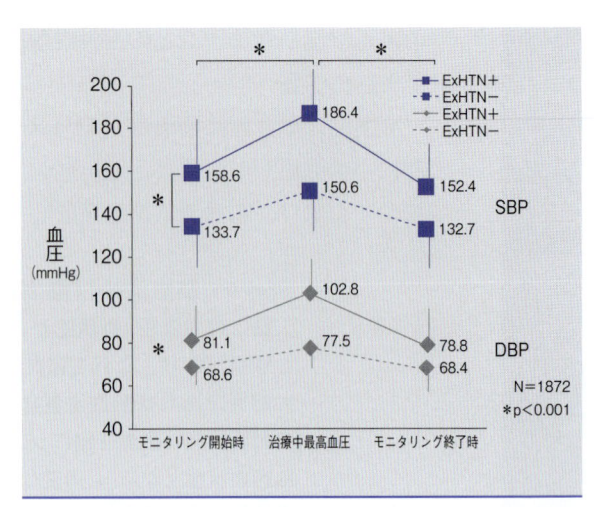

図14 高齢者の観血的処置における血圧変化（自験例）（大渡ほか，2008.[10]）

筆者らの外来で行った高齢者の観血的処置における血圧の変化を示す．モニタリング開始時，治療中最高血圧，モニタリング終了時の3点を比較した〈■：収縮期血圧，◆：拡張期血圧，実線：Excessive Hypertension を示した群（ExHTN＋），破線：Excessive Hypertension を示さなかった群（ExHTN－）〉．治療中最高血圧はモニタリング開始時に比較して両群で有意な上昇を示した．

A 高血圧緊急症 (hypertensive emergency)

重要臓器障害を伴う血圧の著しい上昇をいい，文字どおり緊急対応を要する危険な状態である．救急外来における高血圧性危機の1/3を占める[24]．重要臓器障害で最も多いのは，脳血管障害（脳梗塞，高血圧性脳症，脳実質内あるいはクモ膜下出血など）で，心血管系イベント（急性心不全，肺高血圧症，急性心筋梗塞，不安定狭心症，大動脈解離など），子癇※の順である[24]．

症状として，強い頭痛，嘔気，嘔吐，胸痛，呼吸困難，神経学的欠損，めまいなどを伴う．高血圧緊急症が発生した場合は，ICU におけるモニター管理下に，経静脈的に降圧薬を使用して急速に血圧を下げる必要がある[21]．数分から数時間かけて平均血圧で20～25%，あるいは拡張期血圧で100～110mmHg を目標に降圧する．高血圧緊急症は高血圧急迫症に比較して，高齢者に有意に多いという報告[25]があり注意が必要である．筆者らの外来における調査では，さまざまな対策を行っているためか，高血圧急迫症は多いが高血圧緊急症は認められなかった[10]．

B 高血圧急迫症 (hypertensive urgency)

重要臓器障害を伴わない血圧の突然の著しい上昇をいう．高血圧緊急症に比較すればリスクは低い．しかし，高血圧急迫症であっても心血管系イベントのリスクは高いという報

※子癇（しかん）：妊婦が異常な高血圧を伴い痙攣や意識喪失を起こした状態をいう．

告[26]もあるため，注意は必要である．高齢者歯科治療においても高血圧急迫症はしばしば発生する．ICUにおける管理は不要であるが，2～4日は経過観察が必要といわれている[21]．降圧は高血圧緊急症よりもゆっくりと行い，拡張期血圧で100～110mmHgを当初の目標とし，数日かけて正常血圧まで低下させる．降圧薬には経口薬剤を使用する．

◉高齢者歯科治療における高血圧性危機

歯科治療において，急激な血圧上昇を示す高齢者は少なくない．70歳以上の高齢歯科患者1,872症例（989名）を対象とした筆者らの調査[10]（高血圧性危機としてexcessive hypertension（ExHTN）＞190/100mmHgを採用）では，ExHTNは9.2％と比較的高頻度に認められた（図13）．また，ExHTN群の収縮期における治療中最高血圧は，平均でも186.4mmHgと著しく高かった（図14）．一方，対応としては迷走神経刺激が有効な症例が多かった．高血圧緊急症は認められなかったが，降圧薬使用などのさまざまな対策により発症しなかった可能性が考えられる．また，初診時のⅢ度高血圧がExHTNと有意な関連を示したことから，高齢者では初診時の血圧測定が有用といえる．

Note 9 ▶ 白衣高血圧と白衣効果
(white-coat hypertension, white-coat effect)

診療室以外では高血圧を示さないが，診療室で白衣を着た人をみると血圧が上昇することをいう．高齢歯科患者においても白衣高血圧は多い．JSH2009による定義は，診察室血圧の平均が≧140/90mmHg，かつ家庭血圧が＜135/85mmHgまたはABPM（携帯型24時間血圧モニター）での平均24時間血圧が＜130/80mmHgである[6]．

白衣高血圧は高齢者に多い．白衣高血圧の頻度は高血圧症患者の15～30％といわれている[27〜29]．また，40％近い患者が収縮期で20mmHg以上，拡張期で10mmHg以上の白衣効果を示すといわれている[30]．

白衣高血圧が有害かどうかに関する十分なエビデンスはない．しかし，高血圧症に移行する確率は高く，脳血管障害の発症リスクは高血圧症と同等という報告がある[6]．白衣高血圧を診断・治療する場合は，高血圧専門医へのコンサルテーションが勧められている[6]．診断にはABPMを用いるが，家庭血圧で代用することも多い．筆者らの外来でも家庭血圧を提示する患者が増えている．家庭血圧は外来血圧に比較して高齢者における心血管系リスクの予測因子として有用である[31,32]．

白衣高血圧は降圧薬が有効でないため，治療抵抗性を示す高血圧患者の原因の一つとして疑う必要がある．

Note 10 偽性高血圧（pseudo hypertension）

カフによる血圧測定を行うと，実際の血圧（動脈内圧）以上の値を示す患者が存在する．これを偽性高血圧という．著しい動脈硬化により，実際の動脈圧以上にカフ圧を高くしないと動脈を閉塞できないために発生する．

偽性高血圧の頻度は2～80%と報告により大きく異なり，正確なことはわかっていない．わが国における報告では，1.7%であったという[33]．偽性高血圧を診断するには，動脈内にカテーテルを挿入して動脈圧を測定する必要がある．しかし，この方法は侵襲的であり実施は難しい．このために偽性高血圧の実態は不明である．

臨床上の問題点は，必要以上の降圧薬投与による血圧低下である．降圧薬投与中で，失神，めまいを示す患者，治療抵抗性の高血圧患者，高血圧症として長時間経過しているが関連する臓器障害が認められない患者などは，偽性高血圧の可能性がある．

筆者らの外来も，偽性高血圧を疑わせる患者は少なからず来院する．歯科治療時に降圧薬過量による著しい血圧低下を示すこともあるため，十分な注意が必要である．

Note 11 治療抵抗性高血圧（resistant hypertension）

高血圧治療として，生活習慣の修正に加えて3剤以上の降圧薬を投与しても目標血圧まで低下しない場合を，治療抵抗性高血圧という．わが国のJ-HOME研究では，降圧薬を3剤以上服用しても，家庭血圧あるいは病院血圧においてコントロール不良の患者は13%存在すると報告されている[34]．高齢歯科患者においても治療抵抗性高血圧は少なくないと思われる．治療抵抗性高血圧は高血圧専門医への依頼が勧められている[6]．

6. 高齢者の高血圧症

わが国の2006年の調査では，60歳代の61%，70歳以上の72%が高血圧と報告されている[35]．また，歯科治療で著しい高血圧を示す患者は少なくない．

高齢者における高血圧基準は，若年者と同様の≧140/90mmHgであり，年齢によらず，積極的な降圧療法が勧められている．また，高齢者の降圧目標は若年者と同じく140/90mmHgである[6]．ただし，80歳以上の高齢者におけるエビデンスは，現時点では十分ではない．

高齢者における高血圧のおもな原因は，動脈の器質的・機能的な変化である．大血管の伸展性が低下し，脈波伝播速度（pulse wave velocity；PWV）が上昇する．その結果，収縮末期圧の上昇，心筋酸素需要の増大，臓器還流量の低下が生じる．この変化は冠状動脈狭窄や降圧薬による過度の拡張期血圧低下により増強される．また，血圧調整能は加齢により低下し，起立性低血圧（orthostatic hypotension）あるいは起立性高血圧（orthostatic hypertension）を引き起こしうる．起立性低血圧は転倒，失神，心血管系イベントの，起立性高血圧は左室肥大，冠状動脈疾患，脳血管障害の，それぞれリスクファクターである．

A 収縮期高血圧（isolated systolic hypertension；ISH）が多い

収縮期高血圧とは，収縮期血圧は高い（≧140mmHg）が，拡張期血圧は正常範囲（＜90mmHg）にあるものをいう．50～60歳頃までは，収縮期血圧と拡張期血圧はともに

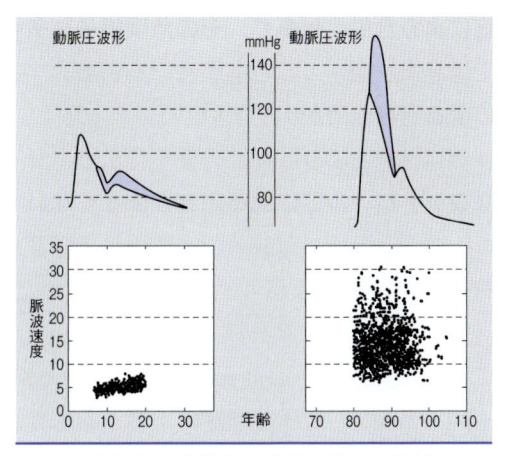

図15　若年者と高齢者の動脈圧波形の比較
(Benetos, et al., 2011.[36])
左が若年者，右が高齢者の動脈圧波形である．下段は脈波速度の年齢による分布を示す．高齢者では動脈硬化により反射波の速度が上昇し，収縮期ピークに重畳する（図中網かけ部分）ため，収縮期血圧が著しく高くなる．また，年齢が高くなると，脈波速度が上昇し，かつバラツキが大きくなることがわかる．

上昇する．しかし，それ以上の年齢では動脈壁硬度の非線形的上昇と動脈硬化を促進する全身疾患（糖尿病など）の合併により，収縮期血圧は上昇し，拡張期血圧は低下する．この結果，収縮期と拡張期血圧の差である脈圧（pulse pressure；PP）が増大する．これは動脈硬化により血圧波および反射波の伝導速度が速くなり，反射波が収縮期ピークに重畳するためである**（図15）**[36]．高齢者で収縮期高血圧が多いのは，このような理由からである．

　一方，脈圧上昇は高齢者における心血管系イベント（急性心筋梗塞など）の重要なリスクファクターである．50歳までは拡張期が，50歳を超えると収縮期血圧がリスクファクターとなるが，脈圧は65歳以上では最も強いリスクファクターである[36]．筆者らの調査では，高齢歯科患者の48.2％が，初診時に収縮期高血圧を示した[11]．

B 短期的な血圧変動が大きい

　高齢者では瞬間的な血圧変動が起きやすく，変動幅も大きい．これは大動脈硬化により心拍出量の変動がそのまま収縮期血圧として反映されることと，血圧を安定させる圧受容体機能が加齢により低下しているためである．短期的な血圧変動のうち，上昇するものが白衣高血圧や早朝血圧上昇であり，下降するものが起立性低血圧，入浴後の低血圧あるいは食後低血圧である．

　このような血圧変動は歯科治療中でも起きやすい．たとえば，精神的ストレスや疼痛による急激な血圧上昇，白衣高血圧，体位変化（水平位→坐位）で起立性低血圧を起こしやすい，などである．

C 高血圧症による合併症が多く，その危険因子を多くもつ

高齢者では高血圧症による合併疾患が多いため，これらについても注意が必要である．

D 降圧薬による有害作用が出やすい

加齢に伴う腎機能および肝機能の低下により，降圧薬による有害作用が出やすい．

E 不適切なコントロール下にある患者が少なくない

Franklin らは，不適切なコントロール下にある高齢者は60〜69歳の28％，70〜79歳の27％を占め，その多くは収縮期高血圧であったと報告している[37]．

F その他

高齢者では脳血管障害や心血管障害のリスクが高い non-dipper 型[38]や早朝血圧上昇〈早朝（午前4〜6時）に血圧が急激に上昇するもの〉が増える．また，高齢者は高血圧であるにもかかわらず，治療されている割合が最も低いといわれている[8]．これらの存在も歯科治療のリスクを高くすると考えてよい．

> **Note 12 NOTE：Dipper と non-dipper**
>
> 通常では血圧は夜間に低下する．このようなタイプを dipper といい，低下しないものを non-dipper という．
>
> 高齢者では non-dipper が増えることが知られている．Non-dipper では脳血管障害や心血管系疾患の発症率が高い[38〜41]．

7. 高血圧症の治療

高血圧治療の目的は，高血圧による脳血管障害，虚血性心疾患，心不全あるいは腎不全などの発症予防である．JSH2019による降圧目標は，合併症のない75歳未満の成人ならびに脳血管障害患者，冠動脈疾患患者では130/80mmHg 未満，75歳以上では140/90mmHg 未満に設定された．

8. 歯科治療におけるリスクマネジメント

高齢者では高血圧症の合併頻度は非常に高く，筆者らの外来ではそのリスクマネジメントは日常的な業務となっている．

高齢高血圧患者の問題点は以下のとおりである．

　①未治療の高血圧症患者の存在
　②コントロール不良の高血圧症患者の存在
　③高血圧症による慢性的な合併症の存在
　④歯科治療中の急激で著しい血圧上昇（高血圧性危機）の存在

一方，高齢高血圧患者のリスクマネジメントのポイントは以下のとおりである．

　①初診時血圧の測定による，未治療あるいはコントロール不良の高血圧症患者の検出と対応
　②他の全身疾患を含めたリスク評価

③急激で著しい血圧上昇（高血圧性危機）の予防と対応

A 歯科治療を行うか否かの決定

筆者らが使用している高齢高血圧患者対応のフローチャート（**図16**）に従い解説する．

高齢高血圧患者のリスク管理上で最も重要な点は，初診時にすべての高齢者について血圧を測定し，未治療の高血圧症，ならびにコントロール不良の高血圧症を見逃さないことである．できれば3回以上，3〜5分の時間をあけて実施する．外的刺激がない場合，血圧は時間とともに低下し，理論的にはある一定値に落ち着くはずである．しかし実際には不安定なことが多い．このため筆者らは3回めの血圧をその患者の代表値として用いている．

病歴聴取では，高血圧症の病歴，診断された年齢，本態性高血圧か二次性高血圧か，病院名と担当（循環器）内科医師の名前・連絡先，処方されている降圧薬，降圧療法開始後の経過（高血圧性危機の有無），高血圧症によるその他の合併症，について確認する．高血圧性危機を疑わせる異常な血圧上昇があれば，そのときの状況，（自覚・他覚）症状，対応，医師の診断，その後の経過（症状の有無）などについて確認する．

3回以上の適切な血圧測定の結果，なお，Ⅲ度高血圧（≧180/110mmHg）に該当する場合は，当日は応急処置にとどめる．高血圧の病歴があり，降圧薬が処方されている場合は，コントロール不良の高血圧を疑う．降圧薬の服用を確認し，服用していなければ次回の服用を指示し，後日，来院させ再評価する．もし，指示どおり服用していて，なお，Ⅲ度高血圧から下がらない場合は，担当の（循環器）内科医師に，再度の評価を依頼する．

高血圧の病歴がなく，降圧薬が投与されていない患者で，Ⅲ度高血圧（≧180/110mmHg）に該当する場合は，未治療の高血圧症を疑う．新たに（循環器）内科を受診させ，降圧療法の対象となるかどうかを評価してもらい，必要なら降圧薬投与を開始してもらう．

以上の対応の後，適切な降圧が得られたかどうかを確認する．しかし，治療抵抗性高血圧では，なお血圧が十分に下がっていない場合がある．このような場合は，専門の歯科医療機関に依頼する．適切な降圧[*1]が得られ，血圧が安定していることが確認されたら，危険因子を加味してリスク評価を行う．もし，高リスクと判断されたら，専門の医療機関へ紹介する．中リスクの場合は，後述するリスクマネジメント下に歯科治療を行う．初診時の血圧測定で，Ⅲ度高血圧でなかった患者についても，同様のリスク評価を行う．

なお，降圧治療開始後，どの位時間が経てば安全な歯科治療が可能かは明らかではない．ACE阻害薬投与後，約2週間で脳血流の自動調節は改善される[42]ことから，2週間あるいはそれ以上が目安になると思われる．

筆者らは血圧基準としてⅢ度高血圧か，それ未満かで対応を変えている．高齢者は白衣効果，偽性高血圧などが多く，血圧は高めに計測されることが多い．また，短時間の血圧上昇が，重要臓器にどれほどの障害をもたらすかについては十分に明らかにされていない．これらの理由により，高血圧性危機の基準に等しいか，最も近いⅢ度高血圧を，対応を

要するか否かの血圧基準としている．

*¹ 理想的には高齢者降圧目標（＜140/90mmHg）である．しかし高齢者で，この値を満たす患者は少ない．現実的には＜159/99mmHg（I度高血圧以下）が適切であると筆者は考えている．

①リスク評価

WHO/ISH2003では，血圧値に危険因子を加味してリスク評価を行っている．高齢者（≧65歳）はそれ自体が危険因子となっている．

B 歯科治療を行う場合の注意点

「治療中の基本的注意点と対策」（p.27）の基本的な注意を守り，血圧などのモニタリング下に実施する．処方されている降圧薬は必ず内服してもらい，治療日ごとに血圧を測定する．高齢高血圧患者は血圧変動が大きいからである．

①局所麻酔

アドレナリンは昇圧剤として知られているが，昇圧作用は比較的投与量が多いときに現れ，歯科で使用する少量では血圧は変わらないか，やや低下する（p.30参照）．したがって，高血圧症単独の合併では，その使用は禁忌とはいえない．一方，1/8万アドレナリン含有局所麻酔薬を適切に使用したときの，鎮痛効果および持続時間は，臨床的に満足できるものである．このため，疼痛による交感神経緊張を抑制するという点で，むしろ有利な場合が少なくない．

注意が必要なのはアドレナリンによる催不整脈作用である．高齢でコントロール不良の高血圧症患者では，左室肥大をはじめとする器質的変化，慢性的な交感神経緊張などにより，不整脈が発生しやすい状態にある．このため，フェリプレシン添加局所麻酔薬を上手に（＝十分な鎮痛効果が得られるように）使用したほうがよい場合も少なくない．しかし，フェリプレシン添加局所麻酔薬ではどうしても十分な鎮痛が得られない場合は，アドレナリン添加局所麻酔薬を必要量使用したほうが，かえってよい結果が得られる場合もある．局所麻酔薬の選択は単純ではないが，どちらの場合も十分な鎮痛効果が得られることを条件に選択する必要がある．

筆者の経験では，重篤な頻脈性不整脈，あるいは心不全の合併がない高齢高血圧患者では，1/8万アドレナリン含有局所麻酔薬のほうが，よい結果が得られることが多い．

②非ステロイド性抗炎症薬（NSAIDs）

NSAIDsはカルシウム遮断薬以外の降圧薬の作用を減弱させ，数mmHg程度血圧を上昇させることが知られている[43～46]．しかし，歯科におけるNSAIDsの使用はほとんどが頓用であり，問題になることは少ない．むしろ，術後疼痛が交感神経緊張を介して血圧上昇をもたらす可能性が高いため，疼痛がある場合は積極的に投与することをお勧めする．

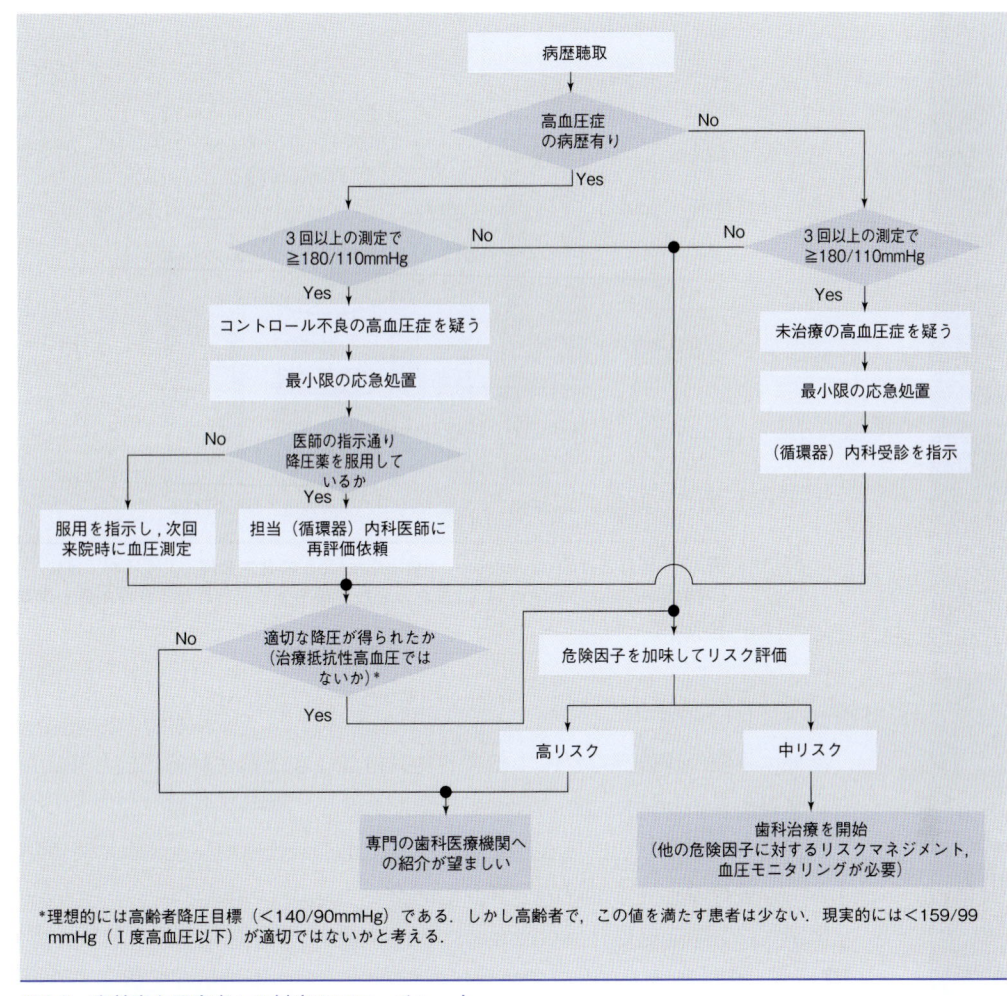

図16 高齢高血圧患者への対応のフローチャート
筆者らが高齢者歯科臨床で行っている高齢高血圧患者の対応をフローチャートとして書き起こし，一部変更したものである．なお，「高齢（≧65歳）」は「心血管病の危険因子」であるため，高齢高血圧患者では低リスク患者は存在しない（詳しくは本文参照）．

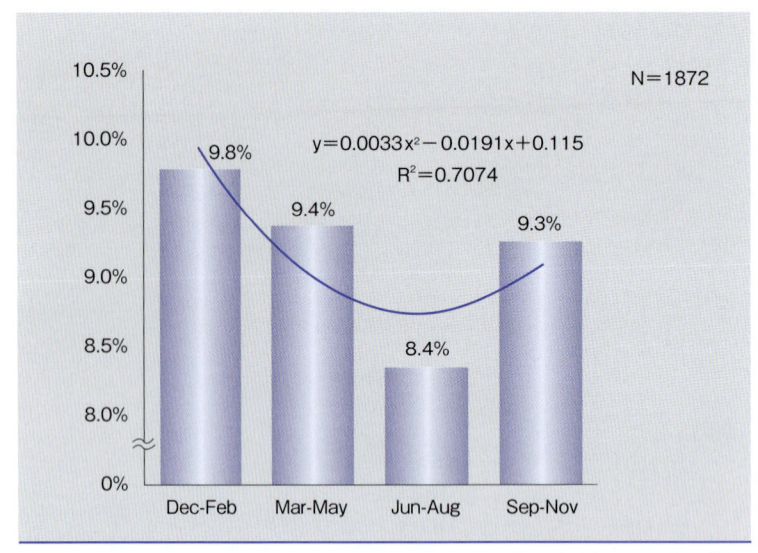

図17 季節ごとの excessive hypertension の発生頻度（大渡ほか，2008.[10]）
Excessive hypertension は12月から2月が最も多く，6月から8月が最も少ない傾向を示した．

③ストレスの低減

疼痛，不安，恐怖感などによるストレスは血圧を上昇させることが多い．特に高齢者では，精神的ストレスが血圧に及ぼす影響が大きい．静脈内鎮静法はストレス低減と末梢血管抵抗低下の観点から，白衣高血圧に有用である．

④寒い季節は高血圧性危機のリスクがある

筆者らの調査では，excessive hypertension は冬期に多い傾向が認められた（**図17**）[10]．寒冷環境下では皮膚血管が収縮し，末梢血管抵抗が上昇するため血圧が上昇しやすい．高齢高血圧患者では，冬期の血圧上昇に十分な注意が必要である．

⑤血圧が上昇したら（高血圧性危機への対応）

高齢者の歯科治療では高血圧性危機の頻度は高い[10]．その原因として先に述べた高齢者の循環系における生理学的，あるいは病的老化による変化に加えて，①疼痛，不安，緊張などのストレス，②コントロール不良の高血圧（降圧薬の自己判断による中止，不適切な治療），③未治療の高血圧などがある．また，前立腺肥大症を合併する男性高齢者では尿意が無視できない．ここでは，高齢者の高血圧性危機への対応として，筆者らが外来で実施している方法をもとに述べる（**図18**）．

もし，高齢者の歯科治療で，血圧が著しく上昇し，≧180/110mmHg が持続する場合は，まず治療を中断する．坐位であれば水平位にする．つぎに，血圧上昇の原因が推測できれば，その対応を行う．すなわち，原因が疼痛であれば，局所麻酔薬の追加的投与やNSAIDsの投与を行う．平行して，副交感神経刺激として，ゆっくりとした深呼吸を実施させる．深呼吸は過呼吸にならなければ有害作用はほとんどなく，副交感神経を緊張させ，

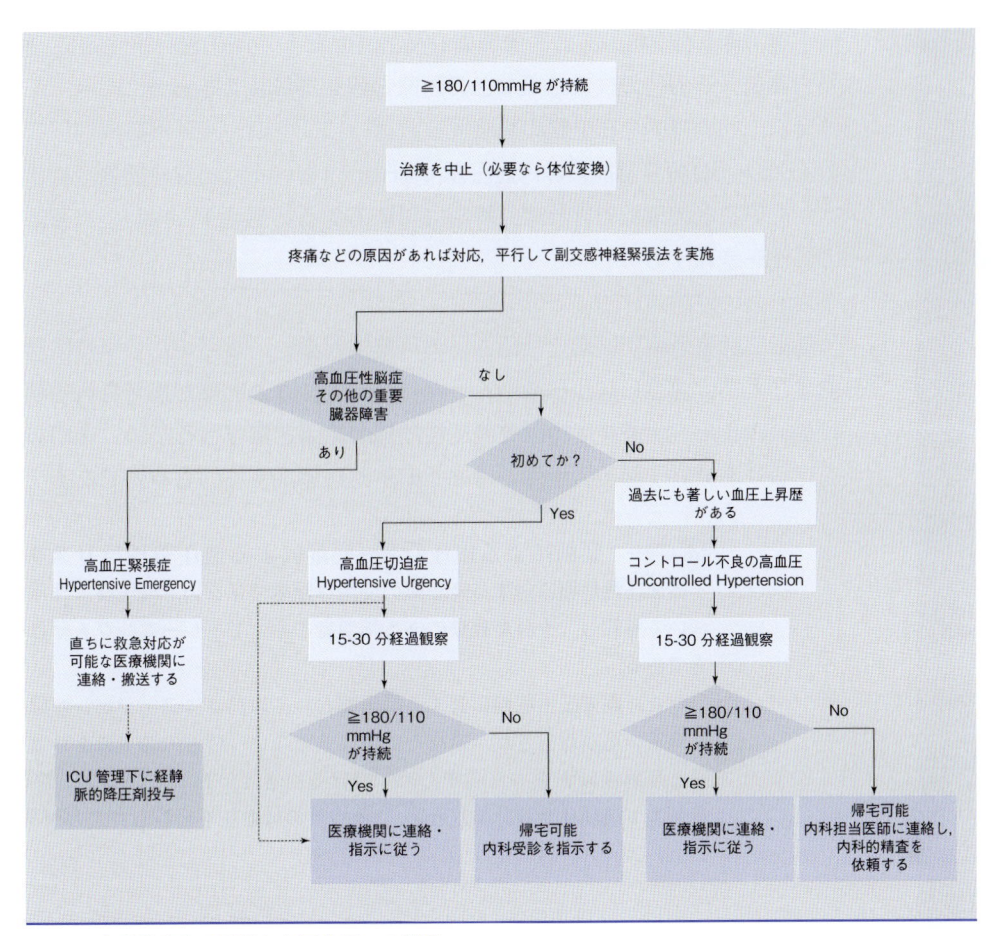

図18 歯科治療中の異常な血圧上昇への対応
筆者らが高齢者歯科外来で行っている高血圧性危機への対応をフローチャートとして書き起こし，一部変更した．高血圧緊急症の頻度は低いが，重大な結果を招きうるため，早期の鑑別が重要となる（詳しくは本文を参照）．

ある程度の血圧低下が期待できる．

　これらの対応を行うと同時に，高血圧緊急症か否かの鑑別を行う．もし，血圧上昇に神経症状（頭痛，悪心・嘔吐，痙攣，意識障害など）を伴う場合は高血圧緊急症の可能性が高い．ただちに緊急対応が可能な医療機関に連絡し，指示に従う．

　高血圧緊急症の可能性が低いと判断できた場合は，高血圧切迫症か，コントロール不良の高血圧かを鑑別する．どちらの場合も，高血圧緊急症に比較すればリスクが低いため，時間的には余裕がある．可能なら静かなベッドで持続的な血圧モニタリングを行いながら，経過観察する．以前にも同様の血圧上昇があったかどうかを確認する．

　もし，はじめてならば高血圧切迫症の可能性が高い．さらに15〜30分経過観察し，＜180/110mmHgとならないようなら，循環器内科のある医療機関に連絡し，指示に従う．180/110mmHgを下まわり，頭痛やめまいなどの症状がなければ帰宅可能とするが，

帰宅後，循環器内科のある医療機関を受診させる．次回の歯科来院時に，医師による診断，処方薬剤，その他の検査結果などの医療情報を提供してもらう．

過去にも同様の血圧上昇の経験があれば，コントロール不良の高血圧である可能性が高い．15〜30分経過観察し，血圧が＜180/110mmHgとなり頭痛やめまいなどの自覚症状がないことを確認できれば，帰宅は可能である．帰宅後，内科担当医師に連絡し，再度の評価を依頼する．

⑥治療後の注意点

高齢高齢者患者では起立性低血圧の可能性が高い．水平位から坐位に戻す場合は，顔色および表情に注意しながらゆっくりと行う．特にα遮断薬が投与されている場合はリスクが高い．また，治療後疼痛は高血圧性危機の原因となりうるため，適切なNSAIDsの投与を行う．治療終了直後の疼痛には局所麻酔薬を追加するのも有効である．

Note 13　薬剤による血圧管理−薬剤による血圧管理はリスクを伴う

高血圧性危機に対する降圧薬の使用は簡単ではない．降圧薬は作用および有害作用について熟知し，十分な経験のある指導者のもとでトレーニングを受けたあとに使用すべきである．

また，高血圧性危機に対する降圧薬として以前はニフェジピンが用いられたが，重篤な有害作用が報告され，現在では用いられない．静注のニトログリセリンも過度の低血圧と反射性頻脈をもたらすため，避けるべきといわれている[47]．筆者らも舌下錠であるがニトログリセリン（0.3mg）で予想外の低血圧を経験したことがある．

低血圧 (hypotension)

1. 低血圧とは

　高齢者の低血圧は失神，転倒から骨折，寝たきりになる恐れがあるため，臨床上無視できない．低血圧による症状は，めまい，立ちくらみ，頭重感，動悸などである．

　一般に，安静時の収縮期血圧が100mmHg以下を低血圧といい，何らかの自覚症状を伴い，管理の対象となるものを低血圧症という．拡張期血圧だけが低い場合は臨床的に問題となることは少ない．低血圧は体質性，本態性，二次性，および特殊な低血圧に分類される．このうち，特殊な低血圧には起立性低血圧と食後性低血圧があり，どちらも高齢者に多い．

A 起立性低血圧 (orthostatic hypotension)

　起立性低血圧は，立ち上がったときに収縮期血圧が20mmHg以上，あるいは拡張期血圧が10mmHg以上低下する場合をいい[48]，めまい，失神などの脳虚血症状を伴うことがある．加齢と強い相関があり，65歳以上の15〜20％に認められる[49〜52] (図19)．起立性低血圧は高血圧症 (15%〜30%)，糖尿病 (15%〜25%)，パーキンソン病 (〜50%) を合併する高齢者に多い[53]．

　原因として，①長時間水平位 (仰臥位) のあと，②消化管出血などで循環血液量が減少している場合，③パーキンソン病などによる中枢神経障害や糖尿病などによる末梢神経障害がある場合，④反射性血管収縮を抑制する薬剤 (α遮断薬など) を服用している場合，などがある．①では長時間水平位で歯科治療を行ったあと，急に坐位にしたときなどに現れることがある．

B 薬剤性低血圧 (drug-induced hypotension)

　降圧薬 (特に初期に開発されたα_1遮断薬)，亜硝酸剤，ベンゾジアゼピン系薬，抗てんかん薬，四環系抗うつ薬，MAO阻害薬，フェノチアジン系向精神薬，ブチロフェノン系向精神薬，抗パーキンソン薬などにより低血圧となる場合がある．筆者らの外来でも，降圧薬過量による低血圧を経験したことがある．これらの薬剤を服用している患者では低血圧に注意が必要である．

C 食後性低血圧 (postprandial hypotension)

　食後2時間以内に，血圧が20mmHg以上低下，あるいは食前の収縮期血圧が100mmHg以上であったものが90mmHg未満に低下するものをいう[55]．食後性低血圧は高齢者における失神の8％を占める．治療は生活様式の改善と薬物療法である．

2. 歯科治療におけるリスクマネジメント〈一過性意識障害を参照 (p.220)〉

　高齢者は起立性低血圧が起きやすい．歯科治療においても，水平位から坐位にしただけで，起立性低血圧によるめまいや意識レベル低下を示す高齢者が存在する[54]．あるいは坐位で長時間治療していただけでも，著しい低血圧を示す場合がある[56]．

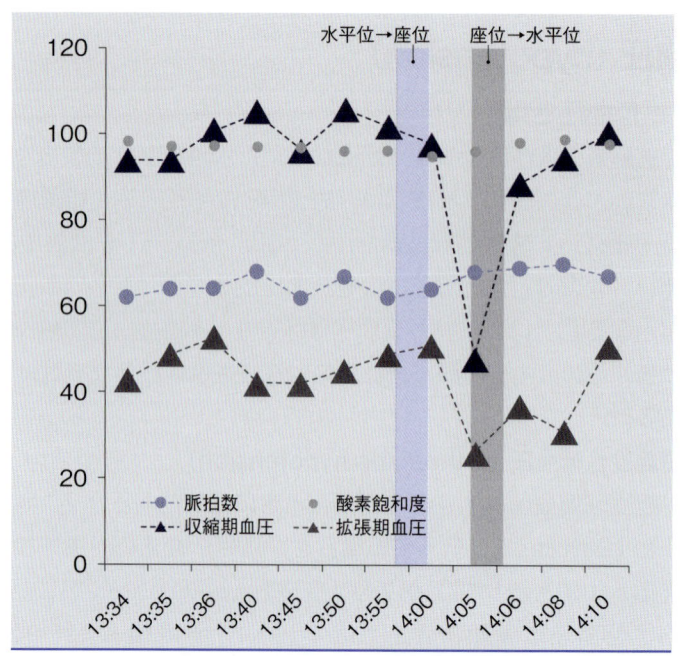

図19 高齢歯科患者の起立性低血圧症例（自験例）（大渡ほか，2010.[54])
78歳女性．歯科治療終了後，水平位から座位にしたところ，それまで100/50mmHg程度であった血圧が，48/26mmHgまで低下し，意識消失した．ただちに水平位に戻したところ，血圧上昇とともに意識レベルも回復した．

　予防策として，水平位で長時間治療したあとは急に坐位にせず，背板を座位と水平位の中間の角度で一度止め，しばらく，様子をみる．表情の変化，めまい，気分不良などがないことを確認し，ゆっくりと座位にする．座位にしたあとも，しばらくは血圧を測定し，症状を確認する．苦しいという訴えがなくても，起立性低血圧により蒼白で苦痛に満ちた表情をしていることがあるので注意する．このような症状が発生した場合は，ただちに水平位に戻す．多くの場合は経過観察だけで回復する．症状が消退した後に，再び，ゆっくりと座位にする．座位から立ち上がるときにも注意が必要である．ゆっくりと立ってもらい，患者のそばに立ち，倒れたらただちに体を支えられるよう準備する．起立後も，しばらくは目を離さない．寝たきりの高齢者を座位にする場合は特に慎重に行う．

虚血性心疾患 (ischemic heart disease；IHD)

虚血性心疾患とは

　虚血性心疾患とは，冠状動脈(**図20**)に狭窄や閉塞が存在するため，心筋が活動するのに必要な血液が十分に供給されず，心筋が酸素不足に陥り，心臓の機能が障害される疾患をいう．冠動脈疾患 (coronary artery disease；CAD) とも呼ばれる．

　虚血性心疾患は死亡原因のうちで最も多い．特に経済力が高い国では頻度が高い．WHO (2011) によれば，虚血性心疾患は，全世界におけるすべての死亡原因の12.8%を占め，高い経済力の国 (high-income countries) では15.6%，中程度の経済力の国 (middle-income country) では13.7%を占め，それぞれ第1位である[1]．とくにhigh-income countriesでは，2位の脳血管障害の8.7%に対して2倍近くと際だって高い．WHOは，冠状動脈疾患による死亡は，今後の20年で，女性において120%，男性において137%程度増えると予測している[2]．一方，わが国における虚血性心疾患の死亡率は，high-income countryであるにもかかわらず，欧米の約1/2〜1/3と低い[3]．

　虚血性心疾患のリスクファクターとしては，高脂血症，高血圧および喫煙が重要である．そのほかに年齢，性別(男性)，肥満，糖尿病，アルコールなどがある．これらのリスクファクターを複数もつ場合は，虚血性心疾患の発生率が相乗的に上昇する．また，弁膜疾患，肥大型心筋症，およびコントロールされていない高血圧症患者に合併することが多い[4]．

1. 虚血性心疾患には何があるか

　虚血性心疾患の分類は複数存在する．ここでは最も一般的と思われるISFC (The international Society and Federation of Cardiology) とWHOの合同委員会による分類を示す(**表2**)．本書では，狭心症，心筋梗塞，急性冠動脈症候群，心臓突然死について解説する．

2. 高齢者の虚血性心疾患

　高齢者では動脈硬化により虚血性心疾患が増加する(**図21**)．一方，加齢とともに典型的な症状(胸痛など)を伴うことが少なくなり，突然の呼吸困難や意識障害，あるいはショックなどの非典型的症状が増える．このため高齢者の虚血性心疾患は，診断と治療開始が遅れることが多い．

　そのほかの特徴として，大動脈瘤，脳血管障害，腎血管障害，閉塞性動脈硬化症などの合併率が高い，複雑な冠動脈病変が増え，院内死亡率も上昇する，などがある．歯科外来においても，虚血性心疾患を合併する高齢者は多い．

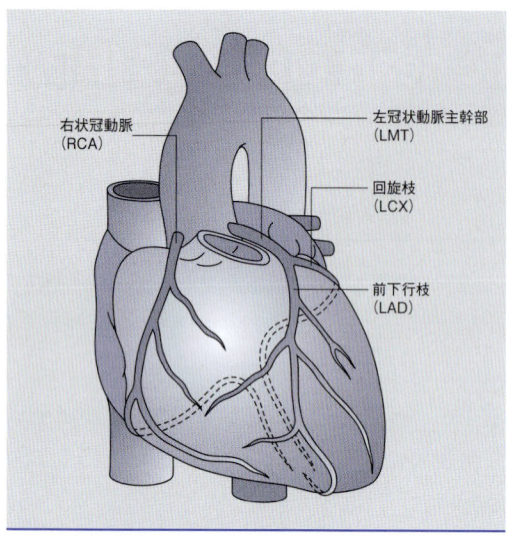

図20 冠状動脈（coronary artery）
心筋の栄養動脈を冠状動脈という．左右の2本があり，左冠状動脈は前下行枝と回旋枝に分かれる．冠状動脈の器質的あるいは機能的狭窄により，虚血性心疾患が発症する．

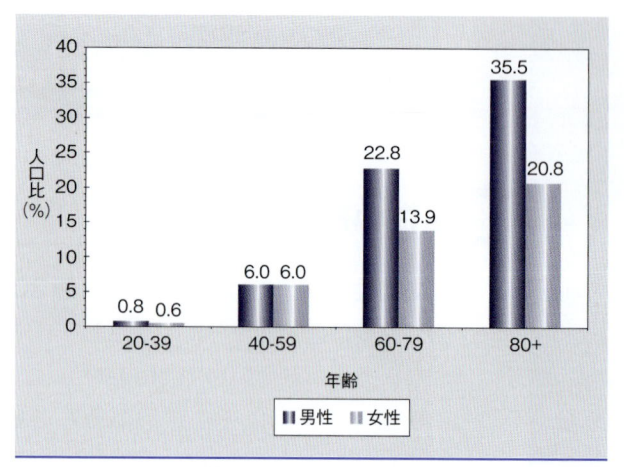

図21 男女別，年齢別の冠状動脈疾患有病率（Roger, et al., 2012.[5]）
冠状動脈疾患の有病率は男女ともに加齢に伴い上昇する．特に男性で顕著である．

表2 虚血性心疾患の分類（ISFC/WHO, 1979.）（Avenue, 1979.[6]）

1. 原発性心停止（primary cardiac arrest）
2. 狭心症（angina pectoris）
   ・労作狭心症（angina of effort）
      新規労作狭心症（de novo effort angina）*
      安定労作狭心症（stable effort angina）**
      増悪労作狭心症（worsening effort angina）*
   ・自発狭心症＜安静狭心症＞（spontaneous angina）*
3. 心筋梗塞（myocardial infarction）
   ・急性心筋梗塞（acute myocardial infarction）
      確実な急性心筋梗塞（definite myocardial infarction）
      可能性のある急性心筋梗塞（possible myocardial infarction）
   ・陳旧性心筋梗塞（old myocardial infarction）
4. 虚血性心疾患による心不全（heart failure in ischemic heart disease）
5. 不整脈（arrhythmia）

*は不安定狭心症に該当する　**は安定狭心症に該当する

Note 14　無症候性心筋虚血（asymptomatic myocardial ischemia）

心筋虚血が存在するが胸痛などの症状を伴わない病態をいい，加齢とともに増加する．無症候性心筋虚血患者が胸痛を自覚しない理由はよくわかっていないが，原因の一つとして，痛みに対する閾値の上昇が考えられている．そのほかに，自律神経障害，脳血管障害，低いADL，コミュニケーション障害などが関連しているといわれる[7]．

無症候性心筋虚血の予後は典型的な症状を伴う心筋虚血と同様で，突然死の頻度は高く，胸痛などの警告なしにいきなり致命的となる場合がある．高齢歯科患者においても病歴聴取で検出できない潜在的な虚血性心疾患は多いと考えられる．筆者らの調査では狭心症の既往がない患者の約15.3％が，心筋虚血を疑わせる心電図所見を示した．また，心筋梗塞の既往のない患者の14.9％が心筋梗塞の可能性が高い心電図異常を示した[8]．

Note 15 気絶心筋 (stunned myocardium) と冬眠心筋 (hibernating myocardium)

虚血に陥った心筋は，虚血が解除されると再び活動を開始するが，すぐに活動しない心筋を気絶心筋という．気絶心筋は，再灌流療法により血流が再開しても，収縮性が回復するのに数週間から数か月を要する．一方，血流低下状態が持続すると，心筋の収縮性が低下する現象があり，これを冬眠心筋という．慢性的な虚血に対して，酸素消費量を低下させて適応した状態であり，血流が再開すれば収縮性は回復する．

狭心症 (angina pectoris ; AP)

1. 狭心症とは

冠状動脈が動脈硬化などを原因として内腔が狭窄するか，一過性に狭窄（攣縮）すると，心筋が必要とする酸素（血液）を十分に供給できなくなる．このために生じる胸部症状（狭心痛）を主症状とする症候群を，狭心症という．心筋虚血の原因には，①冠血流量の減少，②心筋酸素消費量の増加，③動脈血の酸素運搬能の低下，がある．

狭心症発作が起きると，心機能は低下する．安静狭心症の場合，冠血流量の低下→左心室における壁運動の障害→心電図変化→狭心痛という経過をたどる．心筋虚血が早期に改善されれば心機能は回復するが，長期間持続すると，虚血心筋の一部に不可逆的な障害が生じる．また，障害部位が広い場合や，すでに心機能が低下している患者では心不全となる場合もある．最も軽症の狭心症は過度の運動時だけに胸痛が生じるが，最も重症の狭心症では安静時にも胸痛が発生する[4]．

2. 狭心症の分類 (p.86, 表2参照)

狭心症にはいくつかの分類がある．すなわち，①誘因による分類では，労作性狭心症 (effort angina, 図22)，安静時狭心症 (rest angina)（心電図上で ST が上昇する異型狭心症 variant angina は安静時狭心症に含まれる）に分類され，②発現機序による分類では器質的狭心症，冠攣縮性狭心症，冠血栓性狭心症，に分類される．③経過による分類では，安定狭心症 (stable angina)，不安定狭心症 (unstable angina)，に分類される．ここではリスクとの関連がわかりやすい，③経過による分類に基づいて解説する．

安定狭心症とは，発作の経過，および発作が出現する条件が60日間以上[4]安定している狭心症をいう．ほとんどの安定狭心症では，胸痛は労作によって出現し，安静により消退する．そのほかに精神的なストレスで発生する場合もある．安定狭心症は1～2本の冠状動脈に，一定の狭窄が存在するために生じることが多い[9]．

不安定狭心症とは，急性心筋梗塞や突然死に移行しやすい危険性の高い狭心症をいう（表3）．急性冠症候群（後述）に含まれるリスクの高い狭心症である．不安定狭心症は具体的には，①安静狭心症 (rest angina)，②初発狭心症 (new-onset angina) ③増悪型狭心症 (increasing angina) のいずれかをいう[10]．①は安静時に狭心痛が現れ，通常20分

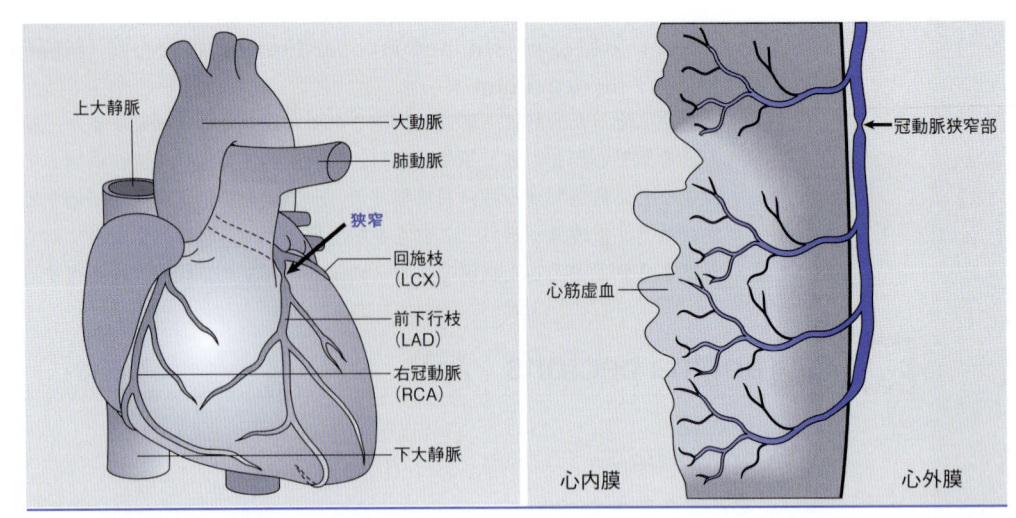

図22 労作性狭心症発作(堀江, 2000.[11]) を改変)
左図は労作型狭心症の病態を示す．労作（労働）により心筋の酸素消費量は増える．しかし，冠状動脈が狭くなっていると，それに見合うだけの血液が供給できない．このため相対的な酸素不足，すなわち心筋虚血が生じる．

表3 不安定狭心症(Braunwald, 1989.[12])

以下の三つの特徴のうち，少なくとも一つを満たす狭心症をいう
1. 安静時，もしくは軽い労作により誘発され，通常20分以上持続する発作がある
2. 重症で，かつ典型的な，1か月以内に新しく発症した狭心症
3. 症状が増悪パターン（狭心症発作がより重症になり，持続時間がより長く，高頻度になる）を示す狭心症

以上持続するもの，②は最近（たとえば1か月以内）のはじめての発作で，激しい胸痛，あるいは1日に3回以上の胸痛を伴うもの，③は過去に狭心症と診断され，最近，発作が頻回になった，より長くなった，あるいは以前より軽い労作で発生するようになった，などの症状を伴うものをいう．病歴聴取でこのような症状が認められた場合は，不安定狭心症の可能性が高い．

歯科治療においても，不安定狭心症は特に注意が必要である．病歴に狭心症があれば，不安定狭心症の有無について問診し，可能性があれば専門の歯科医療機関に依頼する．

3. 狭心症発作（狭心痛；anginal pain）

狭心痛は，狭心症の重要な症状である．"痛"といっても局所を針で刺された感じの痛みではなく，深部の鈍い感じの痛みである．具体的には，胸部不快感，背部を圧迫されるような息詰まる感じなどと表現される．狭心痛は胸部だけに出現するわけではない．関連痛として，左腕，頸部，背部，顎，心窩部などに放散する場合がある**（図23）**．歯や左下顎に放散する場合もあるので注意が必要である．ごくまれではあるが，歯痛を主訴として歯科医院を受診することもある．しかし，「ちくちくする」「鋭く切られるような痛み」という表現は，狭心痛でない場合がほとんどである．

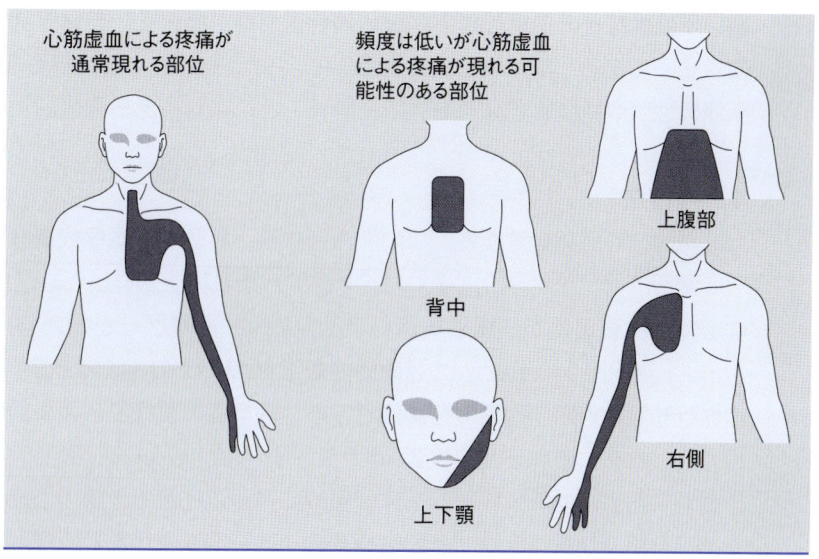

図23　狭心症や心筋梗塞にみられる胸痛の発現部位（Braunwald, et al., 2001.[13]）
虚血性心疾患による胸痛は一般に胸骨から左胸部，頸部などである．しかし，ごくまれに顎顔面部に発現することがある．

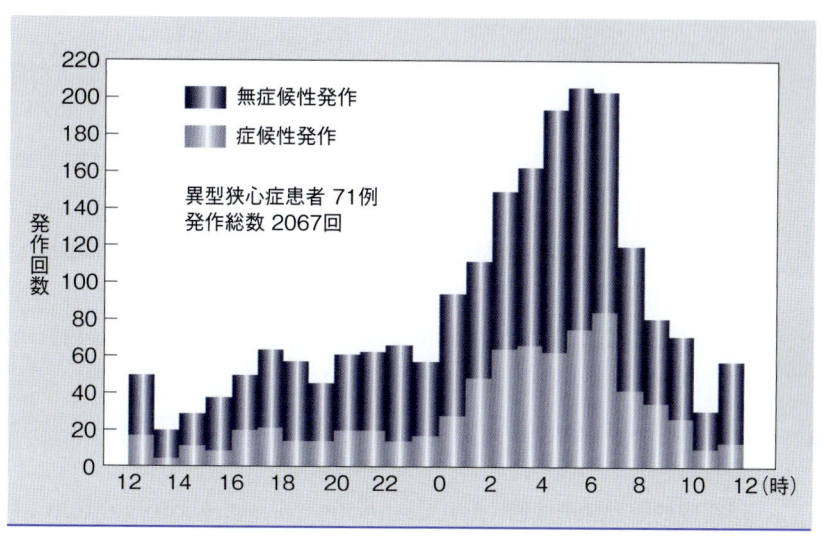

図24　冠攣縮発作の日内変動（Yasue, et al., 1997.[14]）
明け方2〜3時頃から午前7時くらいまでが特に頻度が高い．

　狭心痛の持続時間は数分程度だが，ときに10〜15分程度持続する場合がある．30分以上続く場合は心筋梗塞や他の疾患を疑う．労作型は階段の昇降，駆け足などの労作によって狭心痛が起こることが多い．狭心症発作の間，多くの患者は顔面が蒼白になり，活動性が低下する．また，発汗がみられることも多く，血圧および心拍数にも変化が現れる．
　一方，狭心症以外にも胸部痛を伴う疾患は多く存在する．急性心筋梗塞，解離性大動脈

瘤，不整脈などの重篤なものから，消化管潰瘍，胆石症，自然気胸および肋間神経痛などまで多彩である．単に胸部痛があるからといって，ただちに狭心症であるとはいえない．胸痛の性状や持続時間などを詳細に聴くことにより，ある程度の鑑別は可能である．

4. 検査法

心電図，心臓超音波検査，冠動脈造影検査，核医学的画像検査などが行われる．

心電図では，波形変化（多くはST低下，まれに上昇）から心筋虚血を検出する．特殊な心電図検査として，運動負荷心電図，Holter心電図などがある．心臓カテーテル検査（cardiac catheterization）は冠動脈疾患診断の"gold standard"であり，心血管系各部の血行動態や形態学的異常を評価できる．狭心症の重症度，手術適応の決定などを目的として行われる．心臓超音波検査（echocardiography）は心・大血管の解剖学的構造と，壁運動異常および血流情報などを非侵襲的に得ることができる．心筋の核医学画像検査としては，心筋シンチグラフィと心筋梗塞のイメージングがあり，虚血あるいは梗塞を起こした部位の大きさと場所を推定できる．

5. 治療法

狭心症の治療は，薬物療法と血行再建術に大別される．

薬物療法では，狭心症発作に対してニトログリセリン，予防薬として硝酸薬，Ca拮抗薬，β遮断薬，抗脂質異常症薬，および抗血小板薬（アスピリンなど）などが用いられる．これらによりコントロールできない場合，ならびに3枝病変（おもな3本の冠動脈に狭窄または閉塞が存在する）などの重症の虚血性心疾患には血行再建術が行われる．

A 血行再建術（revascularization procedure, revascularization surgery）

血行再建術として，経皮的冠動脈形成術（percutaneous coronary intervention；PCI）および冠動脈バイパス術（coronary artery bypassgraft：CABG）が行われる[15]．最近は，PCIの治療成績が著しく改善され，CABGとPCIの適応境界が明確でなくなっている．しかし，左主幹部狭窄や左室機能低下を伴う3枝病変はCABGの適応とされている[15]．筆者らの外来でも血行再建術後の高齢者は増加している．

B 経皮的冠動脈形成術（percutaneous coronary intervention；PCI）

冠動脈の狭窄部位をバルーンカテーテルにより機械的に広げる方法をいい，現在，広く行われている[16]（図25）．しかし，広げただけでは再狭窄のリスクがあるため，拡大した狭窄部をメッシュ状の金属支持物で内側から支える冠動脈ステント（coronary stent）が用いられる．最近では金属表面から内皮細胞の増殖を抑制する薬剤が持続的に放出される，薬剤溶出ステント（drug-eluting stent；DES）も用いられるようになった．

高齢者におけるPCI症例は多く，75歳以上が25％を，80歳以上が12％を占めると報告されている[17]．筆者らの外来においてもステント留置症例は多い．なお，ステント留置後は，抗血小板薬が一定期間投与される．

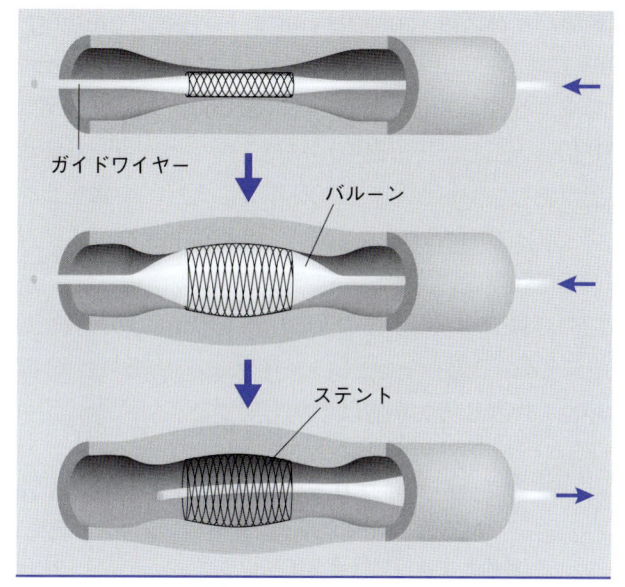

図25 PCIの実施手順
①狭窄部位にガイドワイヤーを挿入し，②狭窄部位でバルーンをステントとともに拡張させ，プラークを圧排する，③ステントを残し，バルーンをだけを引き抜く．

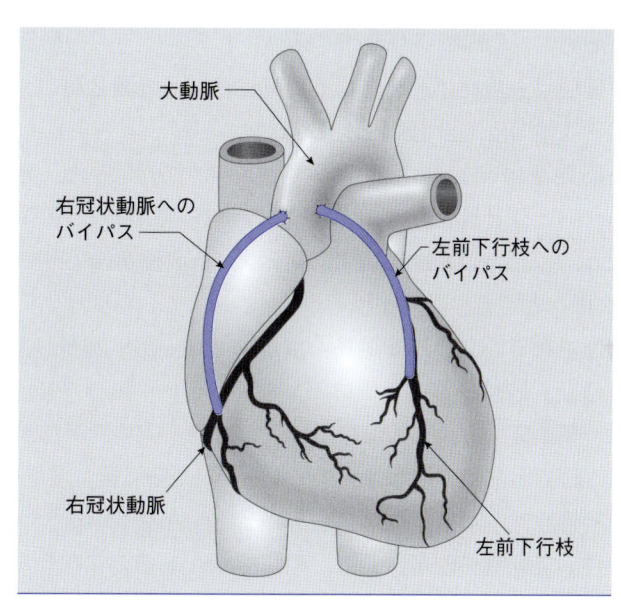

図26 冠状動脈バイパスの例

ⓒ冠動脈バイパス術（coronary artery bypass grafting；CABG）

　CABGは，狭窄（閉塞）より遠位の冠状動脈に，上行大動脈からのバイパスを作ることにより虚血を改善する手術をいう**（図26）**．1980年代以降，人工心肺を用いて，心臓を止めて行う人工心肺下冠動脈バイパス術（conventional coronary artery bypass；CCAB）が主流であった．しかし，2000年代に入り，心臓を止めないで行う心拍動下冠動脈バイパス術（off-pump coronary artery bypass；OPCAB）が，わが国では主流になっている（米国などではわが国に比較してはるかに少ない）．

　人口の高齢化や手術手技の進歩により，CABGの対象は高齢者でも適応が広がっており，2006年では70歳以上が50.1％を占めていた[18]．筆者らの高齢者歯科外来でもCABG後，特にOPCAB後の患者は増加している．

> **Note 16　ハイブリッド冠血行再建（hybrid coronary revascularization）**
> 　CABGとカテーテルインターベンションを統合させ，両者の利点を付与することを目的とする冠血行再建術をいう[15]．

心筋梗塞（myocardial infarction；MI）

1．心筋梗塞とは

　冠動脈の閉塞または高度の狭窄により血流が障害され，心筋の虚血状態が一定時間持続したために，心筋細胞が壊死に陥ったものをいう．冠動脈の閉塞は，冠動脈に存在する粥腫が破裂し，血栓が形成されるために生じる**（図27）**[19, 20]．わが国では急性心筋梗塞は増加する傾向にある**（図28，29）**．

　心筋梗塞は発症からの時間経過により分類され，発症後の数時間から7日までをacute，7～28日をhealing，それ以上をhealedと呼ぶ[21]．American College of Cardiology National Database Libraryは，心筋梗塞後7日～30日までをrecent myocardial infarctionと定義している[22]．

　治療されていない不安定狭心症は，その10～20％が急性心筋梗塞に進展するリスクがあるが，内科的治療を受けていれば，5～7％まで低下する[23]．急性心筋梗塞の約半数は，情動ストレス，過激な運動，外科的・内科的疾患が誘因となる．また，急性心筋梗塞は1日のうち，午前6時～10時頃までに多く発症する．この時間帯には交感神経緊張と血栓形成傾向が最も強くなるためと説明されている[21]．

　急性心筋梗塞の約半数には，前駆症状がある．すなわち，1～2か月前に新しい狭心症発作（不安定狭心症）が存在するといわれている[24]．また，発症後2時間以内の突然死が多く，発症6時間以内に再灌流療法が行えるか否かが，予後を大きく左右する．このため，再灌流療法が可能な施設にできるだけ早く搬送する必要がある．75歳以上の高齢者における死亡率は高く，梗塞後1か月で20％，1年で30％といわれている[21]．

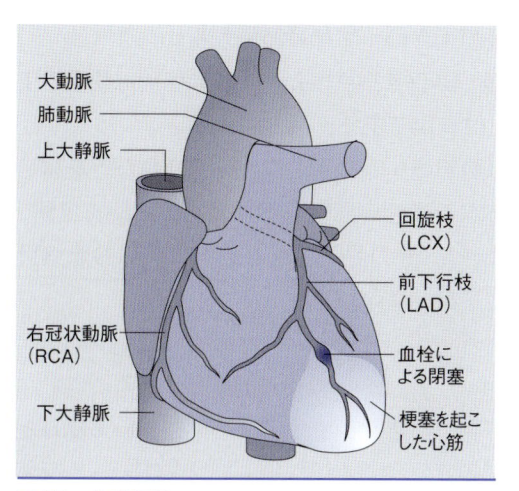

図27 心筋梗塞
冠動脈硬化は3枝に一様に起こるのではなく，左前下行枝が最も頻度が高い，また，器質的変化は近位端に強い傾向にある．

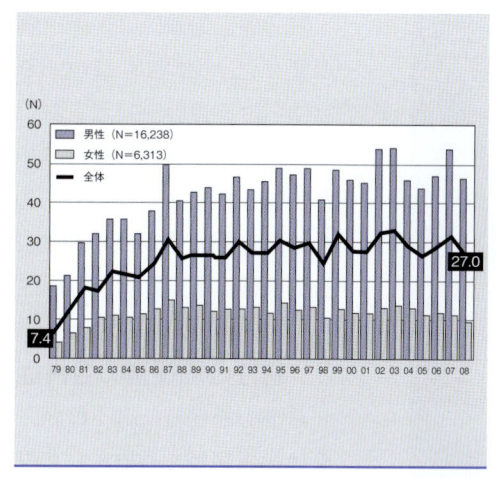

図28 年齢調整後の心筋梗塞の発生頻度（人口10万対・年）(Takii, et al., 2010.[25])
宮城県における前向き研究（1979～2008年）の結果である．この30年で急性心筋梗塞の頻度は7.4/10万人・年から27.0/10万人・年と上昇しているが，最近は一定の割合で安定している．男性は女性の3倍弱の発生頻度である．

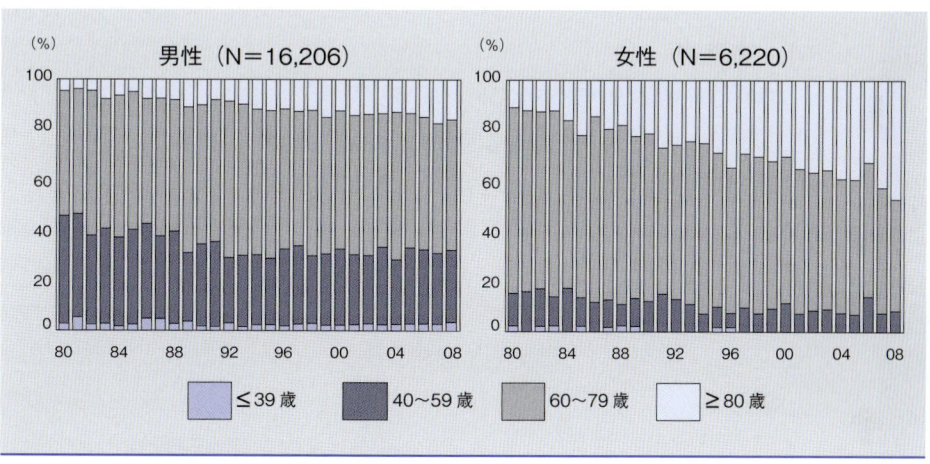

図29 急性心筋梗塞症例における年齢層の推移 (Takii, et al., 2010.[25])
宮城県における前向き研究（1979～2008年）の結果である．80歳以上の高齢者の割合が男女ともに増加している．特に女性で著しい．

2．急性心筋梗塞による胸部痛

　急性心筋梗塞では強烈な胸部痛を伴うことが多い．痛みは前胸部から心窩部にかけて現れ，ときには胸部全体に広がり，一般に30分以上持続する．患者は"やけ火箸を束にして押しつけられたような感じ"とか"巨大な岩が胸の上に乗っているような感じ"などと訴え，あらゆる胸痛のなかで最も強い．狭心痛と異なり，ニトログリセリンは一般に効果がなく（まったくないわけではない），モルヒネが有効であることが多い．

狭心痛との違いは，①疼痛強度が大きい，②持続時間が長い（通常30分以上），③ニトログリセリンが効かない，である．狭心症と急性心筋梗塞の鑑別は重要であり，胸痛の性状における違いを知っておくことは有用である．

一方，急性心筋梗塞のなかには胸部痛を認めず，突然の息切れなどを伴い発症する症例が少なからず存在する．このような無痛性の急性心筋梗塞は心筋梗塞全体の23%程度を占め，高齢者や糖尿病患者に多い[26]．その他の症状として，突然の意識喪失，錯乱，著しい衰弱，不整脈，突然の血圧低下などを伴う．

3. 急性心筋梗塞の合併症

急性心筋梗塞には不整脈，心不全，心原性ショック，心破裂，心室瘤などの生命予後に直接影響を与える重篤な合併症が多い．

不整脈は急性心筋梗塞の80〜90%に認められ[27]，心室細動や心室頻拍などの危険なものが多い．うっ血性心不全は急性心筋梗塞の20〜50%に発症する[28]．また，梗塞心筋が左室心筋全体の40%以上になると心原性ショックとなる[21]．心破裂は急性心筋梗塞による死亡原因として重要で，その15%程度を占める[27]．心室瘤は，心筋梗塞後に心室の一部が局所的に突出した状態をいい，塞栓症の原因となる場合がある．

4. 検査法

急性心筋梗塞の検査法として，心電図検査，心エコー検査，および血清心筋逸脱酵素活性測定などがある．心電図は急性心筋梗塞後の経過時間により，ST上昇，冠性T波，異常Q波などの特徴的な波形を示す．筆者らの外来でも，比較的最近の心筋梗塞を疑う所見を示す患者は少なくない．また，異常Q波のみの陳旧性心筋梗塞は多くの高齢歯科患者で認められる．

心筋障害を反映する心筋バイオマーカーとして，クレアチンフォスフォキナーゼ（CK），CK-MB，H-FABP（心臓型脂肪酸結合タンパク），トロポニンT，トロポニンIなどが用いられる．

5. 急性期の治療

急性心筋梗塞の予後は，致命的不整脈の発生とポンプ機能不全に左右されるが，なかでも心室細動は重要である．心室細動による死亡の多くは24時間以内であり，その半数以上は1時間以内といわれている[21]．

治療の中心となるのは再灌流療法（reperfusion）である．再灌流療法は早期に実施するほど効果があり（**図30**），急性心筋梗塞を疑った時点ですみやかに循環器専門医に搬送する．

再灌流療法には，血栓溶解療法，primary PCI（直接的経皮的冠動脈インターベンション，p.90参照），およびその併用療法があるが，現在ではprimary PCIが主流である．血栓溶解療法は冠動脈内腔に生じた血栓を溶解し，血流を再開させることを目的とした治療法で

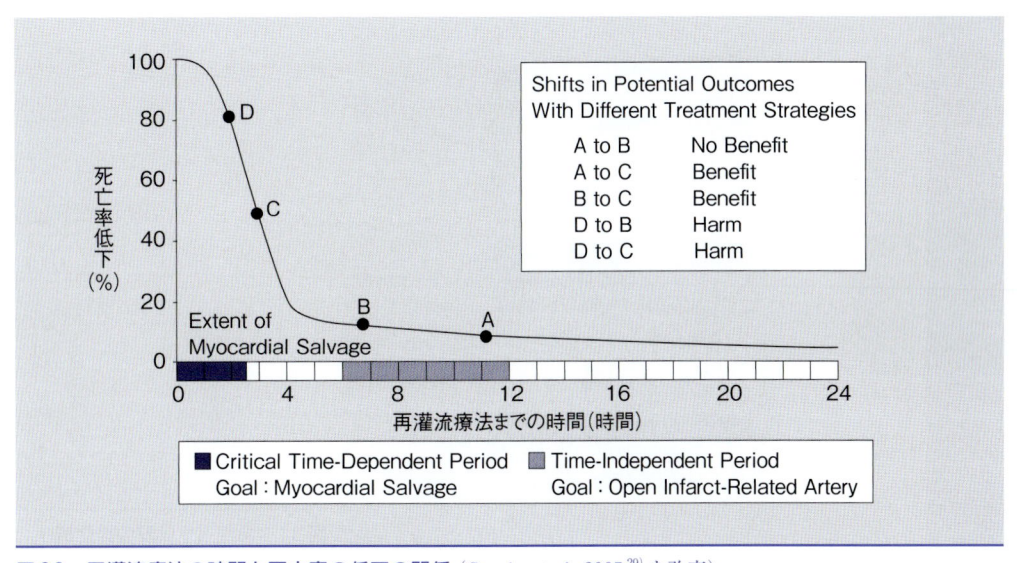

図30 再灌流療法の時間と死亡率の低下の関係 (Gersh, et al., 2005.[29] を改変)
STEMI発症後4時間を過ぎると再灌流療法を行っても，死亡率低下は小さくなる．早期の再灌流療法が必要であることがわかる．

ある．おもにプラスミノーゲンアクチベータ（tPA）が用いられる．

6. 高齢者の心筋梗塞

加齢により心筋梗塞は増え，特に女性で増加する．重篤な多枝病変が増え，死亡率も高く，予後不良であることが多い．高齢者（75歳以上）の急性心筋梗塞による死亡率は，発症後1か月で約20％，1年で約30％といわれている[21]．

急性心筋梗塞による入院中の合併症には，心原性ショック，心不全および不整脈などが多い．急性心筋梗塞の特徴である激烈な胸部痛を示す患者は加齢とともに減少し，かわりに心不全症状，消化器症状，意識障害などを訴えるようになる．50歳代以下では75％が典型的な胸部痛を示すが，70歳代では26％，80歳代では9％と著しく減少する[30]．このため治療開始が遅れる傾向にある．

急性冠症候群（acute coronary syndrome；ACS）

これまで，虚血性心疾患として狭心症と心筋梗塞について別々に解説してきた．しかし，これらのうち急性心筋梗塞と不安定狭心症は，実は同様の病態生理学的機序を背景として発症することがわかってきた．そこで，これらを同じ症候群として急性冠症候群（ACS）と呼ぶようになった．ACSは死亡率の高い危険な症候群であるため，救急蘇生に関するガイドライン[31]でも重要な位置を占めている．

ACSの病理生理学的機序は，動脈硬化により生じた冠動脈の粥腫（プラーク）（**図31**

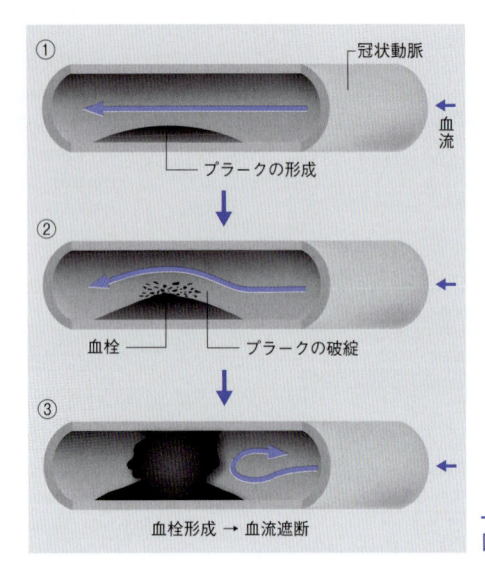

図31　急性冠症候群の発症機序(本文参照)

の①)が破綻・崩壊し(図31の②),それに伴って発生した血栓により,冠動脈の著しい狭窄や閉塞が発生し(図31の③),これにより急性に心筋が虚血状態になる,というものである.

前述したように,ACSは急性心筋梗塞と不安定狭心症を含むが,前者はさらに,ST上昇型と非ST上昇型に分けられる.すなわち,ACSは,①ST上昇型急性心筋梗塞(ST-elevation myocardial infarction;STEMI),②非ST上昇型急性心筋梗塞(non-ST-elevation myocardial infarction;NSTEMI),および③不安定狭心症(unstable angina pectoris;UA)に分けられる.

これらの鑑別は,死亡率の違いなどの臨床重要性の点からも,また,その後の対応の違いからも重要である.12誘導心電図はこの鑑別において中心的な役割をはたす.また,心筋バイオマーカーの上昇の有無も重要である.

STEMIは,冠動脈壁に存在するプラークが破綻し,血栓が形成されることにより冠動脈に閉塞が生じ,心筋壊死となる病態をいう**(図32)**.UAあるいはNSTEMIは胸部不快感あるいは狭心痛が存在し,心電図上ではST上昇はなく,逆にSTが低下あるいはprominent T-wave inversion(突出した陰性T波)が認められ,それにトロポニンなどの心筋バイオマーカーの心筋壊死による上昇が確認されたものと定義されている[32].

ACSは心臓突然死を引き起こす致命的な不整脈の原因として最も多い[33].また,ACSは高齢者における死因に占める割合が高く,米国では65歳以上の死因の35%を占めると報告されている(2004年)[2].STEMI患者のおよそ1/3は発症後24時間以内に死亡し,UAあるいはNSTEMI患者の死亡率はSTEMIに比べれば低いが,それでも診断から30日以内に約15%が死亡するか,再梗塞を経験するといわれている[34].

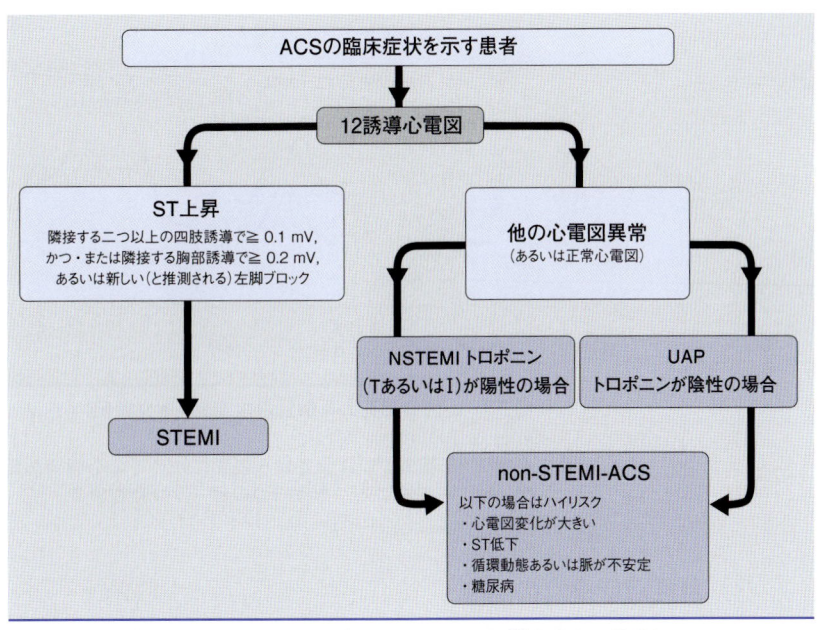

図32 急性冠症候群（ACS）の定義 (Nolan, et al., 2010.[33]) をもとに作成

STEMI：12誘導心電図で ST 上昇を伴う急性心筋梗塞，NSTEMI：ST 上昇を伴わない急性心筋梗塞，UAP：不安定狭心症

1. ACS を疑う症状

　ACS を疑う症状が認められたら，できるだけ早く救急医療機関を受診させる必要がある．

　ACS を疑う症状は，呼吸困難，発汗，嘔気あるいは嘔吐，失神などを伴う，放散する胸部痛である．ACS の胸部痛は重苦しい，圧迫される，締めつけられる，息がつまる，焼けるなどと表現される．刺されるような痛み，あるいはチクチクするような感覚はACS による胸痛ではない．胸痛の部位は前胸部，胸骨後部が多く，下顎，頸部，左肩，両肩，左腕，心窩部などに放散する．持続時間は数分程度が多く，30分以上持続する場合は重症の ACS を考える．持続が短く，20秒以下の場合は ACS による胸痛ではない．一方，高齢者，女性，糖尿病患者では，非典型的な症状を示すこともあるため，胸痛以外の症状にも注意が必要である[33]．ACS 疑いのある患者を，安全に帰宅させてよいか，という判断は難しい．病歴，理学的試験，心筋バイオマーカー，心電図診断およびリスクスコアなどの情報は，ACS 疑いの患者を早期に，かつ安全に帰宅可能かどうかを判断する情報としては十分ではないといわれている[33]．特に高齢者では的確な判断は困難であるという．心電図が正常，あるいは ST, T 波の有意な変化を示さない急性冠症候群疑いの患者は，低 - 中リスクの ACS として胸痛観察室（chest pain observation units；CPUs）などへの入院が勧められている[31, 33]．

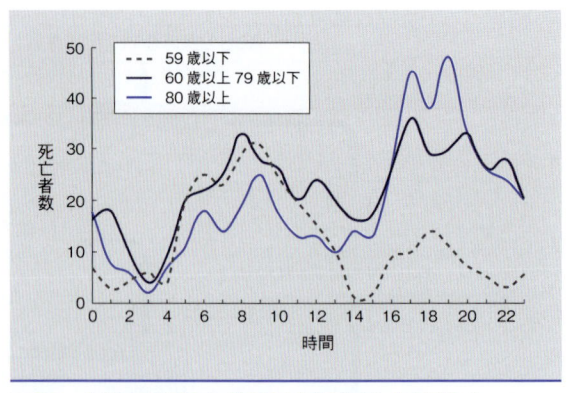

図33　心臓突然死の年齢別日内変動（本文参照）（Tsukuda, et al., 2010.[42]）
高齢者（赤実線）では夕方から夜間にかけての心臓突然死が多いが，午前中にも，もう一つのピークが存在する．

3. 急性冠症候群の治療

　STEMIに対しては，発症から12時間以内に，再灌流療法として血栓溶解療法，primary PCI，あるいはその併用，を行うことが強く勧められている（Class I）．再灌流療法の開始はACS発症からの時間が短いほど有効である（図30）．

　ACSの症状を改善する目的で用いる薬剤として，ニトログリセリン，モルヒネ，酸素などが用いられる．ニトログリセリンは，冠状動脈と静脈容量血管を拡張させ，末梢動脈に対してもある程度の拡張をもたらし，胸痛ならびに血行動態を改善するという点で有効である（Class IIa）[33]．NSAIDsは血栓形成を促進し，血栓性疾患のリスクを上昇させるため使用すべきではない[35]．

　酸素は，呼吸困難，低酸素血症，あるいは心不全やショックの徴候があるときには投与しなければならない（Class I）．しかし，低酸素状態でなければ投与する必要はない．合併症のない心筋梗塞患者に高流量で酸素を投与すると，梗塞巣を拡大し，死亡リスクを上昇させる可能性があるといわれている[36, 37]．このため酸素飽和度をモニタリングし（Class IIa），94％未満であれば4L/分で酸素投与を開始し，その後，94〜98％を維持するように流量を調整することが勧められている[31, 38]．

心臓突然死（cardiac sudden death）

1. 心臓突然死とは

　突然死とは「急性症状が発症した後，1時間以内に突然意識喪失を来たす心臓に起因する内因死」と定義される．わが国では年間5〜6万人が心臓突然死となり，年々増加している[39]．

　様々な病的器質あるいは遺伝的素因が原因となる．高齢者の心臓突然死における原因として最も多いのが，虚血性心疾患である．若年者も含めたその他の原因としては，拡張型

あるいは肥大型心筋症，Burugada症候群，QT延長症候群がある．これらの直接的な心臓突然死の原因は心室細動で約8割を占める．残りの2割は徐脈性不整脈である[40]．12誘導心電図でQT延長を呈する人は1,200人に1人，Burugada様（類似）所見を呈する人は1,000人に1.5人程度といわれている[40]．

2. 心臓突然死のリスクファクターと先行する疾患

冠動脈心疾患における突然死の一般的なリスクファクターには，高齢，男性，失神の既往，心臓突然死の家族歴などがある．

一方，心臓突然死に先行する疾患として，不整脈，心原性失神，心不全，虚血性心疾患，肥大型心筋症，心肥大の関連疾患，拡張型心筋症，不整脈原性右室心筋症，その他の心筋異常，Brugada症候群，QT延長症候群，WPW症候群，カテコールアミン誘発性多源性心室頻拍，その他の不整脈，心臓弁膜症があげられている[41]．

不整脈としては，心停止蘇生例，持続性心室頻拍，器質的心疾患を伴う心室性期外収縮，同様の非持続性心室頻拍，ペースメーカーの適応となるような徐脈性不整脈がある．心不全ではNYHA分類が高いほど死亡率が上昇する．虚血性心疾患では，心筋梗塞急性期，心筋梗塞後，異型狭心症があげられている．肥大型心筋症のわが国における年間死亡率は1～2％で，その過半数が突然死である[43]．

3. 心臓突然死の周期性

心臓突然死の発生には，周期性があることが知られている．

日内変動では心臓突然死の発生率は午前6時から10時と，午後5時～9時の二つのピークがある（**図33**）[42]．早朝の歯科治療は安全とはいえないことがわかる．さらに，年齢別でみると，59歳以下は午前9時から10時をピークとし，夕方の発生頻度は低いのに対し，高齢者（80歳以上）は午前にもピークがあるが午後7時～8時のピークのほうが高い[42]．比較的若い患者では午前中が，高齢者では午前中と夕方の両方の時間帯に注意が必要である．

年内変動では気温が高い季節は心臓突然死は少なく，気温の低い季節，特に1月，2月は頻度が高い[44]．心臓突然死のリスクが高い高齢者は，寒い季節は避けて，暖かい季節に治療を行うのが望ましい．週内変動では，土曜から月曜にかけてが多いといわれている[45]．

4. 心臓突然死の予防

心臓突然死の臨床において最も重要なことは，いうまでもなく予防である．その手段として最も多く使用されているのがICD（p.181）である．心室性頻拍・細動や心原性失神，あるいは，急性心筋梗塞後，肥大型心筋症，不整脈原性右室心筋症，Burugada症候群，先天性QT延長症候群などに用いられている．そのほかに，抗不整脈薬であるアミオダロンも，広く用いられている．さらに，カテーテルアブレーション（WPW症候群などに対

して), β遮断薬やACE阻害薬なども用いられる[41]．これらのデバイスや薬剤が，植込み，あるいは処方されている高齢歯科患者も徐々に増えている．病歴で上記治療が確認された患者では，背景に心臓突然死のリスクがあることを知っておく必要がある．

歯科治療におけるリスクマネジメント

虚血性心疾患患者のリスクマネジメントのポイントは，治療中の新たなACS発症の予防である．

1. 歯科治療を行うか否かの決定

虚血性心疾患患者の治療前のリスク評価は，図に示す二つのStepで考える[*3]（**図34**）．

A Step 1

緊急の歯科治療が必要な場合は，心電図を含むモニタリング下に，最小限の処置を短時間で終了させる．疼痛があれば，その緩和に重点を置く．

B Step 2

緊急の治療が必要でない場合は，まず，病歴聴取，理学的検査（可能なら12誘導心電図），薬剤情報ならびに担当医師へのコンサルテーションから得られた医療情報をもとに，**表4**および**表5**を参考に，Active Cardiac Conditionの有無を明らかにする．すなわち，不安定狭心症，重症狭心症（CCSクラスⅢ，Ⅳ）あるいは，急性心筋梗塞後2か月以内であるかどうかを確認する．また，虚血性心疾患以外の，代償されていない心不全，重症の不整脈，重症の心臓弁膜疾患についても評価する．

もし，Active Cardiac Conditionが認められれば，専門の歯科医療機関へ依頼する．Active Cardiac Conditionがなければ，リスクマネジメント下に歯科治療を行う．

[*3] このアルゴリズムはACCF/AHAによる非心臓手術における周術期の心血管系機能の評価と管理に関するガイドライン[46]の一部を改変したものである．

> **Note 17　心筋梗塞後の歯科治療は何か月を目安とすべきか**
>
> これまで，心筋梗塞後6か月以内は，観血的歯科処置は避けるべきであるといわれてきた．しかし，再灌流療法の進歩により，心筋梗塞後6か月以内の死亡率や再梗塞は減少している．このため，心筋梗塞後2か月はリスクが高いが，それ以降は，個々の患者の運動耐容能や心筋虚血状態を評価して，経過時間だけでなく，患者毎のリスクを決定すべきであるといわれている[46]．

2. 歯科治療におけるリスクマネジメント

新たなACS発生の確率を低下させることが最も重要である．そのためには疼痛，緊張，不安などのストレスをできるだけ小さくする必要がある．

情報が不十分な場合は担当医師に医療情報の提示を求める．歯科治療で禁忌となる処置

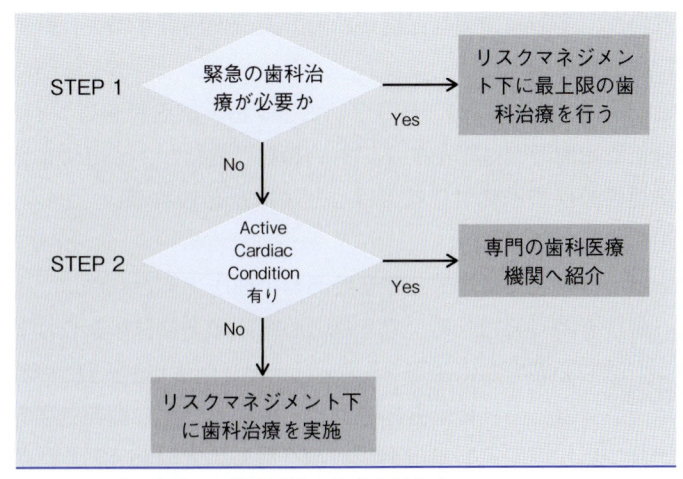

図34 歯科治療前の心機能評価と治療方針決定

表4 Active Cadiac Condition (Fleisher, et al., 2009.[46])

Conditions	例
Unstable coronary syndrome	・不安定狭心症，重症狭心症 ・最近の心筋梗塞
Decompensated heart failure	・NYHA 分類でクラスIV ・重症化傾向の心不全 ・新たな心不全
Significant arrhythmia	・高度房室ブロック ・Mobitz II 型房室ブロック ・3度房室ブロック ・症状のある心室頻拍 ・安静時心拍数＞100bpm の上室性頻拍（心房細動を含む） ・症状のある徐脈 ・新たに判明した心室頻拍
Severe valvular disease	・重症大動脈弁狭窄（平均圧較差＞40mmHg，大動脈弁口面積＜1.0cm^2，症状があるもの） ・症状のある僧帽弁狭窄（労作時の進行性呼吸困難，労作時の失神前症，心不全）

※重症狭心症は下表の CCS クラスIIIあるいはIVである．
※The American College of Cardiology National Database Library によれば，最近の心筋梗塞は急性心筋梗塞後7〜30日と定義されている．

表5 CCS (Canadian Cardiovascular Society) 分類 (L.C. Letter, 1976.[47])
狭心症患者の日常生活における活動制限の程度による分類

クラスI	狭心症は日常の身体活動では起こらず，激しい，または急激な，長時間の活動などに際して起こる．
クラスII	日常の身体活動に軽度な制限がある．急いで歩く，階段や坂道を上った時，食後，寒冷時，強風，精神的ストレス，起床後2〜3時間以内の歩行などで，狭心症が起こる．
クラスIII	日常の身体活動に著明な制限がある．1〜2ブロックの歩行や一階の階段上昇で狭心症が起こる．
クラスIV	いかなる身体活動にも胸部不快感が起こる．安静時にも狭心症が起こることがある．

はないが，多数歯抜歯などは局所麻酔薬の使用量が増え，ストレスも大きくなるため，慎重に適応を決定する．

歯科治療の際には，ニトログリセリン舌下錠を持参させるか，歯科医院側で用意する．これまで治療時間は午前がよいといわれてきたが，心筋虚血発作は午前に多いため，重篤な虚血性心疾患患者は午後のほうがよいかもしれない（p.17参照）．治療時間はできるだけ短くする．

治療中は疼痛対策が最も重要である．血圧上昇と頻脈は，心筋酸素需要を増大させるため，避けるよう努力する．できれば心電図のモニタリングが望ましい．モニタリングのポイントは，心筋虚血によるST変化（上昇，低下）と不整脈（特に心室性）である．

局所麻酔は交感神経緊張を避けるために，確実な鎮痛効果を得られるようにする．アドレナリン添加局所麻酔薬は適応を選べば禁忌とはいえない．ただし，不整脈（中等リスク以上，p.110参照）を合併する高齢者では，アドレナリンを含有しない局所麻酔薬の選択が望ましい（p.30参照）．虚血心筋は重篤な心室性不整脈発生の基盤となりうるため，不整脈の既往がなくても，その可能性があることを意識してリスクマネジメントを行う．

ストレス低減を目的として，診療室に静かな音楽を低く流すのもよい．患者との信頼関係も重要である．治療後は必要に応じて鎮痛剤投与などの疼痛管理に配慮する．

3. 不安定狭心症および2カ月以内の心筋梗塞の患者に継続的な歯科治療を行う場合

担当医師にコンサルテーションを行い，十分な医療情報を得る．そのうえで，虚血性心疾患以外の合併疾患をも考慮したリスクマネジメントを行う．

歯科治療計画は短期間で終了できるよう組み立てる．局所麻酔薬にはアドレナリンを含まないものが望ましいが，鎮痛効果の点からアドレナリン含有の局所麻酔薬を選択したほうがよい場合もある．リスクベネフィットを考慮したうえで決定する．アドレナリン含有の局所麻酔薬は，必要な鎮痛効果が得られる量を使用する（十分な鎮痛効果が得られることが重要である）．

静脈内鎮静法は症例を選べば，よい適応である．治療中の心電図モニタリングは必須である．ニトログリセリン，アスピリン，酸素投与，静脈ラインの確保，AEDなどを準備する．これらを必要時に適切に使用できるようにガイドラインに精通しておく．

歯科処置は最短時間でできるだけ低侵襲とする．ACSを疑わせる状況になった場合は，可能ならAHAのガイドライン2010におけるACSアルゴリズムの12誘導心電図診断による第一段階のトリアージまでを的確に行い，できるだけ早く，循環器内科専門医，あるいは救命救急外来医師に引き継いでもらう．そのためのシステム作りが必要である．

4. PCI後の注意点

PCIおよびステント留置が行われていても，再狭窄や再梗塞の可能性は残されている．

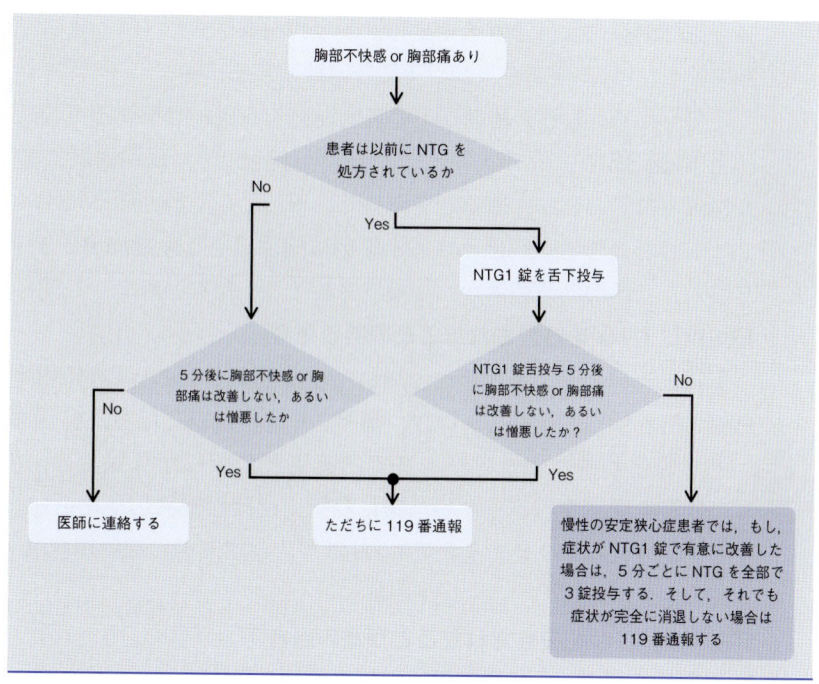

図35 胸部不快感あるいは胸部痛を自覚した患者用のニトログリセリンと救急システムへの依頼に関するインストラクション
※ AHA による,"胸部不快感あるいは胸部痛を自覚した患者用のニトログリセリンと救急システムへの依頼に関するインストラクション Patient (Advance) Instructions for NTG Use and EMS Contact in the Setting of Non-Trauma-Related Chest Discomfort/Pain.[32]" をもとに作成.
NTG：nitroglycerin

　PCI 後には一定期間,血小板凝集抑制剤が投与されるため,局所止血に一定の注意が必要である. 特に DES は推奨投与期間が1年と長い.
　感染性心内膜炎の予防について,AHA はそのガイドライン (1997) で,CABG 後は必要ないと述べているが,PCI については言及していない. ステント留置後6か月間は予防的抗菌薬投与が必要という意見[48]がある一方で,ステントは2〜4週で血管内皮細胞で覆われるため,その後の投与は必要ないともいわれている[49].

5. 冠状動脈バイパス後の患者における注意点
　PCI 後と同様に CABG 後であっても,ACS のリスクがゼロになるわけではない. 術後にアスピリンの処方が勧められているため,出血には一定の注意が必要である (p.40参照).

6. 治療前・中・後に発生した胸部不快感あるいは胸痛への対応
　ストレス等による血圧および心拍数の上昇は,心筋酸素需要を増大させ,心筋虚血のリ

スクを高める．歯科処置を中止し，トリガーを除去し（例：疼痛に対して追加的な局所麻酔薬投与など），モニタリング下に経過観察する．

そのうえで，もし，患者が，心筋虚血発作を疑わせる胸部不快感あるいは胸痛を訴えた場合は，**図35**のアルゴリズムに従って対応する（注；歯科医院にニトログリセリン（NTG）が常備されているか，患者が持参していることを前提とする）．

すなわち，患者が胸部不快感あるいは胸部痛を訴えた場合，まず，①以前にNTGを投与されたことのある患者か，②投与されたことがない患者かを明らかにする．

A 以前にNTGを処方されたことのある患者

胸痛あるいは胸部不快感を自覚した場合，NTG1錠をすぐに舌下投与する．もし，5分経過しても胸痛が改善しないか，増悪した場合は，ただちに119番通報する．

もし患者が慢性の安定狭心症であることが明らかな場合は，胸痛を自覚した時点でNTG1錠を舌下投与する．投与後に有意に症状が改善した場合は，さらにNTGを3錠まで5分おきに投与する．それでも，症状が完全に消退しない場合は119番通報する（Level of Evidence：C）[32]．

B 以前にNTGを投与されたことがない患者

胸部不快感あるいは胸部痛を自覚した後，5分経過しても改善しない，あるいは増悪する場合は，ただちに119番通報する．もし，症状を自覚したが5分以内に消退した場合は，後日，循環器内科を受診してもらい，エピソードを報告し，専門家による治療が必要かどうかを診断してもらう（以前にNTGを投与されたことが無い患者で，初めて胸部不快感を自覚した場合は，NTG投与の必要はない）．

C 著しい胸痛に，呼吸困難，めまい，意識消失，吐き気，嘔吐，冷汗を伴うとき

急性心筋梗塞を疑い119番通報する．心窩部より上部の体幹に，30分以上持続する胸痛が認められた場合は，急性心筋梗塞として対処する必要がある．NTGは，不完全ではあるが，急性心筋梗塞においても鎮痛効果を示す場合があり，死亡率も改善すると報告されている．もし，心停止が認められた場合は，ただちにBLSを行い，AEDを手配し，119番通報する．

不整脈 (arrhythmia)

不整脈とは

　不整脈とは，心臓の拍動数（心拍数）とリズムが正常の範囲から外れたものをいう．比較的安全なものから，短時間で死をもたらすきわめて危険なものまでさまざまなものがある．高齢者は不整脈を合併する頻度が高いが，その多くは比較的安全なものである．

　正常な心臓は，洞房結節から始まる脱分極が，房室結節，ヒス束，左右の脚，プルキンエ線維，固有心筋の順序で伝わることで，心房・心室が適切な時間差を持って合目的的に収縮している（図36）．しかし，心筋の器質的異常（心筋虚血による心筋障害など），機能的異常（自律神経緊張など）により，刺激伝導系あるいは固有心筋にさまざまな電気生理学的異常が生じると，リズムの不整が発生し不整脈となる．頻脈性不整脈の発生機序には，①自動能異常，②トリガードアクティビティ，③リエントリーが考えられている（図37，38）．

　一方，不整脈発生には自律神経の関与が大きい．交感神経緊張では心房頻拍，発作性上室性頻拍などの頻度が高くなり，副交感神経緊張では洞機能不全症候群，房室ブロック，発作性心房細動などが発生しやすくなる．歯科治療に伴う不安，緊張，疼痛，あるいは局所麻酔薬中のアドレナリンなどが歯科治療中の不整脈発生（図39）に影響しうるため，十分な注意が必要である．

> **Note 18 自動能亢進 (enhanced automaticity)**
> 　自動能とは自ら刺激を作る能力をいうが，もし洞結節よりも下位の刺激伝導系において自動能が亢進すると期外収縮を生じる．副収縮（parasystole）がその典型例である．

> **Note 19 撃発活動 (triggered activity)**
> 　異常自動能の一つをいい，外部からの刺激に反応して自動興奮が起きるものをいう．

1. 注意すべき不整脈

　治療の対象となる不整脈は，①致死的なもの，②致死的不整脈に移行しやすいもの，③血行動態に障害をもたらすもの，④胸痛や胸部不快感などにより日常生活に支障をきたすもの，である．一方，治療を必要としないのは基礎心疾患がなく，自覚症状のないものである．

　一般に内科的治療の対象となる不整脈は，歯科治療でも注意すべきものと考えたほうがよい．不整脈がわからなくても抗不整脈薬が投与されていれば，一定以上のリスクがあると考える．p.110の表6には不整脈名が明らかな場合に用いるリスク分類を掲げた．不

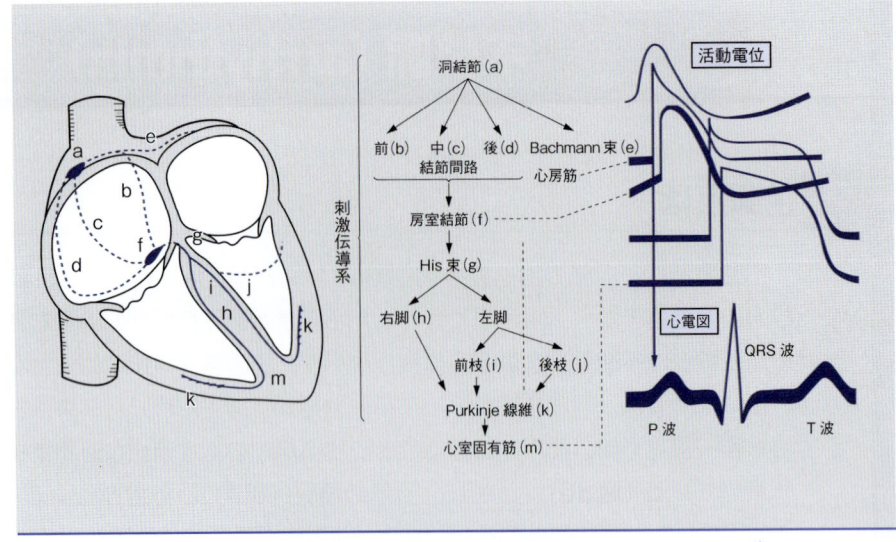

図36 刺激伝導系，心筋細胞活動電位，体表面心電図の関係（高久ほか編，2009.[1]）

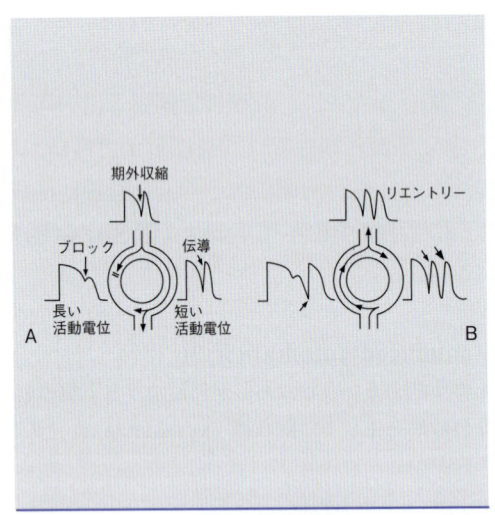

図37 リエントリーの開始とその維持（Grant, 2007.[2]）
リエントリーとは心臓のある部位に発生した興奮波が他の部位を伝導した後，再びもとの部位に戻ってその部位を再度興奮させる現象をいう．興奮波が旋回し続けると連発性期外収縮や発作性頻拍症となる．図はリエントリーが開始し，維持される機序を示す．A：不応期にある組織では，期外収縮によるインパルスがブロックされるが，不応期を脱した他の組織ではブロックされない．このため，インパルスは後者の組織を順行性に進む．B：先にブロックされた組織はすでに不応期を脱し脱分極可能となっているため，インパルスは同組織を逆行性に進む．そして，最初に期外収縮を起こした組織を脱分極させ，さらにAと同じ経路でインパルスが旋回を開始し，リエントリーが成立する．

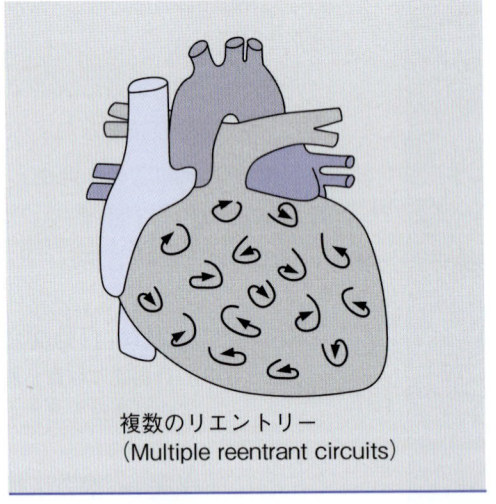

図38 心室細動におけるMultiple reentrant circuits（Keating, 2001.[3]）
リエントリー回路が固有心筋に無数に発生し，心臓突然死の原因となる心室細動を引き起こす．

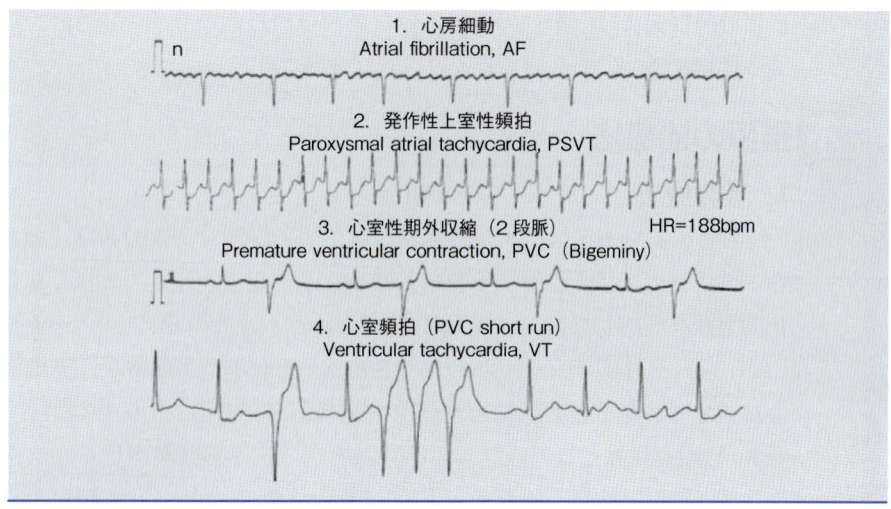

図39　高齢者歯科治療で発生した不整脈例（自験例）（大渡，2010.[4]）

1. 心房細動
   心房細動は高齢者に特に多い不整脈である．そのほとんどは血栓症予防のためのワルファリンを服用している．
2. 発作性上室性頻拍（図の例では心拍数＝188bpm）
   高齢者の歯科治療で発生しうる発作性頻脈性不整脈の代表である．その停止に迷走神経緊張手技や抗不整脈薬を用いる．
3. 心室性期外収縮（2段脈）
   心室性期外収縮は比較的多い．正常心拍と期外収縮のペアが繰り返されるものを2段脈という．
4. 心室頻拍（PVC short run）
   心室性期外収縮が3連続以上の場合，short run あるいは心室頻拍と呼ぶ．

整脈は同一の診断名でも病態によりリスクに幅があるが，一応の目安として用いることができる．一方，非薬物療法後の患者，たとえばカテーテルアブレーション後のWPW症候群などでは，焼灼が十分でなく根治されていない場合もある[5]．したがって，非薬物療法後の不整脈患者では，その治療により不整脈が完全に消退したのか，あるいは不完全だったのかを確認する必要がある．その一つの目安になるのが抗不整脈薬の投与である．たとえば発作性心房細動のカテーテルアブレーション後に，塩酸ベラパミルがなお持続的に投与されている患者では，発作性心房細動のリスクは残っていると考える．

高齢者の不整脈

加齢により不整脈頻度は上昇する．なかでも心房性不整脈と伝導障害は直線的に増加する．そのおもな原因として，心肺系疾患の増加，心筋細胞および刺激伝導系の退行性変性などがある．

筆者らの調査（高齢歯科患者の12誘導心電図）[6]では，全体の37.2％に不整脈が認められた．また，Reardonらによる24時間心電図による報告では，65歳以上の90％以

上に心房性および心室性の期外収縮が認められたという[7]．高齢者ではペースメーカー植込み患者が多いのも特徴である．

不整脈の治療法

1. 薬物療法

不整脈の薬物療法は，大規模臨床試験によるエビデンスの蓄積，非薬物療法の飛躍的進歩，発生メカニズムに関する研究の進歩などを背景として，大きく変化している．この変化の重要な契機となったのがCAST (Cardiac Arrhythmia Suppression Trial)[8,9] である．CASTは，それまで広く用いられてきたNaチャネル遮断薬が，実は不整脈死や突然死を増加させていたことを示した重要な大規模研究である．その後は，従来のVaughan Williams分類を基盤として経験的に行われてきた抗不整脈薬選択ではなく，より論理的で病態生理学的な抗不整脈薬療法を目指したSicilian Gambitがその中心となっている．

> **Note 20 Vaughan Williams分類（ヴォーン・ウィリアムス分類）**
>
> 抗不整脈薬の古典的分類で（1970年代），作用によりⅠ～Ⅳ群に分類する．Ⅰ群はNaチャネル遮断をおもな作用機序とする薬剤で，さらにIa, Ib, Icに分類される．我々になじみ深いリドカインはIbに含まれる．Ⅱ群はβ受容体遮断を，Ⅲ群は活動電位の持続時間延長を，Ⅳ群はCaチャネル遮断をそれぞれおもな作用機序とする．ガイドライン2010で用いられるアミオダロンはⅢ群に分類される．問題点は，群の分類基準に整合性がない，複数の作用を持つ薬剤を適切に分類できないなどである．

> **Note 21 Sicilian Gambit（シシリアン・ガンビット）**
>
> 第1回会議がイタリアのシシリー島で開かれたことから名付けられた．Gambitはチェスの一手Queen's Gambitからとったものである．わが国からも第3回会議（1996年）に平岡昌和らが委員として参加している[10]．Sicilian Gambitは，スプレッドシート方式で，行に抗不整脈薬名を，列に各抗不整脈薬が有するチャネルや受容体への作用を列挙している．このスプレッドシートにより，各抗不整脈薬のチャネル，受容体，ポンプへの作用，臨床効果，心電図所見などを一覧として確認できる．

2. 非薬物療法

A 外科手術

1968年頃に開発されたWPW症候群に対する副伝導路切断術に始まり，心室頻拍，房室結節リエントリー性頻拍，心房粗動，心房細動に対するMAZE手術等が開発されている．現在はカテーテルアブレーション等の進歩により，MAZE手術と心室頻拍手術以外は，その不成功例や他の心臓手術を同時に行う場合等に限られている．

B カテーテルアブレーション (catheter ablation)（図40）

経静脈的あるいは経動脈的に挿入したカテーテル電極を介して，不整脈の発生部位や頻脈の原因となっている副伝導路等を同定し，高周波通電により焼灼することによる頻脈性

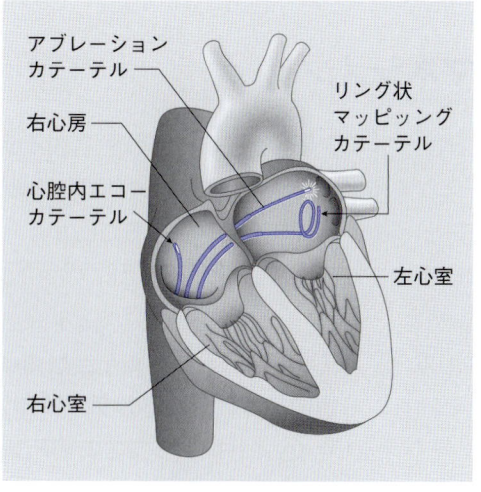

図40 カテーテルアブレーション(Wazni, et al., 2011.[11])

カテーテル先端から50〜60℃の熱を発生させ，肺静脈が左心房心に開口する部位で組織を焼灼し，電気的に肺静脈を隔離する．心房細動の発生起源の90%以上が肺静脈内の心筋から発生するためである．

不整脈の根治的な治療法である．3Dマッピングシステムなどの飛躍的な進歩により，治療成果は著しく上昇している．

対象となる不整脈は，WPW症候群，AVNRT（房室結節リエントリー性頻拍），心房頻拍，心房粗動，心房細動，心室頻拍など，頻脈性不整脈のほぼすべてである．リエントリーを機序とするによる頻脈性不整脈に対しては，興奮旋回路中の必須伝導路を同定し焼灼を行う．自動能による頻脈性不整脈に対しては，そのフォーカスを同定し焼灼する[12]．高齢歯科患者においても，カテーテルアブレーション後の患者は増えている．

> **Note 22 3Dマッピングシステム**
>
> 心腔内壁における3次元の解剖学的・電気的情報（脱分極とその伝播）およびカテーテル位置を，リアルタイムにディスプレイ上にマッピングできるシステムである．本システム以前は透視による2次元情報しかなく，不整脈によってはカテーテルアブレーションの成績も低かった．しかし，本方法により，情報の精度・量が格段に上昇し，治療成績も向上した．わが国ではCARTO（Biosense Webster社）およびEnSite（St. Jude Medical社）が用いられる．前者は心腔壁にカテーテルを接触させて情報を得るcontact mappingであり，後者のArrayモードは心腔壁に接触させずに3次元情報を得るnon-contact mappingが特徴である．それぞれ長所短所がある．

C 植込み型デバイス

心臓ペースメーカ，植込み型除細動器（ICD），③心臓再同期療法（CRT-D，CRT-P）等がある（p.177参照）．

歯科治療におけるリスクマネジメント

　不整脈名が明らかであれば**表6**からリスクを判断する．不整脈名が不明な場合は抗不整脈薬投与の有無からおよそのリスクを推定する．一般に抗不整脈薬が投与されていれば，リスクは比較的高いと考える．もし，著しい脈の不整を認めるにもかかわらず医師の診断がない場合は，循環器内科受診を優先させる．リスクが明らかになったあとに再評価し，歯科処置を開始する．

　リスクマネジメントのポイントは，①治療当日は抗不整脈薬を含む循環器系薬剤を内服してもらう，②モニタリング（できれば心電図，なければパルスオキシメータ）を行う，③ストレス（不安，緊張，疼痛）を与えない，④アドレナリン含有局所麻酔薬の使用は慎重に判断するなどである．

1. 歯科治療を行うか否かの決定
A 病歴で不整脈が明らかな患者

　病歴に不整脈があれば，①不整脈名，②不整脈による症状，③治療法（薬剤名，非薬物療法の実施など），④不整脈以外の心疾患を明らかにする．重篤な不整脈については，病院名，連絡先，医師名などについても聴き取る．

　表9の中リスク以上の不整脈のある高齢者は，専門の歯科医療機関へ依頼する．不整脈以外に重篤な心疾患を合併する患者も同様である．

　抗不整脈薬が投与されていれば，その有害作用や相互作用にも配慮する．非薬物療法後

表6　不整脈のリスク分類（Little, et al., 1990.[13,14]をもとに加筆作成）

低リスク	中リスク	高リスク
洞停止（＜2秒）	発作性上室性頻拍（＜10秒）★	発作性上室性頻拍（＞10秒）[*1]
洞性頻脈（100〜120拍/分）★	洞性頻脈（＞120拍/分）★	洞停止（＞2秒）
洞性徐脈（45〜60拍/分）	洞性徐脈（＜45拍/分）	心房細動，心房粗動（＞120拍/分）[*1]
上室性期外収縮（≦6拍/分）★	心房細動，心房粗動（＜120拍/分）★	高度房室ブロック
1度房室ブロック	2度房室ブロック（Mobitz Ⅱ）	3度房室ブロック
2度房室ブロック（Mobitz Ⅰ）	心室性期外収縮★　＞6/分　couplets　2段脈	持続性心室頻拍[*1]
心室性期外収縮（≦6/分）★		心室細動・粗動★
人工ペースメーカー		人工ペースメーカー不全
	非持続性心室頻拍★	
	WPW症候群★[*1]	

★：頻脈性不整脈
＊1：カテーテルアブレーション前あるいは不成功例

の患者では，治療が有効であったかどうかを確認する．たとえば，発作性心房細動であったがカテーテルアブレーションにより洞調律となり，抗不整脈薬もワルファリン投与もなくなれば低リスクとして扱うことができる．

不整脈名が不明な場合は，投与されている抗不整脈薬からリスクを推測する．たとえば，塩酸アミオダロンはリスクの高い不整脈に処方される．また，基礎心疾患の有無により，同じ不整脈でもリスクは異なる．たとえば虚血性心不全患者における心室性期外収縮は，心臓に基礎疾患がない場合よりもリスクは高い．

B 病歴にはないが，不整脈が存在する患者

高齢者では危険な不整脈が存在するにもかかわらず，未治療の患者が存在する．初診時に橈骨動脈を触診するか，パルスオキシメータにより脈の不整を確認する．以下の症状が存在する場合は，治療前に循環器内科医に精査を依頼し，医師による診断（加療）ののち，再び評価する．可能であれば12誘導心電図を記録する．

①脈の不整に動悸，めまい，失神，呼吸困難感などを伴う．
②極端な徐脈（45拍/分未満），極端な頻脈（120拍/分以上）．
③脈が飛ぶ頻度が非常に高い．
④脈を触れない時間が長い．
⑤絶対的な不整（すべての脈の間隔がばらばらなもの）が認められる．

C 不整脈が出現しやすい全身疾患を合併している患者

不整脈の病歴がなく，脈の異常がなくても，歯科治療中に危険な不整脈が出現する可能性のある全身疾患として，虚血性心疾患，心臓弁膜症，うっ血性心不全，甲状腺機能亢進症，慢性閉塞性肺疾患などがある．

2. 歯科治療におけるリスクマネジメント

A 歯科治療時の注意点

抗不整脈薬，その他の循環器疾患治療薬は内服してきてもらう．薬剤相互作用のある薬剤を服用している場合は，歯科で使用する薬剤を調整する．血圧，脈拍，パルスオキシメータによる不整脈のモニタリングを行う．可能ならモニター心電図が望ましい．さらに，必要に応じて担当医師にコンサルテーションを行う．

歯科治療中の不整脈発生において，重要な役割を果たすのが自律神経である．歯科治療は疼痛，不安，恐怖，アドレナリン投与など，交感神経を緊張させる要素が多い．交感神経緊張は頻脈性不整脈の発生を促進し，突然死のリスクを上昇させる．このようなリスクを低下させるには，交感神経緊張をできるだけ避ける必要がある．

一方，副交感神経緊張は頻脈性不整脈を抑制するように作用する．しかし，例外があり，Brugada症候群，発作性心房細動は副交感神経緊張により誘発される場合がある．これらの不整脈を有する患者では副交感神経緊張は望ましくない．

しかし，実際の歯科治療で副交感神経緊張をもたらす状況は限られている．したがって，

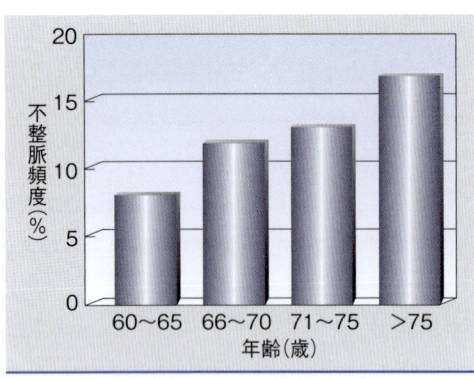

図41 異なる年齢層における不整脈の頻度(Lok, et al., 1996.[15])
加齢とともに不整脈の頻度は高くなる.

表7 12誘導心電図による高齢歯科外来患者の不整脈頻度(n=382)(大渡ほか,1993.[6])

不整脈	患者数*	%
上室性不整脈	58	15.2%
洞性不整脈	45	11.8%
房室ブロック	33	8.6%
心室性不整脈	16	4.2%
早期興奮症候群	3	0.8%

*1人の患者が複数の不整脈を合併しているため重複がある.全体では高齢歯科患者の37.2%に不整脈が認められた.

まずは交感神経緊張の抑制を考慮すべきである.

β_1非選択性β遮断薬を服用している場合は,アドレナリンによる血圧上昇に注意する.また,三環系抗うつ薬を服用している場合は,アドレナリンにより不整脈が誘発されやすいといわれている.

①局所麻酔薬(p.29参照)

不整脈における局所麻酔薬の選択は重要であるが,十分なエビデンスがない.下記の項目で筆者の経験をもとに述べる.

②頻脈性不整脈(p.110表6中★)

低リスクでは局所麻酔薬選択における大きな制限はない.

中リスクおよび高リスクでは,基本的にアドレナリンを含まない局所麻酔薬が望ましい.しかし,侵襲が大きい場合は,心電図モニタリング下でアドレナリンを含有する局所麻酔薬を選択する.さらに高リスクでは,重篤な不整脈が発生しても,対応できる人的・設備的環境下で行う必要がある.循環器内科のバックアップが必要な場合もある.

③徐脈性不整脈

徐脈性不整脈では副交感神経緊張に注意が必要である.アドレナリン含有局所麻酔薬の使用には大きな制限はない.しかし,洞機能不全症候群の徐脈頻脈症候群では頻脈の可能性があるため,アドレナリン含有局所麻酔薬の使用は避けたほうがよい.

④歯科治療中に不整脈が発生したら

歯科治療中には多くの高齢者で不整脈が発生する[16]が,そのほとんどは低リスクのものである.しかし,まれに中リスク以上の不整脈が発生する[18〜26].極端な頻脈(>120拍/分)や徐脈(<40拍/分),あるいは,脈の不整に伴い,血圧低下,めまい,気分不良,呼吸困難感,さらには意識消失などの症状が現れた場合は,重篤な不整脈である可能性がある.このような場合は以下の対応を行う.

①治療を止める.坐位で治療している場合は水平位(臥位)にする.

②極端な頻脈や徐脈が持続する，あるいは脈の不整，血圧低下，めまい，気分不快，呼吸困難感が持続する場合は，酸素投与と同時に，医師（できれば循環器専門医）に連絡し，指示を仰ぐ．
③心停止が認められたら，AEDを手配し，BLSを行い，ALSが可能な施設へ搬送する（p.323参照）．

頻脈性不整脈（tachyarrhythmia）

頻脈性不整脈とは，心房または心室が高頻度に興奮するか，予想されるよりも早期に興奮するものをいう．臨床的に重要な頻脈性不整脈の症状として，動悸，めまい，呼吸困難，狭心痛，あるいは失神などがある．たとえば，突然に始まり突然に終わる動悸は（発作性の）頻脈性不整脈による可能性が高い．

1. 心房細動（atrial fibrillation；AF）

A 心房細動とは

心房細動は脈の規則性がまったくない絶対的な不整脈である（図42）．高齢者の代表的な不整脈であり，高齢歯科患者にも多く，歯科治療では問題となりやすい．

心房細動は，初期には発作性に発症し自然に停止するが，発作を繰り返すうちに持続時間や頻度が増え，やがて停止しなくなる．このような経過から心房細動は，初発，発作性，持続性，永続性に分類される[27]．AHA[27]によれば，2回以上のエピソードのある場合をrecurrent AFといい，そのうち7日以内（多くは48時間以内）に自然停止するものを発作性心房細動（paroxysmal AF；PAF），自然に洞調律に戻らないもの（7日以上持続するが，薬理学的・電気的除細動が有効）を持続性心房細動（persistent AF），持続性心房細動で除細動によっても洞調律に復帰しないものを永続性心房細動（permanent AF）と定義している．心房細動は本質的に慢性疾患であり，いずれ再発する[28〜30]．

心房細動の新規発生率は年齢とともに上昇する．すなわち，1,000人・年あたりでみると男性では65〜69歳；12.3人から80歳以上；58.7人に，女性でも65〜69歳；10.9人から80歳以上；25.1人と，年齢とともに上昇する[31]．久山町のコホート研究でも，絶対値は欧米より低いものの，新規発症率は加齢とともに上昇している．また，有病率も加齢とともに上昇し，60歳以上で1％，69歳以上で5％以上[32]，80歳以上で8％となる[33]．さらに，同じ年齢層における心房細動の有病率は，時代とともに上昇している．Framingham studyによる65〜84歳における有病率の比較では，1968〜1970年で男性；3.2％，女性；2.8％であったが，1987〜1989年では男性；9.1％，女性；4.7％と上昇している．特に男性では約3倍となっている[34]．この経年的変化の原因はよくわかっていない．将来的にも心房細動の有病率は上昇することが予測されている．一方，性差についてみると，男性のほうが多い[31]．

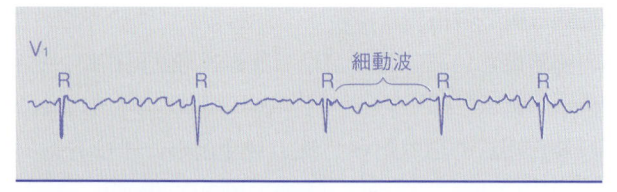

図42 心房細動の心電図（自験例）
P波がなく，基線上に不規則な速いリズムの細動波が認められる．
細動波はV1誘導でわかりやすい．RR間隔は完全に不規則（絶対性不整脈）である．

　心房細動の臨床的な問題点は，①頻拍による低血圧，肺うっ血，心筋虚血，②頻拍後失神，③血栓症，④booster pump機能低下による心拍出量低下，⑤動悸などである．心房細動により血栓が存在すると，脳塞栓症の可能性は約5倍に上昇する[35,36]．また，心拍出量は15〜20%程度低下する．

　心房細動の原因として最も多いのは虚血性心疾患，次いで高血圧である．原因疾患がない心房細動を孤立性心房細動（loan AF）といい，高齢者では5%程度存在する[37]．

　心房細動発生の電気生理学的メカニズムは十分にはわかっていないが，仮説としてAutomatic Focus TheoryとMultiple-Wavelet Hypothesisがある**（図43）**．おもに肺静脈で単発性あるいは群発性に発生した巣状興奮が心房内に伝わることにより発症し，単一の，あるいは空間的・時間的に変動する複数のリエントリーの存在により維持されると考えられている．

B 発作性心房細動（paroxysmal atrial fibrillation；PAF）

　持続性・永続性心房細動の多くは病歴や理学的検査により，歯科治療前に比較的容易に発見でき，対応も可能である[26]．しかし，発作性心房細動（PAF）は病歴になく，術前心電図などで異常がない高齢者の歯科治療中に突然出現する可能性がある．しかも，短時間で自然に洞調律に復帰せず，対応に苦慮するケースも少なくない[20,22,23,26]．高齢者の歯科臨床では注意すべき不整脈である．

　65歳以上を対象とした筆者らの調査[26]では，1999〜2007年の間に歯科治療開始〜終了時に有意な発作性あるいは持続性心房細動を認めた症例は10例であった．5例はアドレナリン含有局所麻酔薬による浸潤麻酔中・後であった．また，自然に洞調律に復帰したのは3例で，他は抗不整脈薬，vagal maneuver，電気的除細動などを要した．

　PAFは交感・副交感神経刺激のいずれでも誘発されるが，年齢により異なると考えられている．すなわち，若年者では副交感神経緊張が発症に影響するが，高齢者では交感神経緊張がより強く影響するといわれている**（図46）**[38]．筆者らの外来でも，昼間の時間帯に発生し，アドレナリン含有局所麻酔薬投与後など，合致する点が多い．いずれにしても交感神経緊張の抑制が高齢者の発作性心房細動を予防するポイントである．

　また，PAFは著しい頻脈（>120拍/分）となり，急性左心不全を引き起こすリスクも

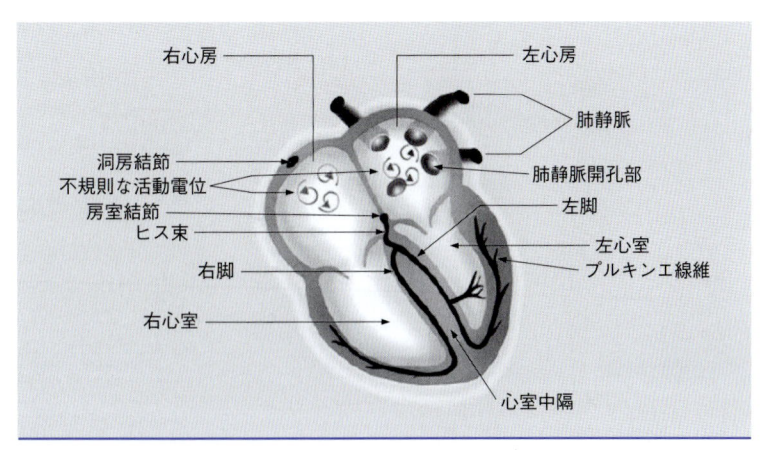

図43 心房細動の発生機序（Friedlander, et al., 2009.[39]）
心房から約350〜600回/分の不規則な活動電位が発生し，心房全体が痙攣を起こしたような状態になる．

ある．特に左室拡張能の低下した高齢者や心肥大症例で起きやすい．

C 心房細動の治療

　心房細動の治療には，電気的・薬理学的除細動，脈拍コントロール（rate control），カテーテルアブレーション，抗凝固療法，（徐脈性心房細動に対する）人工ペースメーカーなどがあり，心房細動の病態により単独で，あるいは組み合わせて行われる．

　発作性を含むすべての心房細動には血栓塞栓症のリスクがあり，抗凝固療法が行われる．ワルファリンの投与量はINRを指標とする．ガイドラインでは心臓弁膜症の有無，$CHADS_2$スコア，年齢などにより，INR値が推奨される（p.42）．最近では新しい抗凝固薬としてダビガトランなども用いられるようになった．高齢者の歯科外来ではワルファリン服用患者数は著しく増加しており，ダビガトランなどのDOACs服用患者も増えつつある．

　除細動には電気的除細動と薬理学的除細動があり，発作性ならびに持続性心房細動が対象となる．薬理学的除細動は早期に除細動しなくてもよい場合などに用いられる．除細動時にはその方法（電気的あるいは薬理学的）に関係なく，血栓塞栓症のリスクが1〜5%存在する[40, 41]．このため，除細動の前後において抗凝固療法が行われる[42]．ワルファリンあるいはヘパリンを使用するが，後者は循環動態が不安定で緊急の除細動が必要な場合に使用する．

　薬物治療抵抗性で症状を伴う発作性ならびに持続性心房細動に対しては，カテーテルアブレーションが行われる[43]．基本的な手技はトリガーとなる肺静脈起源の期外収縮のブロックである．高齢歯科患者でもカテーテルアブレーション後の患者は増加している．

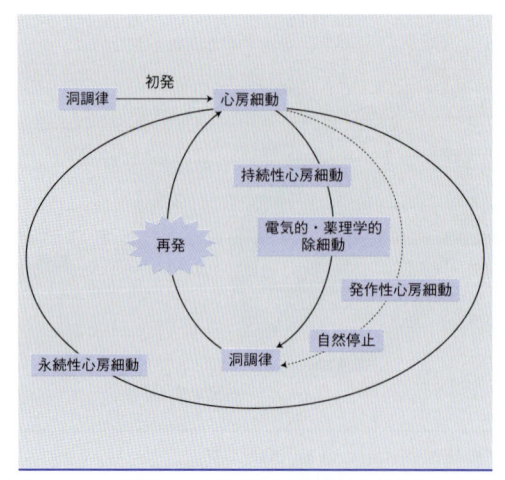

図44 心房細動の経過(循環器の診断と治療に関するガイドライン,2011.[44])

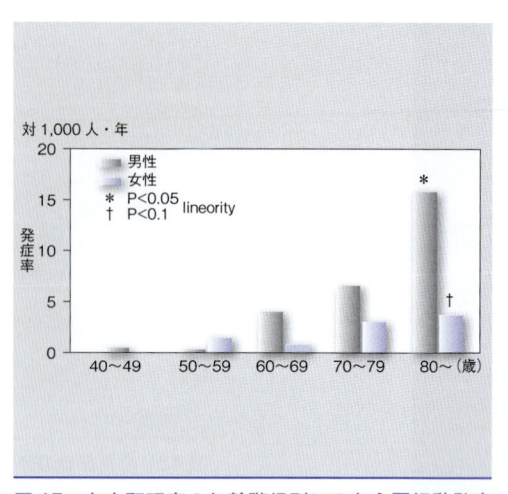

図45 久山町研究の年齢階級別にみた心房細動発症率(循環器の診断と治療に関するガイドライン,2011.[44])
心房細動は加齢とともに増加し,高齢者においては男性が多い.

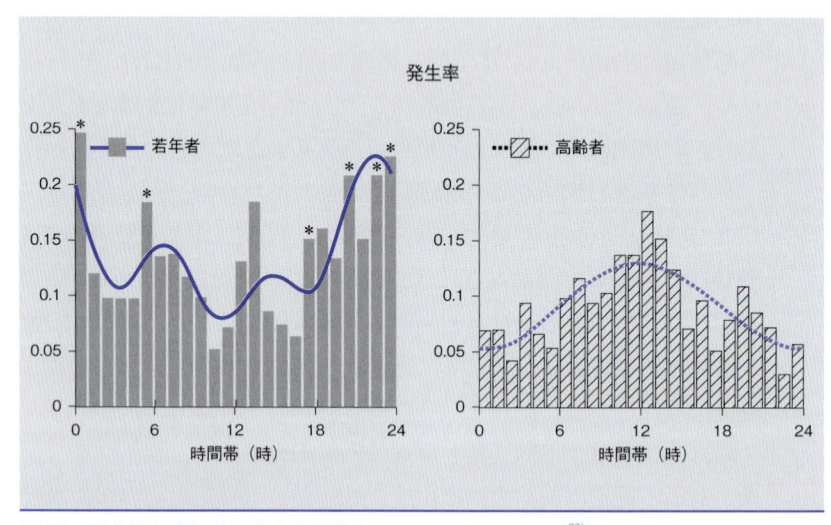

図46 発作性心房細動の発生時間帯(Yamashita, et al., 1998.[38])
60歳以下の発生時間帯は副交感神経が優位である食後と深夜である.これに対して61歳以上では12時過ぎに単相性のピークがあり,交感神経緊張がその発症の契機となっていると考えられている.

Note 23 CHADS₂スコア(表8)

心房細動患者における脳梗塞発症リスクを層別化し,1年あたりの発症率を予測するためのスコアである.各リスク因子の累積は0〜6点までの幅があり,点数が増えるにしたがい,発生頻度が指数関数的に上昇する.

表8　CHADS₂スコア

項目	配点
C：Congestive heart failure（うっ血性心不全）	1
H：Hypertension（高血圧症）＞140/90mmHg あるいは降圧薬処方中の高血圧症	1
A：Age（年齢，≧75歳）	1
D：Diabetes Mellitus（糖尿病）	1
S：Stroke/TIA（過去の脳卒中あるいは一過性脳虚血発作）	2

D 歯科治療におけるリスクマネジメント

　高齢者歯科治療における心房細動の第一の問題点は，その合併頻度が高いことであるが，それ以外には，①抗凝固薬の服用，②著しい頻脈あるいは徐脈の可能性，である．心房細動による心拍出量低下は歯科治療で問題となることはほとんどない．一方，③心房細動の病歴がない高齢者においても，発作性心房細動の発生リスクがあることを忘れてはならない[20, 22, 23, 26]．

　①抗凝固薬は心房細動患者の観血的処置における重要な問題となるが，適切な局所止血処置を行えば十分に対応可能である（p.41〜43参照）．

　②多くはないが，心拍数のコントロールが不十分な患者が存在する．持続的に120拍/分を超える場合，逆にく40〜45拍/分で，めまい，ふらつき，失神などを訴える場合は，歯科治療は中止し，担当の循環器内科医師に相談する．同様に，現在ではほとんどいないが，もし，ジギタリス中毒を疑う場合は担当医師に問い合わせる．

　③高齢者は発作性心房細動のリスクが高い．高齢者の発作性心房細動は疼痛やアドレナリンが誘因となりうる[26]．ストレス低減に努め，アドレナリン添加局所麻酔薬の使用に際しては投与量に注意する．ただし，永続性心房細動で心拍数が良好にコントロールされている場合（心拍数；60〜100拍/分）は，アドレナリン含有局所麻酔薬は比較的安全に使用できる．

　歯科治療で発作性心房細動が出現した場合，循環動態が安定しており，低血圧，胸部痛などの症状がなければ，自然消退を期待してモニタリング下に経過観察する．しかし，持続するようなら循環器内科医師に連絡し指示に従う．もし，低血圧，胸部痛などの症状を伴う場合は，ただちに循環器内科医師に連絡する．自然に消退した場合でも，循環器内科での精査を受けるよう患者に勧める．

　発作性心房細動がどの程度の時間で洞調律に復帰するかについての報告は少なく，わずかにHnatkovaらが平均で男性：女性＝89.8min：50.5min，高齢者：若年者＝83.8min：46.9minであったと報告している[45]．

2. 発作性上室性頻拍（paroxysmal supraventricular tachycardia；PSVT）

A 発作性上室性頻拍とは

　上室から発生する発作性の頻拍をいう．異所性自動能によるものと，これらの組織を回

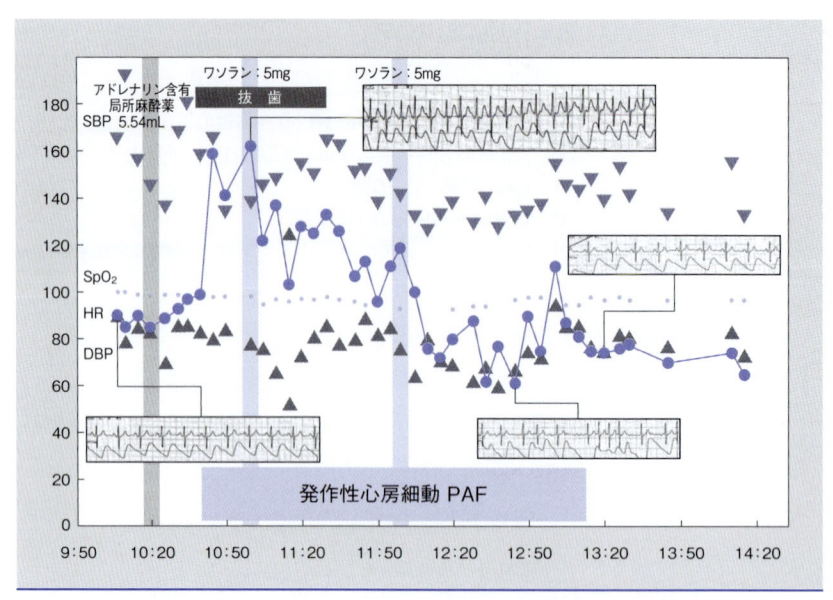

図47 有病高齢者の歯科治療中に発生した発作性心房細動例（自験例）（大渡ほか，2007.[26]）
72歳男性で1/8万アドレナリン含有局所麻酔薬5.4mL使用後に発作性心房細動が出現した．

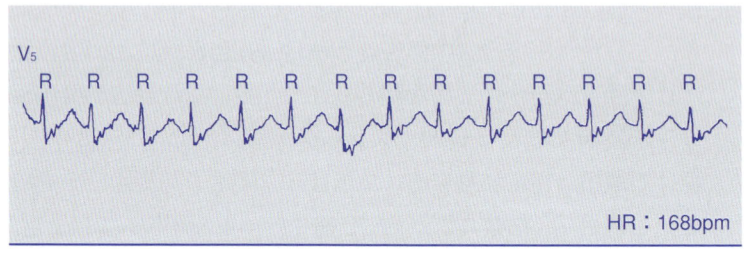

図48 PSVTの心電図例（自験例）
80歳の男性に認められたPSVTである．心拍数は168拍/分であった．

路に含むリエントリーによるものがある．短時間のPSVTでは軽い動悸を自覚するだけだが，180拍/分以上の頻拍が持続すると，健常者でも心拍出量や血圧が低下し，前胸部圧迫感，不安感，悪心などを自覚するようになる．さらに，脳血流量が減少し，脳虚血症状から意識消失に至ることもある．基礎心疾患が存在する場合は150拍/分以上で狭心症発作を生じることもある．PSVTは高齢者の歯科治療で発生する可能性がある[25]．

PSVTは異所性自動能亢進によるものとリエントリーによるものに分けられる．後者が圧倒的に多く，発作性房室結節リエントリー性頻拍（atrioventricular nodal reentrant tachycardia；AVNRT）と発作性房室回帰性頻拍（atrioventricular reentry tachycardia；AVRT）でPSVTの90%以上を占める．

PSVTの治療は血行動態により異なる．意識低下をきたすようなら，ただちにATP静

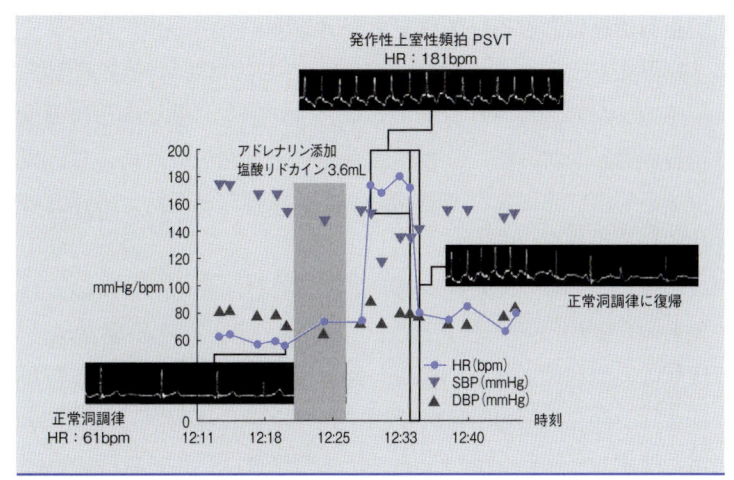

図49 高齢者歯科治療中の PSVT 例（自験例）（大渡ほか，2004.[25]）
80代男性で，アドレナリン含有局所麻酔薬（3.6mL）使用後に PSVT が発生し，心拍数は 181 拍/分まで上昇した．迷走神経刺激で正常洞調律に復帰した．

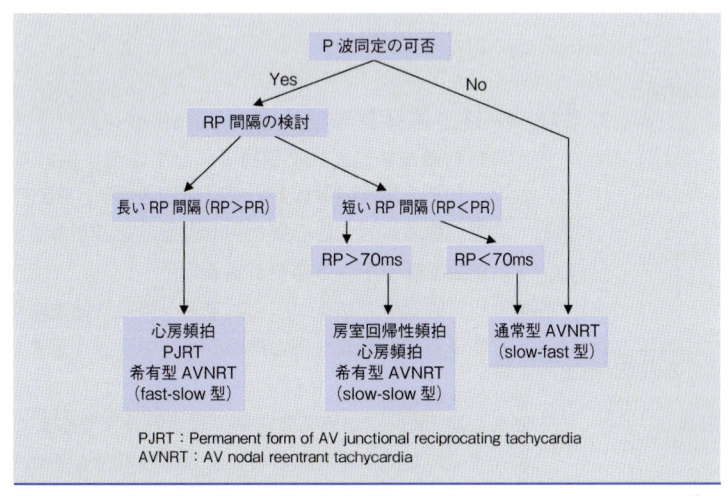

図50 PSVT の鑑別（臨床心臓電気生理検査に関するガイドライン，2006.[46]）

PJRT：Permanent form of AV junctional reciprocating tachycardia
AVNRT：AV nodal reentrant tachycardia

注や直流除細動が行われる．血行動態が安定していれば迷走神経刺激が実施され，無効なら薬物治療，さらに無効であればペーシングや直流通電が行われる．迷走神経刺激として，①体位変換，②Valsalva 法，③嘔吐反射・冷水を一気に飲ませる，④頸動脈洞マッサージ（Czermark 操作）がある．薬物療法としては ATP とベラパミルが第 1 選択である．現在では PSVT はカテーテルアブレーションにより根治可能となった．

　筆者らの調査では，1999〜2003 年の高齢者歯科治療中に 7 例の PSVT が認められた[25]．3 例はアドレナリン添加局所麻酔薬投与中あるいは投与直後であった．2 例は経過観察のみで正常洞調律に回復したが，3 例は迷走神経刺激を必要とした．さらに 2 例は迷走神経刺激にも反応せず，塩酸ベラパミルを使用した**（図49）**．

B 歯科治療におけるリスクマネジメント

　病歴にPSVTがない高齢者においてもしばしば発生するが，多くは短時間で洞調律に戻る．しかし，長時間持続する場合は対応が必要である．循環動態が安定していれば迷走神経刺激法を試みる．しかし，迷走神経刺激法に反応しない場合，虚血性心疾患などを合併する患者，息切れ，不安感，胸痛，失神などを訴える場合は，ただちに循環器専門医に連絡し，指示に従う．

　PSVTは交感神経緊張で誘発されることが多い．少量のアドレナリンによりPSVTが誘発されたという報告もある[47]．病歴にPSVTがある場合は，カテーテルアブレーション実施の有無を確認する．もし，実施していないか，実施したが不成功だった場合は，アドレナリン添加局所麻酔薬の使用は避けたほうがよい．カテーテルアブレーションが成功したと患者から申告があっても，抗不整脈薬が処方されている場合はPSVTの可能性が残っていると考える．抗不整脈薬を服用して来院してもらい，アドレナリン含有局所麻酔薬の使用はできるだけ避ける．カテーテルアブレーションが成功していて，抗不整脈薬も処方されていない場合はPSVTの可能性は低い．必要に応じて局所麻酔薬を選択する．どの場合も心電図あるいは脈拍のモニタリングは必要である．

> **Note 24　迷走神経刺激法（vagal maneuvers）**
>
> 　迷走神経刺激法は頻脈性不整脈の停止や診断に用いることができる有用な手段である．効果として，洞性頻脈に対しては脈拍数低下，PSVTに対しては洞調律復帰，心房粗動・心房細動に対しては心室レートの低下などがある．しかし，有効率は高くないため，トライして様子をみる必要がある．
>
> 　簡単で比較的安全であるが，それでも心停止や脳梗塞などのリスクがあるので，実施にあたっては心電図モニターと静脈ラインの確保が望ましい．具体的には以下のように行う．
>
> 　①体位変換（前にかがみこむ，寝て足を高くするなど），深呼吸を行う．
> 　②深呼吸のあと，声帯を閉じたまま息を吐こうとさせる（Valsalva法）．
> 　③咽頭に指を入れ嘔吐反射を起こさせる，あるいはコップ一杯の冷たい水を一気に飲み込ませる．氷水に顔をつける．
> 　④頸動脈洞マッサージ（Czermark操作）
>
> 　外頸動脈と内頸動脈の分岐部にある頸動脈洞を外からマッサージする．比較的有効な方法であるが心停止や，頸動脈に存在する血栓による脳梗塞などのリスクがあるため，高齢者では勧められない．
>
> 　なお，眼球圧迫にも同様の効果があるが，眼球障害のリスクがあるため避けるべきである．

3. 期外収縮 (extrasystole)
A 期外収縮とは

洞結節以外を起源とする心拍を異所性収縮 (ectopic beat) といい，予測されるタイミングより早期に出現するものを期外収縮 (extrasystole)，あるいは早期収縮 (premature beat) と呼ぶ．期外収縮は，心房性，房室接合部性，心室性に分けられ，前2者をまとめて上室性期外収縮という．期外収縮の発生時には動悸，心停止感，胸部不快感，圧迫感などを自覚するが，自覚症状がない場合も少なくない．発生機序としては，リエントリー，異常自動能および撃発活動が考えられている．上室性期外収縮は肺静脈や上大静脈などの大血管が起源であることが多い．

① 心房性期外収縮 (premature atrial complexes ; PACs)

基本的に重症不整脈ではなく，生命予後は良好である．24時間心電図で記録すると健康な若年者でもその64％にPACsが認められる[48, 49]．頻度は加齢とともに増加し，高齢者に多い．ほとんどの場合，治療は行われないが，動悸などの自覚症状，あるいはPSVTなどのトリガーとなる場合は治療の対象となる．高齢歯科患者でも頻回に出現するが，ほとんどの場合，経過観察でよい．心電図では，正常な洞結節からのP波（心房波）とは形が異なるP波が，基本となる周期よりも早期に出現する**（図51）**．

② 房室結節性期外収縮 (premature AV junctional complexes)

起源がヒス束にある期外収縮をいう．頻度は低いが，心疾患やジギタリス中毒に関連する場合がある．心電図波形は，逆行性P波がQRS波の前にあるもの，後ろにあるもの，QRS波中に含まれるものなどがある．一般に治療は必要ないが，心室性頻拍性不整脈を誘発する場合は治療の対象となる．

③ 心室性期外収縮 (premature ventricular complexes ; PVCs)

PVCsは最も多い不整脈の一つで，年齢とともに増加する．自覚症状がまったくない場合もあるが，多くは"心臓が一時止まる感じ，どきんとする感じ"，"咳払いをしたくなる感じ"などと訴える．PVCs自体が血行動態的に問題となることは少ないが，心筋梗塞後の心機能低下症例では，心臓突然死の独立した危険因子となる[46]．

24時間心電図による健常者におけるPVCsの発生頻度は，40～55％といわれる[48, 50, 51]．臨床的に重要な複雑性PVCsは，健常成人で7～22％に認められるが，高齢者では77％まで上昇する[52]．PVCsの頻度は，虚血性心疾患，弁膜症，特発性心筋症を合併する患者において著しく高い[53]．虚血性心疾患患者で6～24時間心電図を計測すると，約90％にPVCsが認められるという[54, 55]**（図52）**．

PVCsの重症度は基礎心疾患に左右される．急性心筋梗塞患者における頻拍性あるいは複雑性PVCs（多形性，連発性，R on T）は心室頻拍や心室細動に移行しやすく危険性が高い．急性心筋梗塞後の数か月間に発生したPVCsは，突然死のリスクを上昇させる[56～58]．また，古い心筋梗塞でも頻拍性あるいは複雑性のPVCsが存在すると死亡率は上昇する[53]．特に左室機能が低下している場合はリスクが高い．一方，心疾患がなければPVCs

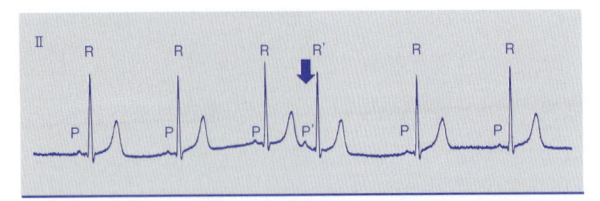

図51　PACsの心電図例（自験例）
4拍目（↓）にそれまでのP-P間隔より短い間隔で形の異なるP'波が出現している．P波に続くR'の波形はRと変わらない．

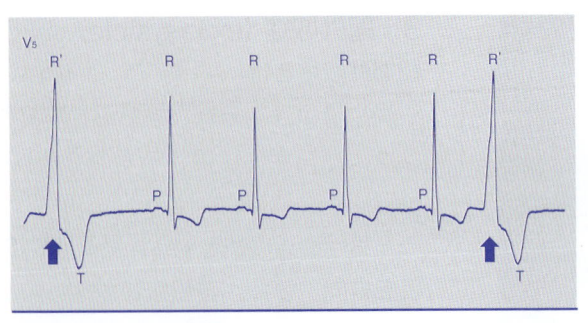

図52　PVCsの心電図例（自験例）
正常波形（R）とは形が異なり，幅広い（多くの場合≧120msec）QRS波形（R'）が，P波なしに早期に出現している．

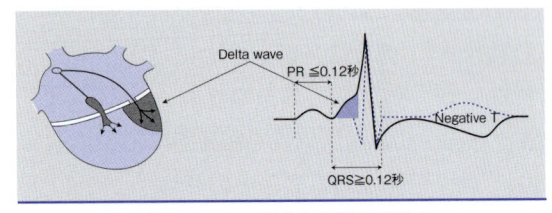

図53　WPW症候群の成立機序と心電図波形（Sandoe, et al., 1987.[59]）
点線：正常房室伝導，実線：副伝導路を介する房室伝導と正常房室伝導路を介する房室伝導の共存．副伝導路を通る早い伝導により，PR間隔は短縮し（0.12秒以下），デルタ波によりQRS時間は延長する（0.12秒以上）．また，しばしばT波異常を呈する．

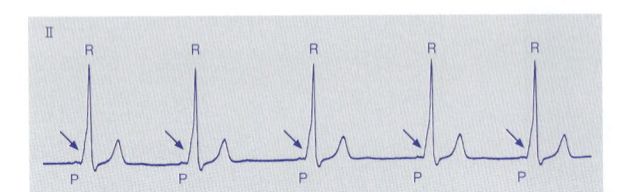

図54　WPW症候群の心電図例（自験例）
デルタ波が認められる．

の頻度や複雑性不整脈の有無は予後に有意な影響を与えない．基礎となる心疾患のない特発性のPVCsは，突然死の可能性がほぼないため，原則として治療の対象とならない．

B 歯科治療におけるリスクマネジメント

上室性期外収縮は高齢者の歯科治療ではほとんど日常的に認められるが，PVCsは少ない[16]．

低リスクに該当する上室性期外収縮は，PSVTやPAFなどを誘発しなければ，ほとんど問題とならない．低リスクに該当するPVCsも同様である．歯科治療を行う場合はストレスを低減させ，交感神経緊張をできるだけ抑制する．アドレナリン添加の局所麻酔薬はモニタリング下で慎重に投与する必要があるが，さほど神経質になる必要はない．しかし，中リスクに該当するPVCsが認められた場合，心筋梗塞患者でPVCsが認められた場合，あるいは複雑性PVCsが認められた場合は，専門の歯科医療機関へ依頼する．

歯科治療中にPVCsが出現した場合でも，心筋梗塞がなく，低リスクに該当する場合は症状を伴わないかぎり，経過観察でよい．しかし，複雑性PVCs，自覚症状（めまい，動悸など）を伴う場合，あるいは血圧低下などが認められた場合は歯科治療を中断し，循環器専門医に連絡し，指示に従う．

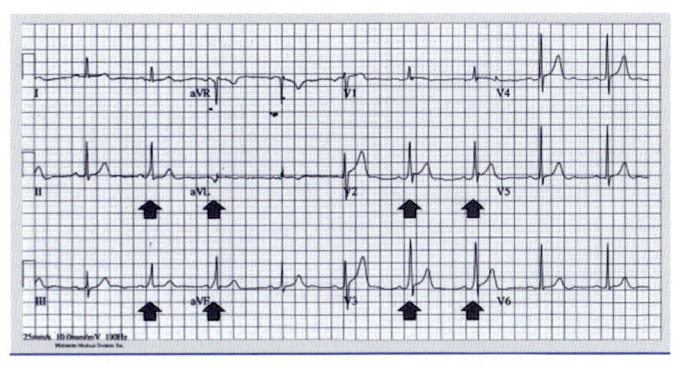

図55　高齢者の術前12誘導心電図における間歇性WPW症候群（自験例）（秋本，大渡ほか，2010.[5]）

70歳の男性で術前12誘導心電図でデルタ波が9心拍中，4心拍に認められ，intermittent WPW syndromeと診断した．循環器内科にコンサルテーションしたところ，カテーテルアブレーション後であるが，ケント束が残存していることが明らかになった．

4．WPW症候群（Wolff-Parkinson-White〈WPW〉syndrome；早期興奮症候群）
A　WPW症候群とは

　房室接合部以外に先天的な心房–心室間の副伝導路（ケント束）があり，心房からの刺激が正常伝導路よりも早く心室に到達するため，心室の一部が早期に興奮するものをいう．健常者における合併頻度は0.15～0.2％である[60]．心電図ではPQ時間短縮（≦120msec），デルタ波（Δ波，QRS波の初期部分に右上がりのスロープを伴う），QRS時間延長（≧120msec），二次性のSTおよびT波の変化が特徴である**（図53，54）**．

　WPW症候群の臨床的な問題点は，頻拍発作から，ときに心室細動を起こすことである．最も多い頻拍発作は発作性房室回帰性頻拍（AVRT）で，発作時にはデルタ波が消失し，心拍数は140～150拍/分まで上昇する．心房性あるいは心室性期外収縮が引き金になることもある．WPW症候群患者の心房細動は臨床的に最も重要である．心拍数は220～360拍/分まで上昇し，著しい低血圧，失神，心室細動から突然死となることがある．歯科臨床においても十分な注意が必要である．

　以前はWPW症候群の治療は薬物療法による対症療法しかなかったが，現在はカテーテルアブレーションにより根治が可能となった．

B　歯科治療におけるリスクマネジメント

　歯科外来にも高齢のWPW症候群患者が来院することがある．最近ではカテーテルアブレーション後の患者が増えたが，医師に勧められたが拒否した，あるいは成功しなかったという高齢者も存在する．カテーテルアブレーションが未施行，あるいは成功しなかった患者では以下の注意が必要である．

　PACsあるいはPVCsが引き金になり頻拍発作となることがあるため，心電図によるモニタリングを行う．未治療のWPW症候群患者は専門の歯科医療機関へ依頼する．局所麻

酔はアドレナリンを含有しないものを選択する．もし，歯科治療中に頻拍発作が出現したら，まず，AVRTか心房細動かを鑑別する．AVRTならば，PSVTの治療に準じて対応する．心房細動ならば，酸素を投与し，ただちに救急処置の可能な施設に搬送する．鑑別が不可能な場合は，循環器専門医に連絡し，指示に従う．心肺停止に至った場合は，救急車およびAEDを手配し，救急隊到着までBLSを行う（p.323参照）．

5．心室細動（ventricular fibrillation；VF）
A 心室細動とは

VFは致命的不整脈の一つで，臨床上最も重要である．心臓の血液を送り出す機能が消失し，実質的に心停止状態となるため，発生すると数秒で意識が消失し，放置すれば死亡する．したがって，救急施設へ収容するまでの初期対応（BLS）がきわめて重要となる（p.323参照）．

VFは器質的心疾患（虚血性心疾患や心筋症など），電気的異常（WPW症候群，QT延長症候群など），機能的異常（低カリウム血症，抗不整脈薬など）を合併する患者に多い．また，最近では特発性VFの一つであるBrugada症候群が注目されている（p.125参照）．このようにさまざまな原因があるが，最も多いのが虚血性心疾患である．

VFの多くは心室頻拍から移行したものである**（図56）**．なかでも心室レートが200拍/分以上の心室頻拍はVFに移行しやすい[61]．一方，自律神経活動もVF発生に関係している．特に心筋梗塞患者における交感神経活動の亢進と，副交感神経活動の低下は，VFを誘発する要因として重要である．

B 歯科治療におけるリスクマネジメント

歯科治療でVFが発生する可能性は低いが，若年者に比較すれば高齢者の発生頻度は高いことが予測される．基礎心疾患を有する患者でp.129図61のような心電図が認められた場合は，VFに移行する危険性が高い．もし，歯科治療で突然の意識消失，呼吸停止，脈拍触知不能が認められた場合はVFの可能性が否定できない（心電図があればVFを確認し，119番通報，AED依頼を含めた，BLSを開始する）．

VFリスクの高い高齢者の歯科治療では，心電図を含むモニタリング，アドレナリン含有局所麻酔薬の不使用，AEDおよび静脈路の準備と確保，（体血管抵抗低下によるリスクがなければ）静脈内鎮静法，短時間で低ストレスの処置の実施などを配慮する．循環器内科のバックアップも必要である．ICD，CRT-D植え込み後の患者はp.177以降を参照する．

6．心室頻拍（ventricular tachycardia；VT）
A 心室頻拍とは

VTは非持続性（nonsustained VT）と持続性（sustained VT）に分けられる．前者は3拍以上連続するPVCsで，持続時間が30秒未満のもの，後者は同様の頻拍が30秒以上持続するものと定義されている．前者は一般に自覚症状を伴わないが，後者のほとんどは

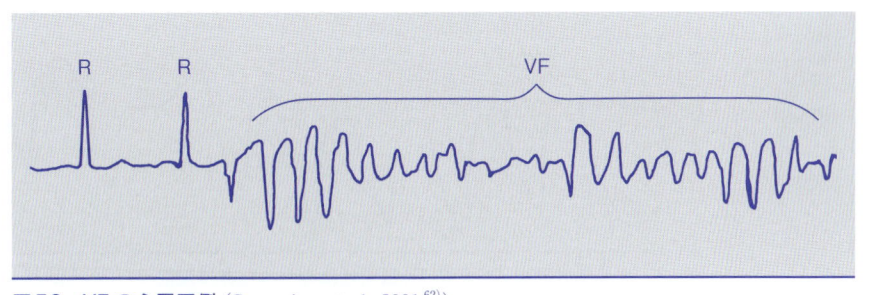

図56 VFの心電図例（Surawicz. et al., 2001.[62]）
心室細動では，形，幅および大きさがばらばらの心室波が不規則に連続し，QRSやST-Tを区別することができない．

　自覚症状を伴い，血行動態の異常や心筋虚血をもたらす．また，1拍ごとにQRS波形が変化するものを多形性VTといい，VFへ移行する可能性が高い．VTは致命的な不整脈のうちでは，最も多く遭遇する[63]．ほとんどのVFはVTから始まる．

　心電図上では幅の広いQRS波形（wide QRS）が連続して認められる**（図57，58）**．このような心電図所見をwide QRS tachycardiaという．心拍数は100拍/分以上であるが，これ以下の場合もあり，slow VTあるいは頻脈性心室調律と呼ばれる．なお，間違いやすい心電図波形に心室内伝導障害を伴う発作性上室性頻拍がある．心電図所見だけでは鑑別が困難な場合が多い[19, 24]．

　特発性VTという例外もあるが，一般に器質的な心疾患のある患者に発生し，なかでも古い心筋梗塞で慢性的な虚血状態の患者に多い．持続性VTは心拍数が遅いと自覚症状を欠くこともあるが，心拍数が高いと動悸，息切れ，めまい，狭心痛，失神などを認める．

　誘因は，心筋虚血，低酸素状態，カテコールアミン過剰状態，交感神経緊張などである．

　血行動態が保たれているVTには薬剤によるVF停止（第一選択はリドカイン）が行われる．血行動態が破綻していれば，除細動が行われる．再発予防として薬物療法（アミオダロンなど）が投与され，カテーテルアブレーションも行われるが，両者が無効な場合は，植込み型除細動器（ICD）（p.181参照）の適応となる．

B 歯科治療におけるリスクマネジメント

　VFと同じである．

7. Brugada症候群（Brugada syndrome）

　Brugada症候群は1992年に初めて報告された[64]，心臓突然死のリスクのある重要な症候群である．その特徴は12誘導心電図の右前胸部誘導（V1，2）に，coved型（あるいはsaddleback型）と呼ばれる特有なパターンを示すことである**（図59）**．高齢者では少ないが，きわめて重要な結果をもたらしうるため無視できない．

　Brugada症候群では心臓には明らかな器質的異常はない．いわゆるイオンチャネル病で，第3染色体にあるNaチャネルに関連するSCN5A遺伝子にmutationが存在する[65]．

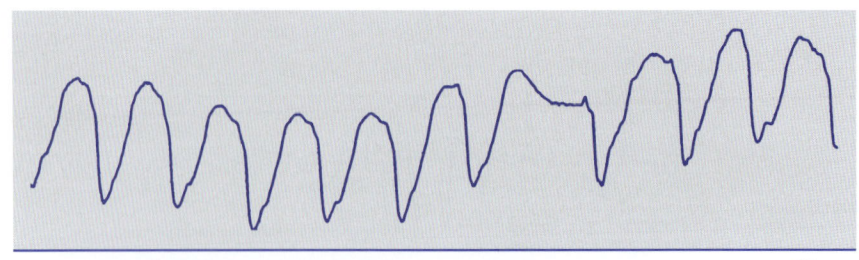

図57 大動脈弁閉鎖不全症の70歳女性にみられた非持続性 VT（Surawics, et al., 2001.[62]）

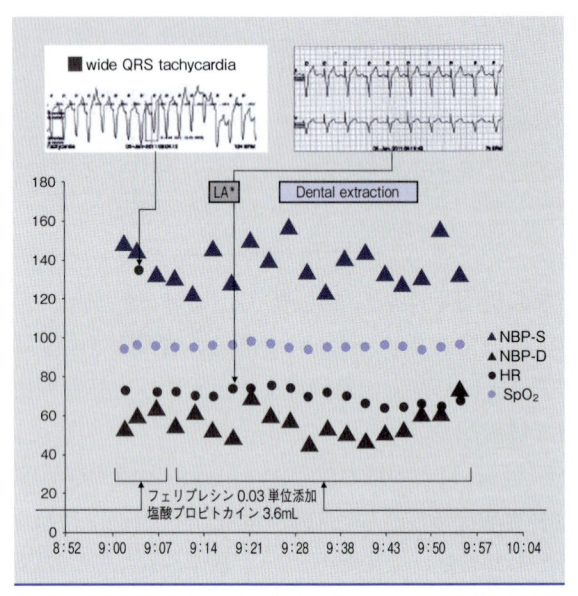

図58 歯科治療中の wide QRS tachycardia（自験例）（山田, 大渡ほか, 2011.[19]）
79歳の女性で, 高度房室ブロックによりペースメーカー（VA）植込み後であった. 治療開始約2分後に動悸や胸部違和感を訴え, wide QRS tachycardia（≒140bpm）となった. しかし, 循環動態に大きな変化はなく約30秒後に通常のリズムに復帰した. 発作性上室性頻拍をトリガーとする心室ペーシングによる wide QRS tachycardia と診断した. 局所麻酔にはフェリプレシン添加塩酸プロピトカインを用いて抜歯を行い, 新たな頻拍を認めることなく終了した.

診断基準は右胸部誘導（V1-3）に type1 の coved 型 ST 上昇（≧0.2mm）を示し, 加えて, ①心室細動の既往, ②自然停止する多形性心室頻拍, ③突然死（＜45歳）の家族歴, ④失神または夜間の臨終様呼吸, のいずれかを満たす場合をいう. 心電図的には type2（saddleback 型）および type 3（saddleback か coved appearance で ST 上昇が1mm未満のもの）が存在する[67].

Brugada 症候群は東南アジアに多いが, わが国でも, いわゆるポックリ病や若年男性

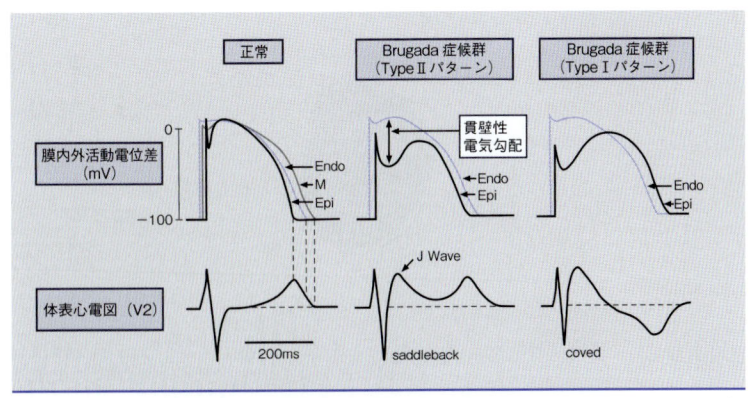

図59 Brugada症候群の心電図異常の電気生理学的機序（Bentito, et al., 2009.[66]）
心筋の脱分極は心内膜から心外膜方向に進むが，体表心電図ではその電位差が波形として記録される．Brugada症候群におけるsaddleback patternおよびcoved patternは再分極過程の異常により発生する．
Epi：心外膜，Endo：心内膜，M：心筋

の夜間突然死症例が該当すると考えられている．

Brugada症候群患者における心室性不整脈あるいは心臓突然死は，安静時，特に夜間あるいは睡眠時に発生することが多い[68]．遺伝子異常，再分極異常，脱分極異常が複雑に絡みあって特徴的なBrugada型心電図が形成され，そこに副交感神経活動亢進がトリガーとなり心室細動が引き起こされると考えられている．

1年あたりの重篤な不整脈イベントの発生率は，心肺停止から蘇生に成功したBrugada症候群患者では7.7%，失神歴のある患者では1.9%，症状を伴わない患者では0.5%と報告されている[69]．Brugada症候群における有効性が証明された唯一の治療法はICD（p.181参照）である．

Brugada症候群と確定診断された患者は，専門の歯科医療機関へ依頼する．ICD植込み後では，ICDに関するリスクマネジメントが必要である（p.184）．心電図モニタリングは必須である．VT，VFに対しては電気的除細動の適応となる．

8. 先天性QT延長症候群（congenital long QT syndrome；LQTS）

LQTSは心電図のQT時間延長をおもな特徴とし，おもに若年者においてTorsades de Pointes（TdP，トルサデポワン）などの重篤な心室性不整脈から心臓突然死を引き起こす，遺伝子異常を原因とする重要な疾患群である（**図60**）．LQTSの有病率はおよそ2,500～3,000人に1人といわれている[3, 70]．高齢者ではLQTSの頻度は低いが，心臓突然死をもたらしうるという点で無視できない．

LQTSもBrugada症候群と同様のイオンチャネル病である．LQTS関連遺伝子としてLQT1からLQT11が明らかにされており，LQTS1～3で全体の60%～75%を占める[65]．遺伝子変異を背景とする心筋細胞膜のイオンチャネル異常により再分極が延長す

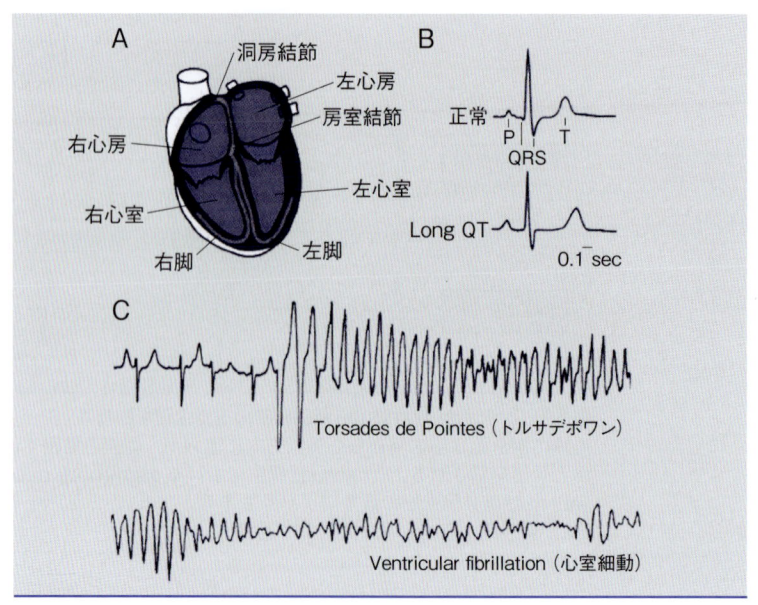

図60 LQTS と TdP（Keating, et al., 2001.[3]）
心臓がポンプとして正常に機能するためには，心筋の秩序だった脱分極とそれに続く再分極が必要である（A）．心電図 QT 時間は再分極過程を示すが，LQTS 患者では主にこの再分極過程が異常となるため QT 時間が延長する．このような患者にアドレナリンやストレスなどのトリガーが加わると，致命的な不整脈である TdP（トルサデポワン）や心室細動となりやすい（C）．

る[71]．

　LQTS のうち遺伝子型の LQT1 および 2 では，身体的あるいは精神的ストレスによる交感神経緊張が突然死のトリガーになる[72]．また，アドレナリン投与により LQT1 および 2 では QTc が延長する[73]．また，アドレナリン投与による多形性心室頻拍の発生や[74]，後天性 LQTS の報告[75]がある．

　40 歳以上においても LQTS は存在する．Goldenberg らは 40 歳以上においても LQTS は依然として致命的な心臓イベントのリスクであると報告している[76]．$QTc \geq 0.47sec^{1/2}$ 群の $QTc < 0.44sec^{1/2}$ 群に対するハザードレシオは 2.65（$P < 0.001$）であり，$QTc \geq 0.47sec^{1/2}$ の患者における過去 2 年以内の失神は，心停止あるいは心臓突然死の強いリスクファクターであるという．

　リスクマネジメントにおけるポイントは，LQTS を見逃さないことと，交感神経緊張をできるだけ避けることである．家族の突然死，失神歴の有無などについて聞き取り，疑わしい場合は専門の歯科医療機関に依頼する．また，LQTS が明らかな場合は専門の歯科医療機関への依頼が勧められる．

　歯科治療では，心電図によるモニタリングが必要で，AED を用意し，静脈ラインの確保と β 遮断薬投与の準備を行う．ストレスは最小限とし，可能なかぎり交感神経緊張を避ける（LQT1，2）．

静脈内鎮静法は交感神経緊張を抑制できる点から有用である．しかし，ベンゾジアゼピンは正常 QT 患者には有害作用をもたらさないが，LQTS 患者においては不明である[77]．プロポフォールは QTc に影響しない．アドレナリンは QTc を延長させ，重篤な不整脈を引き起こす可能性があるため，使用すべきではない．

> **Note 25** リスクの高い不整脈が発生する可能性のある安静時心電図所見

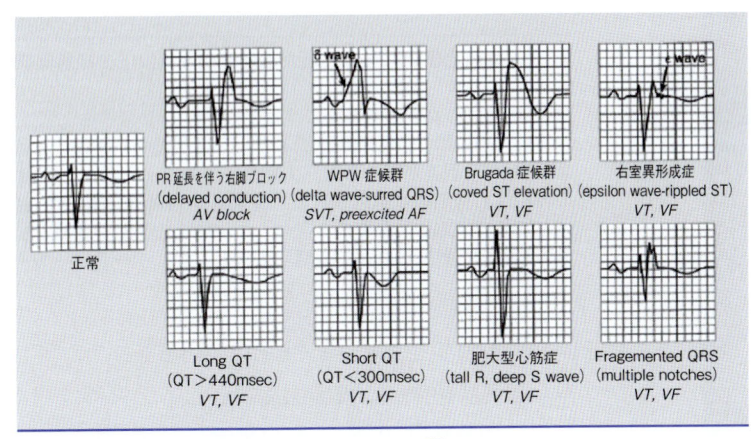

図61 安静時心電図所見 (Miller, et al., 2011.[78])

すべて V1 誘導における心電図所見を示す．本書で解説した，WPW 症候群，Brugada 症候群，LQTS 以外にも PR 延長を伴う右脚ブロック（完全房室ブロックのリスク），右室異形成（VT，VF のリスク），Short QT（VT，VF のリスク），(VT，VF のリスク)，Fragmented QRS（VT，VF のリスク）などが知られている．これらの心電図には十分な注意が必要である．

徐脈性不整脈 (bradyarrhythmia)

心拍数が60拍/分未満を徐脈という．しかし，臨床的に重要なのは50拍/分未満である．特に持続的に45拍/分未満の場合は注意が必要である．心筋収縮力が正常であれば，心拍数が40拍/分程度まで低下しても1回拍出量の増大により代償される．しかし，それ以下になると，十分に代償されず，ふらつきなどの障害が現れる可能性がある．徐脈性不整脈による症状で臨床的に重要なものは，運動不耐性，疲労感，めまい，失神などである．高度房室ブロックや洞機能不全症候群は失神を伴う極端な徐脈を示す場合がある．

1. 洞機能不全症候群 (sick sinus syndrome；SSS)
A 洞機能不全症候群とは
何らかの原因で洞結節機能が障害されるために，高度の徐脈性不整脈が発生し，失神，

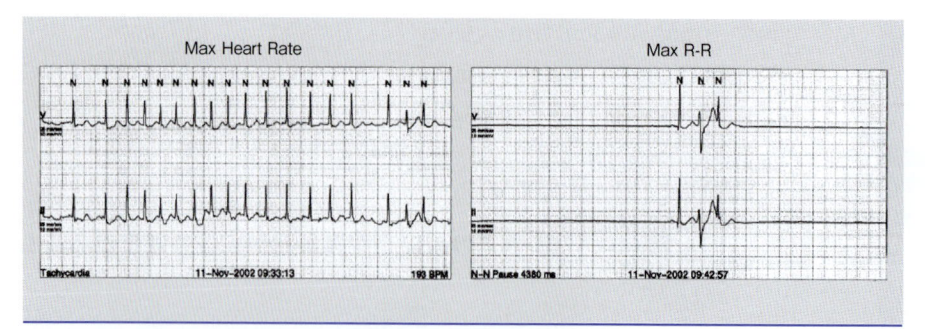

図62　歯科治療中に発見されたRR間隔4秒以上の徐脈頻脈症候群（自験例）（青木，大渡ほか，2010.[17]）

患者は74歳の女性で，病歴に#1心室頻拍，#2発作性上室性頻拍，#3心不全，#4心筋症（疑い）があり，過去に2回除細動歴があった．循環器内科医師からは"現在は安定しており，抜歯は問題ない"という回答が得られた．入室後，モニター心電図を開始したところ，心拍数120〜190bpmの頻拍性心房細動が認められた．循環器担当医師に電話で対応について協議していたところ，突然心拍数＜30bpm（最長R-R間隔：4.38秒）の著しい徐脈（右）となった．徐脈頻脈症候群を疑い，循環器内科へ搬送したところ緊急入院となり，ペースメーカー植込みとなった．

めまい，心不全などが起きる慢性的な病態をいう．無症状のものも6〜27%にみられるが，多くは症状を伴い，脳虚血症状としての失神は約45%に，心不全症状としての労作時の息切れや動悸は30%程度の患者に認められる．洞機能不全症候群（SSS）は加齢による刺激伝導系の障害などを背景としているため高齢者に多い．

心電図上では，著明な徐脈，洞停止，洞房ブロック，交互に生じる頻脈と徐脈，除細動によっても洞調律に復帰しない慢性心房細動，房室結節性期外収縮，のうち一つ以上が認められる（**図62**）．

SSSのうち，脳虚血症状を示すもの（Adams-Stokes発作），低心拍出のために心不全となるものなどは治療対象となり，おもに人工ペースメーカー（PM）植込みが行われる．

B 歯科治療におけるリスクマネジメント

歯科外来を受診するSSSを合併する高齢者の多くはPM植込み後である．しかし，まれに発見されていない，あるいはPM植込みを拒否している高齢者が来院することがある．

PM植込み後の患者ではPMに対するリスクマネジメントを行うことで，一般的な歯科治療は可能である（p.183参照）．しかし，徐脈頻脈症候群患者では徐脈に対してはPMで，頻脈に対しては抗不整脈薬でコントロールされている場合がある．このような患者ではアドレナリン含有の局所麻酔薬は避けたほうがよい．また，治療当日も抗不整脈薬を服用してもらうようにする．

来院時に極端な徐脈（45拍/分未満），あるいは徐脈と同時にAdams-Stokes発作が認められた場合はSSSあるいは後述する房室ブロックを疑い，循環器専門医への受診を優先する．応急的な処置が必用な場合は，心電図モニタリング下に最小限の歯科治療を行う．

PM植込みを拒否している患者は専門の歯科医療機関への依頼が望ましい．心電図によるモニタリングは必須であり，侵襲をできるだけ小さくし，循環動態，意識レベルの変化

表9　VFの前駆状態の心電図（五十嵐ほか，1998.[79]より作成）

① 高度の徐脈でありながら心室期外収縮の多発しているもの
② 徐脈でなくても多形心室性期外収縮が多発しているもの
③ R on T型の心室性期外収縮
④ QT延長に心室性期外収縮が多発するもの
⑤ 心室頻拍があり心室レートの速いもの
⑥ 多形性心室頻拍（torsade de pointes）

表10　洞機能不全症候群（sick sinus syndrome；SSS）におけるRubensteinらの分類

Ⅰ型：原因不明の著しい持続性洞徐脈（心拍数50bpm以下）
Ⅱ型：洞停止，洞房ブロック
Ⅲ型：徐脈頻脈症候群（ⅠあるいはⅡ型の徐脈と発作性上室頻拍，心房細動を合併したもの）

に注意して歯科治療を行う．

2. 房室ブロック（atrioventricular block；AV block）

A 房室ブロックとは

　房室ブロックとは，何らかの障害によって心房と心室の間の刺激伝導が障害されている状態をいう．房室ブロックには放置してよいものから，PMを必要とするリスクの高いものまでさまざまである．古典的な分類では重症度が低い方から1度，2度，3度に分けられる（**表11**）．房室ブロックで血行動態が問題となるのは，2：1以上の高度ブロックか完全房室ブロックである．一般にブロック部位が遠位になるほど下位ペースメーカーの興奮頻度は少なくなり，不安定となる．

B 歯科治療におけるリスクマネジメント

　高齢歯科患者では1度の房室ブロックは非常に多い．しかし2度以上はまれである．1度房室ブロックおよび症状のないMobitzⅠ型ブロックは，歯科治療において特別の対応を必要としない．

　一方，MobitzⅡ型，3度房室ブロック，あるいは高度房室ブロックを有する高齢歯科患者のほとんどはPM植込み後である．これらの患者ではPMに対するリスクマネジメントが必要であるが，一般の歯科治療は可能である．

　しかし，PM植込み前あるいは未評価の患者が来院する場合がある．著しい徐脈，あるいは徐脈に伴うAdams-Stokes発作が疑われる場合は，循環器内科医への受診を優先する．

　MobitzⅡ型，3度房室ブロック，あるいは高度房室ブロックを有する高齢歯科患者で，PM植込み前，あるいは未評価の患者は，応急処置も含めて，専門の歯科医療機関への紹介が望ましい．治療は心電図モニタリング下に，静脈ラインを確保し，可能なら体外式PMの準備をしたうえで行う．循環器専門医との連携が必要である．

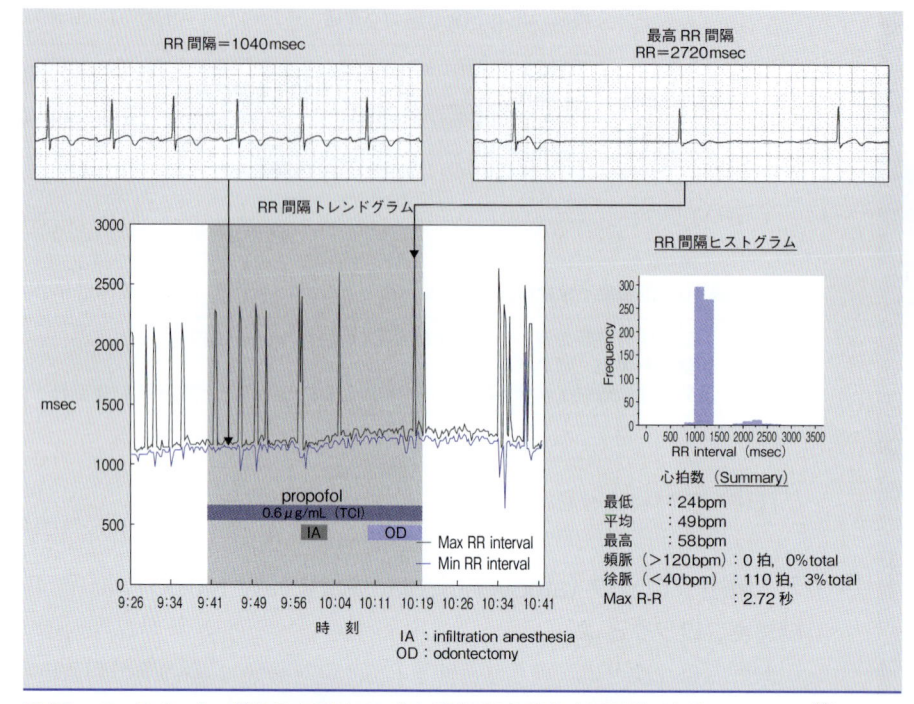

図63 ペースメーカー植込みを受けていない高齢SSS患者（自験例）（大渡ほか, 2002.[80]）

83歳の男性．歩行時の意識障害などAdams-Stokes発作が病歴聴取で明らかになった．12誘導心電図でも洞調律異常を伴う3度房室ブロックが認められた．担当医師からSSSでペースメーカー適応であるが，患者が拒否しているとの情報が得られた．静脈内鎮静法下に，局所麻酔にはフェリプレシン添加塩酸プロピトカインを使用して抜歯を行った．最長RR間隔は2.72秒であったが，一過性で緊急処置を要しなかった．

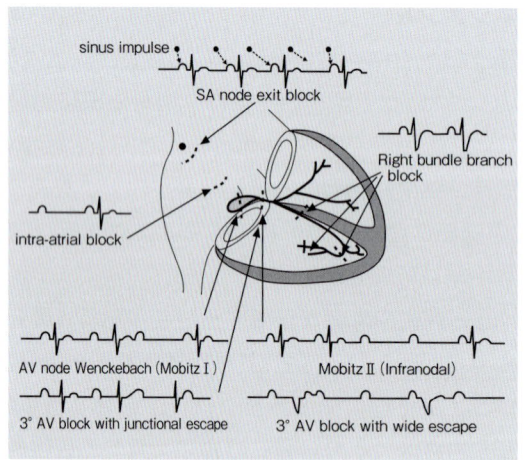

図64 さまざまなブロックとその心電図所見（Kannakeril, et al., 2008.[81]）

SA block：洞房ブロック，Intra-atrial block：心房内ブロック，Right bundle branch block：右脚ブロック（近位，遠位，終末位），AV node Wenkebach：房室結節の障害によるII度房室ブロック（Wenkebach型，Mobitz I型），Mobitz II：房室結節下ブロックによるII度房室ブロック，3° AV block with junctional escape：接合部逸脱調律を伴う完全房室ブロック，3° AV block with wide QRS escape：Wide QRS逸脱調律を伴う完全房室ブロック．

表11 房室ブロック

1度房室ブロック（first-degree AV block）
　心電図でPR時間は延長しているが，P波の後に必ずQRS波が続いているものをいう．2度あるいは3度に進行することは少ない．

2度房室ブロック（second-degree AV block）
　心房から心室への刺激伝導がときどき絶たれ，心房収縮の後に心室収縮が続かなくなるものをいう．
　心電図ではP波は出ていても，それに続くはずのQRSがときどき欠ける．

- Mobitz Ⅰ型（Wenckebach型）ブロック；Mobitz type Ⅰ second-degree AV block（AV Wenckebach block）
  PR時間が徐々に延長して，ついにQRSが欠けるものをいう．2度房室ブロックの大部分はこの型である．多くは可逆的であり，1度房室ブロックと同様に扱ってよい場合が多い．
- Mobitz Ⅱ型ブロック；Mobitz type Ⅱ second-degree AV block
  重症度は高い．放置されたMobitz Ⅱ型の予後はよくない．時間とともに完全房室ブロックに移行しやすく，人工ペースメーカー植込みを行わないと心不全あるいは心停止の可能性が高い．多くはHis-Purkinje systemの障害による．

3度房室ブロック（完全房室ブロック）（third-degree AV block）
　一過性のものと恒久的なものがある．完全房室ブロック発症後の平均生存年数は，人工ペースメーカー植込みを行えばブロックのない人と変わらないが，行えなかった時代ではわずか2～4年であったという．

AV：atrioventricular

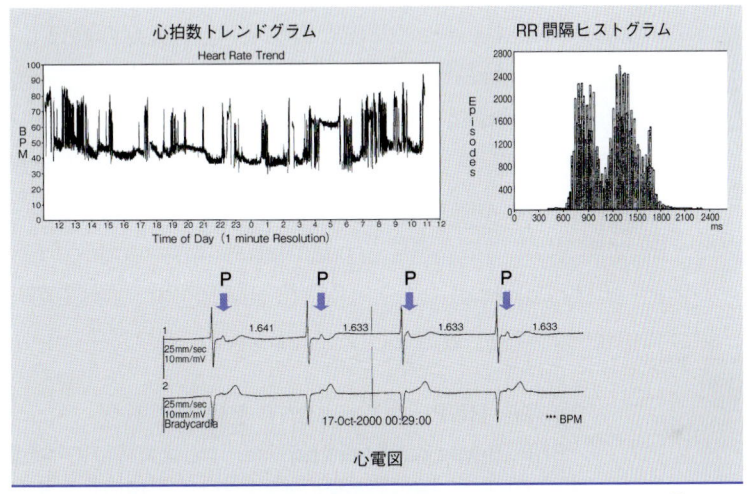

図65　完全房室ブロックを伴う超高齢者の例（自験例）（大渡ほか，2002.[82]）

患者は86歳の男性で，おもな病歴に心筋梗塞（CABG後）が認められた．心電図で完全房室ブロックが疑われたため，Holter心電図検査を行った結果，完全房室ブロックが間欠的に出現しており，最長RR間隔は2.74秒であることが明らかになった．体外式ペースメーカーを準備し，心電図モニタリング下にフェリプレシン添加塩酸プロピトカインを用いて抜歯を行った．治療中は約40bpmでほぼ心室調律で推移する場合と，60bpm以上の洞調律が長く続き，しばしば心室調律に移行するといったパターンがあり，房室伝導障害以外にも洞機能が不安定になっていることが推測された．

心不全 (heart failure ; HF)

心不全とは

　心不全とは，心臓のポンプ機能低下により末梢組織が必要とするだけの血液を送れなくなった状態をいい，多くの心疾患の終末像である．すなわち，心不全は狭心症や心筋梗塞などのように一つの疾患名ではなく，さまざまな心疾患を原因とする症候群（あるいは病態）である．この心不全に肺うっ血を伴った場合を，うっ血性心不全という．

　心不全患者でも，安静時は末梢組織が必要とする血液が少なく，代償機転も働いているために，必要な心拍出量を維持できる．しかし，軽い運動でも心拍数の増加を動悸として，呼吸数の増加を息切れとして自覚する．そして，心不全における拡張期圧上昇により，静脈にうっ血（局所の静脈あるいは毛細血管内に静脈血が充満している状態）が生じる．

　心不全の代表的な診断基準を表に示すが，その診断は必ずしも容易ではない．最近では慢性心不全診断の有力な補助的指標として BNP が注目されている（NOTE 26，図66）．

　心不全の分類には，急性心不全と慢性心不全（発症が急激か否か），左心不全と右心不全（左心系が障害されるか，右心系が障害されるか），収縮不全と拡張不全（収縮機能の低下によるか，収縮機能は正常で拡張機能に障害があるか）がある．また，1980年半ば頃より，左室駆出分画（ejection fraction ; EF）が正常な心不全が存在することが明らかになり，heart failure with preserved EF（HFPEF）と分類されるようになった．これに対して，EF が低下している心不全を heart failure with reduced EF（HFREF）という．Framingham study によれば，EF ≧ 50% の HFPEF は，すべての心不全の51% を占めるという[1]．HFPEF は高齢者および女性に多い[2]．

> **Note 26　BNP，NT-proBNP と慢性心不全**
> 　BNP（B-type natriuretic peptide）は心室負荷により心室で分泌されるナトリウム利尿ペプチドで，慢性心不全の補助診断として用いられる．心不全の有無，重症度，予後の診断において有用である．NYHA 分類と相関し，BNP が高いほど心不全の可能性が高く，より重症である．NT-proBNP（N-terminal pro-B-type natriuretic peptide）は BNP の前駆体で，BNP と同様に心不全の指標として用いられる．その他のナトリウム利尿ペプチドとして ANP がある．ANP は心房の伸展刺激により分泌される．ANP，BNP には心保護作用があり，ANP（hANP）は急性心不全治療薬として使用される．BNP，NT-ProBNP の添付文書による基準値は，BNP ≦ 18.4pg/mL，NT-proBNP ≦ 55pg/mL である．

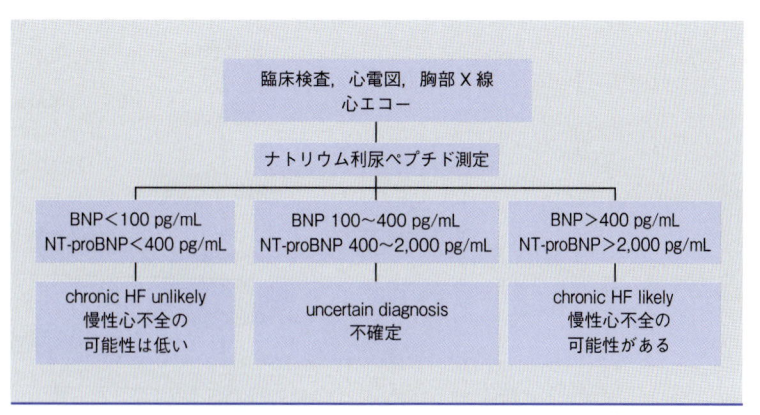

図66 BNP, NT-proBNP による心不全診断 (C-Solal, et al., 2008.[3])

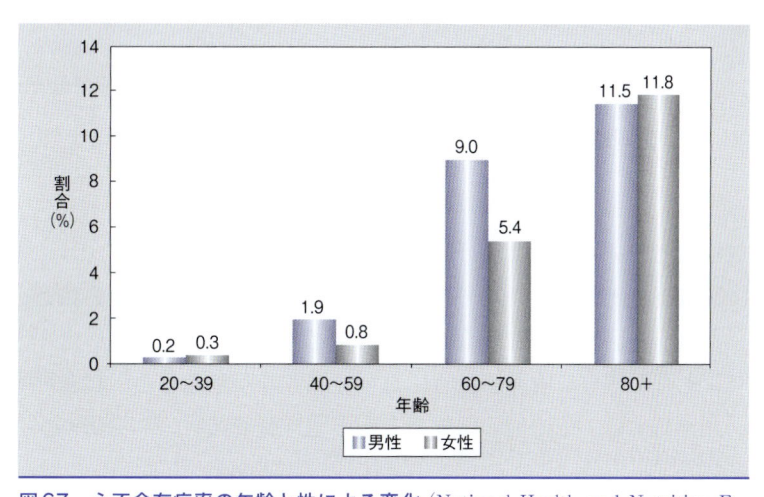

図67 心不全有病率の年齢と性による変化 (National Health and Nutrition Examination Survey：2005～2008) (Roger, et al., 2012.[4])
心不全は加齢とともに上昇し，79歳までは男性が多いが，80歳以上では女性に多い．

Note 27 左室駆出率 (Left ventricular) Ejection Fraction, (LV) EF
EF は心室収縮能の指標であり，拡張末期容積（EDV）と収縮末期容積（ESV）より，EF ＝ EDV － ESV/EDV × 100 として算出する．正常値は 55～70％ である．

1. 原因疾患
わが国においては高血圧症，虚血性心疾患，心臓弁膜症が3大原因である[5]．

2. 臨床所見
心拍出量の低下とそれに対する代償性の変化が認められる．特にうっ血による病態が重要である．心拍出量が低下すると，疲れやすくなり，倦怠感や四肢冷感，あるいは夜間多

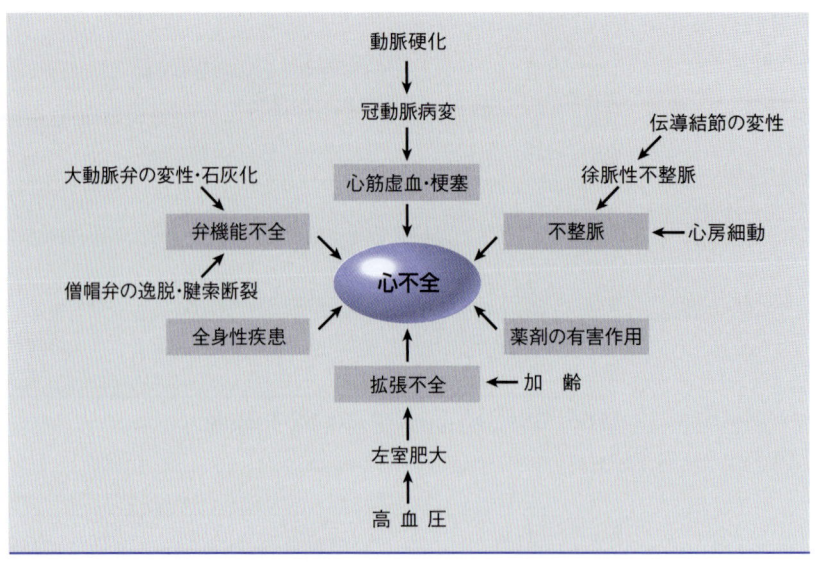

図68 高齢者心不全に関連する諸因子(近森ほか，1998.[6])を改変）
加齢に伴うさまざまな変化が高齢者の心不全に関係する．

尿などが認められるようになる．また代償性変化として，うっ血，浮腫，洞性頻脈，心肥大などが出現する．左心不全による肺うっ血や肺浮腫の症状として，初期には労作時の息切れ，次いで発作性夜間呼吸困難などが認められる．心不全がさらに進行すると，安静時にも呼吸困難を訴えるようになり，肺浮腫が起こると，起座呼吸や泡沫状血痰などの症状が出てくる．その他の所見である下腿浮腫や頻脈（>120bpm）は比較的わかりやすい．

3. 重症度の評価

心不全の重症度は安静時の心機能だけでなく，運動耐容能（どの程度の運動に耐えられるか）や不整脈の有無などをもとに総合的に評価する．運動耐容能を患者の自覚症状から評価した基準として，NYHA (New York Heart Association；ニューヨーク心臓協会）心機能分類（**表12**）がよく用いられる．また，NYHA分類を補完する重症度分類として，ACC／AHAの心不全のステージ分類がある（**図69**）．客観的な重症度の評価としては，運動負荷試験により最大運動能力を測定する．また，安静時の心機能評価として心エコー，心カテーテル検査などが用いられる．

Note 28 起坐呼吸（orthopnea）

左心不全に特徴的な症状で，患者は横になって寝ると呼吸困難が強く苦しいため，何かによりかかる姿勢をとろうとする．このことを起坐呼吸という．立位では重力により下肢および腹腔内に分布していた血液が，水平位になると体の中心部へ再配分され，さらに下半身の浮腫液も血管内に移動し，循環血液量が増加するため，肺うっ血が増強するためである．

表12 NYHA心機能分類 (New York Heart Association, 1994)

機能分類 (functional capacity)	
Class Ⅰ	心疾患を有するが，身体活動に制限はなく，通常の身体活動では疲労，動悸，呼吸困難，狭心痛を生じない．
Class Ⅱ	心疾患のために，身体活動に軽度の制限があるが，安静にすると楽に生活できる．通常の身体活動で疲労，動悸，呼吸困難，狭心痛を生ずる．
Class Ⅲ	身体活動に強い制限があるが，安静にすると楽に生活できる．通常以下の身体活動で，疲労，動悸，呼吸困難，狭心痛を生ずる．
Class Ⅳ	心疾患を有し，いかなる身体活動をするときにも苦痛を伴う．心不全，狭心症の徴候が安静時にも認められることがある．いかなる身体活動によっても苦痛が増強する．

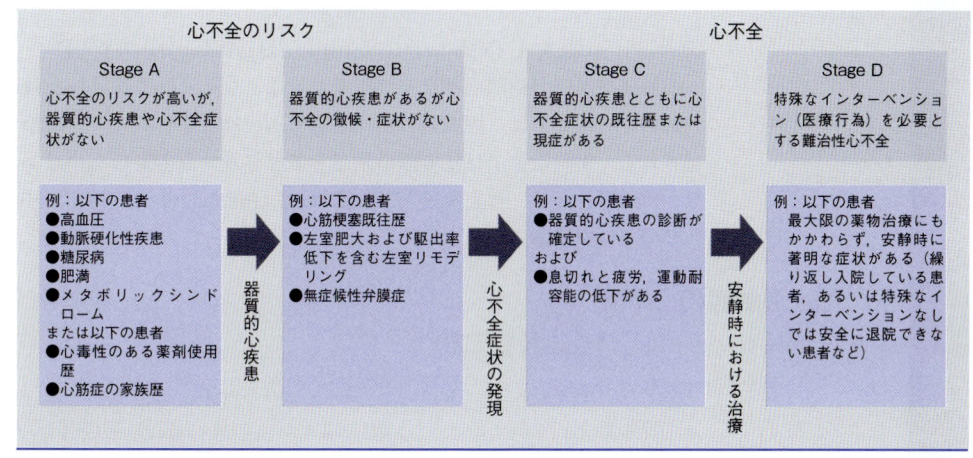

心不全のリスク / **心不全**

Stage A：心不全のリスクが高いが，器質的心疾患や心不全症状がない
例：以下の患者
● 高血圧
● 動脈硬化性疾患
● 糖尿病
● 肥満
● メタボリックシンドローム
または以下の患者
● 心毒性のある薬剤使用歴
● 心筋症の家族歴

→ 器質的心疾患 →

Stage B：器質的心疾患があるが心不全の徴候・症状がない
例：以下の患者
● 心筋梗塞既往歴
● 左室肥大および駆出率低下を含む左室リモデリング
● 無症候性弁膜症

→ 心不全症状の発現 →

Stage C：器質的心疾患とともに心不全症状の既往歴または現症がある
例：以下の患者
● 器質的心疾患の診断が確定している
および
● 息切れと疲労，運動耐容能の低下がある

→ 安静時における治療 →

Stage D：特殊なインターベンション（医療行為）を必要とする難治性心不全
例：以下の患者
最大限の薬物治療にもかかわらず，安静時に著明な症状がある（繰り返し入院している患者，あるいは特殊なインターベンションなしでは安全に退院できない患者など）

図69 ACC／AHAの心不全のステージ (Hunt, et al., 2005.[7])

4．経過と予後

　心不全患者の生命予後は悪く，わが国の報告（1978～1985年）では，1，3，5年生存率はそれぞれ76％，60％，49％と報告されている[8]．NYHA Ⅰ度，NYHA Ⅱ度，NYHA Ⅲ度の年間死亡率は年あたり5％，10％，20％で，NYHA Ⅳ度では1年生存率は約50％と非常に悪い．また，突然死は心不全患者の30～50％に発生し，心不全のない患者に比較して6倍になる[9]．

5．治療法

A 一般管理
　塩分摂取，運動，アルコール摂取，入浴，旅行，などを制限する．

B 薬物療法
　①利尿薬（治療の基本となる薬剤でうっ血を改善する），②強心薬（心筋収縮力を増強し，心機能を改善するが，不整脈関連死亡率を上昇させ，女性心不全患者の予後を悪化させるなどの報告がある[10]）．③アンジオテンシン変換酵素（ACE）阻害薬（左心不全患者の

生命予後改善および心血管イベントの抑制[11]，④アンジオテンシンⅡ受容体拮抗薬（ARB）（心不全進行の抑制および心血管イベント抑制），⑤β遮断薬（生命予後の改善，心不全悪化予防効果[12, 13]），⑥抗アルドステロン薬，アミオダロンなど**(図70)**．

C 非薬物療法

心不全の非薬物療法には，①心臓再同期療法（CRT，p.181参照），②手術療法［冠血行再建術，心筋梗塞後の左室リモデリングによる左心機能低下に対する左心室形成術，など］，③補助循環［心臓移植適症例，急性増悪例を対象とする大動脈内バルーンパンピング（IABP），経皮的心肺補助法（PCPS），補助人工心臓（VAD）など］，がある．

D 心臓移植

60歳未満で，従来の治療法では救命できない心筋症，虚血性心筋疾患などが対象となる[14]．

> **Note 29　補助人工心臓（ventricular assist device；VAD）**
> 心臓移植適応の重症心不全末期患者が対象となる．体外設置型と植込み型がある．体外式の左心補助では，脱血管は右側左房あるいは左室心尖に，送血管は上行大動脈に装着される．歯科治療では抗凝固療法として投与される大量のヘパリンならびにワルファリンが問題となる．全置換型人工心臓（total artificial heart；TAH）も開発されているが，わが国では保険適応ではない．

6．高齢者の心不全

高齢者にとって心不全は重要である．

心不全の有病率は年齢とともに上昇し，年齢（加齢）は心不全の有力なリスクファクターとなる[15]．人口高齢化に伴い，2030年には心不全患者は2倍になると予想されている[16]．筆者らの外来でも慢性心不全の高齢者が増加している．また，心不全は高齢者の入院原因として最も多く[17]，心不全による死亡の85％以上が高齢者である[18]．

一方，高齢者の心不全は症状の発現が遅く，非定型的であることが多い．このため不適切な治療を受けていたり，心不全であるにもかかわらず治療されていない患者も少なくない[19, 20]．BNP＞500pg/mLであるにもかかわらず，自身の心不全について知らない高齢者も存在する．高齢者では隠れた心不全患者の存在を考慮する必要がある．

高齢者は心不全の治療を受けていても，勝手に通院をやめたり服薬を中止することが多い．このような高齢者の服薬コンプライアンス（アドヒアランス）の悪さは心不全の悪化を招きやすく，治療されていても安心はできない．また，腎機能低下のような心不全以外の合併疾患が多い．

歯科治療におけるリスクマネジメント

1．治療を行うか否かの決定

A 病歴に心不全がない患者

高齢者では隠れた心不全の可能性がある．虚血性心疾患や心臓弁膜症などの合併がある

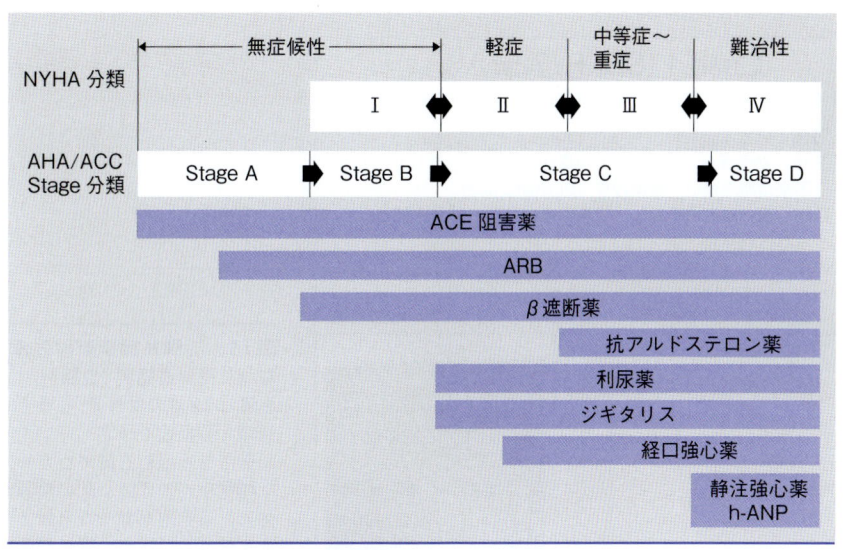

図70 心不全の重症度から見た薬物治療指針〈慢性心不全治療ガイドライン（2010年改訂版），2011.[21]〉
投与薬剤から心不全の重症度を推測する一助となりうる．
筆者らの外来ではNYHA Ⅲ，Stage C 程度までの高齢者が来院している．

場合は注意が必要である．日常生活が自分でどの程度できるかを確認し，NYHA分類を用いて推定する．一般に，外来に歩いて来院できる高齢者はNYHA class Ⅱ以下であることが多いが，車いす，寝たきり，入院中の患者はより重症である．

B 病歴に心不全がある場合

心不全が適切にコントロールされているかどうかの確認が重要である．コントロール不良であることが予測された場合，慢性心不全の急性増悪が疑われた場合は，担当医師への確認が必要である．筆者らの外来でも，心臓弁置換前の慢性心不全患者の来院時に，急性心不全症状を認め，緊急入院となった症例がある（**図71**）．急性心不全を疑う所見がないかを注意深く観察する必要がある．

心不全が適切にコントロールされ，NYHA class Ⅰ～Ⅱと評価できる高齢者は，ほとんどの歯科治療が可能である．しかし，コントロールされていてもNYHA class Ⅲ以上であれば，専門の歯科医療機関に依頼する．

C 不整脈

心不全患者は心筋細胞内のカルシウム過負荷や間質の線維化を生じており，いずれも不整脈の発生と，それを維持する基盤を有する．このため，リスクの高い不整脈が発生する可能性があることを考慮する必要がある．

2．治療を行う場合の注意点

心不全のコントロール状態を確認する．Framingham studyによる心不全基準を参考に，

Case 1 (SS, F, 72yr.)
Heart failure at the time of visit for suture removal

- 抜歯1日後：異常なし
- 抜歯5日後：顔面蒼白，呼吸苦あり（階段を上るのも苦しかった）
- 対応：心不全増悪を疑い，酸素投与（2L/min）開始．
  担当心臓外科医に連絡し，指示により搬送．緊急入院となる．
- 診断：うっ血性心不全
- 生化学的検査：BNP 156.5pg/mL（≦18.4pg/mL）
- 治療：ヘパリン 10,000U/24h, h-ANP 120μg/hr

12-ECG
QT prolongation (QTc=0.55)

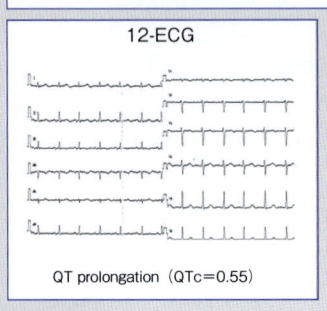

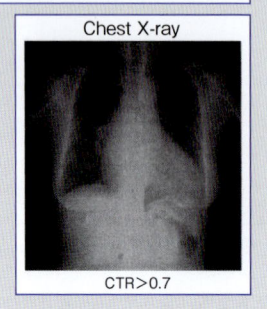

Chest X-ray
CTR>0.7

図71 心臓弁置換術前の歯科治療中に急性心不全となった高齢者症例（自験例）（大渡ほか，2011.[22]）
患者は72歳の女性で，心不全，僧帽弁閉鎖不全症があり，僧帽弁置換術を予定していた．抜歯5日後の来院時に顔面蒼白で呼吸苦を認めたため，確認してみると，いつもは問題なくのぼれる駅の階段が，今日は苦しく，途中で休まざるを得なかったと訴えた．心不全増悪を疑い，酸素を投与し，担当心臓外科医に連絡したところ緊急入院となった．BNP＞150pg/mL で，12誘導心電図ではQT prolongation，胸部X線ではCTR＞0.7と著しい心陰影拡大が認められた．

心不全増悪を疑わせる症状の有無に注意する．もし増悪が疑われたら，専門の歯科医療機関に依頼する．次に，基礎疾患である虚血性心疾患や心臓弁膜症などを評価し，予防的抗菌薬投与などのそれぞれの心疾患に必要な対策を行う．また，処方されている薬剤の有害作用や相互作用にも注意する．ジギタリスを服用している患者では，ジギタリス中毒の症状を確認する．もしその疑いがあれば担当医師に問い合わせる．

アドレナリン含有の局所麻酔薬使用は，心不全の基礎疾患により異なる．たとえば，頻脈性不整脈が存在する場合は，アドレナリン含有局所麻酔薬の使用は避けたほうがよい場合がある（p.30参照）．必要とする鎮痛効果および持続時間を考慮したうえで選択する必要がある．

術中は心電図モニタリングが必要である．リスクの高い不整脈の発生と心筋虚血によるST変位に注意が必要である．治療時間はできるだけ短く，ストレスも最小となるよう配慮する．

体位変換にも注意が必要である．水平位（臥位）から坐位への体位変換はできるだけゆっくりと行う．また，長時間の坐位での治療も脳虚血につながる場合がある．その一方で，重篤な心不全では，起坐呼吸と同様の理由で，水平位（臥位）よりも，リクライニング位のほうがよい場合がある．

継続的な歯科治療中の心不全の増悪にも注意する．来院時には，日常的な労作による動悸，息切れの存在と，それらの変化（いつものぼれる階段が，今日は苦しくて途中で休まないとのぼれなかった，など）に注意する必要がある．

心臓弁膜症と感染性心内膜炎（VHD，IE）

リウマチ熱（rheumatic fever；RF）

1. リウマチ熱とは

　A群β溶血性レンサ球菌（group A streptococcal；GAS）の感染は，急性上気道炎として発症する．上気道炎がいったん治癒しても，2～3週間後に再び発熱することがある．この発熱から始まる全身の結合組織の炎症性疾患をリウマチ熱という．溶連菌感染後にリウマチ熱を発症する確率は3％程度で，小児期（5～15歳）に好発する．

　リウマチ熱の発症機序は次のように説明されている．溶連菌の細胞膜にある抗原は，心筋組織や関節滑膜などと共通の抗原性をもつ．このため，交差免疫機序を介して関節炎症や心炎などが続発する．このうち，関節症状は治癒し，心炎も大部分（約95％）は合併しないか，合併しても軽微である．しかし，ある程度以上の心炎を合併した場合は，弁組織が障害され，最終的に心臓弁膜症として発症する．

　わが国を含む先進国では，リウマチ熱の罹患率が著しく減少しているため，リウマチ性弁膜症は高齢者の疾患となっている．リウマチ熱の治療法としては抗菌薬療法，抗炎症療法などがある．また，リウマチ熱が再発する確率は65％と高いため，再発予防としてペニシリンの長期投与が必要となる．

> **Note 30 交差免疫（cross immunity）**
> 　ある抗原で免疫が成立すると，他の抗原に対しても同様に免疫が成立した状態になることをいう．

2. 歯科治療におけるリスクマネジメント

　病歴にリウマチ熱があれば，心臓弁膜症の有無について確認する．心臓弁膜症の合併があれば，心臓弁膜症のリスクマネジメントを行う（p.146参照）．

　病歴聴取ではリウマチ熱と関節リウマチが間違って申告されることがあるが，発症時期（小児期か高齢期か）と，その後の経過（受けた内科的治療など）がわかれば，ある程度の鑑別は可能である．患者が心臓弁膜症の合併がないと申告した場合も，その後の健診などで心雑音を指摘されたことがないかを確認する．心雑音の原因について十分な情報が得られない場合は，担当医師にコンサルテーションを行い，得られた情報により必要な対策を立てる．

心臓弁膜症（valvular heart disease；VHD）

1．心臓弁膜症とは

　心臓には四つの弁膜（僧帽弁，大動脈弁，三尖弁，肺動脈弁）があり，その開閉により，心臓は血液ポンプとして機能している．この弁が何らかの原因で開閉障害を起こしたものを心臓弁膜症（VHD）という．

　弁膜の障害には狭窄と閉鎖不全（逆流）の2種類があり，四つの弁それぞれに2種の障害が起こりうる（図72）．成人におけるVHDの多くは僧帽弁と大動脈弁の障害である．障害が二つ以上の弁膜に存在するものを連合弁膜症という．弁膜症の大部分は慢性的に経過し，徐々に心臓のポンプ機能が低下し，最終的には心不全となる．

　VHDは，歯科治療あるいは日常の口腔衛生状態が予後に影響しうるため，歯科医師にとって重要な疾患である．さらに，高齢のVHD患者が増加しているため，今後，歯科受診する機会が増えることが予測される．筆者らの外来でも，高齢のVHD患者は多い．

A 病　因

　炎症性（リウマチ熱，梅毒，感染性心内膜炎など），加齢による変性（石灰化など），および先天性心疾患などである．先進国ではリウマチ熱によるVHDは減少しているが，虚血性や変性によるものは増加している．

B 経過と治療法

　弁膜に障害が起きると，初期には弁機能を代償するため心仕事量が増え，心臓は肥大や拡張を示す．代償期は無症状であることが多いが，進行すると運動時に呼吸困難や動悸を自覚するようになり，増悪すれば安静時にも呼吸困難や起坐呼吸などの心不全症状が現れるようになる．VHDによる心不全に対しては，ACE阻害薬，利尿薬，血管拡張薬などに

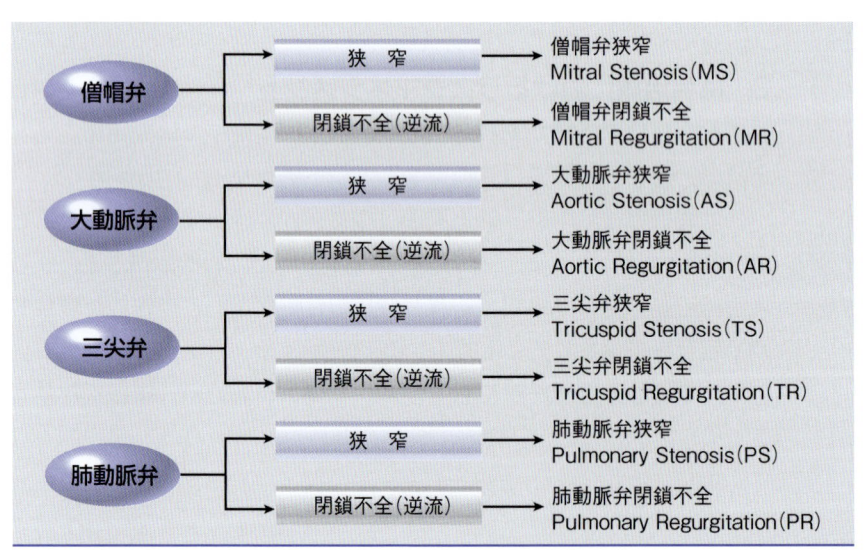

図72　おもな心臓弁膜症の種類

図73 大動脈弁狭窄症患者における原因ごとの症状出現時期（自然歴）（Campbell, 1968.[1]）
正常の三尖弁（D）に比較して，先天性（A）は最も症状の出現時期が早く，ついでリウマチ性（B），二尖弁（C）の順である．

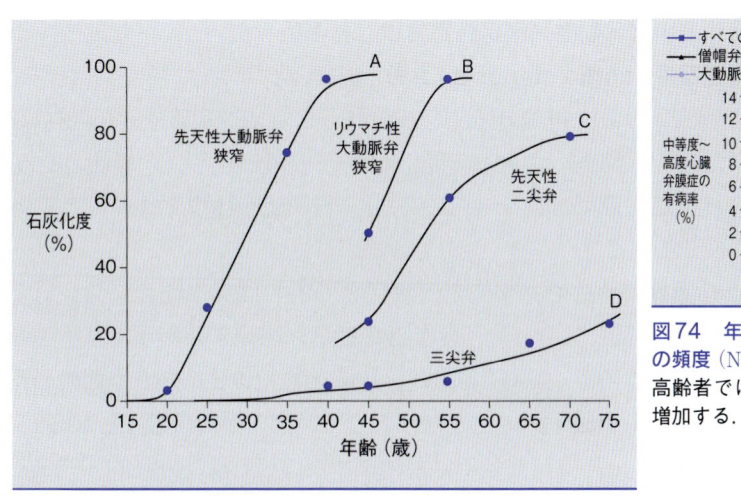

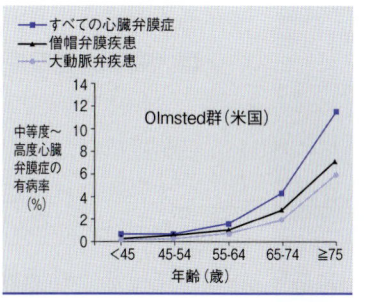

図74 年齢による心臓弁膜疾患患者の頻度（Nkomo, 2006.[2]）
高齢者では心臓弁膜疾患患者が著しく増加する．

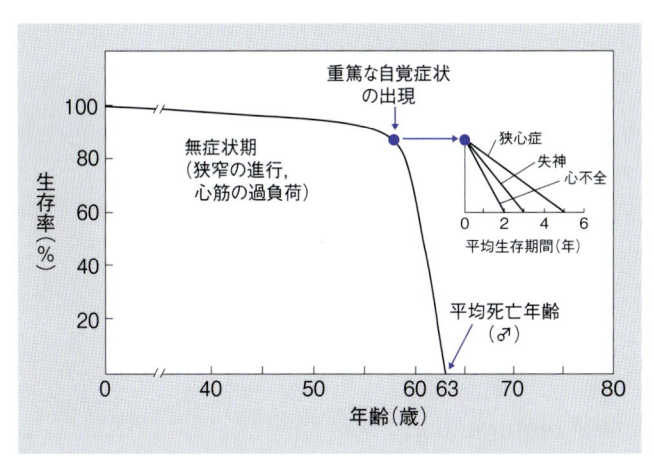

図75 大動脈弁狭窄症の自然歴（Selzer, et al., 1972.[3]）
自覚症状出現後は生存率が急速に低下し，心不全では平均生存期間が約2年程度となる．

よる内科的治療が行われる．しかし，内科的治療で十分にコントロールできなくなれば，外科的処置として弁置換術などが必要になる．

C 高齢者における心臓弁膜症

先進国ではVHDは高齢者の疾患であり，特に75歳以上に多い[4]．その原因の多くは加齢による石灰化や虚血性心疾患である．一方，心臓弁膜症に対する手術のリスクは年齢とともに上昇し[5,6]，抗凝固療法による合併症も増加する．

D 心臓弁膜疾患の疫学

VHDの罹患率は加齢とともに上昇する**（図74）**[2]．さらに，高齢のVHD患者数は近年増加しており，今後も増えると予測されている．VHDの部位ごとに患者数を比較すると，

僧帽弁膜疾患患者は大動脈弁膜疾患患者よりも多い[2]．

E 大動脈弁狭窄症（aortic stenosis；AS）

大動脈弁の狭窄により，左室から送り出される血流に対する抵抗が上昇した病態をいう．この抵抗増大の結果，左室と大動脈の間に収縮期圧の較差が生じ，慢性の圧負荷が発生する．

大動脈弁狭窄症の原因は先天性（二尖弁），石灰化，リウマチ熱などである[7]が，最も多いのは石灰化である[4]．

重篤な大動脈弁狭窄症であっても，無症状であれば突然死のリスクは低い（年あたり1％未満）が，狭心痛，失神，心不全などの症状が出現すると予後は不良となる．狭心症出現後の平均余命は3年，失神では3年，呼吸困難では2年，うっ血性心不全では1.5～2年といわれている[7]（図75）．症状が出現した時点で手術の適応となる．

薬物療法として，心不全に対しては利尿薬が用いられる．外科的治療法としては大動脈弁置換術が第一選択となる．最近では無症状でも心筋障害が進行するため，比較的早期に手術が行われる傾向にある．

F 大動脈弁閉鎖不全症（aortic regurgitation；AR）

さまざまな原因により大動脈弁逆流が発生し，拡張期の左室容量負荷が生じる病態をいう．弁自体に原因がある場合と，大動脈基部の異常による場合がある．また，病態の発症と進行状況によって慢性と急性に区別される．

おもな原因のうち，弁膜に限局したものには，先天性（二尖弁），心内膜炎，リウマチ熱などがある．一方，大動脈基部の病変としては，大動脈解離，嚢胞性中膜変性，マルファン症候群，大動脈炎などがある．

症状を伴う大動脈弁閉鎖不全症患者の人・年あたりの死亡率は10％/人・年以上といわれている[8]．

薬物療法として，心不全に対しては血管拡張薬と利尿薬が用いられる．また，外科的治療法としては，おもに大動脈弁置換術が行われる．

G 僧帽弁閉鎖不全（mitral regurgitation；MR）

僧帽弁の閉鎖が不完全であるために，収縮期に左心室から左心房に血液が逆流する病態をいう．おもな原因には，リウマチ熱，先天性，石灰化，虚血性，拡張型心筋症などがある[7]．過去にはリウマチ熱によるものが多かったが，最近では非リウマチ性のものが増えている．進行した僧帽弁閉鎖不全では重症の左心不全と肺高血圧症が発生する．

僧帽弁閉鎖不全症には心房細動が合併することが多い．心房細動合併例では，塞栓症リスクに対してワルファリンあるいはプラザキサなどのDOACsによる抗凝固療法が行われる．

薬物療法としては，急性僧帽弁閉鎖不全症に対して血管拡張薬が，心不全に対して利尿薬が用いられる．外科的治療法としては，僧帽弁形成術あるいは僧帽弁置換術が行われる．

H 僧帽弁狭窄症（mitral stenosis；MS）

僧帽弁が狭窄することにより，左房から左室への血液流入が障害された病態をいう．その結果，左房圧が上昇し，肺高血圧から右心系が拡大し，三尖弁閉鎖不全から右心不全と

なる．また，左房拡大により心房細動の発生率も上昇する．

僧帽弁狭窄症のおもな原因は，リウマチ熱，先天性，石灰化である．このうち最も多いのがリウマチ熱である[7]．

自然歴における僧帽弁狭窄症の10年生存率は50～60%である[9, 10]．しかし，自覚症状が強い場合は著しく低下する[11]．

僧帽弁狭窄症は，弁口面積は狭いほど，ジェット速度は速いほど，平均圧較差は大きいほど重症である．

薬物療法には心房細動のrate control（心拍数のコントロール）としてβ遮断薬，ジゴキシンなどが，心不全に対しては利尿薬が用いられる．

僧帽弁狭窄症の外科的治療の適応は，薬物治療を行ってもNYHA II度以上の臨床症状があり，弁口面積が1.5cm^{2}以下の場合である[8]．手術は症例に応じて経皮的あるいは直視下の交連切開術，あるいは僧帽弁置換術が行われる．

■非薬物治療

VHDに対する手術件数は年々増加している[11]．この増加を背景として，VHD患者の術前歯科依頼も増えると予測される．

VHDに対する手術は大きく，①弁形成術，②人工弁置換術に分けられる．弁の病変や患者の状態によって選択される．

①弁形成術 (valvuloplasty)[12]

患者自身の弁を残して修復し，弁機能を回復させる手術方法をいう．僧帽弁閉鎖不全では第一選択となっている．逆流の原因となっている弁尖の逸脱部分を切除したあとに縫合する方法，断裂した腱索を人工の腱索を用いて補強する方法，感染等により破壊された弁の感染部を切除し，残存した弁葉を縫い合わせる方法，あるいは自己心膜を補填する方法などがある．

僧帽弁閉鎖不全症のほとんどが弁輪の拡大を伴うため，逆流の再発予防を目的として，人工のリングを弁輪に縫い付けて正常に近い形態に戻す術式（Ring Annuloplasty）が行われることが多い．

後述する人工弁置換術に比べて，長期間の抗凝固療法（ワルファリンなど）が不要であり，左心機能の温存，人工弁感染症のリスクが回避できる，などの点で有利である．僧帽弁形成術の病院死亡率は2%未満と低く，遠隔成績も安定している[11]ため，件数が増加している．わが国では，僧帽弁膜症の手術として著しく増加している[11]．

また，僧帽弁狭窄症に対する人工弁置換術以外の外科的治療として，直視下に交連部を開裂し，弁口を拡大する直視下交連切開術（open mitral commissurotomy, OMC）や，バルーン付きカテーテルを用いた経皮的僧帽弁交連切開術（percutaneous transvenous mitral commissurotomy；PTMC）が行われる．PTMCとしてはイノウエ・バルーン[13]が用いられることが多い[7, 14, 15]．

②人工弁置換術（prosthetic valve replacement）

　修復不能な心臓弁膜症に対して行われる手術で，罹患した弁を切除し人工弁を縫着する．僧帽弁置換術が最も多く，次いで大動脈弁置換術が続く．人工弁には機械弁と生体弁がある．

　生体弁は血栓形成は少ないが耐久性に問題がある．このため高齢者，妊娠を希望する女性（ワルファリン投与が不要になる）などが適応となる．一方，機械弁は血栓形成のリスクが高く，生涯，抗凝固療法を続けなければならない．人工弁置換術後の抗凝固療法については，**表13**が推奨されている（Class I）．観血的歯科治療においては止血に注意が必要である．

　弁置換後の塞栓リスクは，大動脈置換後よりも僧帽弁置換後のほうが高い[16]．また，弁置換術後数か月間は，弁の周囲における内皮化が不十分であるため，塞栓症のリスクは特に高い[17]．一方，生体弁であっても手術後3か月までは血栓塞栓リスクが高いため，抗凝固療法が推奨されている[18]が，それ以降は中止可能である[19, 20]．僧帽弁形成術も3か月経過後はワルファリンを中止できる．また，最近ではカテーテルによる弁置換術も行われている[21, 22]．

Note 31 Maze Procedure

　心房細動に対する外科的治療法で，心房内を迷路（maze）状に切り再縫合する（cut and sew）ことによりマイクロリエントリーを遮断するという術式である．Maze I→IV，その変法などと改良され，cut and sew に高周波双極デバイスによる焼灼ならびに凍結凝固を組み合わせた術式も行われている．Maze III による孤立性心房細動除細動率は 95% と報告されている[23]．

Note 32 病巣感染（focal infection）

　歯周疾患，扁桃炎などの局所的な感染性病巣が原因となって，全身的な疾患を引き起こすことをいう．引き起こされる全身疾患には慢性関節リウマチ，リウマチ性心内膜炎，心筋炎，アレルギー性皮膚疾患などがある．アレルギー性皮膚疾患の原因として歯科疾患が疑われ，精査を依頼される機会も増えている．病巣感染のうち，口腔領域の感染巣が原因となるものを歯性病巣感染（dental focal infection）という．

2. 歯科治療におけるリスクマネジメント

　歯科外来を受診する心臓弁膜症患者の多くは，手術を要しない経過観察中の心臓弁膜症患者か，手術後の患者である．一方，心臓弁膜症患者の手術では術前に歯性病巣感染となりうる感染巣の除去が勧められている．このため，筆者らの外来でも術前に紹介される患者が年々増加している．

　ここでは，そのリスクマネジメントを，①手術を要しない患者，②手術後の患者，③手術直前の患者，に分けて解説する．歯科治療におけるリスクは③＞＞②＞①と考えられる．

　VHD 患者の歯科治療では，基本的な心臓疾患患者に対するリスクマネジメントに加えて，感染性心内膜炎の予防，心不全，不整脈（特に心房細動と抗凝血薬）に対する対応な

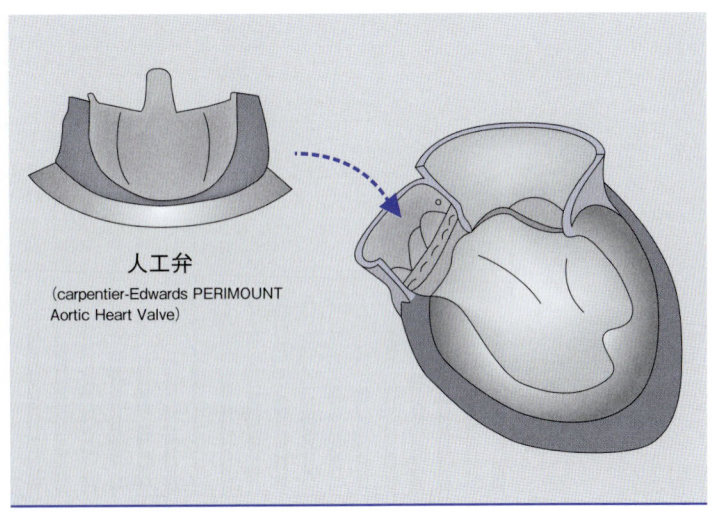

図76　人工弁置換術

表13　機械弁置換患者ならびに生体弁置換者の抗菌療法に関する推奨（クラスⅠのみ）

機械弁弁置換患者の抗凝固療法に関する推奨 クラスⅠ
1　人工弁置換術術後（3か月未満）の症例に対する INR 2.0〜3.0 でのワーファリン療法 2　以下の症例（術後3か月以降）に対するワーファリン療法. 　AVR＋低リスク 　　二葉弁または Medtronic Hall 弁* 　INR 2.0〜2.5 　　他のディスク弁または Starr-Edwards 弁* 　INR 2.0〜3.0 　AVR＋高リスク　INR 2.0〜3.0 　MVR　INR 2.0〜3.0

生体弁弁置換患者の抗凝固療法に関する推奨 クラスⅠ
1　生体弁による弁置換術後患者に対する術後3か月間における PT-INR2.0〜3.0 を目標としたワーファリン投与 2　生体弁による弁置換術後で危険因子を持つ患者に対する術後3か月以降の PT-INR2.0〜2.5 を目標としたワーファリン投与とアスピリンの少量投与（75〜100mg）

引用
日本循環器学会，日本胸部外科学会，日本心臓血管外科学会，日本心臓病学会．弁膜疾患の非薬物治療に関するガイドライン（2012年改訂版）．2012；1-75．
＊　市販されている機械弁の商品名
AVR：大動脈弁置換術，MVR：僧帽弁置換術

どが主となる．

①手術を要しない心臓弁膜症患者
　VHD と診断され経過観察されているが，手術の必要はない患者は，VHD 患者の中では最もリスクが低い．しかし，その状態には個人差があり，以下のような対応が必要となる．このため，専門の歯科医療機関への紹介を考慮したほうがよい．歯科治療を行う場合は以

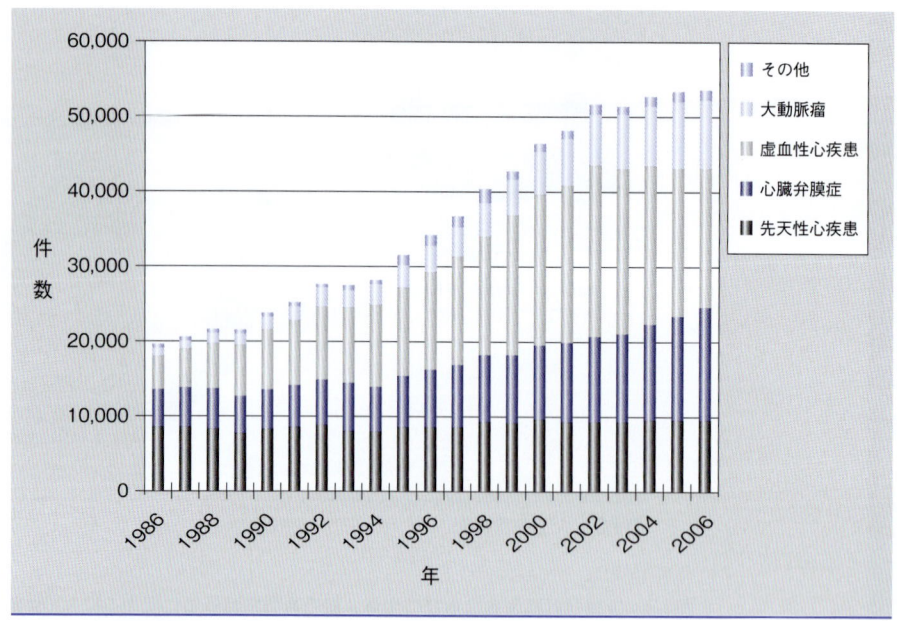

図77 わが国における心臓血管手術件数の推移（Hashimoto, 2009.[11]）
心臓血管手術症例は増え続けており，なかでも心臓弁膜症に対する手術は増加する一方である．

下がポイントである．

1) 心臓疾患患者の基本的リスクマネジメント，すなわち，担当医師へのコンサルテーション，ストレス低減，アドレナリン添加局所麻酔薬の使用（量）への配慮，モニタリングなどを行う（この点は，③「心臓弁膜症に対する手術直前の患者」にも必要）．アドレナリン添加局所麻酔薬は，発作性心房細動や心房粗動あるいは，その他の発作性に発生しうる不整脈があれば避けたほうがよいが，治療内容を考慮して決定する（p.30参照）．

2) 観血的処置における感染性心内膜炎予防を考慮する（p.150以降参照）．①の「手術を要しない心臓弁膜症患者」に該当する患者の予防的抗菌薬投与はガイドラインにより異なる．NICE[24]および，AHA[25]は勧めていないが，JCS[8]は必要としている．現時点ではJCS[8]に従うのが無難と思われる（p.157参照）．

3) 良好な口腔内環境を維持できるよう，患者を指導する（この点は，③の患者にも必要）．出血を伴うブラッシングや出血の可能性のある歯周病の存在は，感染性心内膜炎発症のリスクであることが指摘されている．この点は各ガイドラインで一致しており，定期的な歯科受診，正しい口腔ケアなどが推奨されている．

②心臓弁膜症に対する手術後の患者

専門の歯科医療機関への紹介が勧められる．歯科治療を行う場合は，①の「1)」，「3)」に加えて以下がポイントである．

1） 手術後の経過について担当医師から情報を得る．経過が良好であれば心不全は改善している．一般に術後の経過時間とともに，歯科治療におけるリスクも低下する．弁置換部位あるいは修復部位の上皮化を考えれば，術後6か月から12か月は観血的処置はできるだけ避け，それ以外の歯科治療も最小限を最短時間で行うことが望ましい．
2） 感染性心内膜炎のリスクは，一般に①より高い．特に弁置換術後は人工弁置換術後感染性心内膜炎（prosthetic valve endocarditis；PVE）のリスクがあり，発症した場合の予後も，より不良である（p.151参照）．予防的抗菌薬投与は，①と同様にガイドラインにより異なる．すなわち，NICE は勧めていないが，AHA および JCS は必要としている．現時点では抗菌薬予防投与は実施したほうがよい（p.157参照）．

③心臓弁膜症に対する手術直前の患者

専門の歯科医療機関への依頼が必要である．歯科治療を行う場合は，①の「1)」，「3)」に加えて以下がポイントである．

1） 担当医師からリスクマネジメントで必要な医療情報を得る．また，担当医師に手術まで猶予される時間を確認し，適切な歯科治療計画を立てる．たとえば，コントロール不良の心不全で早期の手術が必要というケースから，心不全も良好にコントロールされ，必要な歯科治療が終了するまで待てるケースまでさまざまである．患者にとって最良の outcome が得られるよう，担当医師と協力し包括的な観点から歯科治療計画を立てる必要がある．
2） 菌血症リスクのある歯科治療では，感染性心内膜炎予防を考慮する（p.157参照）．筆者らは，現時点では全例に抗菌薬予防投与を行っている．
3） 治療中は心電図モニタリングが必要である．また，重篤な全身的偶発症発生の可能性が高いため，心臓外科医や循環器専門医との協力関係が必要である．リスクが特に高い場合は，医師に同席してもらう場合もある．
4） 歯科治療はできるだけ短時間で終了させ，身体的・精神的ストレスを最小とする．治療回数もできるだけ少なくする．高度の心不全患者では体位変換（臥位→坐位，坐位→立位）にも注意し，不要な体位負荷を与えないようにする．
5） 局所麻酔薬として，筆者らはアドレナリンを含有しないものを第一選択としているが，予定する歯科処置によっては，アドレナリン添加局所麻酔薬を，不整脈発生に注意しながら最少量使用する．
6） コントロール不良の心不全等で入院中の患者は，特にリスクが高い．シリンジポンプなどをつけて，車いすで来院することも多い．また，医科病棟での訪問診療が必要な場合もある．ポンプ類の電源確保や中央配管への酸素切り替えなど必要な対応を行う．また，治療の体位にも配慮する．肺うっ血などがあればセミリクライニングが適切な場合もある．個々の患者の状態にあわせて対応を変える．

7) 経過中に急性心不全となるリスクがある．その徴候を見逃さないようにしなければならない．もし，それまでにない動悸，息切れ，臥位での呼吸苦などの訴え，あるいは四肢の浮腫などが認められた場合は，急性心不全を疑い，担当医師に連絡し指示に従う．筆者らの経験でも，抜歯後の follow-up 中に上記症状を認め，緊急入院となった症例が複数存在した[26]．

筆者らの外来では，③の術前患者が多く紹介される (図78)．2004年8月から2009年5月までの筆者らの調査 (79名，のべ109回の観血的歯科治療) では，患者は80歳代が多く，NYHA class III あるいは IV と重篤な心不全状態の患者が約1/3を占めていた (図79)．また，手術対象となった疾患は，大動脈弁疾患が最も多く，ついで僧帽弁疾患であった (図80)．大動脈弁疾患のうち，最も多かったのは大動脈弁閉鎖不全症，次いで大動脈弁狭窄であった．少数ではあるが syncope history を有する PG＞100mmHg という重篤な患者も存在した．実施した歯科治療では，スケーリングと SRP，および抜歯が最も多かった．また，歯科治療における全身的偶発症では，自然停止しない発作性心房細動および上室性頻拍，経過中の急性心不全，著しい血圧上昇などが認められた．なお，2009年以降，③に該当する患者は一段と増加している．

感染性心内膜炎 (infective endocarditis；IE，Bacterial endocarditis；BE)

1. 感染性心内膜炎とは

自然治癒することがほとんどない致死的な感染症の一つである．歯科治療あるいは歯科疾患が重要な原因と考えられており，我々歯科医師にとって最も重要な感染症の一つである．

感染性心内膜炎 (IE) と口腔 (細菌) の関連については，100年以上も前に Horder らが指摘している[27]．それ以来，歯科治療による菌血症が IE の最も重要な原因と考えられ，予防の必要性についてさまざまな指摘がなされてきた．しかし，最近ではこの関連についての見直しが始まっている (後述)．

2. 分 類

IE は，①左心系自己弁心内膜炎 (left-sided native-valve IE)，②左心系人工弁心内膜炎 (left-sided prosthetic valve IE)，③右心系感染性心内膜炎 (right-sided IE)，④医療関連心内膜炎 (healthcare-associated IE) に分類される．

①は IE の70％を占め，最も多く，変性性の弁膜障害などがリスクファクターとなる．②は最も重篤な結果をもたらす IE である (後述)．③は，そのほとんどが HIV を含む静脈薬常用患者や先天性心疾患，ペースメーカー，ICD，中心静脈カテーテル患者に起きる IE である．植込み型デバイス患者の右心系 IE の頻度は増加している．④は院内感染によるものと院外感染によるものに大別され，25～45％が病院で死亡するといわれている．その発生頻度は増加しており，IE の30％程度を占めるといわれている．原因としては血

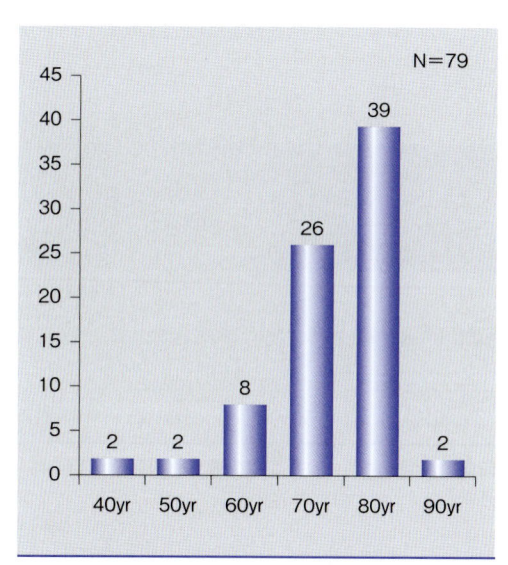

図78 心臓弁膜症手術予定で術前歯科治療を依頼された患者の年齢分布（大渡ほか，2009.[28]）
平均年齢は68.3（SD；9.3, Range；39〜82）歳で，男性41名，女性38名であった．

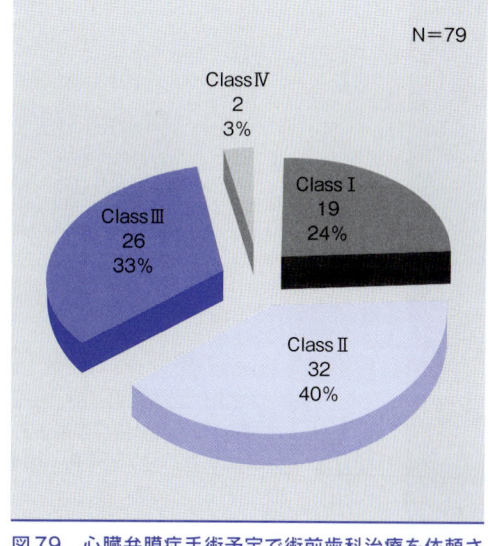

図79 心臓弁膜症手術予定で術前歯科治療を依頼された患者のNYHA分類（大渡ほか，2009.[28]）

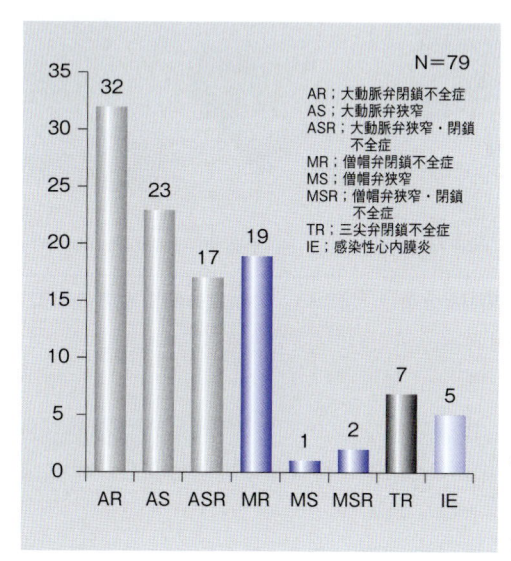

図80 心臓弁膜症手術予定で術前歯科治療を依頼された患者の心臓弁膜疾患（重複あり）（大渡ほか，2009.[28]）
大動脈弁疾患＞僧帽弁疾患であった．

液透析が最も多い．

3. 人工弁置換術後感染性心内膜炎（prosthetic valve endocarditis；PVE）

　人工弁置換後に発生する心内膜炎をいい，弁輪部の膿瘍や弁周囲の逆流を生じ，重症感染症や心不全を引き起こす重篤な疾患である．病院内死亡率は22.8〜40%と高い[29,30]．人工弁患者の1〜5%に発生する（0.3〜0.6%／人・年）といわれている[31]．

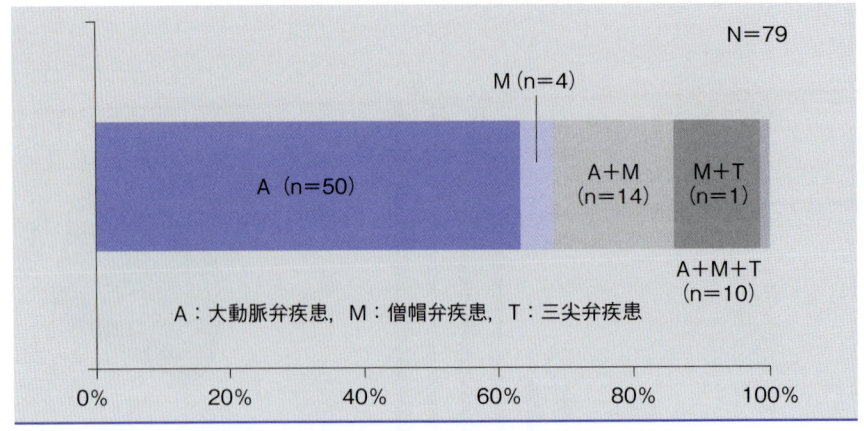

図81　心臓弁膜症手術予定で術前歯科治療を依頼された患者の連合弁膜症（大渡ほか，2009.[28]）
連合弁膜症は79例中，25例に認められた．

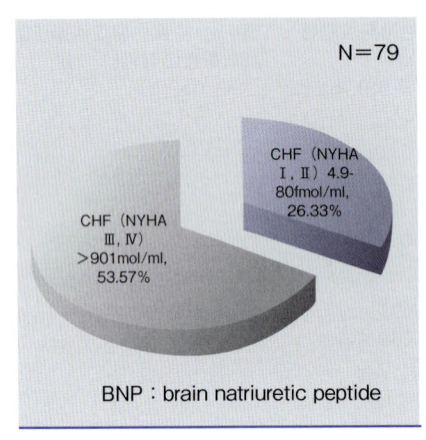

図82　心臓弁膜症手術予定のNYHA分類
（大渡ほか，2009.[28]）

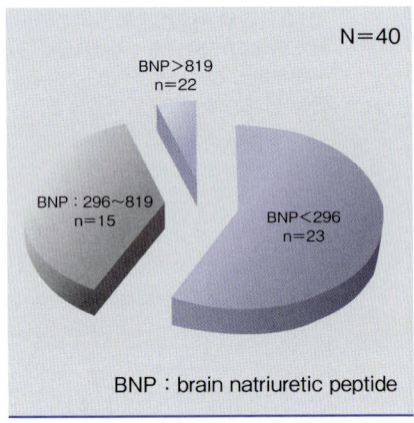

図83　大動脈弁狭窄患者の術前BNP
（大渡ほか，2009.[28]）

　機械弁と生体弁を比較すると，後者のほうが発生率が高い．生体弁におけるPVE発生率は，僧帽弁で0.49%，大動脈弁で0.91%，機械弁では前者が0.18%，後者が0.27%と報告されている[32]．

　術後12か月で，PVEのおもな病原菌が変化する[32]．これは，人工弁の内皮細胞による被覆化が関連していると説明されている．12か月未満で発症するPVEをearly PVEといい，原因は手術関連の細菌，薬剤耐性細菌などである．これに対して12か月以降で発症するPVEをlate PVEといい，原因は口腔連鎖球菌，HACEK群などである．Early PVEは近年減少しているが，late PVEはわずかに増えている[32]．

　PVEは内科的治療のみではコントロールが難しく，早期の再弁置換術が行われる．

　心臓弁置換術前の歯科治療依頼はPVE予防がおもな目的であるため，我々歯科医師にとってもPVEは重要である．

4. 原因と背景因子

　IE は，心臓に構造的欠陥をもつ患者に発生した菌血症により発症すると考えられている．すなわち，構造的欠陥による血液乱流などが内膜細胞を障害し，そこに菌血症由来の細菌が漂着することにより IE として発症する．

　内皮細胞障害の背景となるのは，先天性心疾患，心臓弁膜疾患，人工弁，電極，カテーテル，静脈内薬剤常用，リウマチ性心疾患などである．わが国では，心臓弁膜疾患が最も多い(図84)[33]．

　これらによって発生した内皮細胞の物理的障害が，下層にある細胞外マトリックスタンパクの血液への暴露，組織因子の産生，フィブリンと血小板の沈着を誘発する．その結果，非細菌性血栓性心内膜炎が発症する．健康な内膜は細菌感染に抵抗性であるが，傷害された内皮細胞は細菌が接着しやすく，感染には理想的な環境である．このため，菌血症が発生すると障害部に容易に細菌コロニーが形成され，最終的に IE となる(図85)．

　口腔細菌による菌血症ではきわめて多種類の細菌が存在するが，そのうち障害された内皮細胞へ接着能力を持つ細菌（連鎖球菌，黄色ブドウ球菌）のみが IE を発症させうる．IE のおもな病原菌で最も多いのが連鎖球菌類で，ついでブドウ球菌類，Viridans 型連鎖球菌類である[34](図86)．

5. 歯科治療と感染性心内膜炎の関連

　わが国で行われたアンケート調査によると，IE の53.9％が原因不明で，歯科処置は18.0％で2番目の原因であった[33]．また，IE で同定された700種以上の細菌のうち，400種が歯周病関連細菌であり，抜歯あるいはブラッシング後の血液培養では126種の口腔由来の細菌が検出されたという[35]．JCS のガイドラインにおいても，菌血症の原因となった手技，処置，病態が特定されたもののうち，最も頻度が高かったものは歯科治療，齲歯，歯周炎のような口腔内の処置，疾患であるとされ，歯科治療前の予防的抗菌薬投与の必要性が強調されている[8]．

　一方，歯科治療との関連性について否定的な報告も少なくない．Strom らは IE 発症前の3か月間の歯科治療の有無について調査し，有意な関連はなかったことから，歯科治療は IE のリスクファクターではない可能性があると述べている[36]．そのほかにも，歯科処置は IE 発症に関与する傾向を示したが有意ではなかった[37]，抜歯による菌血症の確率は60％（18～85％）であるのに対し，ブラッシングあるいは洗浄による菌血症の確率は40％（7～50％）と比較的高い[38]，ブラッシングは IE 発症リスクにおいて，より大きな脅威である可能性がある[39]，などの報告がある．

　IE の発症と菌血症の関連についても，以前とは異なるプロセスが重要視されるようになった．すなわち，その発症に最も重要な因子は，菌血症における一過性の大きなピークに加えて，血液中を循環している細菌量と時間の積分値が重要であるという説である[40]．このような考えの背景となったのは，次のような研究結果である．実験的 IE は細菌を静

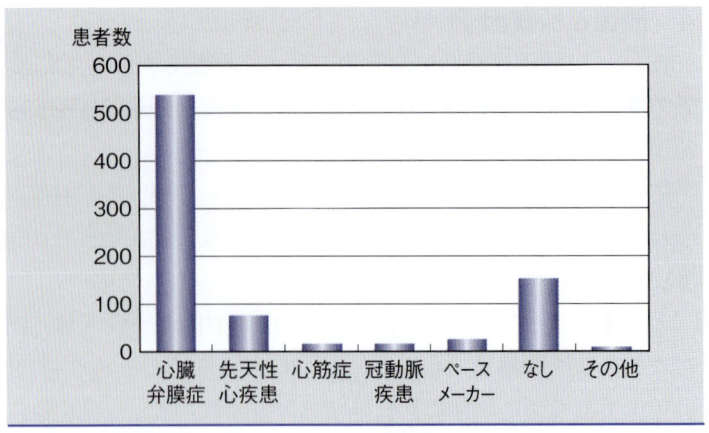

図84 わが国における感染性心内膜炎の背景疾患 (Nakatani, et al., 2003.[33])
心臓弁膜疾患が最も多い．

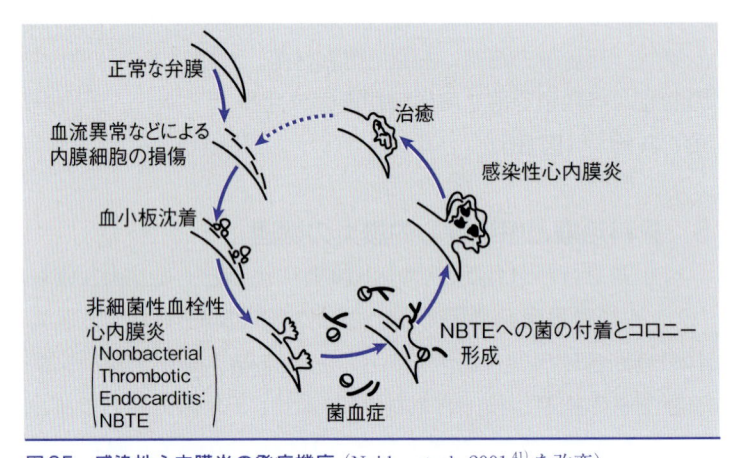

図85 感染性心内膜炎の発症機序 (Naidu, et al., 2001.[41] を改変)
弁膜や心内膜に解剖学的な異常があると，異常血流による両部の損傷と低酸素により，血小板沈着と血小板フィブリン血栓が生じる．菌血症が生じると，その部位に起炎菌が付着し増殖する結果，肉芽組織が形成される．病変が進行すると肉芽組織付近で潰瘍が形成され，弁膜穿孔，弁破壊などが発生する．

脈中に大量投与して発生させる．しかし，それとトータルで同量の細菌を，菌血症としては検出できないほど少量で持続投与しても，大量1回投与と同様に感染性心内膜炎が発生するという研究である．この仮説は，先に述べた一過性の弱い菌血症を発生しうるブラッシング，出血を伴う歯周疾患，繰り返して行われる医療行為などが関連する IE 発症の説明となり得る．このように，IE 発症には抜歯などの歯科処置による菌血症（Procedure-related Bacteremia）よりも，日常で少しずつ繰り返され蓄積される菌血症（Cumulative Bacteremia）が重要視されるようになっている．

　筆者らの外来では症例の口腔内精査を依頼されることが少なくない．そのなかには口腔内の原因が特定できる患者も存在するが[42]，血液培養で口腔由来の細菌が検出されてい

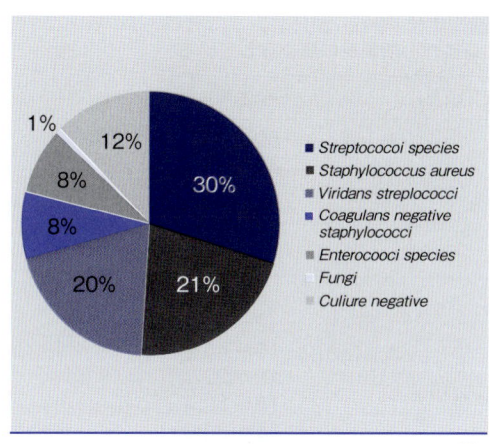

図86 感染性心内膜炎の原因菌 (Head, et al., 2011.[34])

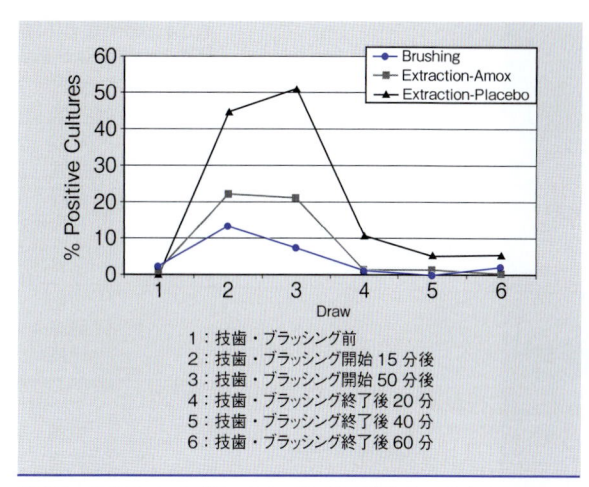

図87 抜歯およびブラッシングによる菌血症の発生 (Lockhart, et al., 2008.[39])

1：抜歯・ブラッシング前
2：抜歯・ブラッシング開始15分後
3：抜歯・ブラッシング開始50分後
4：抜歯・ブラッシング終了後20分
5：抜歯・ブラッシング終了後40分
6：抜歯・ブラッシング終了後60分

抗菌薬予防投与を行わない抜歯が最も培養陽性率は高い．しかし，ブラッシングも一過性の菌血症を引き起こしている．一方，アモキシシリン投与群では培養陽性率著しく低下している．しかし，見方を変えれば，完全に抑制されているわけではない．この点が，歯科治療における予防的抗菌薬投与の有用性を疑問視する一つの理由となっている．

ても，口腔内には関連する疾患がみあたらない患者も少なくない．後者は前述した機序が関連している可能性がある．

6. 疫学

IEの死亡率は10〜30％と高い[43]．また，発症率も2〜6/10万人・年と報告され，過去30年ほとんど変わっていない[44]．医学の著しい進歩にもかかわらず，IEの発生率と死亡率が低下していないのは，その疫学的特徴とリスクファクターが変化しているためと考えられている．すなわち，以前はリウマチ性心疾患が感染性心内膜炎の第一のリスクファクターであったが，先進国では抗菌薬投与が広く行われるようになり，まれになった．その一方で，変性による弁膜障害を有する高齢者や人工弁置換後患者が増加し，静注薬物使用者，静脈内カテーテル留置などによるIEが増加している．このような背景変化が大きく影響していると推測されている．

7. 感染性心内膜炎の症状

IEの初発症状は，発熱，倦怠感，塞栓などの非特異的な症状である．症状のなかでは発熱が最も重要な所見である．発熱が認められるにもかかわらず，原因となる局所症状が存在しない，抗菌薬を処方すると改善するが，中止すると再び発熱するというパターンをくりかえす，週単位以上の長い発熱症状はIEを疑う必要がある．心臓弁膜症などの基礎疾患がなくても発生しうるため，注意が必要である．**表14**にIEの臨床症状を示す．

表14 感染性心内膜炎の臨床症状(赤石, 2011.[45])
発熱と心雑音は8割以上の感染性心内膜炎に認められている.

	症状・所見	発生率
症 状	発熱	80〜85%
	悪寒	42〜75%
	発汗	25%
	食思不振	25〜55%
	全身倦怠	25〜40%
	呼吸困難	20〜40%
	咳嗽	25%
	脳卒中	13〜20%
	頭痛	15〜40%
	嘔気・嘔吐	15〜20%
	筋肉痛・関節痛	15〜30%
	胸痛	15〜30%
	腹痛	8〜35%
	背部痛	7〜10%
	昏迷	10〜20%
所 見	発熱	80〜90%
	心雑音	80〜85%
	心雑音の出現あるいは変化	10〜40%
	神経学的異常所見	30〜40%
	塞栓	20〜40%
	脾腫	15〜50%
	バチ状指	10〜20%
末梢所見	Osler 結節	7〜10%
	Splinter 出血	5〜15%
	点状出血	5〜15%
	Janeway 発疹	6〜10%
	網膜所見・Roth 斑	4〜10%

8. 高齢者の感染性心内膜炎

　IE患者は高齢化している.1950年代はIEは30歳に多かったが,1980年代は50歳に,1990〜2000年代は55〜60歳に多く発生していた[46].2008年の調査によればIEの発症頻度は65歳以上の高齢者で明らかに高く,男性では75〜79歳がピークであった[47](図88).
　このような変化の背景として,IEのリスクファクターの高齢者への集積が重要視されている.すなわち,変性性の弁膜障害が高齢者で増加することが,重要な要因と考えられている.実際に,60歳以上のIE患者の約50%に,変性性の弁膜障害が存在すると報告されている[46].

9. 歯科治療におけるリスクマネジメント

　これまで100年以上もの間,繰り返し指摘されてきた,歯科治療とIEの関連性については見直しの時期に入っている.英国厚生省の外部団体であるNICE(National Institute for Health and Clinical Excellence)のガイドラインは,すでに歯科治療における抗菌薬予防投与を推奨していない[24].また,その結果に関する疫学的な報告も発表されてい

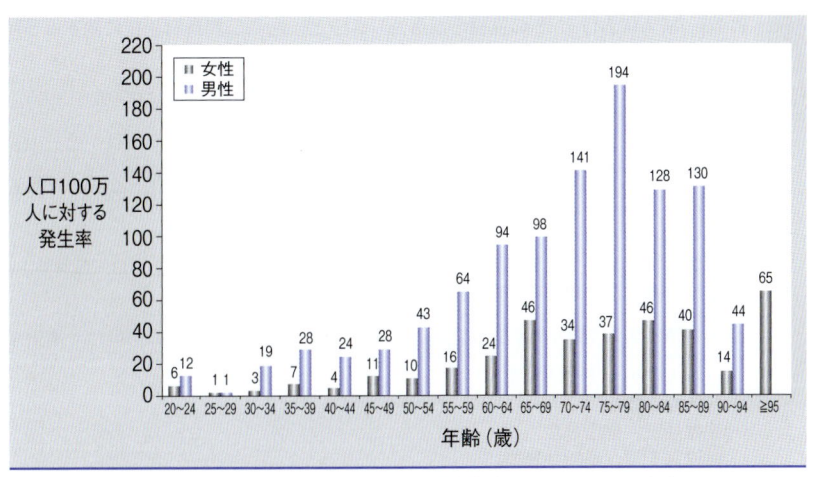

図88 年齢と性別による感染性心内膜炎の発症頻度（対人口100万人）(Selton-Suty, et al., 2012.[46])
感染性心内膜炎の発症頻度は高齢になるほど増え，75～79歳がピークである．

る[48]．しかし，わが国においては，現時点ではJCSのガイドラインに従い，予防的抗菌薬投与を行うのがさまざまな点から妥当と思われる．以下にその概要を解説する．

A JCSのガイドラインに従った抗菌薬予防投与の方法

患者の心疾患と予定する歯科治療から，予防的抗菌薬投与が必要かどうかを判断する．

①患者ごとの心内膜炎発症のリスクを評価する

表16に該当する患者は予防的抗菌薬投与の対象となる．

②処置ごとに菌血症発症のリスクを評価する

表15の心内膜炎のリスクのある患者に対して，**表16**のリスクのある歯科処置を行う場合には，予防的抗菌薬投与を行うことをJCSは推奨している．

③実際の抗菌薬投与

治療中から治療後にかけて血中濃度が十分に上昇するように抗菌薬を投与する．耐性菌発現を抑制するために1回投与を基本とする．ただし，創傷治癒が不良の場合，あるいは感染組織の処置を行う場合は追加投与を考慮してもよい．

JCSが推奨する抗菌薬はAHAと同様に，アモキシシリンamoxicillin（AMPC）である．これを術前一回投与で使用する．AMPC 2gを処置1時間前に投与することにより，ほとんどの口腔内連鎖球菌を十分に抑制でき，その血中濃度を，必要な時間（6～14時間）だけ維持することができる．ペニシリンアレルギーの患者では**表17**に示す他の抗菌薬を使用する．

B 予防的抗菌薬投与の実施におけるその他の注意点

予防的抗菌薬投与が必要な患者に，複数回の観血的歯科処置が必要な場合がある．このような患者に，短期間に繰り返し抗菌薬を投与すると，耐性菌が出現しやすいため，治療

表15 成人におけるIEの基礎心疾患別リスクと，歯科口腔外科手技に際する予防的抗菌薬投与の推奨とエビデンスレベル（JCS2017.[8]）

IEリスク	推奨クラス	エビデンスレベル
1. 高度リスク群（感染しやすく，重症化しやすい患者）		
・生体弁，機械弁による人工弁置換術患者，弁輪リング装着例 ・IEの既往を有する患者 ・複雑性チアノーゼ性先天性心疾患（単心室，完全大血管転位，ファロー四徴症） ・体循環系と肺循環系の短絡造設術を実施した患者	I	B
2. 中等度リスク群（必ずしも重篤とならないが，心内膜炎発症の可能性が高い患者）		
・ほとんどの先天性心疾患[*1] ・後天性弁膜症[*2] ・閉塞性肥大型心筋症 ・弁逆流を伴う僧帽弁逸脱	IIa	C
・人工ペースメーカ，植込み型除細動器などのデバイス植込み患者 ・長期にわたる中心静脈カテーテル留置患者	IIb	C

エビデンス評価の詳細は「CQ4：高リスク心疾患患者に対する歯科処置に際して抗菌薬投与はIE予防のために必要か？」参照
[*1] 単独の心房中隔欠損症（二次孔型）を除く
[*2] 逆流を伴わない僧帽弁狭窄症ではIEのリスクは低い
IE：感染性心内膜炎

表16 予防的抗菌薬投与を強く推奨する歯科手技（JCS2017.[8]，歯科のみ）

歯科口腔外科領域：出血を伴い菌血症を誘発するすべての侵襲的歯科処置（抜歯などの口腔外科手術，歯周外科手術，インプラント手術，スケーリング，感染根管処置など）

間隔と治療計画に工夫が必要となる．具体的には治療間隔を9〜14日にする[49, 50]．また1回の予防的抗菌薬投与で，複数回分の治療をまとめて行う．

10. NICEによる感染性心内膜炎予防のガイドラインによるインパクトとこれからの予防投与

前述したように，2008年に出版されたNICEのガイドラインでは，IEのリスクのある患者の歯科治療においては予防的抗菌薬投与は推奨していない．このガイドラインはIEと歯科治療の関連について，大きなインパクトを与えた．特に循環器専門医や心臓外科医からは強く批判された．

しかし，2011年にBMJに発表されたNICEガイドラインに対する疫学的な検証[48]では，以下のような報告がなされている．すなわち，NICEガイドライン導入後2年間で，英国全体でIEの予防的抗菌薬投与は78.6%減少していた（P＜0.001）．しかし，IEの症例数の増加傾向は，ガイドライン導入後に有意な変化を示さなかった（P＝0.61）．この結果は，NICEガイドラインの導入により，IEが増加しなかったことを示している．ところが，

表17 歯科処置前の抗菌薬標準的予防投与法（成人）（JCS2017.[8]）

投与方法	βラクタム系抗菌薬アレルギー	抗菌薬	投与量	投与回数	備考
経口投与可能	なし	アモキシシリン	2g [*1, *2]	単回	処置前1時間
	あり	クリンダマイシン	600mg	単回	処置前1時間
		アジスロマイシン	500mg		
		クラリスロマイシン	400mg		
経口投与不可能	なし	アンピシリン	1〜2g	単回	手術開始30分以内に静注，筋注，または手術開始時から30分以上かけて点滴静注
		セファゾリン	1g		
		セフトリアキソン	1g		手術開始30分以内に静注，または手術開始時から30分以上かけて点滴静注
	あり	クリンダマイシン	600mg	単回	手術開始30分以内に静注，または手術開始時から30分以上かけて点滴静注

[*1] または体重あたり30mg/kg
[*2] なんらかの理由でアモキシシリン2gから減量する場合は，初回投与5〜6時間後にアモキシシリン500mgの追加投与を考慮する

　同じ研究グループがさらに3年後の2013年までの疫学データを集めて同様な解析を行い，2014年のLancetに全く異なる結果を報告した．それによれば，NICEガイドライン発表5年後までのデータを解析すると，IE発症率は有意に上昇していた，というものである．この報告後，NICEは2016年に予防的抗菌薬投与は常に不要というわけではないという表現に修正した．

　先に述べたように，AHAのガイドラインでも抗菌薬予防投与の推奨のレベルは低くなっている．しかし，これまで述べたように，IEに対する予防的抗菌薬投与の有効性は十分に明らかになっているとはいえない．このため，今後，さらなる検討が必要である．

11．歯科治療後の注意点

　IEのリスクのある患者の歯科治療では，その発症を見逃さないようにしなければらならない．**表14**を参考に，IEを疑わせる症状が出現した場合は，循環器内科医あるは心臓外科医に相談する．特に，持続する原因不明の発熱には注意が必要である．説明のつかない発熱，夜間の悪寒，脱力感，筋肉痛，関節痛，傾眠傾向などがあれば，感染性心内膜炎の可能性がある．

　口腔内が感染巣，口腔内出血などもできるだけ少なくする必要がある．また，無歯顎であっても義歯性潰瘍などが存在すれば菌血症が発生しうる．義歯装着患者で観血的処置の対象とならない患者でも，口腔内の定期検査は必要であり，義歯の不適合も避けなければならない．

成人先天性心疾患 (adult congenital heart disease ; ACHD)

先天性心疾患（congenital heart disease ; CHD）とは，生まれた時点で存在する，心臓，大動脈および大静脈の構造的な異常のすべてをいう．以前は，CHD患者の多くが乳児期に死亡していたが，外科的・内科的治療の進歩により，先進国では約90%の患者が成人期まで生存可能になった[1]．

このような，成人におけるCHDを，成人先天性心疾患（ACHD）という．ACHD患者は，過去に手術を受けていない患者と，受けた患者に大別される．前者は，症状に乏しく見逃された，あるいは医療機会に恵まれなかったために発見されなかった患者と，発見されたが当時の医療水準では外科的処置の適応とならなかった患者に分けられる[2]．

2006年のわが国におけるACHD患者は40万人程度と見積もられており[3]（図89），今後，1万人／年の割合で増加することが予測されている[4]．すでに現在では，ACHD患者数が，小児のそれを上まわっている．将来はACHDが成人循環器疾患の重要な一領域を占めると予測され，その身体的，精神的，ならびに社会的問題への対応が議論されている．

増え続けているACHD患者のなかで，高齢者（≧65歳）の増加は特に著しい．また，高齢者人口の上昇と医療環境の改善（＝発見機会の拡大）を背景として，未治療の高齢者におけるACHD患者も増加している[5]．

Note 33 生下時における先天性心疾患の頻度

生下時におけるCHD患者の頻度は0.4〜1%[6]で，そのなかで複雑なCHDは0.15%と報告されている[7]．一方，ACHDの頻度は0.4%で，複雑なCHDはその約9%の0.038%であるといわれている[7]．

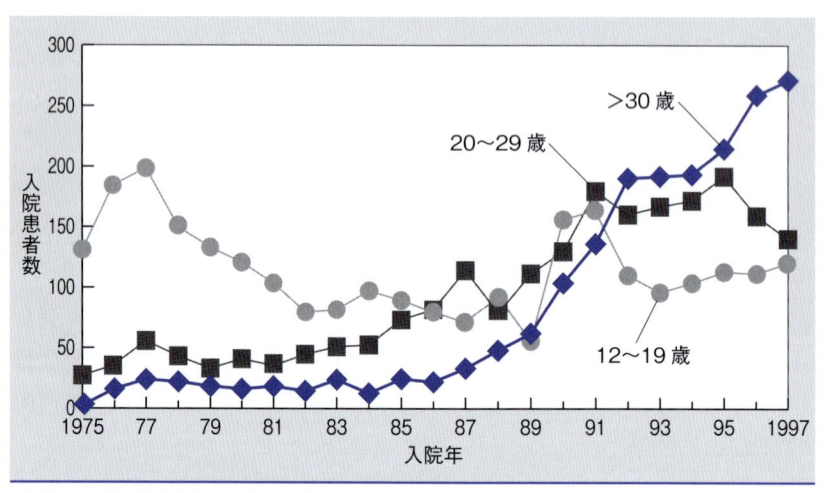

図89 年齢別先天性心疾患患者数の推移（1975〜1997年）（Society, 2002.[8]）
30歳以上が1990年頃から増え，1997年では他の年齢群に比較して最も多くなっている．

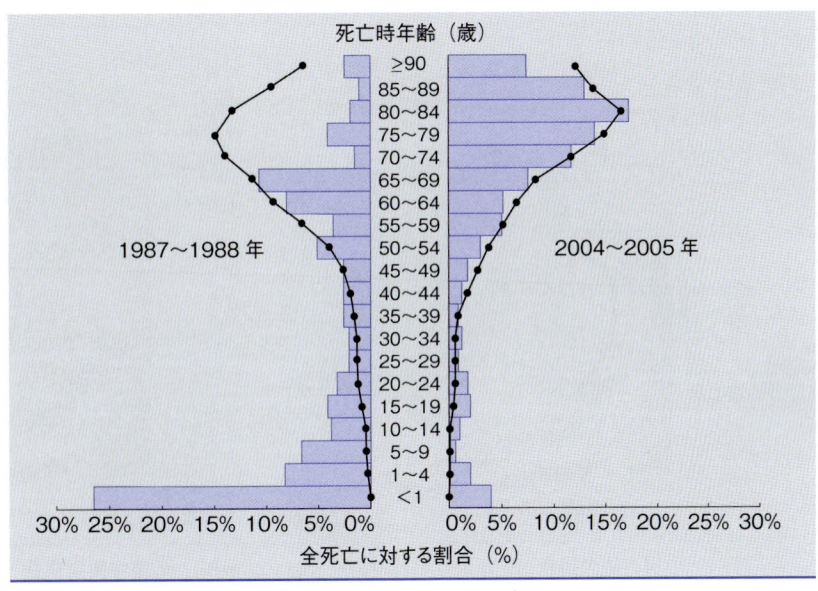

図90 先天性心疾患患者の死亡率（Khairy et al., 2010.[9]）
先天性心疾患患者の死亡率（青の棒グラフ）は，2004〜2005年は，以前（1987〜1988年）に比較して1歳未満の死亡率が著しく低下し，高齢者において上昇している．その結果，一般人の年齢別死亡者数（黒実線の折れ線グラフ）に近いカーブとなっている．

代表的な先天性心疾患

1. 心房中隔欠損症（Atrial Septal Defect；ASD）（図91）

　先天的に心房中隔に欠損を伴うものを心房中隔欠損症（ASD）という．欠損の大きさは数mmから中隔が存在しないほど大きなものまでバリエーションがある．肺静脈からの血流の一部は，左房から欠損孔を介して右心房・右心室へ流れ込む（図中矢印）[10]．

　ASDは最初は症状がなく，理学的検査でも一致する所見を示さないために，数年間発見されないことも少なくない．小さな欠損孔で，左右短絡量が少ない場合は，自覚症状や血行動態異常を呈することは少なく，閉鎖の必要もない．中等度から大きい欠損孔を有する症例では，相当な左右短絡量があっても30〜40歳になるまで症状を示さないこともある．しかし，長い年月をかけて，短絡量が増え，右室拡大や右心不全をもたらすようになる[11]．さらに，心房細動，心房粗動の基礎疾患ともなる[10]．

　欠損孔が10mmを超えた右房，あるいは右室の拡大症例などが手術の対象となる．手術は欠損孔の閉鎖であり，人工心肺下に閉鎖する外科的治療と，カテーテル治療がある．どちらも死亡率は1%未満である[12]．

2. 心室中隔欠損症（Ventricular Septal Defect；VSD）

　生下時に心室中隔の一部に欠損孔が存在するものをいい，CHDのうちで最も頻度が高

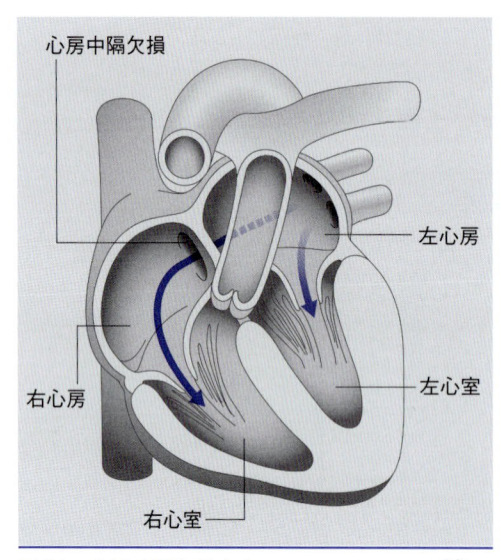

図91 心房中隔欠損症（Brickner, et al., 2000.[11]）（ASD）

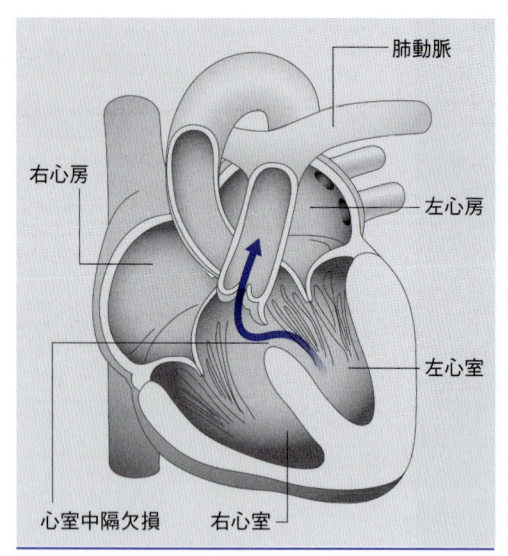

図92 心室中隔欠損症（Brickner, et al., 2000.[11]）（VSD）

い[10]．欠損の大きさ，位置にはASDと同様に幅があり，1/2〜1/3では自然に閉鎖する．血行動態は，心室中隔に存在する欠損孔を介して，左心室から右心室および肺動脈へ一部の血液が流れ込み，結果的に肺血流量が増加する**（図92中矢印）**．

　左室容量負荷を伴わない，小さな欠損孔症例は経過観察となる．手術は，高度の肺高血圧を伴わない左室容量負荷が明らかな中等度以上の欠損孔症例，感染性心内膜炎を合併した症例などが対象となる．人工心肺を使用し，直視下にパッチを用いて閉鎖する．

　心室中隔欠損症の一部はEisenmenger（アイゼンメンゲル）化する．Eisenmenger化とは，肺血流量上昇から肺血管抵抗が上昇し，本来（左右）とは逆の右左短絡となった状態をいう．その結果，酸素化されていない血液が体循環に流れ込み，チアノーゼを呈するようになる．Eisenmenger症候群は手術適応はなく，対症療法のみが可能で，予後は不良である．

3. 動脈管開存症（patent ductus arteriosus；PDA）

　動脈管は，胎児期に肺動脈と大動脈とをつなぐ血管で，出生後に閉鎖する．しかし，出生後も閉鎖しなかったものを動脈管開存症（PDA）という**（図93）**．開存する動脈管により，大動脈血流の一部が肺動脈に流れ込み，左右短絡となる．その結果，肺血流量が増え，左心系容量負荷が増大する．動脈管の大きさが中等度以上の症例では，うっ血性心不全，心房細動の可能性があり，まれではあるがEisenmenger化する場合もある．左室拡大（ventricular dilatation）を伴う左右短絡量が大きい症例などは，外科的治療の適応となる．開胸し結紮あるいは切断する外科的方法と，コイル塞栓などのカテーテルによる方法があ

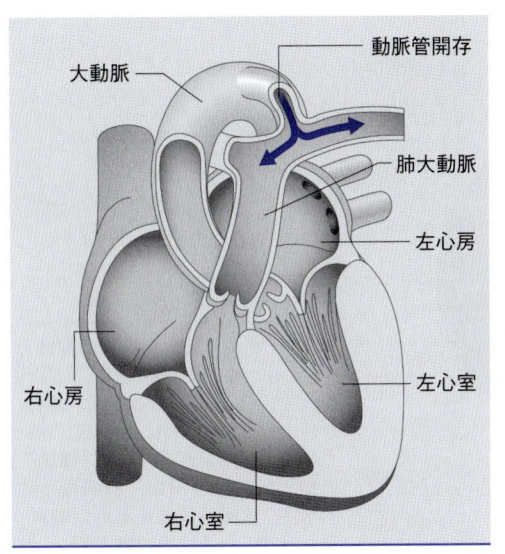

図93 動脈管開存症 (Brickner, et al., 2000.[11])
(PDA)

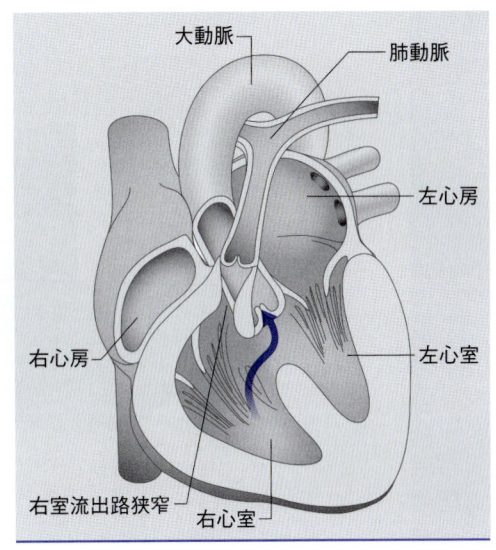

図94 ファロー四徴症 (Brickner, et al., 2000.[11])
(TOF)

る．

4. ファロー四徴症（Tetralogy of Fallot；TOF）

ファロー四徴症（TOF）は，①肺動脈狭窄，②心室中隔欠損，③大動脈騎乗，④右室肥大の四徴を備える代表的なチアノーゼ性 CHD である．すべての CHD の約 10% を占める[13]．心室中隔欠損を介して右左短絡が存在する**（図94中矢印）**．一般に外科的治療は生後 18 か月までに行われる．姑息的・根治的手術なしで成人まで生存する患者は極めて希である．成人後期まで生存した未修復の TOF 患者は，長期間持続するチアノーゼにより，多血症，凝固異常，脳内膿瘍，卒中，高尿酸血症，神経学的成長の遅延などを合併することが多い．心室性不整脈，心機能低下は高齢者に多い．根治術後であっても突然死のリスクは存在する．そのおもな原因は不整脈（心室頻拍）である．

5. 高齢者の成人先天性心疾患

高齢者における ACHD 患者は，高齢者 1,000 人中 3.7 人と報告されている[14]．1990 年におけるそれは 3.8 人/1,000 人とほぼ変わらないが，高齢者人口が増加しているため，絶対数で高齢者の ACHD 患者は増加している．

一方，CHD 患者の死亡者数でみると，すでに高齢者が若年者よりも多くなっている．これは，若年の CHD 患者における死亡率が低下したためである[9]．高齢の ACHD 患者の死亡を予測する最も強い因子として，認知症，慢性腎疾患および消化器出血があげられている[14]．高齢の ACHD においては，CHD そのものよりも，他の要因が死亡に関連するこ

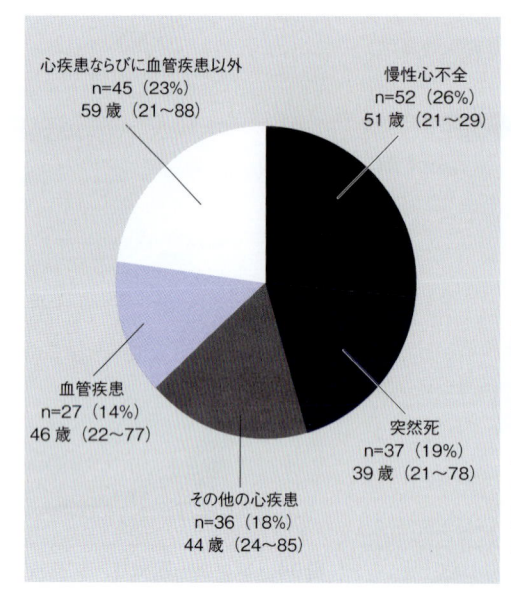

図95 成人先天性心疾患の原因と患者死亡年齢
(Verheugt, et al., 2010.[15])
成人先天性心疾患患者の死亡原因では慢性心不全が最も多く，突然死，その他の心臓疾患（周術期，心内膜炎，心筋梗塞など），血管系疾患（クモ膜下出血，脳実質内出血，呼吸器出血，消化器出血，脳卒中，大動脈解離あるいは破裂，肺梗塞），心疾患ならびに血管疾患以外（奇形，肺炎，腹膜炎，その他の炎症性疾患，腎不全など）の順であった．

とを示す結果である．このため，CHD 患者の年齢別の死亡率も，一般人のそれに近くなっている**（図95）**．

　高齢者の ACHD としては，①シャント傷害（60%．ASD, VSD, PDA），②弁膜障害（37%．先天性大動脈弁狭窄症，先天性大動脈弁閉鎖不全症，先天性僧帽弁狭窄症，先天性僧帽弁閉鎖不全症など），③重篤な CHD（3%．TOF，大血管転位症，心内膜症欠損症など）の順で多く認められる[14]．これは，出生時に多い CHD のスペクトルとは異なる[16]．重篤な CHD は生存可能な年齢が低いのが理由と考えられている．

　高齢者の ACHD の特徴は，若年者と比較して CHD 以外の全身疾患の合併が多く，軽症の CHD が多いという点である[8]．一方，高齢者の ACHD の問題点は，致命的不整脈の頻度が高く，その結果，ICD 植込み患者が多く，緊急入院の頻度も高いことである．ACHD 患者の死因の26% が心臓突然死であり，年齢調整後では同年齢層の25〜100倍と報告されている[17]．ICD 植込み対象は TOF が最も多く，次いで修正大血管転位である[18]．また，緊急入院は同一年齢層に比較して2〜3倍の頻度である[19]．その原因の61% が心臓疾患で，うち31% が不整脈であるという[19]．

歯科治療におけるリスクマネジメント

1. 歯科治療を行うかどうかの決定

　高齢の ACHD 患者は，今後増加することが予測されている．しかし，高齢の ACHD 患者は CHD とその合併症以外にも，加齢による全身疾患を合併することが多く，全体としてリスクはさらに上昇する．このため，専門の歯科医療機関へ依頼する．

2. 歯科治療におけるリスクマネジメント
A 治療前のリスク評価

非チアノーゼ性 CHD は、手術後で欠損（リーク）が残存しなければリスクは比較的低い．しかし、手術前，および手術後でも欠損（リーク）が残る場合はリスクは上昇する．

一方，チアノーゼ性 CHD において，根治手術を受けていない高齢者は最もリスクが高い．根治手術後はリスクは低下するが，なお心臓突然死のリスクは高いと考えなければならない．TOF 患者の自然歴における死亡率は，1歳で25%，3歳で40%，10歳で70%，そして40歳で95%と報告されている[20]．根治手術を受けずに65歳まで生存しえた TOF 患者は，ほとんど奇跡的な存在といってよい[21]．また，根治手術後であっても成人 TOF 患者における突然死リスクは年齢とともに上昇し，術後30年では6〜9%になるという[20]．以上より，高齢のチアノーゼ性 CHD 患者は，手術前はもちろん，手術後であってもリスクは高いと考えなければならない．

担当医師へのコンサルテーションでは，診断名，経過（治療内容），現在の心機能，肺高血圧症・残存シャント・弁逆流・狭窄などの有無と重症度，投与薬剤等を確認する．同時に，CHD 以外のリスクファクター（高血圧，虚血性心疾患など）についても問いあわせる．そのうえで，実施する予定歯科処置を伝え，協力を依頼する．

一方，CHD 患者の感染性心内膜炎（IE）は増加している．IE 患者の11〜13%を CHD 患者が占め，特に ACHD 患者に多いといわれている[22]．このため，IE の予防は歯科治療において重要である．わが国では JCS のガイドラインに従うことが勧められる（p.157「A JCSのガイドラインに従った抗菌薬予防投与の方法」参照）．

B 治療中のリスクマネジメント

手術後の ACHD 患者では，CHD による心臓の構造的異常や線維化などに加えて，術後の瘢痕によって不整脈が発生しやすくなっている．比較的リスクの低い CHD である ASD であっても，40歳以降に閉鎖術を行った場合は心房性頻拍と心房細動のリスクが上昇する[7]．また，リスクの高い TOF 患者では術前は心室性不整脈が頻繁に発生するが，根治術後には減少する．しかし，それでも1.8%程度は残るといわれている[23]．一方，心室性不整脈は術後 TOF 患者における突然死の有力な予測因子である[20, 23]．これらのことから，ACHD 患者の歯科治療では，不整脈，特に心室性不整脈の発生に注意する必要がある．不整脈を誘発しうる交感神経緊張（疼痛）やアドレナリン含有局所麻酔薬の使用はできるだけ避けるか，必要最少量にとどめるようにする．

ACHD 患者は肺高血圧症をきたす場合があるが，その主な原因は長期間残存する大きな欠損孔である．肺高血圧症を合併する患者では，肺血管抵抗の上昇を最小限にし，同時に体血管抵抗を維持する必要がある[24]．肺高血圧症では痛みやストレスに対して，著しい反応を示すことが知られている[7]．急激な肺血管抵抗上昇は，心内シャントの無い患者では急性右心不全と心拍出量低下を引き起こし，心内シャントのある患者では酸素飽和度低下と心拍出量低下をもたらす可能性がある．これらの変化は，どちらも重篤な徐脈から

心停止を引き起こすリスクがある．肺高血圧症の予防として過換気，アシドーシス補正，交感神経緊張の回避などがある．歯科治療では疼痛ならびに精神的ストレスを低減させ，交感神経を緊張させないようにする必要がある．

チアノーゼ性CHDでは，低血圧あるいは末梢血管抵抗の低下は，右左短絡を増大させる可能性がある[7]．このため，末梢血管抵抗を低下させる薬剤の使用は制限される．

モニタリングでは血圧，脈拍の他に，心電図ならびに酸素飽和度が必要である．低酸素とリスクの高い不整脈，ならびにチアノーゼ性CHD患者における低血圧には十分に注意する．また，根治手術前のチアノーゼ性CHD患者では酸素投与が勧められる．酸素飽和度低下は，肺血管抵抗上昇，右左短絡量増大，体循環肺循環短絡を介した肺血流量の低下をもたらしうる[24]．さらに，急激な低酸素は心室性不整脈のリスクを高めるため，避けなければならない．

チアノーゼ性CHD患者では，血栓症と出血傾向の両方に注意が必要である．すなわち，慢性的な低酸素と，それによるエリスロポエチン過剰分泌による2次性多血症を合併していることが多く，脱水が加わると脳血栓症のリスクが上昇する．その一方で，チアノーゼ性CHD患者の約20％に出血傾向が認められる[22]．これは，血小板寿命低下による血小板減少，ビタミンK由来の凝固因子・第5因子・von Wille-bran因子の低下が原因といわれている[7]．歯科治療においても，脱水への配慮と血小板数のチェックが必要となる．

心不全はCHDの根治手術の前および後のどちらにも多い合併症で，ACHD根治手術後の長期予後に大きく影響する[25]．ACHD術後における心不全のリスクファクターには，TOF，年齢などがあり，高齢のTOF患者では特に注意が必要である．

また，心臓自律神経活動の異常と循環動態の変動が，心不全を増悪させるといわれている[24]．歯科治療においては交感神経緊張ならびに血圧上昇を避ける必要がある．一方，重症心不全に対してはCRT-Dによる再同期療法が行われることがあるが，歯科治療ではICD等の植込みデバイスと同様の配慮が必要である（p.184参照）．

その他に，高齢のCHD患者では，高血圧症，冠状動脈疾患，糖尿病，脳梗塞，慢性肺疾患，腎機能低下などにも配慮する必要がある．

C 治療後のリスクマネジメント

口腔衛生状態を良好に維持する．感染性心内膜炎の原因として歯性病巣感染は重要である．特にブラッシングなどによる日常的な菌血症が問題とされており，プラークコントロール，口腔ケアに関する指導などは重要である．

心筋症（cardiomyopathy）

　心筋症はかつては原因不明の心筋疾患と定義されていたが，現在では，分子遺伝学的手法により「原因不明」の意味合いは弱くなった．ESC（European Society of Cardiology）によれば，「観察される心筋の異常に見合うような冠動脈疾患・高血圧・弁膜症・先天奇形を伴わない，構造的異常や機能的異常が存在する心筋疾患」と定義されている[1]．

　心筋症の分類は複数存在するが，ESCによれば拡張型心筋症，肥大型心筋症，拘束型心筋症，不整脈源性右室心筋症，分類不能の心筋症に分類される．

　心筋症の有病率や自然歴などについては不明な点が多い．わが国では10万人あたり，拡張型心筋症14.0人，肥大型心筋症17.3人，拘束型心筋症0.2人，不整脈源性心筋症0.4人と報告されている[2,3]．しかし，たとえば肥大型心筋症の有病率は報告により大きく異なり，わが国の他の報告では10万人に対し170～374人と先の報告よりもはるかに多い[4,5]．一方，肥大型心筋症，拡張型心筋症はともに60～69歳に有病率のピークがあり，高齢者に多い疾患である[2]．高齢者における心筋症はさほど希な疾患とはいえず，しかもリスクが高いため重要である．

肥大型心筋症（hypertrophic cardiomyopathy；HCM）

　肥大型心筋症（HCM）は代表的な遺伝子異常による心疾患である．明らかな心肥大をきたす原因がなく，左室ないしは右室の心筋が肥大し，収縮不全および致死的となりうる不整脈が発生するのがHCMの特徴である．発症率は報告により大きく異なるが，およそ0.2％以下といわれている[6]．HCMのなかでも，左室の流出路に狭窄が存在するものを，閉塞性肥大型心筋症（hypertrophic obstructive cardiomyopathy；HOCM）という．

　HCMは35歳未満における突然死の原因として最も多く[7]，話題となりやすい．しかし，年齢分布でみると実は高齢者に多い疾患である**（図96）**．

　HCMの第一のリスクは心臓突然死である．その頻度は年あたり2～4％と報告されている[8,9]．最もおきやすい年齢は12～35歳と若年者であり[10]，高齢者では低下するが，一定の注意は必要である．心臓突然死のリスクファクターは，心停止あるいは持続性心室頻拍の既往，突然死の家族歴，反復性の失神（運動中），左心室の心筋肥大である[11,12]．

　さらに，中高年では，心臓突然死のリスクに加えて，心不全と心房細動による血栓塞栓症のリスクが高くなる**（図97）**[13]．

　HCMの治療では，突然死の予防（ICD植込みなど），心不全，不整脈に対する内科的治療，カテーテルアブレーションなどが行われる．自覚症状のある非閉塞性のHCMで内科的治療に反応しない場合は，心移植の適応となる．

図96 肥大型心筋症の年齢による患者数(Kubo, et al., 2010.[13])
肥大型心筋症は高齢者に多い疾患である.

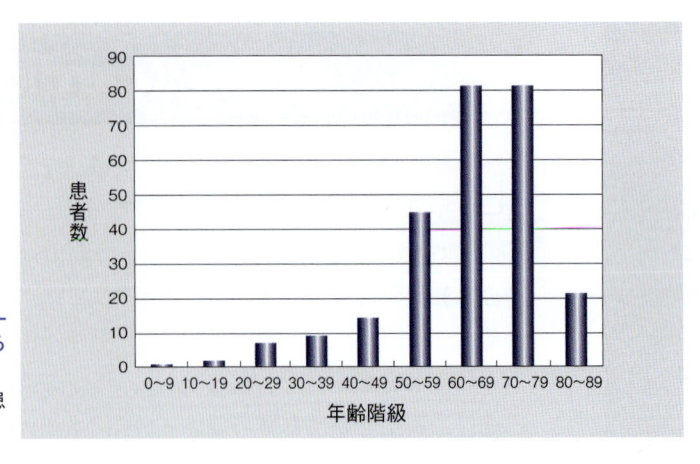

図97 肥大型心筋症患者における心房細動, 血栓塞栓症, 心不全の合併(Kubo, et al., 2010.[13])
高齢の肥大型心筋症患者では心房細動, 血栓塞栓症, 心不全の合併率が高い.

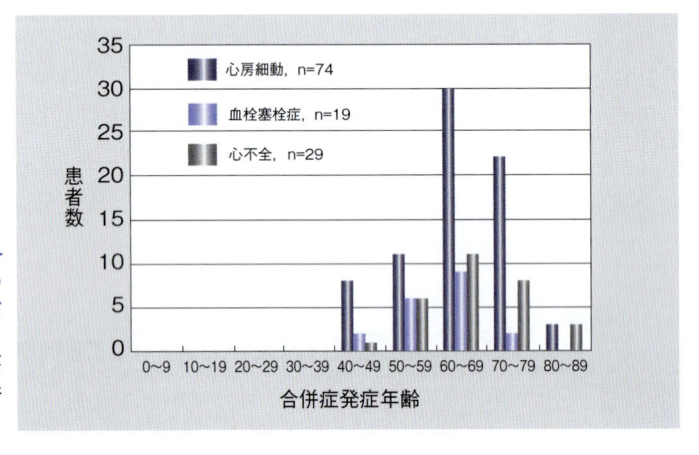

図98 拡張型心筋症
拡張型心筋症(右図)では, 正常な心臓(左図)に比較して心筋線維は伸展し, 心室は拡大している. このため左心室からの心拍出量は低下している.

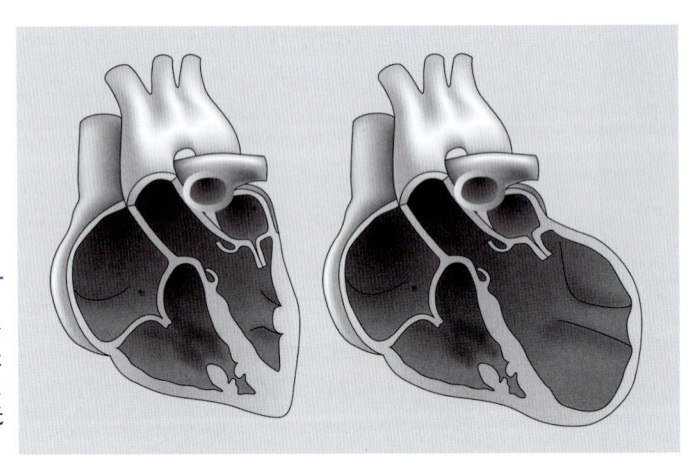

拡張型心筋症 (dilated cardiomyopathy ; DCM)

　HCMがおもに遺伝子異常による心筋症であるのに対し，拡張型心筋症 (DCM) は遺伝因子と後天的な要因が関連する混合型の心筋症 (mixed cardiomyopathies) である．左室あるいは両心室の拡張と収縮不全が特徴である．心筋は薄くなり，心内腔が著しく拡大する (図98)．このため心筋は脆弱となり，血液を効率的に拍出できなくなる．最終的に重篤な心不全を呈し，突然死のリスクが上昇する．原因として，遺伝的背景と心筋障害が重要と考えられている[14]．そのほかにもC型肝炎ウイルスなどとの関連も疑われている[15,16]．DCMの予後はHCMに比較して不良である．

　DCMのおもな自覚症状は，心不全による呼吸困難や易疲労感などである．心室の拡張により，三尖弁および僧帽弁逆流が認められ，約半数の患者に突然死につながる不整脈が存在する[10]．男性の有病率は女性の2.6倍である．

　DCMの治療は，心不全に対する対症療法が主体となる．薬物治療により改善が認められない重症の心不全には，左室形成術，補助人工心臓 (ventricular assist device ; VAD)，心臓移植が選択される．補助人工心臓は，内科的治療，大動脈内バルーンパンピング (IABP)，経皮的心肺補助法 (PCPS) による補助を行っても，改善が認められない場合に実施される．また，持続性心室頻拍や心室細動など心臓突然死の原因となる不整脈の既往がある患者には，ICD (植込み型除細動器) が使用される．さらに，重篤な心不全に対してはCRT-D (両室ペーシング機能付き植込み型除細動器) も使用される (p.181参照)．

歯科治療におけるリスクマネジメント

　心筋症を合併する高齢者は，専門の歯科医療機関への紹介が強く勧められる．特に，失神の既往や家族歴に突然死が存在する場合はリスクが高い．

　歯科治療を行う場合は，突然死，心不全，不整脈，およびこれらに対するデバイスに注意が必要である．担当医師へのコンサルテーションは必須である．病歴にHCMがなくても，術前12誘導心電図でストレインタイプ (strain type) の著しい左室肥大を示す場合は，HCMと診断されたことがないかを確認する必要がある．

　コントロールされていないNYHA Ⅲ，すべてのNYHA Ⅳ，重篤な心室性不整脈が認められる場合，ICD，CRT-Dが植え込まれている場合はアドレナリン含有の局所麻酔薬はできるだけ避ける．心電図モニタリングは必須である．ICD，CRT-Dが植え込まれている場合はp.184を参照する．また，歯科治療は最小限とし，できるだけ短時間で終了させる．さらに，起立性低血圧に注意し，不要な体位変換は避け，体位変換を行う場合はできるだけゆっくりと顔色・表情を確認しながら行う．

　歯科治療における感染性心内膜炎予防について，JCSは閉塞性肥大型心筋症患者では抗

菌薬予防投与を推奨している（Class Ⅱa）[17]．しかし，AHA は予防的抗菌薬投与の推奨（Class Ⅱa）に閉塞性肥大型心筋症を含めていない[18]．わが国では JCS のガイドラインに従うのが妥当と考える．

　心房細動を合併する患者ではワルファリンなどの抗凝固療法が実施されている．観血的処置の場合は p.39 以降を参照する．心筋症による重篤な心不全で，心臓移植までのブリッジとして，補助人工心臓で管理されている患者では，血栓予防のために高用量のワルファリンが投与される（PT-INR で 3.0〜4.0）．観血的処置が必要な場合は，止血に対して特別の配慮が必要となる．

　もし，治療中に心停止をきたした場合は，担当医師に連絡するとともに BLS（p.323 参照）を開始する．

動脈疾患（arterial disease）

動脈硬化症（arteriosclerosis）

　動脈硬化[*4]とは動脈壁が肥厚し，弾性を失った状態をいい，動脈硬化症とは，動脈硬化が原因となって発生する症候群をいう．この症候群には，冠動脈硬化症（狭心症や心筋梗塞など），脳動脈硬化症（脳梗塞など），大動脈硬化症（大動脈瘤や解離性大動脈瘤など）が含まれる．動脈硬化の機序として障害反応説が考えられている．

　動脈硬化は体の一部の血管に生じるのではなく，程度の差はあっても，全身の血管に生じる．ただし，好発部位があり，大動脈弓部，動脈分岐部など，血流が渦巻いている場所に起こりやすい．動脈硬化が起こりやすい部分の血管壁は，ずり応力（sheer stress）と呼ばれる内皮細胞を血液の流れの方向に歪ませる力がかかりにくいといわれている．ずり応力が常にかかっていると，接着分子の発現が抑制されるため動脈硬化は発生しにくいが，そうでない場所では接着分子が発現し，単球の接着から始まる動脈硬化が進行する（**図99**）[1]と説明されている．

　動脈硬化のリスクファクターを**表18**に示す．動脈硬化は加齢とともに進展する（**図100**）が，高齢者に特有のものではなく若年者においても存在する．

[*4] 動脈硬化には粥状硬化（アテローム硬化），メンケベルグ型動脈硬化，細小動脈硬化の3型がある．一般に動脈硬化という場合は，粥状硬化を指すことが多い．

1. 粥状硬化（atherosclerosis）

　臨床上最も重要な動脈硬化である．太い動脈（大動脈，中等大の動脈）にみられ，大量の脂質沈着を伴う．特に起きやすい場所は，大動脈弓部や動脈の分岐部である．病理的に

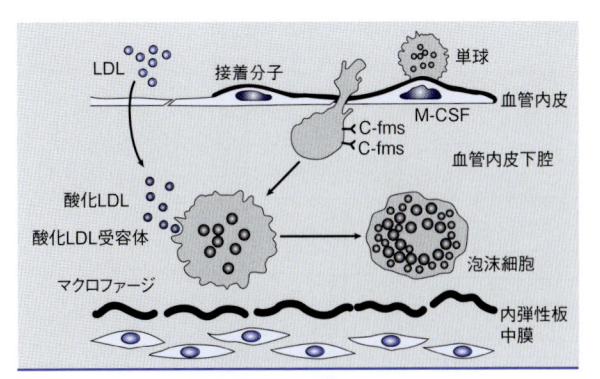

図99 動脈硬化の機序（北，2000.[1]）
動脈硬化では，単球の接着，侵入，マクロファージ化，そして泡沫化という一連の変化が繰り返されている．泡沫化したマクロファージを多く含む粥腫は破れやすく，そこに血栓が生じ，急性冠症候群として発症する．

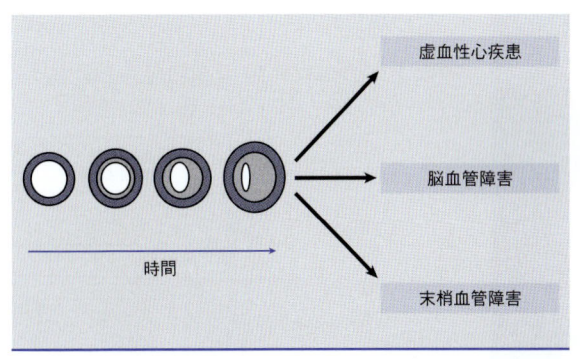

図100 動脈硬化と全身疾患（Libby，2001.[2] を改変）
動脈硬化が時間とともに進行すると，虚血性心疾患，脳血管障害，あるいは末梢動脈疾患などが引き起こされる．

は脂肪斑，線維性硬化巣，粥腫，複合病変に分けられる．このうち，粥腫とは脂質，特にコレステロールエステルに富んだ壊死崩壊物質の集積巣をいい，内膜に認められる．粥状硬化は大動脈瘤の基礎疾患として最も多い．

表18 動脈硬化のリスクファクター
年齢（加齢）は動脈硬化の重要なリスクファクターである．

- 脂質異常症
- 高血圧
- 喫煙
- 肥満
- 耐糖能異常
- ストレス
- 男性
- 年齢

2. 中膜硬化（medial sclerosis）

おもに大腿動脈に好発し，中膜の石灰化をきたす．粥状硬化や血栓を合併しなければ，著明な内腔狭窄を生じることは少ない．原因は今のところ不明とされている．

3. 細小動脈硬化（arteriolosclerosis）

全身の小・細動脈壁の肥厚や内腔の狭窄をきたす変化をいい，粥状硬化や中膜硬化とは明らかに異なる．高血圧症との関連や，その破綻による脳出血の頻度が高いことから臨床的に重要である．

大動脈瘤（aortic aneurysm）

大動脈の正常な直径は胸部で約30mm，腹部で約20mmである．この大動脈の壁の一部が局所的にこぶ状に，あるいは囊状に拡大して瘤を形成するか，直径が正常の1.5倍を超えて拡大したものを大動脈瘤という．大動脈瘤は破裂すると高い確率で死亡する．年齢別にみた発症のピークは男性では70歳代，女性では80歳代で，高齢者，特に男性に多い（図101）．

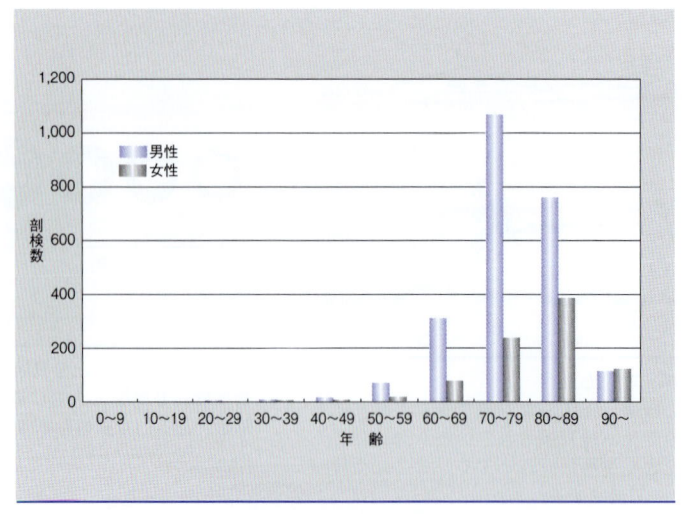

図101 非解離性大動脈瘤の剖検件数の推移（日本循環器学会学術委員会合同研究班，2011.[3]）
解離を伴わない大動脈瘤の年齢的なピークは，男性では70歳代，女性では80歳代であり，高齢の男性に多い疾患である．

　大動脈瘤は発生した部位により，胸部大動脈瘤（thoracic aortic aneurysm；TAA），胸腹部大動脈瘤（thoracoabdominal aortic aneurysm；TAAA），腹部大動脈瘤（abdominal aortic aneurysm；AAA）に分類される．一方，その瘤壁の形態によって，①真性，②仮性，③解離性に分けられる．真性とは，大動脈の瘤壁が内膜・中膜・外膜の三層からなるものをいう（三層すべてが存在しないものもある）．仮性大動脈瘤は大動脈壁が破綻したために，血管外にできた血腫による瘤状構造物をいう．解離性大動脈瘤とは大動脈壁が中膜のレベルで二層に剝離した状態で，大動脈径が拡張して囊状あるいは全周が突出したものをいう．さらに，大動脈瘤はその形から紡錘状（fusiform type），囊状（saccular type）に分類される**（図102）**．前者は大動脈の全周における拡張をいい，囊状は局所の拡張により囊状あるいは球状となったものをいう．

　大動脈瘤の最も多い原因は粥状硬化症である．それ以外に，結合組織病（Marfan症候群），炎症（大動脈炎など），および感染（梅毒など）などが原因となる．

　大動脈瘤は一般に無症状であるため，偶然に胸部X線やエコーで発見されることが多い．胸部大動脈瘤の直径は1.0〜4.2mm/年[4〜7]，腹部大動脈瘤は3.0〜5.0mm/年[8]の割合で大きくなるといわれているが，それぞれある一定の径を超えると，破裂のリスクは急上昇する．もし，大動脈瘤が破裂すると，激しい胸背部痛，腹痛，腰痛を訴え，しばしばショック状態となり，高い確率で死亡する．ほとんどの症例は病院にたどり着く前に死亡するといわれている[3]．

　そこで，直径（最大短径）が一定値以上になるか，隣接臓器を著しく圧迫する状態になると手術適応となる．胸部大動脈瘤は径が60mm以上，腹部大動脈瘤では径が50mm以

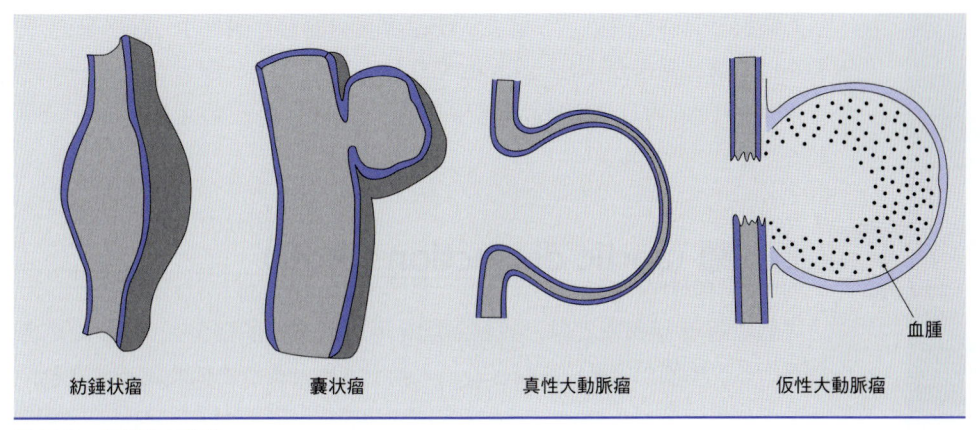

図102　動脈瘤の形態
（紡錘状瘤／囊状瘤／真性大動脈瘤／仮性大動脈瘤（血腫））

上になると手術適応となる．手術は動脈瘤部分を人工血管で置換するか，ステントグラフトが挿入される．最近では後者が増えている．

一方，動脈硬化に炎症性サイトカインを介して歯周病が関連するという結果が多数報告されている．さらに，感染との関連を背景として，抗菌薬投与が大動脈瘤拡大を抑制したという報告も複数存在する[9～11]．いずれも今後のエビデンスの蓄積が待たれる．

1. 胸部大動脈瘤（thoracic aortic aneurysms；TAA）

TAAは正常の胸部大動脈径が50％以上拡大した状態をいう．通常，何らかの異常を自覚するまで症状はない．まれに，嚥下困難，嗄声，胸痛，背部痛などの症状を伴うこともある．破裂あるいは解離といった破滅的な結果をもたらしうる点で重要な疾患である．

TAAは瘤が存在する部位により，上行大動脈瘤，弓部大動脈瘤，下行大動脈瘤，胸腹部大動脈瘤などに分けられる．上行大動脈で直径50mm，下行大動脈で直径60mmを超えると破裂リスクが急激に上昇する[7]．

TAAの有病率は高血圧症のない人の4.2％以下で，発生率は5.6～10.4人/10万人・年といわれている[12,13]．

炎症性の動脈疾患もTAAと関連する．高安動脈炎，巨細胞性動脈炎，ベーチェット病，強直性脊椎炎などが関連するといわれている[14]．

大動脈瘤では血圧コントロールが重要であるが，TAAの降圧目標は非手術例で105～120mmHg（収縮期），手術例では130mmHg以下とされている[15]．

2. 腹部大動脈瘤（abdominal aortic aneurysm；AAA）

AAAも基本的に無症状であるため，検診等で偶然発見されることが多い．しかし，TAAと同様に破裂すると死亡率が高く，きわめて重要である．その破裂リスクは動脈瘤の最大短径が50mmあるいは55mmを超えると増大する[16]．瘤は囊状のほうが紡錘状よ

りも破裂リスクが高い[17]．また，破裂頻度は女性が男性より3倍高い[18]．AAAの年間破裂率は，最大短径が40〜50mmで0.5〜5%，50〜60mmで3〜15%，60〜70mmで10〜20%，70〜80mmで20〜40%，80mmを超えると30〜50%と報告されている[19]．

大動脈解離（aortic dissection；AoD）

大動脈解離（AoD）とは，大動脈壁を形成する3層のうち，内膜にできた亀裂から血液が流入し，中膜が2層に解離して，大動脈内腔が真腔と偽腔に二分され，外壁が膨隆した状態をいう．多くの場合，末梢で内膜が破れ，真腔とリエントリーができる（**図103**）．AoDにより瘤を形成した場合を，特に解離性大動脈瘤（dissecting aortic aneurysm）という．AoD患者は高血圧症を合併していることが多い．

その分類は解離の起始部と進展の範囲によってなされ，Stanford分類（**図104**）とDe Bakey分類が用いられる．Stanford A型はきわめて予後不良で，緊急手術の適応となる．一方，Stanford B型は自然予後は比較的良好で，一般的に内科的治療が選択される．発症から2週間以上経過し，状態が安定していればStanford A，B型どちらであっても内科治療が勧められている．

AoDが発生すると，70〜80%の症例で激しい胸背部痛が起こり，疼痛部位が解離の進展につれて移動する[3]．解離に伴う合併症として，破裂あるいは心タンポナーデによる即死，重篤なショック，脳虚血による意識障害，などがある．心タンポナーデはAoDの急性期における死因として最も多い．しかし，高齢者では症状が非典型的で，疼痛を伴わない意識障害やショックなどが初発症状となる場合がある．

AoDでは大動脈弁閉鎖不全を合併することがある．比率はStanford A型の60〜70%といわれ，約半数が大動脈弁の手術（弁付グラフトによるBentall手術など）が必要となる[20]．

AoDは発症後24〜28時間が最も死亡率が高く，超急性期と呼ばれる．さらに，2週間以内を急性期，2週間から2か月までを亜急性期，それ以降を慢性期に分ける．AoDの自然予後では，発症直後に3%が死亡し，24時間以内に21%，1週間で62%，2週間以内に74%，6か月後に90%が死亡すると報告されている[21]．

AoDの発症は冬に多く，夏に少ない傾向があり，また，午前6〜12時に多い[22]．急性解離では，集中治療室でただちに強力な降圧療法が行われる．AoDの慢性期においても血圧管理が重要である．目標血圧は130〜135mmHgとされ，運動時も180mmHgを超えないことが勧められている[3]．また，再解離関連事故は2年までが多いという．

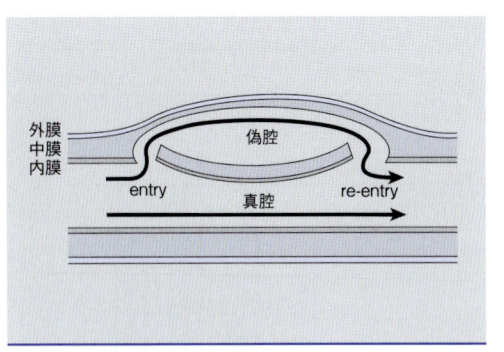

図103 動脈解離の模式図（松尾，2000.[23]）
偽腔が大きい場合は破裂の危険性が高い．

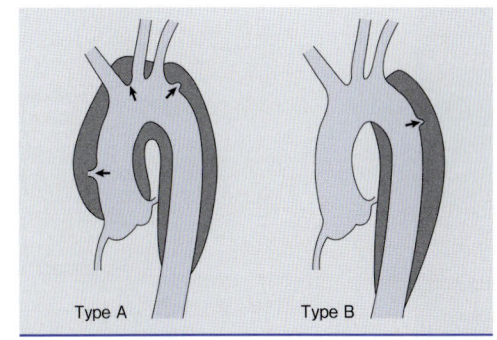

図104 大動脈解離のStanford分類（Miller, et al., 1979.[24]）
基本的にType Aは外科的治療，Type Bは内科的治療の対象となる．
矢印の部位から解離が発生しやすい．

歯科治療におけるリスクマネジメント

　基本的に大動脈瘤の術前，あるいは大動脈解離を合併する患者は，専門の歯科医療機関への紹介が強く勧められる．一方，大動脈瘤の術後でリークなどもなく経過が良好で，血圧管理が十分に行われていても，一定のリスクはあると考える必要がある．

1．治療を行う場合の注意点

　基本的な対策を行ったうえで，以下の点に注意する．
　担当医師にコンサルテーションを行い，現状を把握する．すなわち，大動脈瘤の術前であれば，その最大短径，拡大の状況（速度），手術予定の有無，破裂リスクの有無，などを確認する．大動脈瘤の術後であれば経過（リークなどがなく安定しているかどうか），などについて問い合わせる．大動脈解離であれば，発症からの経過時間，安定しているかどうか，手術の有無，あれば術後経過，大動脈弁置換の有無等について確認する．
　治療中は血圧管理が最も重要である．特に手術前の患者では厳重に行う．観血的処置など侵襲の大きい治療では，静脈ラインを確保し，降圧薬を準備しておく．処方されている降圧薬はすべて服用して来院してもらう．血圧の目標値は明確ではない．TAAおよび大動脈解離の目標血圧を参考にすれば，術前ならば収縮期血圧120mmHg以下，術後であれば130〜135mmHgが一応の目安になる．また，一過性であっても180mmHgは超えないようにしなければならない．
　できるだけ短時間，低侵襲で治療を終了させる．体位は水平位が望ましい．静脈内鎮静法は有用な選択枝である．特に破裂リスクが高い患者では，午後が望ましい．同様に，可能であれば冬の寒い季節を避けたほうがよい．
　局所麻酔は，他の心疾患の合併，必要とされる鎮痛効果と持続時間，術者の技量などを

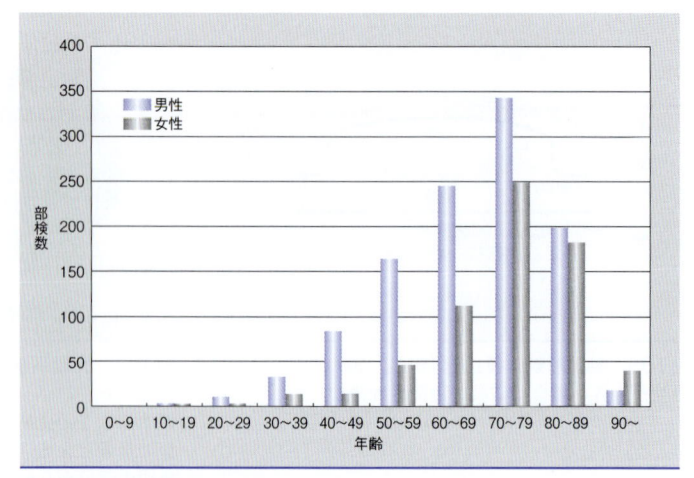

図105 大動脈解離の剖検件数の推移（日本循環器学会学術委員会合同研究班，2011.[3]）
大動脈解離のピークは70歳代であり，高齢者に多い疾患である．

総合的に評価して選択する．十分な鎮痛効果が得られることが最も重要である．

　治療中の血圧・脈拍モニタリングは必須である．心電図モニターが使用できればなおよい．

　基部を含む上行大動脈瘤あるいはStanford type Aの術後患者は，大動脈弁置換を行っている場合がある．担当医に問い合わせ，弁置換後であれば感染性心内膜炎の予防について考慮する（p.151参照）．

　大動脈瘤は自覚症状に乏しいため，診断されていても自己判断で受診を中断し破裂リスクの高い状態で放置されている場合がある．受診していない期間が長い場合は，再度，循環器内科を受診させ，評価してもらう必要がある．

Note 34　大動脈径70mmに拡大した胸部大動脈瘤を治療前に発見した超高齢者[25]（図106）

　患者は88歳男性で 8̄ の抜歯を予定した．病歴に胸部大動脈瘤が認められたが，発見時（84歳）は40mmで手術適応でないと診断されていた．しかし，その後4年間，自己判断で循環器内科を受診していなかった．そこで循環器内科を受診させたところ，最大短径70mmまで拡大していることが判明した．しかし，患者が手術を拒否したため，循環器内科医と協議し，降圧薬を経静脈的に投与しつつ抜歯を終了した．

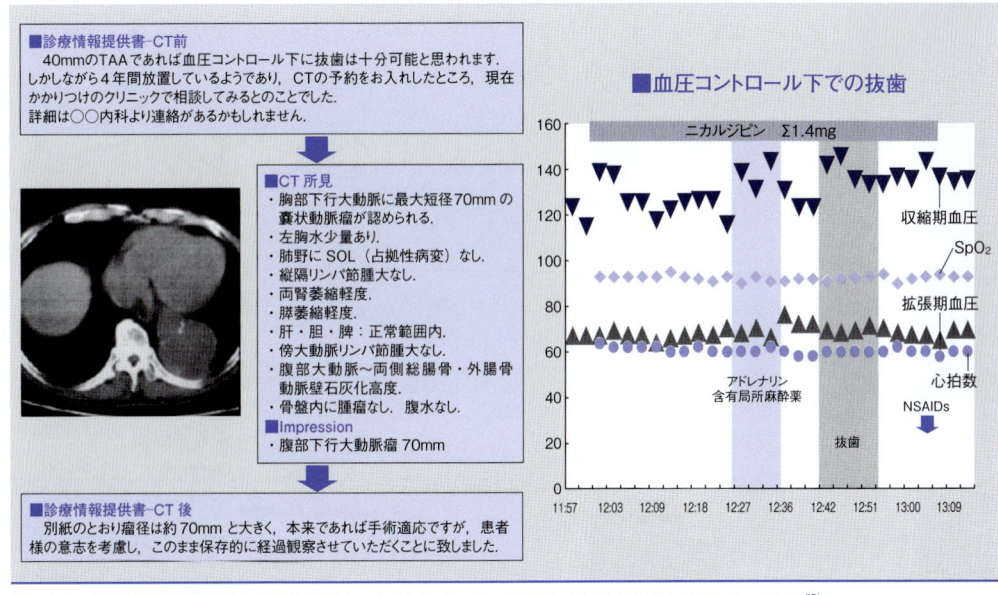

図106 診療情報提供書の記載内容とバイタルサインの変化（自験例）（大渡ほか，2008.[25]）

（生体内）植込みデバイス（ペースメーカー・ICD・CRT-D）

人工ペースメーカー（artificial pacemaker；PM），植込み型除細動器（implantable cardioverter-defibrillator；ICD），心臓再同期療法（cardiac resynchronization therapy；CRT），そしてCRTにICD機能を付加したCRT-D等を（生体内）植込みデバイス（以下デバイス）という（**図107**）．デバイス植込み患者は年々増えている（**図108**）．

人工ペースメーカー（artificial pacemaker；PM）

心臓に人工的に電気刺激を与えて心筋を収縮させ，心拍数を保つ機器を人工ペースメーカー（以下PM）といい，一時的なものと恒久的なものがある．歯科治療で対応するのは後者である．PMの目的は生命予後およびQOLの改善である．PM植込み患者は身体障害者として認定され，身体障害者手帳が交付される．

PM植込み患者は，加齢による徐脈性不整脈の増加を背景として高齢者に多い．年齢別にみると71～80歳がピークである[1]．さらに，2003年から2007年の変化では，81～90歳の比率が大きくなっている．原因疾患では房室ブロックが最も多く，ついで洞機能不全症候群，徐脈性心房細動の順である．

図107 デバイス（大渡，2010.[2]）
図左は各植込みデバイスの例である．図右上は人工ペースメーカーの植込み例である．鎖骨下に植え込まれ，経静脈的に右心室内に埋め込まれたリードが，センシング，ペーシングを行っている．図右下はICD作動例である．発生した心室細動がICDによる電気ショックで洞調律に戻っている．
＊：Woods SL, et al., ed. Cardiac Nursing. 5th ed. 2009：Philadelphia；Lippincott Williams & Wilkins.

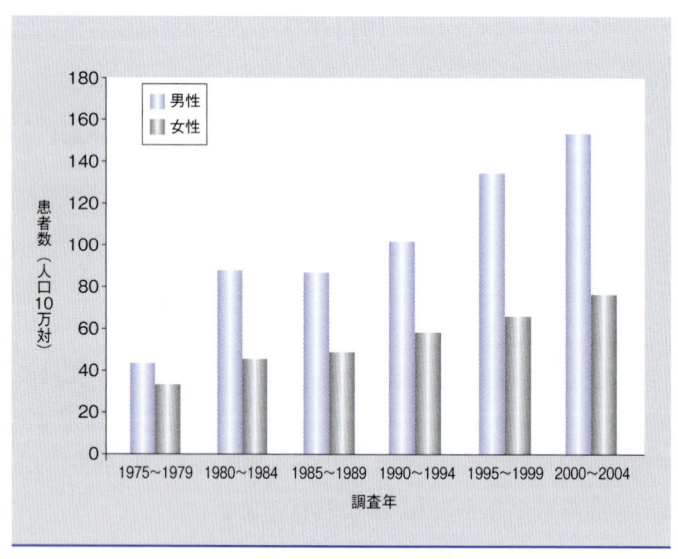

図108 デバイス植込み患者割合の経年変化（米国）（Uslan, et al., 2007.[3]）
男女ともにデバイス植込み患者は年々増加している．

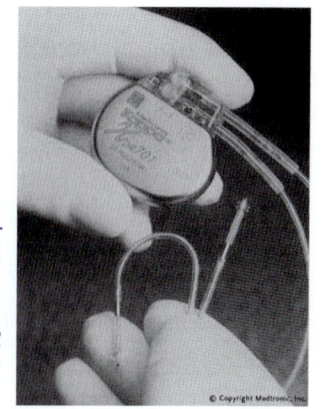

図109 人工ペースメーカー（日本メドトロニック株式会社提供）
左手にあるのが人工ペースメーカーの本体，右手にあるのが電極である．電極の先にはフックがついており心筋に植込まれる．

1. ペースメーカー装置

PMはパルス発生器（本体）と細長い電極（リード）から構成される**（図109）**．パルス発生器は中央処理装置（CPU）を含む電子回路により電気刺激を発生させ，その刺激が電極により心筋に伝えられる．電極は同時に心臓の電気的興奮をCPUに伝える役割も果たしている．CPUは心筋の活動電位を随時判断し，適切な電気刺激を発生させている．現在のPMは，心拍数やパルス幅をはじめとする多くの刺激パラメーターを体外から設定できる．さらに電池残量やPM動作状態のチェック，ならびに心内心電図やイベントサマリーなどの情報交換も体外から可能である．電池寿命は平均で約6年である．

2. ペースメーカーの種類

PMは機能により複数の種類があり，ICHD (Intersociety Commission for Heart Disease Resources) というコードにより分類される**（表19）**．ICHDは3文字からなり，最初の文字は刺激する部位（心室＝V，心房＝A，両方＝D）を，2番目は心筋の興奮を感知する部位を，3番目はPMの反応様式を表す．PMの種類はPM手帳に記載されているので，来院の際にみせてもらうようにする．わが国で最も多いモードはDDD (R) で51%**（図110）**，以下 VVI (R) 29%，VDD 18%，AAI 3%であったと報告されている（2009年）[4]．

3. ペースメーカートラブル

PMは，機械であるためトラブルが起こりうる．電池やリードにも寿命があるため，定期的なフォローアップ（3〜6か月に1度）が必要である．PMトラブルには，電池消耗をはじめ多くの種類がある**（表20）**．電池が消耗するとペーシングレートが低下し，最終的にペーシング刺激が消失する．歯科治療前には，PMトラブルが発生していないことを確認する必要がある．

表19　ペースメーカーの種類

カテゴリ	Ⅰ 刺激部位	Ⅱ 感知部位	Ⅲ 反応様式
記号	V-心室 A-心房 D-心房・心室	V-心室 A-心房 D-心房・心室 O-なし	I-抑制 T-同期 D-同期あるいは抑制 O-なし

使用されるアルファベットの意味は，V：ventricle（心室），A：atrium（心房），D：Dual（心房と心室の両方），O：None（反応なし），I：inhibit（抑制），T：triggered（同期），3文字目のD：dual（同期と抑制の両方可能）である．

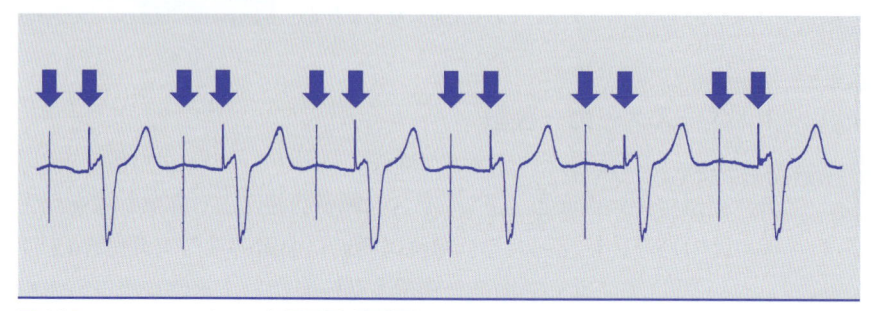

図110　ペースメーカーの心電図例（自験例）
DDDの心電図である．P波に相当する部分と幅広いQRS波に先行して鋭いスパイク波（矢印）が存在する．

表20　ペースメーカートラブルの分類（松浦，2001.[5]を改変）

電池を含む刺激発生・本体に関係するもの	IC回路故障，電池早期消耗，本体外殻破損など
電極リードに関係するもの	電極リード破損，リード移動・脱落，リード心臓穿通．穿孔・三尖弁閉鎖不全，心嚢炎など
植込みを受けた患者に関係するもの	閾値上昇，脳塞栓，静脈血栓・肺塞栓，ポケット血腫．皮膚壊死，ポケット感染，ペースメーカー症候群，横隔膜・胸筋攣縮，筋電位干渉，ペースメーカー誘発不整脈など

4．電磁干渉（electromagnetic interference；EMI）

　CPUは高周波で微弱な電流により一連の演算を行っている．外部からの電磁波はPMの誤作動を引き起こす原因となりうる．これをPMの電磁干渉（EMI）という．EMIが発生すると，一時的にペーシングが影響されたり，PMの設定が変更されたりする．

　EMIは外部機器から漏洩する電磁波による場合と，生体への直接的な通電による場合がある．歯科関連では，前者として可視光線照射器やレーザーメスなどが該当する．漏洩電磁波は電源部などから発生するため，これらを患者から十分に離して使用する必要がある．後者には電気的根管長測定器，歯髄診断器およびイオン導入器が含まれる．一例として，

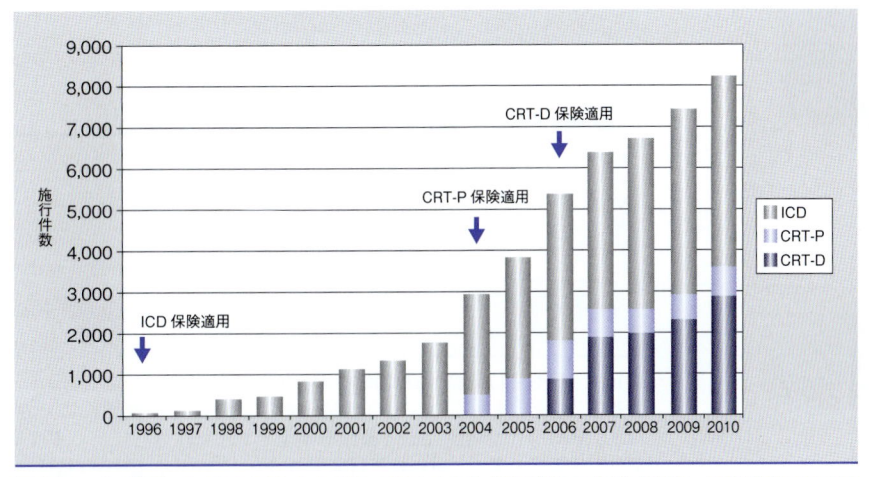

図111 わが国におけるICDならびにCRT-D (P) 施行件数の推移 (新規・交換件数の合計)
(日本循環器学会, 2011.[6])
ICDおよびCRT-D植込み患者は年々増加している.

歯科医院のイオン導入器によるEMIで, PMのセッティングがDDDからBack-up VVI modeに切り替わった症例が報告されている[7].

植込み型除細動器 (implantable cardioverter defibrillator；ICD)

ICDは致死的心室性不整脈に対する除細動・抗頻拍ペーシングによる停止機能に, 徐脈性不整脈に対するペーシング機能を併せ持たせたデバイスである. ICDが致死的心室性不整脈による死亡率を減少させることは, 多くの大規模臨床研究で明らかにされており, わが国でも適応が広がりつつある (**図111**). 筆者らの外来でもICD植込み患者は増えている[8].

心臓再同期療法 (CRT-D：cardiac resynchronization therapy-defibrillator, CRT-P：cardiac resynchronization therapy-pacemaker)

CRT-DはICDに心臓再同期療法機能を追加したデバイスである. CRT-Dはこれまで有効な治療方法がなかった重症心不全患者において自覚症状, 運動耐容能, QOL等を有意に改善し, 総死亡率を約40％減少させるなどその有用性が期待されている. 心臓再同期療法にペースメーカー機能のみを追加したものをCRT-Pという. 筆者らの外来でも少しずつ植込み患者が増えている[9] (**図112**).

デバイスによる感染症 (cardiovascular implantable electronic device (CIED) infections)

デバイスによる感染症 (CIED infection) はその植込み症例数の増加とともに増えてお

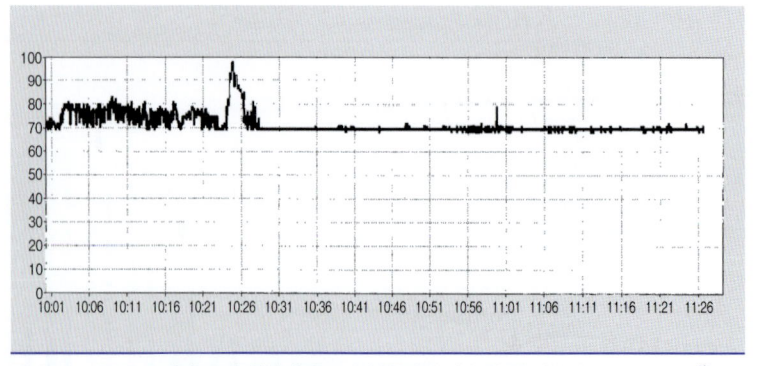

図112 CRT-D 患者の歯科治療中の心拍数変化（自験例）（大渡ほか，2008.[9]）
患者は74歳，男性で，CRT-D 植込み前は広範な心筋梗塞により左室駆出率；17％，BNP；1,164pg/mL と重症心不全であった．さらに，心室性頻拍を認め，突然死リスクも高く，外出は不可能であった．しかし，CRT-D 植込みにより心機能が改善し，左室駆出率；25％，BNP；180pg/mL と著しく改善し，歯科外来通院が可能となった．
CRT-D は70bpm に設定されており，それ以上では自発的な洞調律であるが，それ以下ではペースメーカー機能により70bpm に固定されているため人工的な心拍変動を示すグラフになっている．

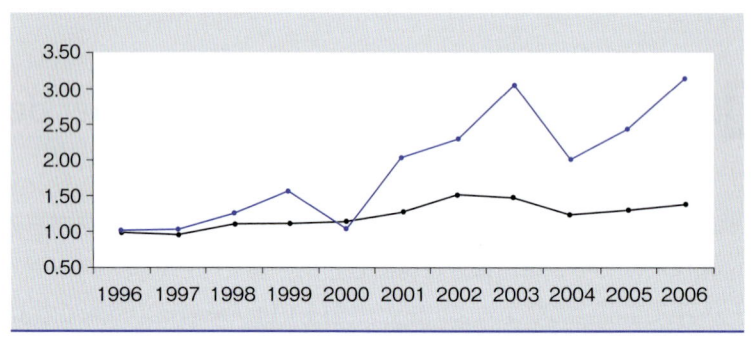

図113 不整脈に対するデバイス植込み患者数（青線）と感染症例数（紫線）の推移（Voigt, et al., 2010.[10]）
デバイス植込み患者数の上昇に対して，感染症例の上昇が大きく上方に乖離している．1996年を1として比率をプロットしたグラフである．

り（図113），なかには重篤な心臓デバイス関連心内膜炎（cardiac device related infective endocarditis：CDRIE）を引き起こすこともあり，臨床的重要度は年々高まっている[11〜13]．CIED infection の発生頻度は1996年から2003年までに3.1倍に増えている[14]．そのうち，PM は2.8倍であるが，ICD は6倍と増加率が大きい．Le らによれば，CDRIE は CIED infection の22.4％を占めていたという[15]．デバイスは基本的に免疫能が低下した高齢者やその他の全身疾患を有する患者などが対象となるため，もともとの感染リスクが高いのも一因である．CIED infection の主要なリスクファクターは糖尿病，心不全，PM 本体の入れ替え，腎機能低下である[16]．そのほかにも，経口抗凝固薬服用，生体内に留置されたデバイスの数量，オペレーターの経験なども関連するといわれている[17]．

しかし，デバイスが植え込まれた患者の歯科における観血的処置等において，予防的抗菌薬投与が有用かどうかについては否定的な意見がほとんどである[18]．AHA も CIED infection に対して，侵襲的処置を含む歯科治療であっても予防的抗菌薬投与は勧められないとしている（ClassⅢ, level of evidence C）[19]．しかし JCS では，「人工ペースメーカーあるいは ICD 植え込み患者」を抗菌薬予防投与の対象としている（推奨クラスⅡb）[20]．

歯科治療におけるリスクマネジメント

1. 人工ペースメーカー患者

PM 植込み患者では，PM トラブルなどがなければ，PM が植え込まれていない患者に準じて歯科治療が可能である．その場合は以下に述べるリスクマネジメントを行う．一方，PM トラブル（の可能性）がある，あるいは ICD，CRT-D (-P) 植込み患者は，専門の歯科医療機関への紹介が強く勧められる．

各デバイスに共通するリスクマネジメントのポイントは，①定期的なチェックの確認，②デバイスの異常動作によると思われる症状の確認，③ EMI，④ CDRIE に対する予防的抗菌薬投与，⑤その他である．

①デバイスは電池電圧低下，刺激電極異常，リード不良，予期せぬリセットなどの異常が発生しうる．このため定期的なチェック（数か月〜1年に1回）が必要である．来院時にペースメーカー手帳をみせてもらい，定期的にチェックされており，異常がないことを確認する．もし，受診歴がなければ受診してもらう．

②胸痛，息苦しさ，めまいの有無を確認し，あれば PM トラブルの可能性を考慮し，医師のチェックを受けてもらう[21]．

③EMI の電磁波の発生源として歯科医療機器は無視できない．歯科医療機器による EMI に関して，JCS は次のように勧告している[22]．

すなわち，「歯科用電子機器は生体内植込みデバイスに電磁干渉を与える可能性がある．干渉の機序は，機器から漏洩する外部漏洩電磁界がデバイスに干渉する場合と，口腔内に直接通電することで干渉が発生する場合に分類される．前者は可視光線照射器やレーザーメスなどが該当するが，外部漏洩電磁界は電源部や整流回路から発生するため，これらを患者から十分離して使用する必要がある．また，後者は電気的根管長測定器，歯髄診断器やイオン注入器などであるが，これらの機器は原則的に使用禁忌である」である．そして「医療機器による不具合を避けるための対策」として「影響のあることが知られている医療機器使用中は心電図をモニターし，また使用後は設定パラメータや動作に異常が発生していないことを確認する」と述べている．

また，電気メスは使用しないことが望ましい．しかし，やむを得ず使用する場合は「対極板，メス刃ともデバイス本体より 15cm 以上離れた部位での使用に限ることが望ましい．また電気メスの使用中は，デバイスを非同期モード（AOO/VOO/DOO）あるいは自己心拍が確保できる設定にプログラムし，同時に電気メスの発生する雑音に影

響されない方法で心電図を監視する必要がある．さらに電気メス使用後は，デバイスの設定パラメータや動作に異常が生じていないことを確認し，本来の設定に再プログラムする必要がある」としている．さらに，「通電中に電気メスのメス刃やアブレーション電極をデバイス本体や電極部分に絶対に接触させてはならない」と指摘している[23]．

一方，Roedigらはバッテリー駆動型の光重合器ならびに磁歪型スケーラー，超音波洗浄器は，複数のPMおよびICDにEMIを発生させたが，アマルガム混和器，電気歯髄診断器，電動歯ブラシ，電気メス，高速ハンドピース，低速ハンドピースは影響しなかったと報告している[24]．また，Brandらは，超音波バスクリーナーの特定の機種はEMIを発生させたが，そのほかに調査したデンタルチェア，ハンドピース，超音波スケーラーなどは発生させなかったと報告している[25]．

EMIについてのJCSガイドラインは安全域を広めに取った内容となっている．わが国ではJCSの勧告に従うのが現実的であるといえる．

しかし，何らかの正当な理由でEMIの可能性がある歯科機器を使用せざるを得ない場合は以下のように行う．まず，患者に該当機器の使用の必用性と起こりうる有害作用について説明し，同意を文書で得る．治療時は心電図モニターを行い，ペーシングの異常があればただちに使用機器の電源を切るか，患者から遠くへ離す．めまい，ふらつき，動悸などの訴えがあった場合も同様に対応する．電源を切る，あるいは遠ざけたあとも異常が持続する場合は，ただちに担当医師に連絡し，指示に従う．異常なく終了した場合であっても，終了後に設定パラメーターや動作に異常がないことを確認する．

CDRIEのリスクに対し，わが国ではJCSのガイドラインに従い，抗菌薬予防投与を行うのが現実的と考える．その他の注意点は，術前には12誘導心電図を記録し，PMトラブルを確認する，PM植込み部分付近に圧力をかけない，強力なマグネットをPM本体に近づけない，等があげられる．

2．ICDならびにCRT植込み患者

ICDならびにCRT植込み患者の歯科治療における基本的な注意点は，PMと同様である[9]．ICDあるいはCRT-D特有の注意点は以下のとおりである．

① ICDあるいはCRT-Dの作動状況（除細動あるいはcardioversionの有無・頻度，作動時の医師による診断と対応状況）を確認する．
② 来院時にも最近の作動状況等について確認する．
③ もし，治療中に除細動あるいはcardioversionが認められた場合は，患者の意識レベル，呼吸・循環などバイタルサインを注意深く観察し，同時に除細動あるいはcardioversionに問題なく成功したかを確認する．成功しなかった場合，心原性ショックなど重篤な状態に陥った場合は，状況に応じた適切な対応を行う．成功した場合でも，担当医師に連絡し，指示に従う．

3. デバイス植込みが必要な重篤な不整脈患者を見逃さない

高齢歯科患者のなかには，本来デバイス植込みが必要な不整脈，すなわち，洞機能不全症候群，高度あるいは完全房室ブロック，徐脈性心房細動などが存在しているが，拒否したり，見過ごされている場合が少なくない[26〜28]．めまいや失神などのStokes-Adams症候群が疑われた場合は，歯科治療に優先して，循環器内科への紹介が必要である．

4. 歯科治療中にRR間隔4秒以上の徐脈頻脈症候群となり，ペースメーカー植込みとなった高齢者

74歳，女性で6̄の抜歯を予定した．病歴には＃1心室頻拍，＃2発作性上室性頻拍，＃3心不全，＃4心筋症（疑い）があり，2回の除細動歴があった．かつてアンカロン（塩酸アミオダロン）が投与されていたが，心室頻拍は認められなくなり，左心機能も改善したため中止されており，循環器内科医からも「安定しており，抜歯は問題ない」という回答が得られていた．

術前心電図では洞性徐脈（心拍数；44bpm）が認められただけであった．入室後，モニター心電図を開始したところ，心拍数；120〜190bpmの頻拍性心房細動が認められた．循環器内科医と電話で協議していたところ，突然，心拍数＜30bpm（最長R-R間隔；4.38秒）の著しい徐脈となった．徐脈頻脈症候群を疑い，循環器内科へ搬送したところ，緊急入院となり，ペースメーカー植込みとなった．約19分間で心拍数は29〜193bpmと著しい変動を示していた**（図114）**．

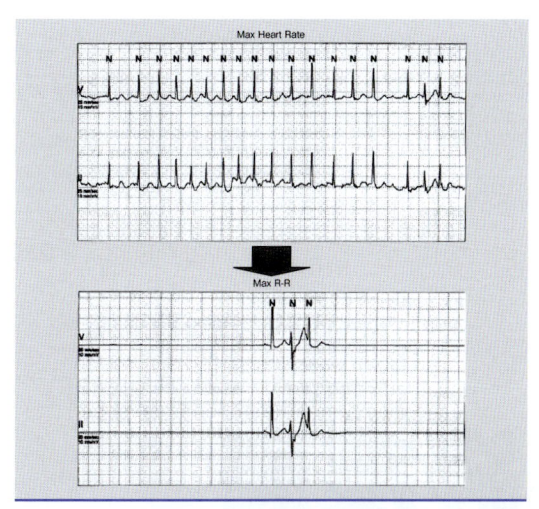

図114 歯科治療中に記録された徐脈頻脈症候群（自験例）（青木，大渡ほか，2010.[27]）
上；頻拍性心房細動（HR；120〜190bpm），下；頻拍性心房細動の直後に発生したR-R間隔4.38秒の著しい徐脈．

神経とは何か

神経は中枢神経と末梢神経に分けられる．中枢神経は大脳，間脳，小脳，脳幹および脊髄から構成され，末梢神経は中枢神経と全身の各部を連結している．神経系としての基本的な機能は，①情報を受信し，②その情報を統合的に処理あるいは記憶し，③そこから新たな情報を発信する，というものである．この一連の機能により，神経系は，生体機能を統合的に調節し，そのホメオスタシスの維持を可能にしている．ニューロン（神経細胞）は，この神経系の形態的および機能的な構成単位であり，神経系の機能に特化した細胞である．神経系における加齢変化を考える場合には，神経系というシステムとしての変化に加え，個々のニューロンの変化も重要である．ヒトは言葉を操り，道具を使い，さまざまな判断を下す，といった高次神経機能が著しく発達している．この高次神経機能の加齢による変化は，高齢者の神経疾患や精神障害を考えるうえで特に重要である．

高齢者における神経疾患の特徴

形態学的な変化

加齢とともに脳の重量，体積は減少し，脳回は萎縮し，脳溝と脳室は拡大する．ニューロンの数は加齢とともに減少するといわれていたが，最近の研究ではその総数は高齢に至るまでほとんどかわらないと考えられている．また，無髄神経の数は変化しないが有髄神経は加齢とともに減少する．神経伝達物質は変化するものとしないものがあり，たとえばアセチルコリンやドーパミンは加齢により減少する．

2 神経疾患
neurologic disorders

生理機能の変化

1. 脳血流

脳血流の自動調節能は高齢者でも正常である．しかし，収縮期高血圧が増えるために，自己調節域の限界点が高血圧側に移動していることが多い．高齢者におけるこのような変化は不可逆的である．また，脳代謝の低下に応じ，灰白質への血流は加齢とともに徐々に減少し，この変化が高齢者の脳機能低下や認知症の発生に関連している可能性があるといわれている[1]．

2. 生体リズム

生体リズムは生物が地球環境に適応して生きるために獲得した機能と考えられている．この生体リズムを刻む体内時計は視交叉上核にある．加齢とともに視交叉上核のニューロン数は減少し，生体リズムの振幅も小さくなる[2]．

3. 自律神経機能

加齢により自律神経機能は低下する．生命を維持するうえできわめて重要な循環，呼吸は，環境変化にうまく適応するように，自律神経と内分泌系を介して調節されている．この調節機構は，高齢者でも比較的良好に機能しているが，著しい環境変化に対する適応が若年者に比べ十分ではない．

交感神経系の緊張は若年者よりも強くなり，血漿アドレナリンおよびノルアドレナリン濃度は若年者の2～4倍に上昇する[3]．したがって，高齢者は持続的な交感神経緊張状態にあり，環境変化でさらに強い緊張が必要とされても，それ以上の活動亢進を起こせない．これが環境変化に対する適応力の低下であり，予備力の減少である．血漿ノルアドレナリン濃度の上昇による脱感作（down regulation）により，加齢とともにβ_1受容体の数は減少し，β_2受容体を介する血管拡張能も低下する[4]．さらに，カテコールアミンとβ受容体の結合能も低下する．

一方，心臓迷走神経（副交感神経）活動は加齢により低下する．このような変化は高齢者における心拍変動の高周波数成分の低下として現れる[*1]．

[*1] 生理的な状態では心拍数は一定ではなく，ある一定の幅で変動している．この変動成分のうち，おもに呼吸周期に一致した成分を高周波数成分といい，主として心臓迷走神経を介して調整されている．

高次神経機能の変化

1. 知能

知能を流動性能力（新しい環境に適応する際に必要とされる能力）と結晶性能力（学習や経験に基づく能力）に分けると，前者は30歳前後から低下するが，後者は逆に年齢と

ともに徐々に発達する．

2．記　憶

短期的な記憶を長期的な記憶にかえる機能，記憶した情報を整理して体系化する機能，長期記憶に保持されている情報を探索して取り出す機能などは，加齢により低下するといわれている[5]．しかし，よく教育されている場合は記憶力の低下は少ないという[6]．

3．言　語

語彙操作のうち，ものの名前を思い出す能力や，談話という形式での情報伝達機能は加齢とともに低下する．

その他の変化

1．運動機能

運動機能は30歳以降になると，加齢とともに低下する．感覚神経系への入力から中枢神経系および運動神経系を介した効果器（骨格筋）までの反応時間は加齢とともに延長し，運動の正確さも低下する．これは神経伝導速度の低下や神経伝達物質の減少などによるシナプス遅延が原因の一つとされている．黒質－線条体のドーパミン作動性ニューロンは運動機能の高度な調節に関係しているが，これらのドーパミン含有量は高齢者で減少し，加齢とともにパーキンソン病やパーキンソン症候群の発生率が高くなる事実と一致する．

2．感覚機能

老化に伴い視覚，聴覚は低下する．しかし，痛覚については受容器の減少は報告されているが，痛覚そのものの加齢変化については明らかにされていない．また，味覚は加齢により悪化するといわれてきたが，最近はその変化は個人差が大きく，視覚や聴覚ほど加齢の影響は受けないといわれている[7]．

高齢歯科患者に多い神経疾患は何か

高齢歯科患者における神経疾患のなかでは，脳血管障害が最も多い．また，パーキンソン病や脊髄小脳変性疾患などの特定疾患も少なからず存在する（図1）．

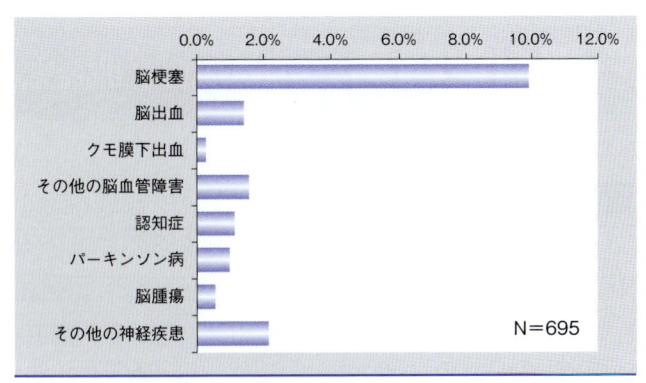

図1 観血的処置を行った高齢者歯科外来患者（≧70歳）におけるリスクマネジメントを要する神経疾患の合併率（2005年）

70歳以上の高齢者すべてを対象とした2005年の結果を示す．スペシャルケア外来-1（ASA≧3の全身疾患を合併する65歳以上を対象）移行後（2011年）は，脳梗塞が11.2%，認知症が2.5%，パーキンソン病が2.3%などと増加している．

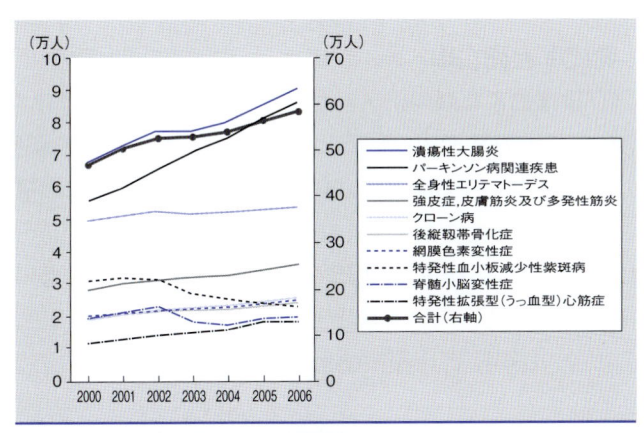

図2 おもな特定疾患とその経年変化
財団法人 難病医学研究財団／難病情報センター情報より筆者作成[8]

Note 1 ▶ 難病と特定疾患

　難病対策要綱（1972年）によれば，難病とは「(1)原因不明，治療方針未確定であり，かつ，後遺症を残す恐れが少なくない疾病，(2)経過が慢性にわたり，単に経済的な問題のみならず介護等に著しく人手を要するために家族の負担が重く，また精神的にも負担の大きい疾病」と定義されている．一方，特定疾患の定義は「難病のうち，原因不明で，治療方法が確立していないなど治療が極めて困難で，病状も慢性に経過し後遺症を残して社会復帰が極度に困難もしくは不可能であり，医療費も高額で経済的な問題や介護等家庭的にも精神的にも負担の大きい疾病で，その上症例が少ないことから全国的規模での研究が必要な疾患」である．

　特定疾患は現在123疾患あり，そのうちの45疾患が医療費の公費負担助成対象となる特定疾患治療研究事業対象疾患である．ベーチェット病，多発性硬化症，重症筋無力症，パーキンソン病，脊髄小脳変性症，クロイツフェルト・ヤコブ病などが特定疾患として指定されている．

脳血管障害 (cerebrovascular disease, accident ; CVD, CVA)

脳血管障害とは

脳血管障害（CVD）とは，脳の一部が虚血あるいは出血により一過性または持続性に障害を受けるか，同時にあるいは単独に1本または数本の脳血管が，病理学的変化によって一時的に損傷を受けた状態をいう．あるいは，脳血管の異常により脳の一部が虚血状態や脳出血状態になったために，脳が機能的あるいは器質的に障害された状態ともいう．脳の障害は単なる機能障害から個体死まで，さまざまな重症度およびパターンで現れる．

CVDにはさまざまな種類があるが（**表1**），ここでは3大脳卒中と呼ばれる，脳梗塞，脳出血，およびクモ膜下出血を中心に解説する．

1. 発症率と死亡率

CVDは増加する傾向にあるが，それによる死亡率は年々低下しており，近年ではわが国の死亡原因の第3位に低下した[*2]．この変化は，おもに脳出血による死亡の減少によるもので，脳梗塞による死亡には変化がない．一方，CVDの罹患率は加齢とともに上昇し（**図3**），それによる死亡率も高くなる．

わが国の久山町研究（1988〜1996年）によれば，脳卒中のうち最も多いのが脳梗塞で約67％を占め，次いで脳出血が約21％，クモ膜下出血が約12％を占めている．諸外国の報告[9]（**図4**）と比較すると，わが国は脳出血の占める割合が高く，およそ2倍程度である．

[*2] CVDによる死亡率とその発症率は必ずしも比例しない．特に近年は致死的なCVDは減少しており，その死亡率はCVDの実体を反映してはいないといわれている．

> **Note 2 ▶ 脳卒中（stroke, cerebral apoplexy）**
> 脳卒中は1000年以上も前から用いられてきた言葉である．正確には**表1**に示すように脳卒中はCVDの一部であるが，実際にはCVDの同義語として使われることが多い．本章では原則として引用した文献に記載された言葉をそのまま使用する．なお，卒中とは，「何かにあたったように突然倒れる病気」という意味である．

> **Note 3 ▶ 寝たきりの原因としての脳血管障害**
> わが国における寝たきりの原因として最も多いのはCVDで，次いで老衰，骨折，リウマチ性疾患の順である[10]．また，要介護者の40％をCVD患者が占めるといわれている．

表1 脳血管障害の臨床病型 (National Institute of Neurological Disorders and Stroke, 1990[11].)

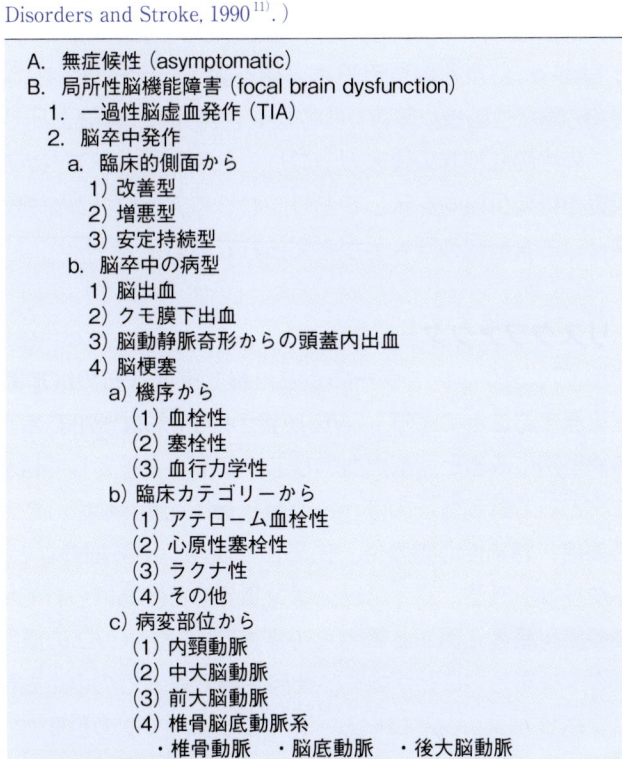

A. 無症候性 (asymptomatic)
B. 局所性脳機能障害 (focal brain dysfunction)
 1. 一過性脳虚血発作 (TIA)
 2. 脳卒中発作
  a. 臨床的側面から
   1) 改善型
   2) 増悪型
   3) 安定持続型
  b. 脳卒中の病型
   1) 脳出血
   2) クモ膜下出血
   3) 脳動静脈奇形からの頭蓋内出血
   4) 脳梗塞
    a) 機序から
     (1) 血栓性
     (2) 塞栓性
     (3) 血行力学性
    b) 臨床カテゴリーから
     (1) アテローム血栓性
     (2) 心原性塞栓性
     (3) ラクナ性
     (4) その他
    c) 病変部位から
     (1) 内頸動脈
     (2) 中大脳動脈
     (3) 前大脳動脈
     (4) 椎骨脳底動脈系
      ・椎骨動脈 ・脳底動脈 ・後大脳動脈
C. 脳血管性認知症 (vascular dementia)
D. 高血圧性脳症 (hypertensive encephalopathy)

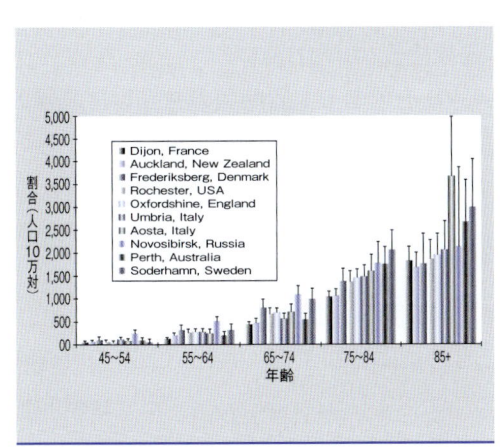

図3 諸外国における脳卒中 (Stroke) の有病率 (Sudlow, 1997.[9])
調査対象となったすべての国で加齢とともに脳卒中の有病率は上昇している.

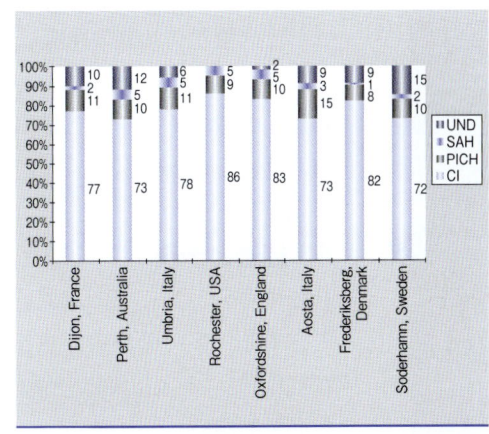

図4 諸外国における脳卒中 (Stroke) において各病態が占める割合 (Sudlow, 1997.[9])
調査対象となった諸外国において, 最も多かったのが脳梗塞 (CI) で, 以下, 脳出血 (PICH), クモ膜下出血 (SAH) の順である.
CI: cerebral infarction, PICH: primary intracerebral hemorrhage, SAH: subarachnoid hemorrhage, UND: undetermined type.

2. 分類

国際的に最も広く用いられているNINDS（National Institute of Neurological Disorders and Stroke）による脳血管障害分類を**表1**に示した．この分類によれば，CVDは①無症候性，②局所性脳機能障害，③脳血管性認知症，④高血圧性脳症，の4病型に大別される．また，表中の脳梗塞の臨床カテゴリー分類のうち，ラクナ梗塞は従来，わが国で多かったが最近では減少傾向を示しており，むしろアテローム血栓性脳梗塞が増加している．その背景として食習慣の欧米化が考えられている．

3. リスクファクター

CVDのリスクファクターのうち，最も重要なものは加齢と高血圧である（**図5**）．高血圧を治療することにより，CVD患者の約70％は予防できるとする予測もある．

各病型別にみると，脳出血のリスクファクターとしては高血圧が，脳梗塞のリスクファクターとしては高血圧のほか，心臓疾患（心臓弁膜症，急性心筋梗塞，弁置換術後，拡張型心筋症，感染性心内膜炎，先天性心疾患，心房細動など），糖尿病，脂質代謝異常，ヘマトクリット高値，フィブリノゲン高値などがあげられている．

高齢歯科患者に関する筆者らの調査[12]でも，CVDの既往のある者は，これらのリスクファクターをもつことが多く，歯科治療では，この点にも配慮が必要である．

メタボリックシンドローム（Met S）も，CVDの重要なリスクファクターである．Met Sは年齢等の補正後に心筋梗塞およびCVD（オッズ比2.16，95％CI；1.48〜3.16）の独立したリスクファクターであることが示されている[13]．肥満はMet Sの重要なコンポーネントであるが，インスリン抵抗性に深く関与し，糖尿病，脂質異常症，高血圧を引き起こし心血管イベントの発症リスクを高めるといわれている．

さらに，慢性腎臓病（CKD）もCVDを含む心血管疾患の独立した危険因子である[14]．わが国のコホート研究によれば，GFR 60mL/min/1.73m^{2}未満のCVDリスクは男性1.98倍，女性1.85倍と報告されている[15]．

4. 経過と予後

脳梗塞の10％，脳出血の20％，クモ膜下出血の30％が初回発作で死亡する[16]．生存できても，多くの患者にさまざまな機能障害が残る．また，CVDの再発率は最初の1年が約13％，それ以降は年間約4％，5年間で20〜30％[17, 18]と，比較的高いことに注意が必要である．

Langhorneらは，脳卒中（stroke）後の合併症は，神経学的なものとして，脳血管障害再発（9％），てんかん発作（3％），感染症として，尿路感染症（24％），肺感染症（22％），その他の感染症（19％），運動障害として，転倒（25％），重篤な障害を伴う転倒（5％），褥瘡（21％），血栓塞栓症として深部静脈血栓症（2％），肺梗塞（1％），疼痛として肩の痛み（9％），その他の部位の痛み（34％），精神障害として，うつ病（16％），不安感（14％），

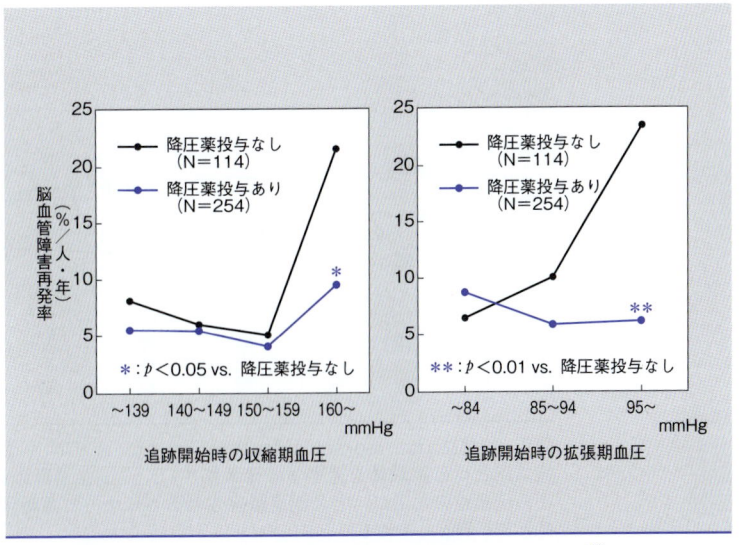

図5 追跡開始時の血圧と脳血管障害再発率の関連（入江，1996.[19]）
未治療の高血圧症では，収縮期血圧は160mmHg以上，拡張期血圧は95mmHg以上になると，脳血管障害の再発率が著しく上昇する．しかし，適切な血圧コントロールを行うと，再発率は著しく低下する．高齢歯科患者においても治療されていない，あるいは不適切な治療が行われている高血圧症患者は多い．このような患者は，治療開始前に内科的治療を行うことでリスクを低減できる．

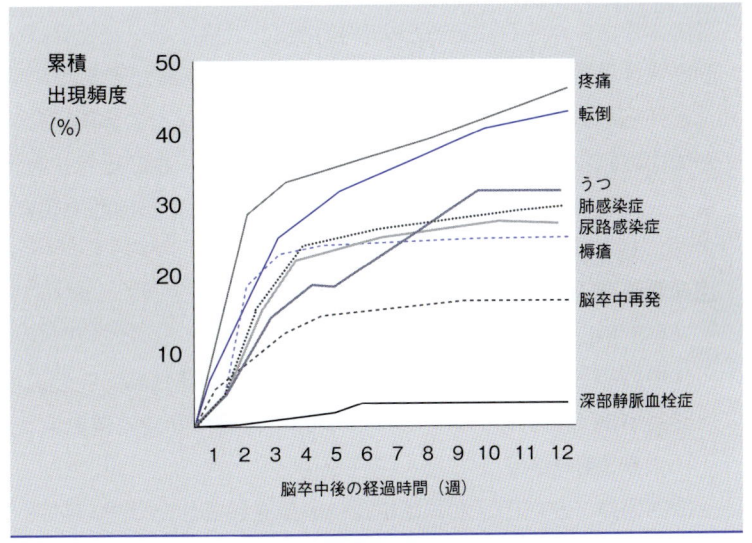

図6 脳卒中（stroke）後の合併症の累積出現頻度（%）（Langhorne, et al., 2000.[20]）
新たな脳卒中再発は5週くらいまでは非常に多い．

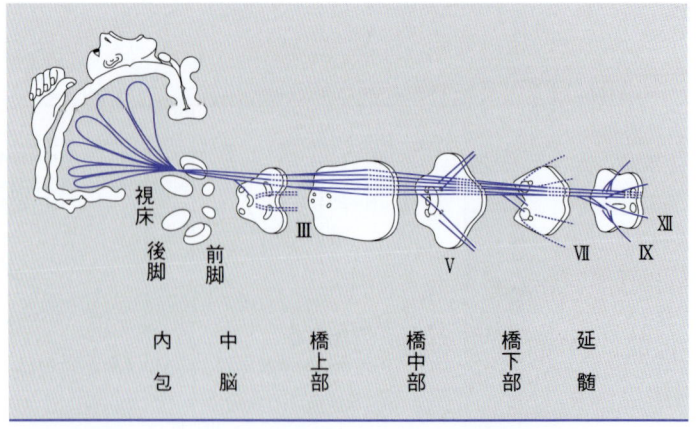

図7 錐体路 (cortico-spinal tract) (高木ほか, 1997.[21] を改変)
錐体路とは延髄錐体を通過する伝導路をいい, 随意運動の指令を伝える. この伝導路のどこが, どの程度障害されるかによって運動障害の起こる部位と質が異なってくる.

感情過多 (12%), 精神錯乱 (56%) があると報告している (**図6**)[20].

CVD は, 高齢者の ADL に強い影響を与える点からも重要である.

A 機能障害 (functional disorder)

どこに, どの程度の機能障害が起き, それがどのくらいまで回復するかは, 梗塞巣や血腫の大きさ, ならびにそれらの部位によって異なる. たとえば, 小出血であっても随意運動を伝える錐体路 (**図7**) が破壊されれば強い麻痺が残るが, 場所によっては麻痺がほとんど残らない場合もある. 同様に, 記憶, 判断などの専門の知的機能を受け持つ大脳皮質が障害されれば, いわゆる"植物状態"となり, 生命維持に直接かかわっている脳幹が障害を受ければ"脳死状態"となりうる. CVD による機能障害には, 運動障害, 感覚障害, 失語, および嚥下障害などがある.

B 運動障害 (movement disorder)

運動麻痺には以下のパターンがある.
①単麻痺：右か左の一方の手または足だけが運動麻痺を起こした状態.
②片麻痺：右あるいは左の同じ側の手と足が同時に運動麻痺を起こした状態. CVD による運動障害のうち最も頻度が高い.
③対麻痺：左右の足が同時に運動麻痺を起こした状態.
④四肢麻痺：両手両足が同時に運動麻痺を起こした状態.

リハビリテーションでは, 一般に手よりも足のほうが回復が早い. 独立歩行が可能になるのは運動麻痺を合併した CVD 患者の 60～80% と高いが, 麻痺を起こした手が実用的に使えるレベルまで回復する患者は少なく, 40% 以下といわれている. ブラッシングは手にとって非常に複雑な運動であるため, 一般に口腔内清掃状態はきわめて悪い.

C 嚥下障害（dysphagia）

　嚥下障害は CVD の急性期には高い頻度（約40％程度）で出現するが，多くは1～2週間で回復し，慢性期まで障害が残るのは数％～10％程度といわれている．しかし，嚥下障害は不顕性誤嚥（silent aspiration）などによる誤嚥性肺炎（aspiration pneumonia）のリスクを高めるため，臨床的に重要な機能障害の一つである．誤嚥性肺炎は再発を繰り返しやすく，それにより死に至ることが多い．特に CVD により寝たきりの高齢者では可能性が高い．

D 感覚障害（sensory disturbance）

　感覚障害とは，感覚がまったくなくなる感覚消失，感じ方が鈍くなる感覚鈍麻，逆に抑制系が障害されることにより感じ方が強くなる感覚過敏，そして異常な感覚が感じられる感覚異常に分類される．感覚の伝導路のどこに異常が生じたかで障害が起こる場所や質が異なる．

E 失語（aphasia，aprophoria）

　脳の言語中枢が障害されたときに，言葉を発したり，理解することができなくなることをいう．言語中枢は右利きの人の99％，左利きの人の約60％が左大脳半球にあるため，失語があれば，その多くが左大脳半球に障害があると推測できる．注意しなければならないのは，失語症があっても，それがただちに知能低下や感情，態度を感知する能力の低下を意味するものではないということである．

5．機能障害からの回復

　CVD による機能障害は不変ではなく，程度の差こそあれ時間とともに回復し，リハビリテーションにより回復のスピードを速めることができる．しかし，運動麻痺が回復するのは CVD 後6か月程度までといわれている．したがって，6か月後に残っている運動麻痺はそのまま後遺症として残る可能性が高い．ただし，失語などは1年以上，感覚障害は2年以上かかってよくなることもある．

脳梗塞（cerebral infarction；CI，CIF）

　何らかの理由で脳血管が血流障害を起こし，それにより局所の脳組織が壊死を起こした状態をいう．病理学的には脳軟化（encephalomalacia）ともいう．脳血流量が正常の30％以下になると，虚血部位の機能が障害され，不完全梗塞となる．さらに10～20％以下まで低下すると，不可逆性の変化となり梗塞が生じるといわれている．

　脳梗塞は NINDS 分類中の機序による分類では，血栓性（脳血栓症）と塞栓性（脳塞栓症），それに血行力学性（頭蓋内外の主要な脳動脈に高度な狭窄や閉塞病変が存在する場合に，血圧低下，脱水，体位変換などが起きると，病変より末梢の血流が低下し，脳虚血や脳梗塞が発症するもの）に分けられる[11]．一方，同じく NINDS 分類の臨床カテゴリーでは，

アテローム血栓性，心原性塞栓性，ラクナ性などに分けられる．

わが国では，CVD の60％が脳梗塞である[22]．脳梗塞の発症率は人口10万に対して100〜200人，40歳以上では同じく600人前後と推定されている[23]．超高齢社会であるわが国では，脳梗塞はますます増加することが予測される．

わが国における1999〜2000年の虚血性脳卒中に関する調査では，一過性脳虚血発作（TIA）が7％，ラクナ梗塞が36％，アテローム血栓性脳梗塞が31％，心原性脳塞栓症が20％，その他が6％に認められたと報告されている[24]．

脳梗塞の最大のリスクファクターは，高血圧症である．わが国の報告では，収縮期血圧≧160mmHg では脳梗塞のリスクは3.46倍，拡張期血圧≧95mmHg では3.18倍といわれている[25]．脳梗塞慢性期においても血圧コントロールは重要で，その降圧目標は多くのガイドラインで140/90mmHg 未満が推奨されている．

その他のおもなリスクファクターは，糖尿病（相対危険度；男性1.8倍〜2.2倍，女性2.2倍[26,27]），脂質異常症，心房細動（相対危険度；2.3〜6.9倍，リウマチ性弁膜症が合併した場合；17.6倍[28]）などがある．

脳梗塞急性期には，抗凝固療法や抗血小板療法などに加えて，血栓溶解療法としてt-PA（アルテプラーゼ）静注療法が行われる．脳梗塞慢性期には，高血圧症，糖尿病，脂質異常症のコントロール，心房細動などへの抗凝固療法，抗血小板療法等が行われる．さらに，頸動脈内膜剥離術や頸動脈ステント留置術も推奨されている[23]．

1. 脳血栓症（cerebral thrombosis；CT）

脳動脈に動脈硬化による病変を基盤として血栓ができ，それにより生じた脳動脈の狭窄や閉塞が原因で脳梗塞を生じるものをいう．脳塞栓症は若年者にも起こりうるが，脳血栓症は高齢者に多い．発症様式は比較的緩徐で，数時間から数日かけて段階的に進行する．安静時（起床時）に気づくことが多いといわれている．また，脳血栓症ではその15〜50％に一過性脳虚血発作（TIA；p.200参照）を前駆症状として伴う．一般に脳血栓症は脳塞栓症に比べて生命予後は良好である．しかし，脳底動脈血栓症では，突然，四肢麻痺や昏睡となり，予後は不良である．

2. 脳塞栓症（cerebral embolism；CE）

脳以外の場所（おもに心臓内）に存在する血栓などの異物（栓子）が血液とともに脳に運ばれ，脳動脈を閉塞させるものをいう．脳梗塞の20〜30％を占める．ほとんどの栓子は心臓内，頸部動脈および大動脈弓に存在する血栓が離したものである．左室血栓や左房血栓など心臓内の血栓によるものを心原性塞栓症（cardiogenic embolism，図8），大動脈や頸部動脈などの動脈壁在血栓によるものを動脈原性塞栓症（artery to artery embolism）という．

CVD のなかで最も症候完成の速度が速く，数秒から数分以内に完成することもある．

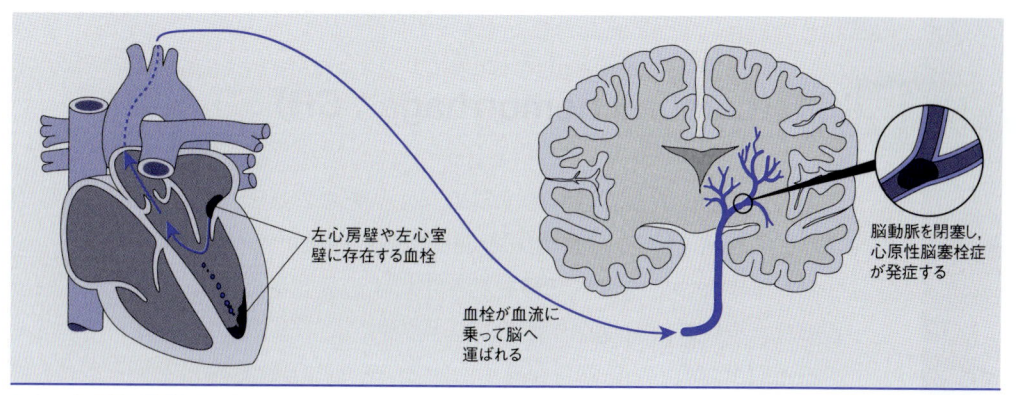

図8 心原性脳塞栓症の発症機序

　日常活動時に発症することが多い．また，高齢者に多いが，若年者にも起こることがある．リスクファクターとしては非弁膜性心房細動（non-valvular atrial fibrillation；NVAF）（心臓弁膜疾患を伴わない心房細動）が最も重要で，そのほかに心筋梗塞，洞機能不全症候群，人工弁置換術後，リウマチ性心疾患などがある．NVAF患者における脳梗塞発症率は平均で年あたり5％であり，心房細動のない場合の2～7倍といわれている[10,29]．

　脳塞栓症の予防としてワルファリンやDOACsが投与される[32～34]．前者において，若年者ではPT-INR 2.0～3.0が推奨されるが，高齢者では重篤な出血による合併症の危険性が高いため，1.6～2.6が望ましいとされる[30,31]．

　脳塞栓症による意識障害はしばしば高度であり，脳ヘルニアを伴うような重篤な例では数日間で昏睡となり，死亡することもある．また，発症後1か月以内に再発する危険が高く，再発例は予後が悪い．なお，最近ではNVAF患者の脳卒中リスク評価にCHADS$_2$スコアが用いられている（p.116参照）

> **Note 4　アテローム血栓性梗塞（atherothrombotic infarction；ATI）**
> 　脳血管撮影で確認できるような大きな脳動脈（内頸動脈，椎骨動脈，脳底動脈，中大脳動脈の主幹部ないしその分枝）がアテローム硬化（p.170参照）によって狭窄し，さらに血栓が形成されて閉塞するものをいう．脳梗塞の10～15％を占める[35]．前駆症状として一過性脳虚血発作（TIA）が高い確率で起きる．食生活の欧米化，糖尿病，脂質異常症の増加などにより増えているといわれている．症状は梗塞の部位，大きさ，あるいは側副血行のできかたによって異なる．ラクナ梗塞と比較して進行する場合が多い．

> **Note 5　ラクナ梗塞（lacunar infarction；LI）**
> 　高血圧性細小動脈硬化（p.171参照）により，脳の深部に直径1.5cm以下の小さな梗塞巣ができるものをいう．穿通枝梗塞ともいう．わが国の脳梗塞のなかでは最も頻度が高い（50～60％）[36]．しかし，ラクナ梗塞の2/3は無症状で，一般に生命予後は良好である．危険因子としては加齢と高血圧症が最も重要である．なお，ラクナとは小さい穴の意味である（近代ラテン語のlacuna）．

脳出血（cerebral hemorrhage ; CH）

　大脳，小脳，および脳幹の実質のなかに発生した出血を脳出血という**(図9)**．脳出血は比較的急速に起き，数分から数時間以内に症状が完成する．

　わが国はかつては世界で最も脳卒中による死亡率が高く，なかでも脳出血の頻度が高かった．現在では高血圧治療や食生活改善により低下しているが，それでも，欧米と比較すると脳出血の占める割合が高く，2倍かそれ以上である[9]．

　脳出血の最大の危険因子は高血圧症で，その90％は高血圧によるものである[35]．しかし，正常血管は通常血圧の10倍の圧力にも耐えられるため，単に血圧が高いだけでは脳出血は生じない．持続的な高血圧により血管壁に機械的に弱い部分が作られ，これが血圧上昇により破裂するために脳出血が生じると考えられている．この脆弱な部分は，血管壁の変性（血管壊死）による脳内微小動脈瘤と呼ばれ，脳内の細動脈に形成される[37]．

　その他の関連する重要な疾患として，慢性腎不全（CKD）および血液透析も脳出血の独立したリスクファクターである[38,39]．

　血圧は昼間に高くなるので，脳出血も昼間に起きることが多い（特に仕事や談話中，入浴中や用便中が多い）．発作後1か月間の死亡率は23％前後で，クモ膜下出血（38％）よりは低いが脳梗塞（9％）よりも高い．生命予後あるいは機能的予後は，血腫の大きさ，部位，および治療内容により異なる．血腫が大きく，意識障害が強い混合型脳出血や広範な橋出血は生命予後が不良である．

　脳出血では7〜15％に痙攣発作を合併する．そのうち，脳出血発症2週間以降に出現するものを遅発性痙攣というが，その頻度は3％で，高率にてんかんとして再発する[40]．

クモ膜下出血（subarachnoid hemorrhage ; SAH）

　クモ膜下腔**(図10)**に出血が起きたものをいう．クモ膜下出血の75〜90％以上は脳表面にある動脈瘤の破綻によるもので，残りの5〜10％が脳動静脈奇形（先天的な血管異常）の破綻による[41]．

　症状は破裂の程度によって差があるが，突然「バットで殴られたような」とか，「頭に雷が落ちたような」と表現される激烈な頭痛で始まる．

　この激しい頭痛に続いて，意識障害（30〜50％），体温調節障害などが出現し，重篤な場合にはそのまま死亡する．クモ膜下出血の多くは，このように突発するが，頭痛が警告症状として認められる場合もある．

　発症は全年代にみられるが，その80％は40〜65歳で，女性のほうが男性の1.5〜2倍程度多い[37,41]．死亡数でも女性のほうが有意に多く，60歳以上で急上昇し，70歳以

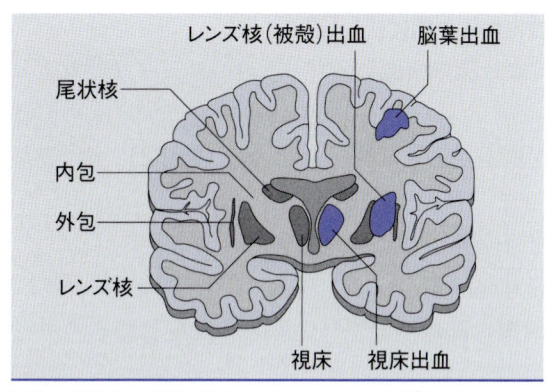

図9 脳出血の模式図（Pulsinelli WA, 2000.[37]）

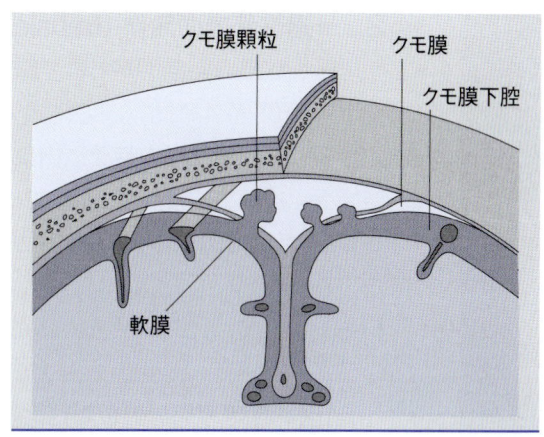

図10 クモ膜下腔（高木ほか，1997.[21] を改変）
脳や脊髄を覆っている膜のことを髄膜といい，外側から硬膜，クモ膜，軟膜の3層から構成される．クモ膜と軟膜の間をクモ膜下腔といい，ここに出血したものをクモ膜下出血という．

上でピークを迎える（**図11**）．

　SAHは現在の医療水準でも予後不良例が約40％と多く[42]，SAH全体での死亡率は10〜67％と報告されている[43〜45]．特に発作後40日に起きやすい再出血が，予後に大きな影響を及ぼす．脳動脈瘤の破綻による死亡率は，初回発作では10〜15％であるが，再出血では40〜50％と著しく上昇する．

　SAHのリスクファクターとして脳動脈瘤，脳動静脈奇形，喫煙，高血圧，過度の飲酒があげられている[46〜48]．過度の飲酒は最もリスクが高い．

　SAHは発症24時間以内に再出血が発生することが多い[49]．再出血の危険因子としてはPoor Hunt & Hess grade（Ⅳ or Ⅴ），大きな動脈瘤，1か月以内の警告頭痛，があげられている[50, 51]．なお，Poor Hunt & Hessgradeとは SAH の重症度分類である．

　破裂脳動脈瘤では再出血の予防がきわめて重要であり，予防処置として，開頭による外科的治療あるいは開頭を要しない血管内治療を行う．最も一般的な外科的治療として，専用のクリップを用いた脳動脈瘤頸部クリッピング術（ネッククリッピング）を行う．血管内治療としては瘤内塞栓術が実施される[52〜54]．瘤内塞栓術はマイクロカテーテルを用いて動脈瘤内にコイルをパッキングすることで血栓化し，動脈瘤の破裂を予防しようとするものである．

その他の脳血管障害

1. 血管性認知症（vascular dementia；VaD, VD）

　CVDによって起きる認知症をいう（p.208参照）．

2. 一過性脳虚血発作 (transient ischemic attack ; TIA)

一過性脳虚血発作 (TIA) は，脳虚血により突然に脳局所症候 (片麻痺，失語症など) が出現するが，24時間以内に消退するものと定義される．実際には5〜15分持続するものが多く，一般には1時間以内に症状が消退するものを TIA と呼ぶ **(図12)**．症状が24時間近く持続する場合は，TIA ではなく，むしろ脳梗塞の可能性が高い．

TIA 発症後90日以内に脳卒中を発症する危険度は15〜20%と報告されている[55]．また，TIA 発症後90日以内に発生した脳梗塞発症例のうち約半数は48時間以内に発症していた[56,57]．したがって，TIA 後の歯科治療は緊急性の高い処置のみにとどめるのが望ましい．

TIA 後の脳梗塞発症の予測には，ABCD score [A = age (年齢), B = blood pressure (血圧), C = clinical features (臨床徴候), D = duration of symptoms (症状の持続時間) による評価][58]，$ABCD^2$ score (ABCD score に糖尿病を追加した評価)[59] が有用といわれている．

心房細動などの心室内の血栓が原因ではない非心原性 TIA の脳梗塞発症予防には，抗血小板療法が推奨されている[60]．一方，非弁膜症性心房細動 (NVAF) などによる心原性 TIA の再発防止にはワルファリンが第一選択である[30,31]．

Note 6 なぜ TIA は症候が短時間で消失するのか

TIA の大部分は微小塞栓によるといわれている．すなわち，潰瘍性粥状硬化 (アテローム) 部などにできた壁在血栓が剥がれて小さな栓子となり，脳の末梢動脈に詰まることにより脳虚血が発生し症状が現れる．しかし，脳虚血による大きな不可逆性組織変化が起きる前に，原因となった栓子が溶解したり，細かく壊れて流れてしまうために，血流が回復して脳虚血による症状が消退すると考えられている[61]．微小塞栓以外にもいくつかの機序が考えられているが，そのなかで重要なのは血行力学的異常によるものである．すなわち，潜在的な血流不全状態が存在する患者に，血圧低下，頭位や体位変換，脱水などが加わると一過性に脳血流の不全状態が強くなり，TIA として発現する．

3. 無症候性脳梗塞 (asymptomatic cerebral infarction ; ACI)

CVD の既往がなく，それによる神経症状もないが，CT 所見などで梗塞巣が発見されるものをいう．厚生省循環器病委託研究班の診断基準 (平成8年度) によれば，①血管性の脳実質病変による神経症候がない，②一過性脳虚血発作を含む脳卒中発作の既往がない，③画像診断で血管性の脳実質病変 (梗塞巣，出血巣) の存在が確認される，の3条件を満たすものと定義されている．無症候性脳梗塞は高齢者における CVD の独立した予知因子である．

無症候性脳梗塞の頻度は，久山町の剖検では12.9%と報告されている[62]．また，高齢になるほど多くなる．たとえば中年から初老者では10〜15%程度であるが，高齢者では30〜40%と上昇する[16]．リスクファクターは高血圧症である．また，無症候性脳梗

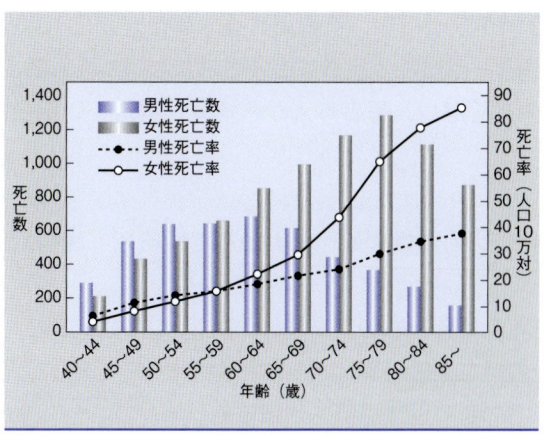

図11　年齢階層別クモ膜下出血による死亡数と死亡率（野口, 1998.[63]）
男性のピークは60〜64歳であるのに対して，女性のそれは75〜79歳である．さらに女性の死亡率は60歳以上で急上昇する．クモ膜下出血では高齢の女性に注意が必要である．

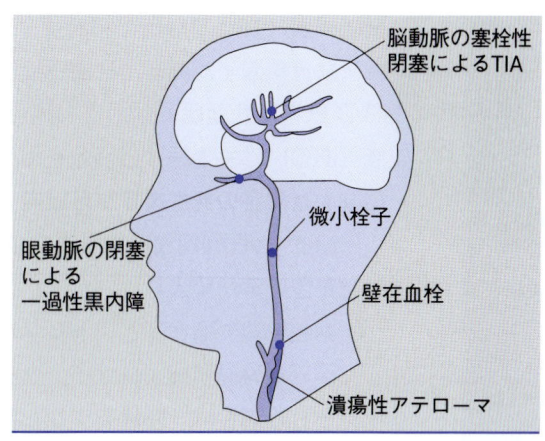

図12　一過性脳虚血発作の機序（微小塞栓説）（山口, 1983.[64]）

塞のある患者が脳卒中を発症する確率（6.8%）は，ない患者（0.86%）に比べて有意に高い[65]．さらに，脳卒中として発症した場合は脳梗塞だけでなく脳出血もありうる．高齢歯科患者では，病歴としてCVDはなくても，無症候性脳梗塞の可能性が高いことを考慮する必要がある．

4. 高血圧性脳症（hypertensive encephalopathy；HE）

急激で異常な血圧上昇（収縮期血圧≧180mmHg，拡張期血圧≧110mmHgというJNC7の定義が広く用いられる）に伴い，一過性の頭痛，悪心・嘔吐，痙攣，視力障害，局所神経障害（失語，片麻痺など），および意識障害（錯乱，昏迷，昏睡など）などをきたすものをいう．これらの症状は血圧の下降により消失する．厳密には高血圧緊急症（hypertensive emergency, p.72参照）に含まれる．

高血圧性脳症のはっきりとした原因はわかっていない．血圧が異常に上昇して，脳血流の自動調節能の上限を越えてしまった場合に起きるといわれている．このとき，脳血管には拡張部分と収縮部分が交互にみられ，拡張部を中心に，小出血や血管透過性亢進が出現するといわれている[37]．

歯科治療におけるリスクマネジメント

1. 歯科治療を行うか否かの決定

CVDの急性期患者が歯科受診する可能性は低く，多くは慢性期患者が対象となる．発症はいつか，どんな種類のCVDか，後遺症（合併症）は何か，どの程度か，誤嚥，運動

機能障害，抑うつなどの精神症状はないかなどについて確認する．また，CVDにはさまざまな背景因子がある．高血圧症，不整脈，虚血性心疾患などの合併がないかを確認する．CVD患者は病歴聴取が困難な場合が少なくない．患者本人から情報が得にくい場合は家族，あるいは主治医から情報を得る．

A 脳血管障害の発症後6か月以内

一般にCVD発症後6か月以内は再発作の可能性が高いといわれている[*3]．歯科治療は緊急処置のみが望ましい．

①緊急処置がほとんどストレスなく実施できるものであれば，血圧などのモニタリング下で短時間で終了させる．もし，異常な血圧上昇などのバイタルサインの異常が認められた場合は，治療を中止し，専門の歯科医療機関へ依頼する．

②緊急処置が疼痛を伴ったり，局所麻酔を必要とするものであれば，専門の歯科医療機関に依頼する．

[*3] Langhorneらによれば脳卒中再発は，入院中は9～10週程度で新たな出現は少なくなるが，退院後は6か月で6％，6～18か月で9％，18～30か月で12％と観察期間の長さにより上昇している[20]．したがって，6か月という期間で区切るのではなく，その後も再発はあるものと考えて対応する必要がある．

B 一過性脳虚血発作あるいは高血圧性脳症の既往がある場合

専門の歯科医療機関への依頼が望ましい．特に一過性脳虚血発作発症後1年以内の患者はCVDの危険性が高い．

C 他の全身疾患を合併している場合

発症から6か月以上経過していても，その他の重篤な全身疾患が存在する場合や，その全身疾患が安定していない場合は専門の歯科医療機関に依頼する．

2. 歯科治療を行う場合の注意

A 合併する全身疾患に関連した注意

CVDの背景となった高血圧，糖尿病，心房細動などの全身疾患に対するリスクマネジメントを行う．また，処方されている薬剤は内服してもらう．特に降圧薬，抗てんかん薬の服用は必須である．

B 抗血小板薬あるいはワルファリンが投与されている場合

どちらも服用を中止しないで実施するが，適切な局所止血処置が必要である（p.39参照）．アスピリン中止・休薬に伴う脳血管障害あるいはTIA発症のオッズ比は3.4（95％CI；1.08～10.63，$p<0.005$）と高い[66]．抗血小板薬中止・休薬による脳卒中は全体の4.49％を占めるに過ぎないが，これらは中止あるいは休薬後6～10日以内に発症している[67]．抗血小板薬は止めるべきではない．

C ストレスの低減

歯科治療によるストレスはできるだけ小さくする．特に脳出血では血圧上昇を避けるためにも，ストレス低減は重要である．治療時間はできるだけ短くし，不安や痛みを与えな

いようにする．静脈内鎮静法は有効である．

D 局所麻酔薬

合併する他の循環器疾患などを含めて，総合的に考える必要がある．重篤な心疾患や不整脈の合併がなければ，アドレナリン添加局所麻酔薬は使用可能である．他に循環系疾患を合併している場合は，p.29「局所麻酔」の項目を参考にする．

E 血圧管理

歯科治療中の血圧変動はできるだけ小さくする必要がある．特に脳出血，クモ膜下出血の患者では血圧上昇を避けなければならない．治療当日は処方されている降圧薬は必ず服用してもらうようにする．治療中は血圧，脈拍のモニタリングが必要である．もし歯科治療中に著しい高血圧となり，高血圧性脳症を疑わせる症状が出現した場合は，治療を中止し，救急施設に連絡し，指示に従う．

F 機能障害に対する評価と対応

後遺症として機能障害が存在する場合は，その評価を行う．麻痺の種類，程度，あるいは部位により，必要な介助の内容や方法がかわってくる．麻痺側は右か左か，手か足か，その組み合わせと程度，嚥下障害や失語などがあるかどうかを評価する．介護者や家族に家庭ではどの程度の介護が必要かなどを確認する．

G 運動麻痺と感覚障害

外来では，車椅子から歯科用ユニットへの移動が問題となる．左右のどちらが麻痺側かによって，介助の方向や方法をかえる必要があり（図13），健側を歯科用ユニットに寄せるようにする．移動時には，麻痺側の手を体や機械との間に挟みやすいうえ，知覚麻痺があれば挟まれても気がつかないことがある．また，ユニットに座っていても麻痺側に倒れる傾向があるので，転落にも注意する．車椅子で可能な治療であれば，頭を後ろから支えるなどにより，ユニットへの移動を省くこともできる．また，その目的で作られた車椅子用電動リフトや車椅子用安頭台も市販されている．

口腔内に知覚障害や運動麻痺があると，麻痺側に食物残渣が残りやすく，咬傷による潰瘍などに気づかないことがある．麻痺があると口腔内の精査が困難なことが多いが，我慢強く，時間をかけて観察する．抜歯後に，止血用のガーゼが噛めない場合は，手で圧迫止血を行うか，局所止血処置を行う．抗血小板薬やワルファリンが投与されている場合は，積極的な局所止血処置が必要となる（p.39以降参照）．開口状態を維持できない場合は，患者あるいは家族の承諾を得て開口器を使用する．その場合は歯，歯肉，および口唇の損傷に注意する．手の運動麻痺が残存する患者では口腔清掃状態は不良である．介護者にブラッシングの意義と方法を教えて介護してもらう．

H 嚥下障害と呼吸器感染症

呼吸器感染症（誤嚥性肺炎）はCVDの合併症として，高い確率（22％）で認められる[20]．その原因として嚥下障害は重要である．ベッドサイドで比較的簡単に実施できるスクリーニングテストなどにより嚥下障害を評価し，適切な食物摂取法および予防法を考

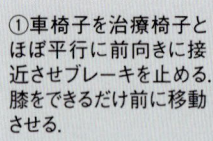

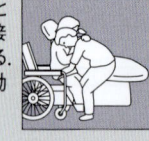

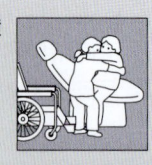

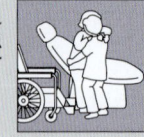

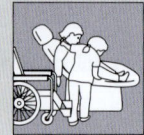

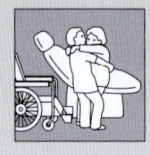

図13 片麻痺患者の車椅子から歯科治療ユニットへの移動（西田, 1992.[68]）

慮する必要がある．また，嚥下障害を合併するCVD患者で，発症7日以内に嚥下リハビリテーションとして食事指導とともに介入すれば，6か月後の予後が改善し，肺感染症が減少するという報告もある[69]．

誤嚥性肺炎の予防として，口腔内細菌数を減少させることは理にかなっており，実際に口腔ケアにより肺炎や発熱の回数が少なくなり，肺炎による死亡者数も減少すると報告されている[70, 71]．誤嚥性肺炎の予防として，口腔ケアは抗菌薬よりも優れているとさえいわれている[72]．CVD後は口腔衛生状態が不良になりやすいため，口腔ケアの必要性は高いが，嚥下障害を合併する場合は特に積極的に行う必要がある．

脳卒中後の呼吸器感染症発症はFIM (Functional Independence Measure) と有意に関連する[20]．すなわち，呼吸器感染症合併の頻度はFIM＜50では54％，FIM50～100では35％，FIM＞100では14％と，FIM低下により上昇するという．FIMが低いほど，積極的な口腔ケアが必要といえる．

歯科治療においては，水などの液体が咽頭部に流れ込まないよう配慮する．注意深く吸引するか，ラバーダムを使用する．診療体位にも注意する．印象採得では印象材の流れ込みを防ぐために比較的固めに練り，上体を起こして採得する．同様に補綴物などの口腔内落下にも注意する．一旦落下させると，口腔内の異物処理がうまくできないために誤嚥する可能性が高い．30°臥位は誤嚥が発生しにくいといわれている．

■失　語

意志疎通が困難であるため，疼痛や気分不快あるいは尿意などをうまく表現できない．顔色や動作に注意して，患者の訴えに常に気を配る必要がある．また，わかりやすい言葉でゆっくり話すようにする．失語症は知能低下や介護者の感情などを感知する能力低下を必ずしも意味しない．患者を傷つける可能性のある不用意な発言は行ってはならない．

J その他

その他の注意点として、①抑うつ症状のある場合は精神的な配慮をする、②機能障害により着脱が困難な場合は、可撤式よりも固定式補綴物を選択する、③口腔清掃が十分にできない場合は、できるだけ清掃性に配慮した補綴物にする、④車椅子の患者と話すときには目線の高さを合わせる、などがある．ときには習慣性脱臼が放置されている場合もあるので注意が必要である．

認知症性疾患（dementia）

1. 認知症とは

認知症とは，一旦正常に発達した知能が，後天的な器質性脳障害（脳血管障害や変性など）によって低下し，日常生活や社会生活を営むうえで支障をきたす状態をいう[*4]．

認知症と似ているが異なる病態には，せん妄，健忘性障害，精神遅滞，統合失調症，大うつ病，詐病・虚偽性障害，加齢に伴う正常な認知機能低下等がある．

同じ年齢で比較すると，認知症患者は認知症のない患者に比較して，生存率が有意に低い（図14）[73]．

ICD-10による認知症の分類は，①アルツハイマー病の認知症（F00），②血管性認知症（F01），③他に分類されるその他の疾患の認知症（F02 Pick病など），特定不能の認知症（F03），と大きく四つに分類されている．

わが国の高齢者における認知症の有病率は，3.8～11％と推定されている[74]．世界的には3.9％（1980～2004年）[75]と報告されており，先進国のほうが途上国よりも有病率は高い．世界的にも認知症は増加しているが，わが国においても増加傾向にある[76～78]（図15）．

認知症のスクリーニング検査としては，Mini-Mental State Examination（MMSE）が国際的に広く用いられている．

[*4] 精神遅滞とは発達段階の障害により知能が低いままで止まるもので，認知症とは区別される．

A 認知症の症状

認知症の症状は，知的機能障害を主とする中核症状に，意欲低下などの周辺症状を伴うものと理解されている．中核症状は認知機能障害ともいい，記憶力，計算力および知識の障害を基礎とした専門の知的機能障害[*5]をいう．一方，周辺症状は，認知症の行動・心理症状（behavioral and psychological symptoms of dementia；BPSD）ともいい，中核症状である知的機能障害に伴う，感情障害，性格変化，行動異常および日常生活能力の低下などをいう．

BPSDは具体的には意欲低下，自発性低下，抑うつ状態などを指す．すなわち，不安を

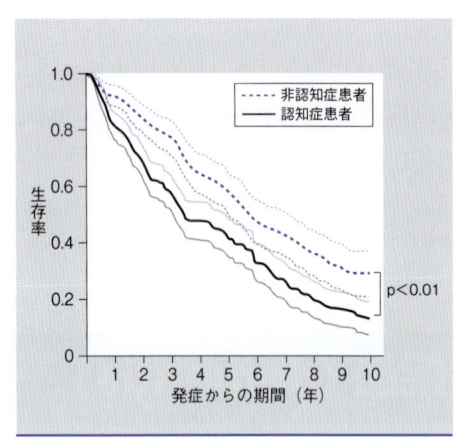

図14 わが国における認知症患者の生存率 (Matsui, et al., 2009.[73])
認知症を合併しない者に比較して，認知症患者は有意に生存率が低下する．

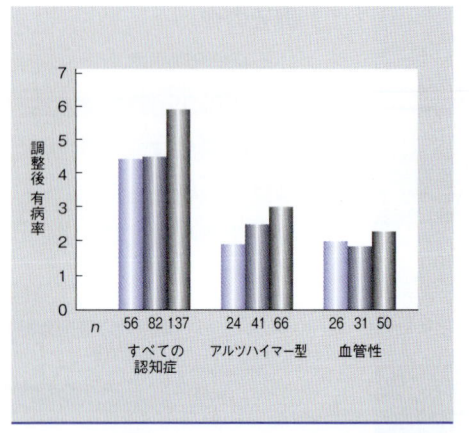

図15 大山町における65歳以上の認知症有病率 (Wakutani, et al., 2007.[76])
組になった3本の棒グラフのうち左が1980年，中央が1990年，右が2000年である．特にアルツハイマー型認知症が増加している．

伴う焦燥感(黄昏(たそがれ)症候群など)，せん妄(精神運動の興奮や錯覚などを伴う意識混濁)，幻覚，妄想(お金を盗まれたなど)，徘徊などがみられる．進行すると易怒性，放尿，弄便，暴力行為などを伴うことがある．

Shimabukuroら[79]は，わが国の認知症患者におけるBPSDの出現頻度は，無気力：97％，妄想：62％，易刺激性：60％，不快感：53％，不安：51％，異常行動：47％，興奮：45％，脱抑制：31％，幻覚：26％，快活・多幸：14％であったと報告している．

*[5] 知的機能障害には，記憶障害，見当識障害，物事の思考や判断力の障害，計算力の障害などが含まれる．

> **Note 7 見当識障害(disorientation)**
> 見当識とは，今の時間，今いる場所，今いる周囲の状況を正しく理解する能力をいい，これらを理解できなくなったものを見当識障害あるいは失見当識という．たとえば，今日が何月何日で，今どこにいて，一緒に来ている家族が自分とどういう関係にある人かを明確にいえなければ，見当識障害があるといえる．認知症であれば，大なり小なり見当識障害があると考えてよい．

B 認知症の原因疾患

認知症や認知症様症状をきたす疾患は非常に多い．すなわち，中枢神経変性疾患(アルツハイマー病，レビー小体型認知症，パーキンソン病など)，血管性認知症(脳血管障害によるもの)，脳腫瘍，正常圧水頭症，頭部外傷，無酸素あるいは低酸素脳症，神経感染症などである．わが国ではアルツハイマー病が最も多く，次いで血管性認知症，レビー小体型認知症の順である[73,76〜78]**(図16)**．

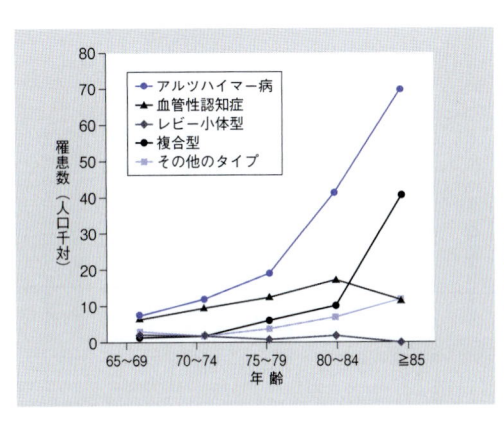

図16 年齢による認知症の分類（Matsui, et al., 2009.[73]）
認知症患者は加齢とともに増加するが, 65歳以上のすべての年齢層でアルツハイマー病が最も多い. 一方, 血管性認知症は全体では2番目に多いが, 85歳以上では3位となる.

Note 8　レビー小体型認知症（diffuse Lewy body disease；DLB）

変性による認知症性疾患としては, アルツハイマー病に次いで頻度が高い. 中枢神経系を中心にレビー小体と呼ばれる円形で好酸性の細胞質内封入体が出現するものをレビー小体病というが, このうち, びまん性にレビー小体が出現するものをびまん性レビー小体病という. 認知症とパーキンソニズムをおもな症状とし, 予後は不良である. また, 脳幹にレビー小体が出現するものを脳幹型レビー小体病というが, これはパーキンソン病に相当する.

C 頻　度

わが国における高齢認知症患者は, 推計では2010年で226万人, 高齢者人口の8.1%と報告されているが, 10%を超えるともいわれている[80]. 高齢者介護研究会報告書『2015年の高齢者介護』」(2003年)によれば, この数は今後さらに増え続け, 2040年頃にピークとなり, その後減少すると予測されている（**図17**）. また, 認知症患者の約70%が在宅患者[81]である. 今後, 歯科治療, 特に訪問診療では認知症患者に接する機会は確実に増えると予測される.

2. アルツハイマー病（Alzheimer's disease；AD）

現時点では詳細な原因が不明の, 大脳における変性疾患をいう. 最も重要なリスクファクターは年齢と家族歴である. 米国では65歳以上のほぼ10%[82], 85歳以上では20〜40%に認められるといわれている[83]. 大脳皮質は著しく萎縮し, 脳室が拡大する. 後述する血管性認知症と異なり, 全般的な認知症が認められ, 記憶障害, 言語障害, 失行, 失認, あるいは無感情などが現れ, 人格は早期から障害される. アルツハイマー病（AD）は緩徐に進行するが, その病期は**図18**のように3段階に分けられる. 多くの場合, 発症から10〜15年で死亡する.

ADではアセチルコリン系の活性低下が存在することから, その治療薬として, アセチルコリンエステラーゼ阻害薬が用いられている. 現在, わが国ではドネペジル（アリセプ

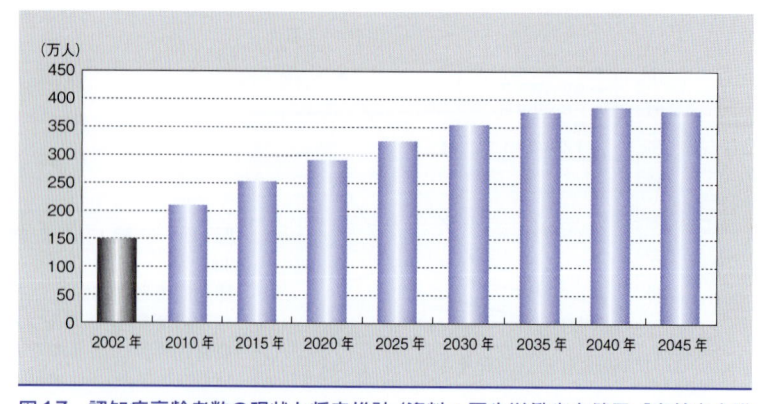

図17 認知症高齢者数の現状と将来推計〈資料：厚生労働省老健局「高齢者介護研究会報告書『2015年の高齢者介護』」(2003年6月)〉
認知症高齢者は，2015（平成27）年までに250万人，2025（平成37）年には323万人になると推計されている．

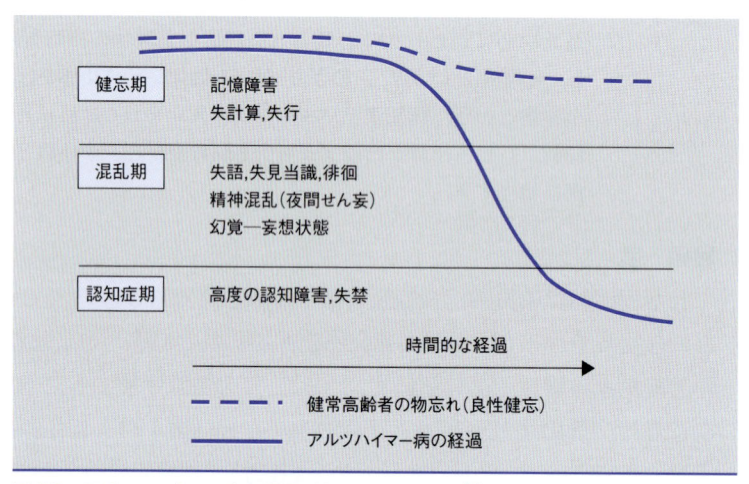

図18 アルツハイマー病の経過（吉岡ほか，1997.[84]）
アルツハイマー型認知症は健忘期，混乱期，認知症期の三つの段階を経て進行する．

ト），ガランタミン（レミニール），リバスチグミン（イクセロンパッチ/リバスタッチパッチ）が用いられる．また，NMDA受容体拮抗薬として，メマンチン（メマリー）も承認されている．歯科外来でもこれらを服用している患者は増えている．

3. 血管性認知症（vascular dementia；VaD）

　脳血管障害が原因となって生じる認知症をいう．原因となる脳血管障害のうちでは脳梗塞が最も多い．血管性認知症（VaD）の症状は，脳卒中発作により階段状に進行する**（図19）**．脳血管障害で認知症が出現するかどうかは，障害された脳の容積による．すなわち，障害された脳の総容積が50mLを超えるとVaDになる可能性があり，100mLを超える

表2 血管性認知症のアルツハイマー病との相違点

①発症が急激である
②脳血管障害の発作が生じるたびに階段状に症状が悪化する
③脳の血液循環に影響されるために症状が不安定である
④男性に多い
⑤人格は比較的よく保たれる
⑥認知症の程度にむらがある（アルツハイマー病では，すべての知的機能が全体的に低下するのに対し，たとえば記憶力の障害は強いが判断力はそれほど障害されていないなどの，いわゆる"まだら認知症"がみられる）
⑦自分の病気がある程度わかるために悲観的である
⑧脳血管障害による片麻痺，構音障害，嚥下障害などの機能障害を伴うことが多い

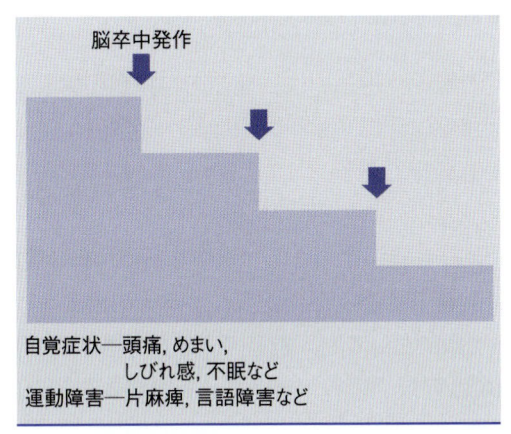

図19 血管性認知症のステージ（長谷川ほか，1990.[85]）
脳血管性認知症はアルツハイマー病と異なり，脳卒中発作により症状が階段状に進む．最初のころは自覚症状があり，運動障害を伴う．また，脳卒中発作のたびに階段状に認知症の程度が進む．

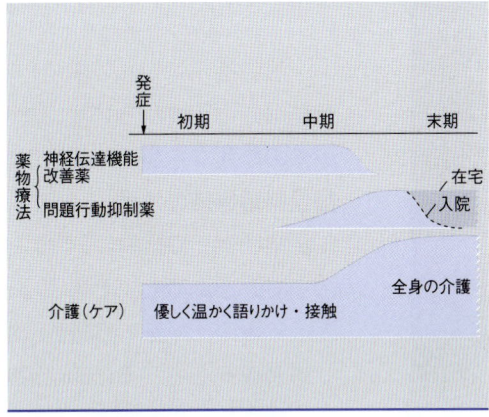

図20 老年期認知症患者の管理（小川，1998.[81]）
老年期認知症は末期に向けて進行する一方である．将来的な変化を予測して，最適な歯科治療を選択して行う必要がある．

と確実に発症するといわれている[86]．ただし，小病変であっても，記憶に関係している重要な部位（視床や海馬など）であれば，認知症が出現する[87]．

また，VaDの症状は，障害発生部位の機能によって異なる．VaDはADと**表2**のような違いがある．なお，高血圧症はVaDの重要なリスクファクターである．現在，脳血管障害はADの増悪因子と考えられており，「脳血管障害を有するアルツハイマー病（AD with CVD）」という概念も一般化している[23]．また，ドネペジル（アリセプト）がVaDにも有効であると報告されている[88,89]．

治療は，原因となった脳血管障害に対する治療と，認知症に対する対症療法に分かれる．VaDは，適切な治療を行えば安定することが多く，ADのように認知症状態が進行し続けることはまれである．このことから，VaDは適切な介護により，在宅生活が可能といわれている（**図20**）．

4. 歯科治療におけるリスクマネジメント

認知症患者の歯科治療では，残された脳機能や身体機能を補いながら，できる範囲で良好な経口摂取を可能にする治療計画を立てなければならない．歯科的に最適な治療法であっても，認知症患者にとっては必ずしも望ましいものではない場合がある．

認知症高齢者の死亡率は，知的機能が正常な高齢者よりも有意に高い（図14参照）．認知症の進行や全身状態の変化を予測し，その寿命を考慮しながら，個々の患者に適した歯科治療を行う必要がある．

治療の際には担当医師と情報を交換しながら進める．認知症以外の合併疾患にも注意が必要である．VaDの場合は脳血管障害とその背景因子についても考慮しなければならない．

一般に指示に対して開口してくれない，あるいは，開口の持続が困難な患者，抑制が不可能な，中等度から高度の認知症患者は専門の歯科医療機関への依頼が望ましい．認知症以外の重篤な全身疾患の合併患者も同様である．

A 歯科治療時の注意

認知症ケアの基本は「その人らしさ」を維持することが重要である．認知症になっても「いつでも，どこでも，その人らしく」暮らせるように支援し，本人の言動を本人の立場で考えてみることが基本である．歯科治療においても，患者の人格を尊重する必要がある．

患者を安心させるために，治療中は家族や患者が慣れている介護者にそばにいてもらい，手を握ったり声をかけてもらうのがよい．

認知症患者は，認知症の重症度とは関係なく，非常に穏やかな患者からきわめて攻撃的な患者までさまざまである．それぞれの患者に合った対応を行う必要がある．

①対応における注意点

・絶対に怒らない

認知症患者は，記憶障害があるため，怒っても意味がなく，自信を失い混乱する結果になる．否定せず，最初は肯定して（yes）受け入れ，そのあとに，"でも"（but）などといって，目的とする方向に誘導するようにする（yes, butの法則）．

・温かい態度で接し，人格を尊重する言葉や態度を続ける

知的機能が低下していても情緒面は保たれていることが多い．見下すような態度は敏感に察知される．

・情報はできるだけ簡単にして大きな声で伝える

薬剤の服用方法は，家族や付き添いに指示するほうが安全である．本人にはできるだけ単純化し，繰り返し視覚的に教えるようにする．話すときは患者の正面の近い位置から，大きな声ではっきりと伝える．その地方の方言で話したほうがよい．

・呼ぶときは姓ではなく名のほうがよい場合がある

見当識障害が著しい場合は自己の存在感が薄れる．女性の認知症患者では姓ではなく名で呼んだほうがよい場合がある．

・運動機能低下に対する注意

　運動機能や反射が低下しているため，歯科用ユニットへの乗り降りで転倒や骨折のリスクがある．周囲に転倒の原因となるものを置かない．特に運動機能障害のある VaD 患者では重要である．誤嚥にも注意する．

・そのほかに注意すること

　①黄昏症候群では暗くなってきたらできるだけ早く明かりをつける，②被害妄想がある患者の持ち物を片づけるときは，患者がみていないときに行う，③待合室から出ていくなどの徘徊への監視が必要である．

②歯科治療における注意点

・軽度認知症患者には注意が必要

　歯科外来を単身で受診できる認知症患者の多くは軽度であり，同年齢の高齢者と変わらない印象を受けることが多い．特に抗認知症薬を服用している患者はそうである．しかし，軽症であるが故に対応を誤る場合がある．インフォームドコンセント，薬剤投与，病歴など患者自身からの申告には十分な注意が必要である．筆者らの経験では，ワルファリンを服用しているにもかかわらず処方されていないと申告し，患者が医療従事者であったために若い歯科医師がそれを信用し，抜歯を行ったところ，後出血が発生した後でこの患者はアリセプトを服用していたことが判明した．薬剤服用はお薬手帳などを必ず確認し，抗認知症薬の処方が認められたら，家族などから承諾書を得るなどして治療を進めていく必要がある．

> **Note 9　認知症の重症度**
> 　認知症の代表的な重症度分類には Functional Assessment Staging（FAST）[90] と Clinical Dementia Rating（CDR）[91] がある．FAST は AD を 7 段階に分けたもので，軽度は stage4，中等度は stage5 に分類される．CDR は認知症の症状を，記憶，見当識，判断力と問題解決，社会適応，家庭状況および趣味・関心，介護状況の 6 項目で評価したものである．軽度は CDR1，中等度は CDR2 に該当する．重度認知症は CDR3 と評価され，日常的に介護を要し，嚥下障害や呼吸器感染症をきたしやすい．

・服薬コンプライアンス（アドヒアランス）

　認知症患者の服薬コンプライアンスは，その程度によるが，一般に不良なことが多い．説明時には笑顔で的確に同意していても，まったく指示を守らない場合が少なくない．歯科から処方する薬剤の服用についても同様であるが，臨床で問題となりやすいのは抗凝固薬の服用である．筆者らの経験でも医師から指示された何倍もの量のワルファリンを服用し，PT-INR ＞ 6.0 まで上昇していた患者が存在した．薬剤管理に関する家族や介護者への確認と，抜歯直前の PT-INR 測定（p.41 参照）が必要である．

・インフォームドコンセント（I・C）

　認知症患者のインフォームドコンセントは難しい．同意能力に問題がある認知症患者の

場合は，患者本人に代わり，または本人とともに，患者の同意を証明できる親権者等の同意を得る必要がある．この場合，患者本人の同意能力の有無を慎重に判断しなければならない．特に軽度認知症では判断が困難である．判断が困難な場合は，複数の医療従事者で判断することが望ましい．また，医療従事者側も複数同席する必要がある．基本的には，各医療施設で設定されたI・Cガイドラインに従うのが望ましいが，現時点では歯科領域の準備状態は十分ではない．早急な配備が望まれる．

・抑　制

　人権尊重の観点から行動は抑制しないほうが望ましい．しかし，抑制しなければ治療が不可能な場合は，最小限の抑制が必要である．そのような患者の外来受診は，ほとんどの場合，介助者か家族が同伴である．そのリスクと必要性を十分に説明したうえで，家族，可能なら本人からも同意書を取る必要がある．

・**キーパーソンがいない認知症患者**

　重度認知症はほとんどが施設入所であり，介護者が存在するので比較的対応は容易である．しかし，独居でキーパーソンがいない軽度認知症は対応が難しい．独居特有の問題として，I・C，服薬コンプライアンス，異常発生時の対応，などがある．I・Cガイドラインを含む法的，あるいは制度面での整備，必要ならば入院下の歯科治療を可能にするシステム，コスト面での検討などが必要である．このような患者を対象としている在宅歯科治療をバックアップするためにも，より専門性の高い受け入れシステムの構築が必要であろう．

・**嚥下障害**

　認知症患者においても嚥下障害は重要である．特に誤嚥性肺炎による予後への強い影響という観点から，適切な対応が必要となる．家族あるいは介護者の協力が必要となり，ここでもキーパーソンがいない認知症患者が問題となる．

・**治療はゆっくりと，しかし短時間で終わらせる**

　患者の動作に合わせて，できるだけゆっくりと治療を進める．同時に，できるだけ短時間で終了させ，精神状態を悪化させないように心がける．複雑な治療であれば，短時間で完結できる処置に分解して，各ステップを患者からは穏やかに進行しているようにみえるように行う．効率的な治療を心得る．認知症患者は新しい環境に慣れにくいため，いつものユニット，いつものスタッフで対応するのが望ましい．

Note 10 認知症ケアの原則[74]

①尊厳，利用者本位：その人らしく生きられるように支援する．
②安心，生の充実：叱責されない否定されない環境で安心，快適になるよう心がける．
③自立支援，リハ：残存している認知機能を見きわめて何らかの役割の賦与により，心身の力の発揮を支援する．
④安全・健康・予防：余病併発に注意して安全・健やかな QOL を達成（医療職とケア職の連携）．
⑤家族や地域とともに進むケア：なじみの暮らしの環境を継続する．

Note 11 患者家族への配慮

介護を担っている家族の苦労を忘れてはならない．小川は「認知症老人を思いやるあまり，介護に当たる家族へ過度の期待をすることは決して好ましいこととはいえない．認知症老人と寝食をともにしている家族の苦労は想像を絶するものだからである」[81] と述べている．これは歯科治療においても同様である．

基底核変性疾患

基底核変性疾患とは何か

大脳基底核とは，大脳半球の深部に存在する五つの神経構造（尾状核，被殻，淡蒼球，視床下核，黒質）をいい（**図21**），この基底核が何らかの理由で変性したために起きるのが基底核変性疾患である．ここでは基底核変性疾患のうち，代表的なパーキンソン病と症候性パーキンソニズムについて解説する．

パーキンソン病（Parkinson disease；PD）

パーキンソン病（PD）の病理学的特徴は，大脳基底核の一つである黒質におけるドパミン作動性の神経細胞の減少とレビー小体の存在である．黒質の神経細胞は神経伝達物質としてドパミンを含むため，黒質の変性によりドパミン濃度が低下する．PD の臨床的な症状は，黒質のドパミン作動性ニューロンの少なくとも80％が減少し，同時に，線条体のドパミンレベルが80％以上低下しないと現れない[92]．また，黒質にはレビー小体が出現する．黒質線条体のドパミン作動性ニューロンは，線条体のコリン作動性ニューロンと協調して，運動機能の微妙で高度な調節に関与している．このため，黒質が変性すると運動機能が障害される．

PD は現代医療でも症状の進行を抑えることはできない難病である．最終的には薬も効かなくなり，寝たきりになる．生存期間は一般寿命よりも短い．また，死因は肺炎が多い．

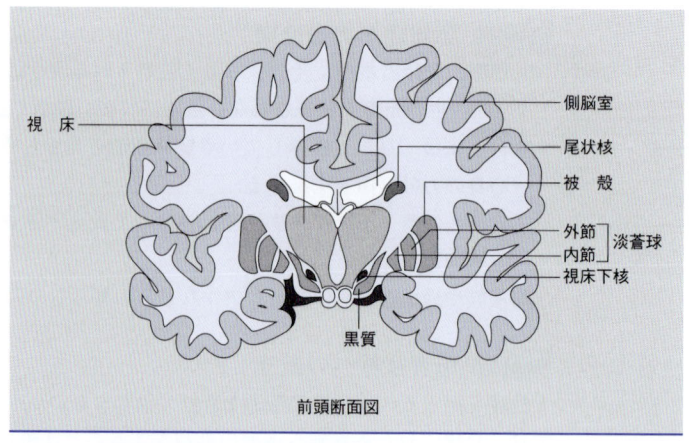

図21 大脳基底核（Ganong WF, 1998.[93]）
大脳基底核とは尾状核，被殻，淡蒼球，視床下核，黒質をいい，随意運動を支える系として小脳と並んで重要な部位である．随意運動を行う場合には運動野，線条体（尾状核と被殻を併せたもの），および小脳皮質が協調して働く．

1. 病因

黒質の変性の原因は不明であるが，現時点では酸化的ストレスが有力といわれている．他の仮説として，神経毒説などもあるが，これらが相互に関連して黒質の変性を引き起こしていると考えられている．PDの多くは孤発性（非遺伝性）であり，遺伝子との関連は否定的である．しかし，若年型パーキンソン病では遺伝子との関連が指摘されている[94,95]．

2. 疫学的な危険因子

①加齢，②近親の発症，③非喫煙，④病前性格（仕事中心，内向的，几帳面，非社交的），などが疫学的な危険因子といわれている．

3. 臨床所見

振戦，筋固縮，能動，姿勢・歩行障害（姿勢反射障害）がPDの四大徴候である**（表3）**．
本疾患の後期になると，これらの4徴候以外に，転倒，起立性低血圧，認知症を伴いやすくなる．さらに2次的症状として，嚥下障害，流涎，会話障害などが認められる[96,97]．診断は臨床症状を基準に行うが，SPECT（single photon emission computed tomography）も有用である．
PD患者における認知症のハザード比は2.82（1.80～4.42）と報告されている[98]．PDの診断後に認知症となる確率は，12年後で60％，20年後では80％と非常に高い[99,100]．
また，PD患者の30～60％が嚥下障害を自覚している[101]．嚥下障害はPDの死因で最も多い肺炎（誤嚥性肺炎）の原因となるため，嚥下障害の改善は重要である．

表3　パーキンソン病の四大徴候

振戦；tremor
　手が周期的（4〜7Hz）に震えることをいい，安静時に強いが，精神的緊張が加わるとより強くなる．左右差が存在する．
筋固縮；rigidity
　手や足の関節を受動的に伸ばそうとしたときに，"がくがく"といった感じで抵抗がある状態をいう．
無動；akinesia
　日常生活に必要な動作すべてが緩慢になり，動き出そうとしても実際の動作を始めるまでに時間がかかることをいう．文字がだんだん小さくなったり（小書症），表情が乏しくなって仮面のような顔（仮面様顔貌）になる．運動の乏しさが本質的な症状といわれている．
姿勢・歩行障害（姿勢反射障害）
　姿勢は前屈姿勢となる．この姿勢はパーキンソン病患者の特徴である．また，歩き出そうとしても最初の一歩がなかなか出せなくなり，足が地面に張りついた（凍った）ようになる．このような歩行を，すくみ足歩行（frozen gait）という．しかし，一旦歩き出すと，歩調がだんだん速くなり，何かにつかまらないと倒れてしまう．これを，加速歩行（festinating gait）という．これらの症状は，パーキンソン病により姿勢制御が困難になった結果で，転倒の原因となる．

4. 頻　度

EUROPARKINSON studyによれば有病率は1.6%[102]と報告されているが，アジアでは少なく，わが国では人口10万に80〜100人といわれている．75〜84歳が診断のピーク年齢である．欧米では平均発病時期は55歳で，60歳以上の約1%が罹患しているといわれている[92]．一方，10%程度は45歳以下で発症し，これを若年性パーキンソン病とよぶ．

5. 治療法

主体は薬物療法であるが，運動療法と組み合わせて治療する．抗パーキンソン病薬としては，L-ドパ，ドパミンアゴニスト，モノアミン酸化酵素B（MAOB）阻害薬，カテコール-O-メチル基転移酵素（COMT）阻害薬などが症状に応じて用いられる．L-ドパは血液脳関門を通過し，減少したドパミンを補充する．外科的治療法として視床腹中間核破壊術などの破壊術，視床腹中間核刺激術などの脳深部刺激療法なども行われる．抗パーキンソン病薬による有害作用では，嘔気，嘔吐，起立性低血圧，などが重要である．

症候性パーキンソニズム（symptomatic parkinsonism）

パーキンソン病と症状が似ているが，原因が明らかなものを症候性パーキンソニズムといい，原因によって以下のように分類される．

①脳血管障害性パーキンソニズム：基底核を中心として小さな脳梗塞巣が多数できることによる．高血圧や脳卒中の既往があることが多く，亜急性，段階的に進行する．高齢者人口の増加に伴い増えている．

②薬剤性パーキンソニズム：薬剤の有害作用によりパーキンソン病様の症状が生じるものをいう．原因薬剤としては抗精神病薬が最も多い．治療の原則は服用の中止である．
③脳炎後パーキンソニズム：日本脳炎やその他の脳炎の後遺症として，あるいは，特発性にPDに類似した症状が認められるものをいう．病理学的にはPDと似た，黒質を中心とした変性が存在する．

歯科治療におけるリスクマネジメント

パーキンソン病以外に問題となる全身疾患がないかどうかを検討したうえで対応する．

患者が歩く通路には物を置かない．PDの患者は障害物が目に入っただけで急に足がすくむことがある．すくみが強い場合は，(もし可能ならば) ビニールテープを患者の進行方向と直角に，患者の歩幅にあわせて貼り，それをまたいで歩くように指示する．これをPDの逆説動作という．手拍子をとったり，数を数えるなども有効である．

動作開始までに時間がかかるが，急がせないで待つ．動作が遅くても患者は一生懸命やっていることを忘れてはならない．待合室で患者の名前を呼んだときに，立ち上がるのは速いが，その後の一歩を踏み出すために，いわゆるすくみ足となることもある．また，抑うつ的で消極的になりやすいので，できるだけ温かい言葉で励ます．

起立性低血圧にも注意が必要である．臥位から坐位に戻す場合には，ゆっくりと顔色・表情・血圧などを確認しながら行う．また，姿勢障害や加速歩行があると，転倒の可能性が高い．歯科用ユニットへの乗り降りの際には，支えるなどの介助が必要な場合がある．嚥下障害があれば，誤嚥性肺炎の予防として口腔ケアを注意深く行う．また，歯科治療時の誤嚥にも注意する．

脊髄小脳変性疾患

脊髄小脳変性症（spinocerebellar degeneration；SCD）とは

小脳は体の平衡を保持したり複数の筋肉の正常な緊張状態を保つために，それらの精密な制御を行う器官である．脊髄小脳変性症（SCD）は小脳とその入出力路の変性をおもな病因とする複数の神経変性疾患の総称で，慢性進行性の運動失調（歩行失調など）をおもな症状とする．わが国ではSCDは特定疾患の一つである．

SCDは遺伝性と孤発性（非遺伝性）に分類される**（図22）**．Spinocerebellar ataxia（SCA）は遺伝性SCDのうちの常染色体優性遺伝性疾患で，現在，30以上の原因遺伝子がみつかっている．

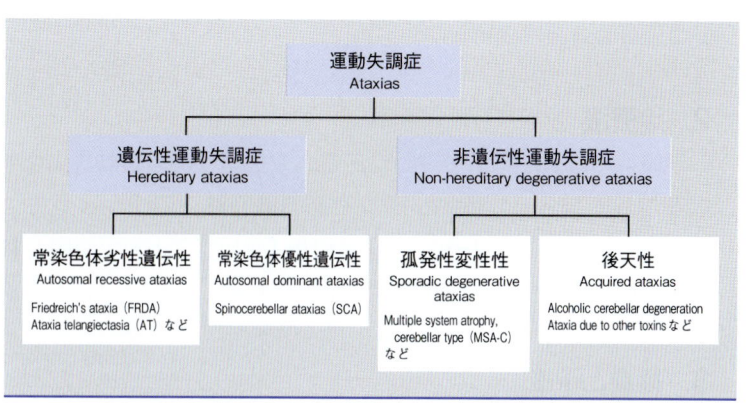

図22 運動失調症の分類 (Klockgether, 2007.[103]より作成)
運動失調症の原因のほとんどは、小脳皮質とその求心性および遠心性神経線維における変性である。SCAは常染色体優性遺伝性運動失調に分類される。SCAだけでも30以上の原因遺伝子があきらかにされている。なお、運動失調症のようなまれな神経学的疾患の分類は昔から非常に困難といわれてきた。また、分類のたびにさまざまに異なる疾患名がつけられてきた。Klockgetherによる本分類も、本文と一致しない部分があるが、参考としてみていただきたい。

わが国におけるSCDの頻度は1990年で10万人当たり約7～10人程度と報告されている。40～50歳以後に好発し、10～20年で慢性的に進行する。男女比は1.5：1である。

わが国では非遺伝性が60％程度、遺伝性が40％程度といわれている。非遺伝性ではオリーブ橋小脳萎縮症が、遺伝性ではMachado-Joseph病が最も多い。

Note 12 運動失調（ataxia）

随意運動をするときに、麻痺がないのに正確な運動ができない状態をいう。すなわち、筋力低下や麻痺がないのに、複数の筋の相互バランスが障害されたり、複数の筋の協調が障害されたりすることにより、正常では円滑に行われるべき運動行為ができない状態をいう。運動失調の代表的な原因が小脳障害である。そのほか、障害部位により脊髄性失調症、大脳性失調症、迷路（前庭）性失調症などがある。

1. おもな症状

おもな症状は小脳性、あるいは脊髄後索性の運動失調である。他の症状として言語障害、錐体路障害、眼振、自律神経障害、嚥下障害などがある。

小脳性運動失調になると一直線に歩くことができず、足幅を広げ、酒に酔ったようによろよろと歩くようになり、転倒しやすくなる。さらに進行すると、立つことができなくなり、車椅子の生活になる。また、物を取るときに目標物の位置を確認できなくなり、手が行き過ぎたり手前で止まったりして、ゆらゆらと動揺するのが特徴である。足にも同様の症状が起きる。言語障害が生じると呂律がまわらず、酔っぱらったような話し方になる。眼振や、排尿障害（自律神経障害による）も現れる。小脳皮質型による嚥下障害は、一般に口腔期のみにとどまるが、オリーブ橋小脳萎縮症では、末期に重度の嚥下障害を認める

ようになる．

2. 治療法

現時点では対症療法が中心である．主症状である運動失調に対しては，注射薬として甲状腺ホルモン分泌促進ホルモンである酒石酸プロチレリン（ヒルトニン）が，経口SCD治療剤としては，タルチレリン水和物（セレジスト）が使用される．そのほかに，ビタミンE，抗パーキンソン病薬などが用いられる．

3. 経過と予後

SCD患者の半数は歩行は9年間，食事は19年間自立可能であった，という報告がある[104]．SCDで死亡することはないが，寝たきりとなった後に感染症で死亡することが多い．

非遺伝性（孤発性）脊髄小脳変性症

1. 多系統萎縮症（multiple system atrophy；MSA）

オリーブ橋小脳萎縮症，Shy-Drager症候群，線条体黒質変性症を一括する概念である．多系統萎縮症はわが国におけるSCDの43％を占め最も多い[105]．多系統萎縮症のなかではオリーブ橋小脳萎縮症が最も多く，多系統萎縮症の81％を占める[106]．Klockgetherによれば多系統萎縮症の有病率は10万人に対して4.4人と報告されている[103]．

> **Note 13 オリーブ橋小脳萎縮症（olivopontocerebellar atrophy；OPCA）**
> オリーブ橋小脳系，線条体黒質系，などが著しく変性する．平均発症年齢は50歳前後である．初発症状は歩行障害と平衡障害が多く，時間の経過とともに四肢の運動失調，パーキンソン症状，自律神経症状を合併する．罹病期間は平均約5年で，早期に寝たきりになり，予後も不良である．

2. 小脳皮質性萎縮症（cortical cerebellar atrophy；CCA）

小脳皮質と下オリーブ核が選択的に変性する．おもな臨床症状は進行性の小脳症状である．

遺伝性脊髄小脳変性症

1. 脊髄小脳失調症（Spinocerebellar ataxias；SCA）

SCAにはすでに30以上の遺伝子座が明らかにされている．すべてのSCAの主症状は小脳性の運動失調であるが，臨床症状は遺伝子座により異なる．SCAの有病率は10万人中0.9〜3.0人と報告されている[104]．SCAのうちでは，SCA1，2，3そして6が多い．

2. Machado-Joseph（マシャド・ジョセフ）病
（Machado-Joseph disease；MJD）SCA3

　小脳，脳幹，特に橋被蓋の萎縮が著明である．常染色体優性遺伝性SCDのなかで最も頻度が高い．初発年齢は14〜45歳である．臨床症状は初発年齢によって異なる．20歳以下では運動緩慢，ジストニー，痙縮である．20〜40歳では小脳性運動失調に攣縮を伴う．40歳以降では小脳症状が前面に出て，筋萎縮，腱反射減弱，感覚障害などの末梢神経障害が現れる．なお，MJDはSCA3である．

3. 遺伝性歯状核赤核・淡蒼球ルイ体萎縮症
（dentatorubral-pallidoluysian atrophy；DRPLA）

　小脳核および大脳基底核が障害される．基本症状はてんかん発作，ミオクローヌス（痙攣の一種），小脳性運動失調，および認知症などである．小児期から老年期の幅広い年齢層で発症し，発症した年齢によって症状が異なる．わが国では多いが欧米ではまれである．

> **Note 14　ジストニー（dystonia）**
> 　患者の意思とは無関係に筋が緊張し，四肢，体幹がねじれたり，震えたりするような不随意運動をいう．

> **Note 15　オーラルジスキネジア（oral dyskinesia）**
> 　意識的に動かそうとしているわけではないが，舌や下顎が絶え間なく左右上下に捻れながら動きまわる．歯科治療（抜歯など）により始まることがあるともいわれているが不明である．

歯科治療におけるリスクマネジメント

　症状の進行によって対応を変える必要がある（**表4**）．まず，運動失調を評価する．担当医師への問い合わせが必要となるが，来院時に患者を観察することでおよその見当がつけられる．たとえば，運動失調が比較的軽度で，外来通院が可能で，ほかに重篤な全身疾患がなければ，一般の歯科治療は可能である．外来に通院可能なSCDは軽症であることが多い．SCDの状態は短期間で変動するため，治療日ごとに全身状態を評価し，必要ならば中止するなど柔軟に対応する．

①歩行障害：転倒の危険性が高い．歯科用ユニットの周囲に歩行障害になるものを置かない．歯科用ユニットへの乗り降りで転倒しないよう監視し，必要なら介助する．歩行が不安定ならば杖などを使用してもらうが，なかには歩行器やヘッドギアが必要な患者もいる．外来ではできるだけ滑りにくい靴を履いてもらう．

②自律神経障害（起立性低血圧）：自律神経障害により起立性低血圧を起こしやすい．水平位から坐位あるいは立位への体位変換はゆっくり行う．また，自律神経障害により血圧

表4 小脳性運動失調の移動能力による重症度

重症度	患者状態
stage1	自立歩行
stage2	時々歩行に介助を要する
stage3	歩行に常時介助を要する
stage4	車椅子による移動が自立している
stage5	臥床状態

や脈拍など循環動態が変動しやすいため，血圧などのモニタリングが望ましい．
③呼吸機能障害：進行したSCDでは，肺炎や急性呼吸不全で死亡する場合がある．呼吸機能障害のあるSCD患者の歯科治療ではパルスオキシメーターによるモニタリングを行う．
④嚥下障害：嚥下障害による誤嚥性肺炎の可能性がある．積極的に口腔ケアを行い，治療時には水や異物を誤嚥させないように注意する．
⑤言語障害：コミュニケーションが困難な場合は，患者自身が可能な手段で，時間をかけて表現してもらうようにする．患者の話を最後まで聞き，患者が理解しやすい言葉でゆっくりと話す．筆談も有効である．
⑥膀胱・直腸障害：排尿障害があれば，短時間で治療を終了させるよう心がける．

一過性意識障害 (transient loss of consciousness；T-LOC)

一過性意識障害（T-LOC）とは，「意識障害の持続が短く，かつ意識が自然に回復するもの」をいう．失神（syncope）と失神以外の発作（non-syncopal attack）に大別される．

失神 (syncope)

1. 失神とは

失神は「一過性の意識障害により体位保持が不可能になるが，自然にかつ完全に意識が回復する症候」と定義される．発生頻度は一般人で6.2/1000人・年（Framingham Study）であり，救急外来では1～3％を占める[107]．以前は"疼痛性ショック"とよばれていた局所麻酔などによる血管迷走神経性失神も，これに含まれる．失神は70歳以上で著しく増加する（図23）ため，高齢者歯科治療でも遭遇する可能性が比較的高い．

失神は，原因により，予後良好なものからきわめてリスクの高いものまで存在する．原因は大きく，①起立性低血圧（p.83参照），②神経調節性失神症候群，③心原性，④脳血管性に分けられる（表5）．①には自律神経障害や薬剤によるものが，②には神経調節性失神や血管迷走神経反射，頸動脈洞過敏症候群，状況失神などが，③には不整脈，狭窄性

弁膜症や急性心筋梗塞，あるいは閉塞性肥大型心筋症，大動脈解離，肺塞栓症などの重篤なものが，④には過呼吸などが含まれる．

③の心原性失神は特にリスクが高い．血管迷走神経性失神の死亡ハザード比は正常者と変わらないが，心原性失神のそれは正常者の2倍以上である．高齢者は心原性失神のハイリスク群であるため，失神が発生した場合は，心原性失神を念頭に置いた，早期の適切な鑑別と対応が必要となる．

高齢者歯科外来で発生した失神に関して筆者らが行った調査（1997年～2009年）では，21例の失神症例が認められた[108]．平均年齢は76.9（SD：4.8，65～83）歳で，男性15名，女性6名であった．血管迷走神経性失神が最も多く，ついで頸動脈洞過敏症候群であった**（図24）**．誘因としては体位（坐位での長時間歯科治療），体位変換（坐位→立位，臥位→坐位）が多数を占めた**（図25）**．対応として12誘導心電図，体位変換（坐位，立位→臥位），輸液，酸素投与等を行った**（図26）**．うち，1例は失神に著しい徐脈（36bpm）と房室解離を伴ったため，高度房室ブロックあるいは洞機能不全症候群を疑い，緊急入院となり，ペースメーカー植込みとなったが，その他の症例は軽症であった．

2. 歯科治療におけるリスクマネジメント

歯科治療中に患者が一過性であれ意識消失するという状況は，日頃から全身的偶発症の対応に慣れていても，インパクトの大きい，緊張する事態である．失神の原因疾患は軽症のものからきわめて重篤なものまで多岐にわたり，しかも一般に診断・対応が難しい**（図27）**．特に高齢者は，心原性失神が多く，非特異的な症状を示すため，診断の難易度は高くなる．また，一般に歯科では鑑別に必要な神経学的検査ができない．このような理由から，専門の医師の協力が必要となる場合が少なくない．

高齢者歯科治療で最も重要なのは失神の予防である．病歴聴取は，次の点に注意して，本人あるいは家族に行う．すなわち，失神あるいはそれを疑わせるような状況（意識はあったが，そのレベルが低下した，など）になったことはないか，あれば意識を消失する前にどのような症状があった（自覚した）か，失神が持続した時間，状況，経過，医師による診断の有無（あれば診断名ならびに対応），回復過程はどうだったか，などを確認する．さらに，一度だけか，複数回であれば，その頻度はどのくらいか，一定の誘因はあるか，などについて確認する．

たとえば，急に立ち上がったときに目の前が真っ暗（あるいは真っ白）になり意識がなくなったが，10分くらいで気がついた，というときは起立性低血圧の可能性が高い．また，排便時に意識を失い，気がついたらトイレで倒れていた，というときは神経調節性失神（排便失神）の可能性を考える．眼前暗黒感，冷汗，悪心，倦怠感，血の気が引くような感じ，などは神経調節性失神に伴うことが多い．さらに，何の前ぶれもなく意識消失し，気がついたら倒れていたが，ごく短い時間だった，という場合は不整脈性の可能性が高い．しかし，意識を消失する前に胸痛，胸部圧迫感を自覚した，という場合は，心原性失神を疑う

表5 失神の原因（臨床心臓電気検査に関するガイドライン，2006.[109]）

神経調節性失神（反射性失神）Neurally-mediated (reflex)
血管迷走神経性失神 Vasovagal syncope 頸動脈洞性失神 Carotid sinus syncope 情動性失神 Situational syncope など
起立性低血圧 Orthostatic hypotension
自律神経障害 Autonomic failure など
不整脈性 Cardiac arrhythmias as primary cause
洞不全症候群 Sinus node dysfunction 房室ブロック AV conduction system disease 上室頻拍，心室性頻拍 　　Paroxysmal supraventricular & ventricular tachycardia など
器質的心疾患あるいは心肺疾患 　　Structural cardiac or cardiopulmonary disease
弁膜症 Cardiac valvular disease 虚血性心疾患 Acute myocardial infarction/ischemia 閉塞性心筋症 Obstructive cardiomyopathy など
脳血管性 Cerebravascular
Vascular steal syndromes

必要がある．

　このことから，①坐位による高齢者の歯科治療はできるだけ短くする，②長時間水平位で治療したあとは，段階的に背板を起こし，急激な体位変換を避ける，③体位変換（水平位→坐位，坐位→立位）の場合は，②を行いつつ，患者の表情，意識レベル，血圧の変化に注意する，④坐位で治療を続ける場合も同様の変化に注意する，などの対策を行う．

　高齢者は圧受容体反射をはじめとする循環器系調節機構が減弱している．このため，長時間の坐位は失神につながる可能性がある．特に透析患者，過去に失神を繰り返している患者，来院時にいつもより著しく血圧が低い患者は，長時間の坐位を避け，顔色，意識レベル，血圧などをモニタリングしながら対応する必要がある．失神の可能性が高い高齢者では，水平位での治療が望ましい．

　もし，失神あるいはその可能性のある意識障害が発生した場合は，坐位あるいは立位であれば，転倒を避けつつ水平位とする．その際には嘔吐に注意が必要である．血圧および脈拍を持続的にモニタリングしながら，名前を呼ぶなど意識レベルの確認を行う．数分から数十分で意識が回復しない場合は，救急対応の可能な医療機関にただちに連絡し，指示に従う．短時間で回復した場合は，しばらくモニタリング下に経過観察し，異常がないことを確認したあとに，変化がないことを確認しつつゆっくりと起こす．帰宅後に異常なく

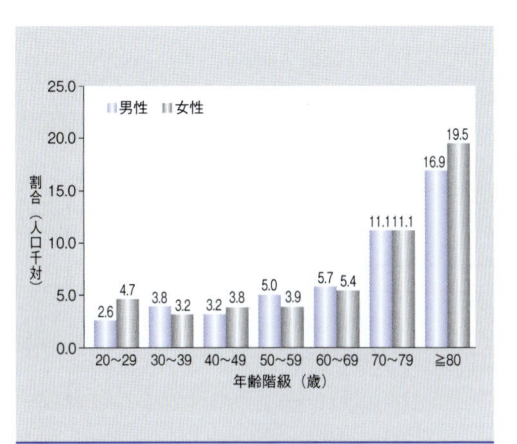

図23 年齢別および性別の失神発生率（Soteriades, et al., 2002.[110]）
失神の発生率は70歳以上で急増している．

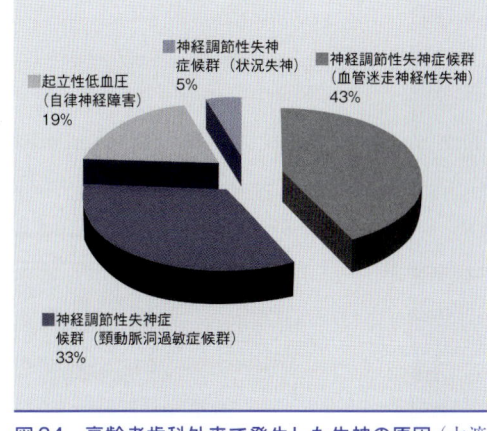

図24 高齢者歯科外来で発生した失神の原因（大渡ほか，2010.[108]）
血管迷走神経性失神が最も多く，ついで頸動脈洞過敏症候群，起立性低血圧，状況失神であった．

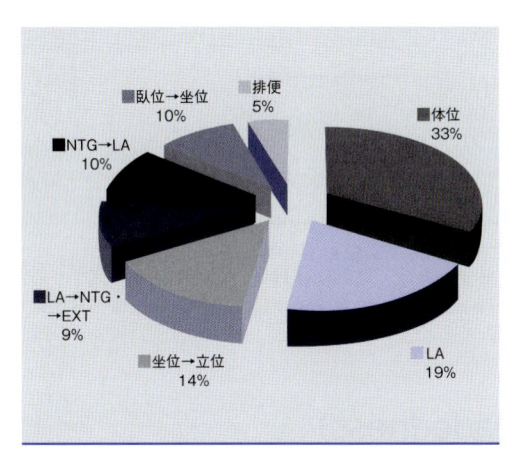

図25 高齢者歯科外来で発生した失神の誘因（大渡ほか，2010.[108]）
体位（坐位による歯科治療），体位変換（坐位→立位，臥位→坐位）が多数を占めた．LA（局所麻酔）はいわゆる血管迷走神経性失神である．
LA：局所麻酔，NTG：ニトログリセリン
EXT：抜歯

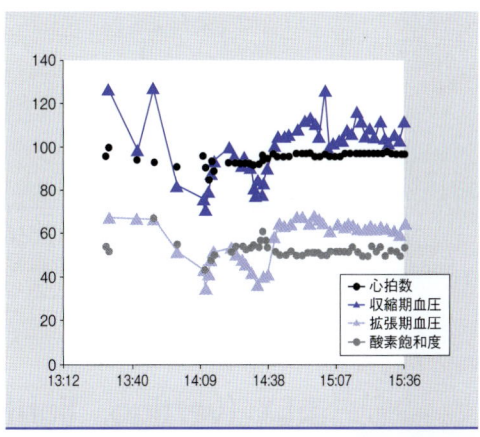

図26 坐位での歯科治療中に発生した高齢者の神経調節性失神症候群（上野，大渡ほか，2011.[111]）
77歳の男性．おもな病歴には，①高血圧症，②脳梗塞，③糖尿病が認められた．坐位での歯科処置開始後，20分ほど経過したところで，顔面蒼白，発汗，口唇チアノーゼを伴い，意識消失した．計測しえた血圧のうち，最低値は71/35mmHgであった．ただちに臥位とし，輸液，酸素投与を開始したところ，10分ほどで100/54mmHgまで回復し，上記症状も消退した．

帰宅できたか，電話して確認することが勧められる．

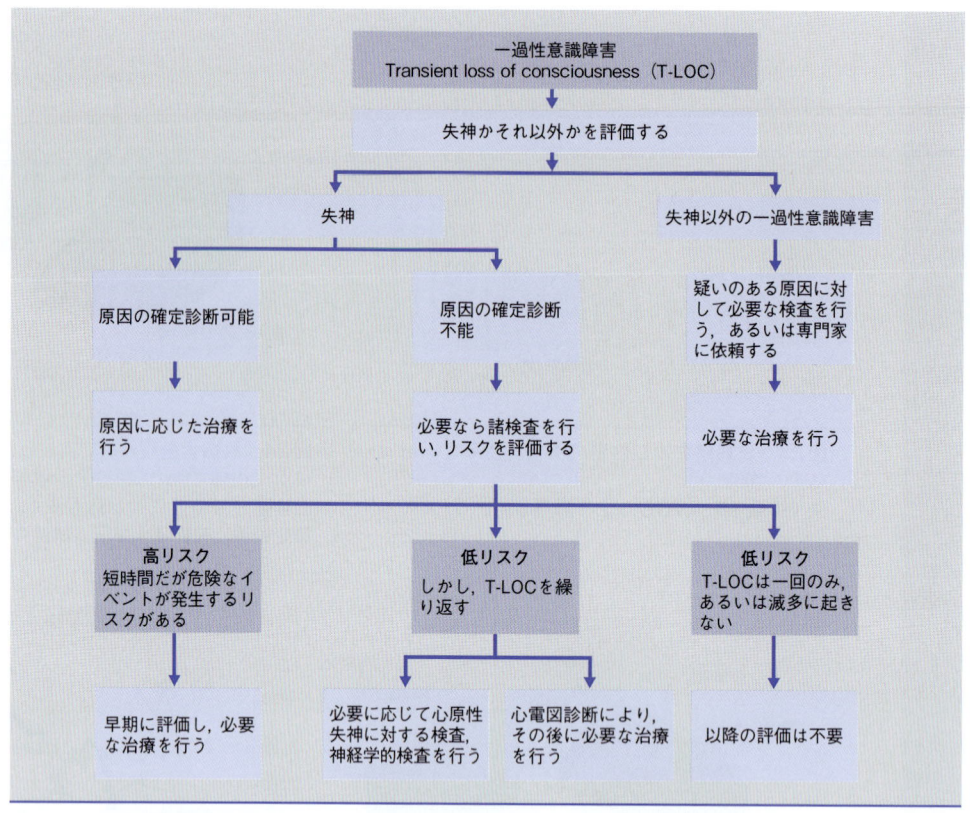

図27　一過性意識障害診断のフローチャート（Sutton, et al., 2010.[112] より作成）
まずは，失神かそれ以外かを診断する必要がある．原因には致命的なイベントを招きうる危険なものもあるため，十分な注意が必要である．フローチャートに示すように，失神の診断は容易ではなく，専門家による診断が必要である．

めまい（vertigo, lightheadedness）

1. めまいとは

　めまいは高齢者に最も多い訴えの一つで，神経内科外来を受診する患者の約15％を占める[113]．大きく回転性めまい（真性めまい）と非回転性めまいに分けられる[*6]．高齢者の歯科治療でも，患者が治療中にめまいを訴えることがある．多くは良性であるが，なかには生命にかかわる場合もあるので軽視してはならない．

A めまいの原因疾患

　めまいの原因疾患は多いうえに，いくつもの分類があるのでわかりにくい．ここでは，生命の危険性のあるものと，ないものに分けて解説する．なお，高齢者では原因を明らかにできないめまいも少なくない．

[*6] 回転性めまいとは，自分あるいは自分のまわりが回転するめまいをいう．非回転性めまいとは，回転する感じはないが，ふらふら・ふわふわする感じ，頭部の違和感あるいは意識喪失感として現れるめまいをいう．

B 生命の危険を伴うめまい

脳血管障害が最も重要である．新たなめまいが出現した場合は脳血管障害による可能性を考え，神経内科などに精査を依頼する．高齢者では脳血管障害によるめまいは比較的多いといわれている．

椎骨脳底動脈系による一過性脳虚血発作は，急激な体位変換などで誘発されやすく，回転性めまいを示すことが多い．小脳出血では回転性めまいに運動麻痺がないのに歩けないという症状を伴い，突然発症する．その他の生命の危険を伴うめまいの原因疾患として，小脳・脳幹の梗塞，脳底動脈閉塞症，脳腫瘍，心疾患，急性貧血などがある．

C 生命の危険を伴わないめまい

良性発作性頭位めまい症とメニエール病（後述）が代表である．良性発作性頭位めまい症は，ある頭位にすると，発作性の回転性めまいが出現するものをいう．高齢者の回転性めまいでは最も多く[114]，持続時間は1分以内と短い[113]．

その他の生命の危険を伴わないめまいの原因としては，めまいを伴う突発性難聴，前庭神経炎，心因，薬物，血圧低下などがある．このうち，薬物性では抗不安薬，睡眠薬，降圧薬の過量などで起こりうる．降圧薬の過量は，高齢者歯科外来でもときに遭遇することがあるため注意が必要である．

2. 歯科治療におけるリスクマネジメント

頻度は低いが，重篤な中枢神経疾患の表現として，めまいが出現する可能性がある．来院時にめまいや，それに類する不定愁訴が認められたら，歯科治療を延期するなど高齢者

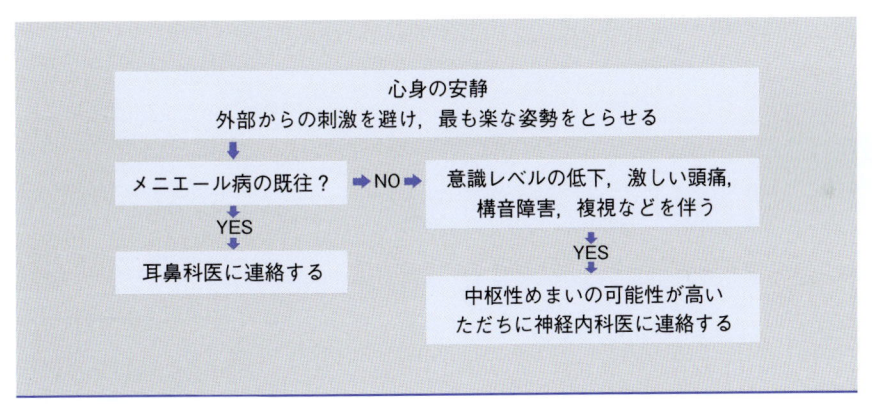

図28 めまい発作が起きたら

表6 末梢性めまいと中枢性めまいの鑑別（宇高, 1999.[115]）

	悪心・嘔吐	歩行不安定	難聴	動揺視	神経症状	代償
末梢性	重篤	軽度	ふつう	軽度	まれ	急速
中枢性	中等度	重篤	まれ	重篤	ふつう	緩徐

では無理をしないほうがよい．もし，病歴にメニエール病があれば，発作のない時期を選び，歯科治療当日も治療薬を内服させる．

常に生命の危険を伴うめまい（中枢性めまい）の可能性を考えて対応する（**図28**）．鑑別には**表6**を参考にする．

①静かな薄暗い部屋で衣服をゆるめ安静にする．
②血圧，脈拍，不整脈の有無などのバイタルサインを測定する．

めまいに伴って，著しい高血圧や，低血圧，あるいは不整脈などが認められれば，ただちに医師（できれば神経内科医）に連絡し，指示に従う．もし，めまいに続いてショック状態になった場合は，必要な処置（BLS）を行う（p.323参照）．①の処置でめまい発作が消失しても，一過性の中枢性めまいの可能性を考慮して，神経内科専門医を受診させる．

Note 16 メニエール病（Meniere's diseases）

回転性めまい発作を反復する，原因不明の内耳疾患をいう．末梢性めまいの代表疾患である．典型的な症状は回転性めまい発作，耳鳴り，難聴の三つで，自律神経症状（悪心・嘔吐など）を伴う．発作の持続時間は数十分から数時間である．診断には中枢神経症状がないことが必要となる．発症率は人口10万人につき16～40人といわれている．明らかな男女差はない．初発年齢は高齢者よりも若年齢者に多く，40歳代に最も多い[113,116]．メニエール病患者の多くは，高齢になるとめまい発作は軽減する．生命予後は良好である．

メニエール病によるめまい発作が起きたら静かな薄暗い部屋で安静にする．体位は，めまいがある側（耳）を上にした側臥位とする．以上の処置ののち，耳鼻科医師に連絡する．

加齢と呼吸および呼吸器疾患

呼吸器系（respiratory system）は，肺，中枢神経系，胸壁，そして肺循環により構成される．肺はガス交換器官として機能し，中枢神経系は肺の換気を行うポンプである胸壁の筋活動をコントロールしている．呼吸器系のおもな機能は，吸入した空気と血液との間で，酸素（O_2）と炭酸ガス（CO_2）を交換することである．呼吸器系により取り込んだ酸素は，生きるためのエネルギー産生に使用される．呼吸は，①神経調節，②化学調節，および③行動調節という三つの調節を受けている．すなわち，①上気道，肺あるいは呼吸筋肉の機械的受容器への刺激，②動脈血液中の酸素分圧（PaO_2），二酸化炭素分圧（$PaCO_2$），および pH の正常範囲からの逸脱，そして，③高位中枢からの入力信号，などにより換気量が調整されている．また，呼吸は心臓副交感神経を介して心拍数のゆらぎにも影響を与えている（心拍変動における高周波数成分）．

肺の加齢変化

換気機能の加齢変化として，安静時において，胸壁コンプライアンスの低下，残気量の増加（肺活量低下），1秒量（forced expiratory volume 1.0；FEV1.0）[*1]の減少（**図1**），クロージングボリュームの増加などが認められる[1, 2]．1秒量は非喫煙者でも加齢により直線的に低下する．

ガス交換機能の加齢変化として，換気/血流分布の不均衡により肺拡散能（diffusing capacity of the lung for carbon monoxide；D_{LCO}）が低下する[3]．また，動脈血液中の酸素分圧（partial pressure of O_2；PaO_2）は，年齢の一次式（$PaO_2 = 100 - 0.3 \times 年齢$）で予測されるように，加齢とともに直線的に低下する．しかし，動脈血液中の炭酸ガス分圧（partial pressure of CO_2；$PaCO_2$）は年齢による影響を受けない．

一方，咳閾値が上昇し，咳の力も減弱するため，肺胞および気道の清浄化機能は低下す

[*1] 努力性の呼出を行ったときに最初の1秒間に呼出された気体の量をいう．閉塞性障害および拘束性障害で低下する．

3 — 呼吸器疾患

respiratory diseases

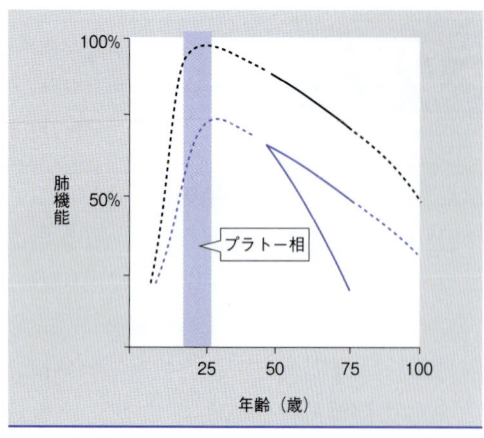

図1 年齢による肺機能（FEV1.0）の低下（Dyer, 2012.[2]）
肺機能を低下させる要因として、喫煙、喘息、職業、大量の飲酒、肥満、受動喫煙、があげられている。

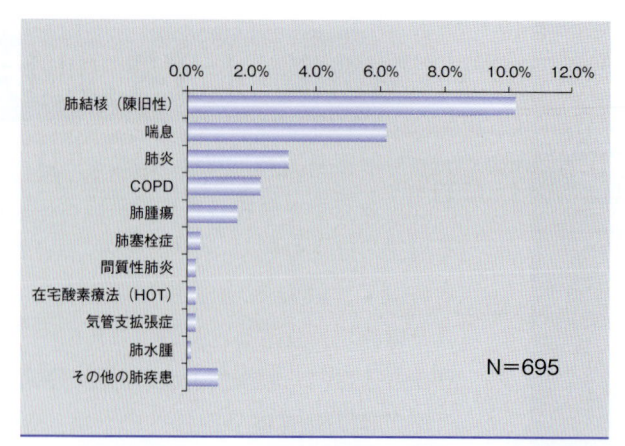

図2 観血的処置を行った高齢者歯科外来患者（≧70歳）におけるリスクマネジメントを要する呼吸器疾患の合併率（2005年）
70歳以上の高齢者すべてを対象とした2005年の結果を示す。スペシャルケア外来-1（ASA≧3の全身疾患を合併する65歳以上を対象）移行後（2011年）は、喘息が8.1%、肺炎が5.1%、在宅酸素療法（HOT）が0.7%などと増加している。

る。このため、不顕性誤嚥による誤嚥性肺炎の頻度が上昇する。また、気道異物が発生しても見逃されやすくなる[5]。このような呼吸器系の加齢変化は歯科治療においても注意が必要である。

呼吸器疾患と加齢の関係（図3）

　肺炎はわが国における死因の第4位であり、要介護高齢者の直接的な死因として最も頻度が高い[6]。閉塞性肺疾患[*2]のうち、気管支喘息は高齢者にも多い。一方、慢性閉塞性肺疾患は加齢とともに症状が強くなる。拘束性障害のうち、特発性間質性肺炎は加齢とともに増加する。また、肺腫瘍、および中枢型の睡眠時無呼吸症候群も加齢とともに増加する。

　呼吸器系疾患を合併する高齢者の病歴聴取では、労作時の呼吸困難、喫煙歴、咳や痰の有無、喘息発作や胸部手術の既往、化学療法や放射線照射の有無をチェックする。

　呼吸困難の評価法としてHugh-Jones分類（**表1**）が用いられる。外来に独歩で来院できる高齢者の多くはHugh-Jones分類Ⅱ度以下である。しかし、筆者らの外来ではⅢ度以上の高齢者も増えている。Ⅲ度以上は専門の歯科医療機関へ紹介するのが望ましい。

[*2] 喘息は閉塞性換気障害を示すが、急性で可逆性の気道閉塞を示すため、慢性閉塞性肺疾患からは除外される。

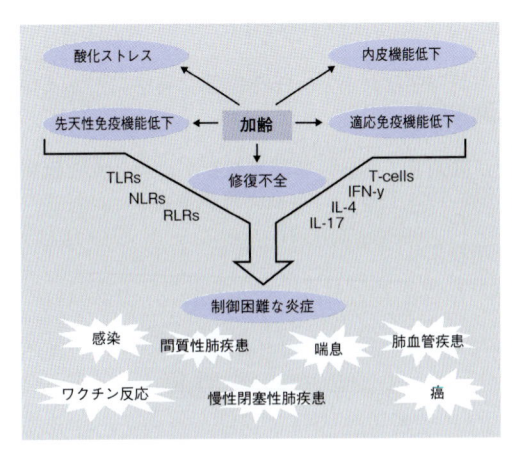

図3 加齢による炎症を介した肺疾患発症の生理学的メカニズム(Vaz, et al., 2012.[4])

TLRs：Toll-like receptors, NLRs：Nod-like receptors, RLRs：Rig-I-like receptors, IFN-g：Interferon-gamma, IL-：Interleukin, ILD：Interstitial lung disease, COPD：Chronic obstructive pulmorary disease, PVD：Pulmonary vascular disease

表1 呼吸困難に対するHugh-Jones分類

Ⅰ度（正常）	同年齢の健康人と同様に仕事ができ，歩行，坂・階段の昇降もかわらない．
Ⅱ度（軽度の息切）	平地では同年齢の健康人と同様に歩行できるが，坂や階段は健康人なみにはのぼれない．
Ⅲ度（中等度の息切れ）	平地でも健康人なみには歩けないが，自分のペースなら1km以上歩ける．
Ⅳ度（高度の息切れ）	休み休みでないと50mも歩けない．
Ⅴ度（きわめて高度の息切れ）	話したり着物を脱いでも息切れがする．

喘息(asthma)，気管支喘息(bronchial asthma；BA)

喘息

喘息とは，さまざまな刺激に対する気管支の感受性が上昇した，気道の慢性的な炎症性疾患をいう[7]．その特徴を**表2**に掲げる．

罹患率はわが国では成人の3～4%[8]である．喘息の多くは軽症であるが，喘息死をきたすような重篤な患者も存在するため注意が必要である．歯科において特に重要な喘息には，アスピリン喘息などの薬剤によるものがある．

1. 喘息とは

喘息発作の3徴候は，呼吸困難(dyspnea)，咳，および喘鳴(stridor, wheezing)である．発作はその強度により，喘鳴（動くと苦しい），小発作（苦しいが横になれる），中発作（苦

表2 喘息の特徴

①繰り返される気道閉塞があり，その閉塞は自然に，あるいは治療により消退する

②気道感受性が亢進しており，非喘息患者ではほとんど反応を示さない刺激に対して著しい気管支狭窄を示す

③気道炎症が存在する

しくて横になれない），大発作（苦しくて動けない），重篤（呼吸減弱，チアノーゼ，呼吸停止）に分類される．喘鳴では"ヒューヒュー"，"ゼーゼー"という高い周波数の連続音が発生する．

発作の誘因は，①アレルゲン，②薬剤，③感染，④心因，⑤運動（特に寒いところで行う運動），⑥環境（大気汚染など），⑦職業（金属塩を使う工場など）の七つに分類される[9]．①アレルゲンによるものは季節性があり，若年者の喘息に多い．アレルゲンに曝露すると数分で発作が起き，その30～50％の患者では，6～7時間後に遅延反応として再び発作が起きる[9]．アレルゲンのなかではヒョウヒダニが重要である．ダニの繁殖率の高い秋（特に9～10月）と，季節の変わり目に発作が起きやすい．この時期に喘息患者の歯科治療を行う場合には，発作を念頭に置く必要がある．②薬剤では，染色剤が最も多く，局所麻酔薬中の防腐剤やアスピリンも誘因としてあげられる．③には上気道感染があり，高齢者でも風邪の治りかけに発作がでると申告する場合が多い．④心因により発作が誘発される患者では，歯科治療時に精神的ストレスを与えないようにする．

わが国における喘息患者数は，厚生労働省平成20年度「患者調査」によれば88万8千人といわれている．また，喘息は高齢者と10歳以下の若年者に多い[10]（**図4**）．若年型喘息は約70％が自然緩解するのに対し，高齢者の喘息は難治性である[11]．また，その死亡率は全年齢層のなかで最も高い（90％が60歳代以上）．さらに，夜間の微小吸引（micro aspiration）によっても発作が生じることがある．

2. 治　療

喘息発作に対しては，短時間作用性β_2刺激薬（SABA）が用いられる．一方，慢性期の喘息の治療では，吸入ステロイド（inhaled corticosteroid, ICS）が中心的な薬剤であり，重症になるに従い高用量が使用される（**表3**）．その他には，長時間作用性β_2刺激薬（long-acting beta2-agonist, LABA），長時間作用性抗コリン薬（long-acting muscarinic antagonist, LAMA），ロイコトリエン受容体拮抗薬（leukotriene receptor antagonist, LTRA）などが用いられる．

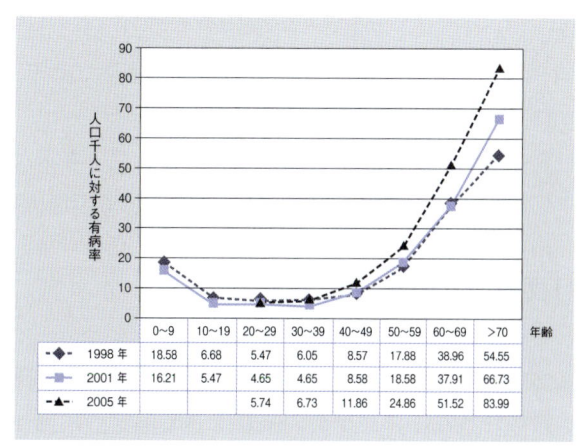

図4 喘息患者の年齢分布（2009）(Parks, et al., 2009.[13])

年齢	0～9	10～19	20～29	30～39	40～49	50～59	60～69	>70
1998年	18.58	6.68	5.47	6.05	8.57	17.88	38.96	54.55
2001年	16.21	5.47	4.65	4.65	8.58	18.58	37.91	66.73
2005年			5.74	6.73	11.86	24.86	51.52	83.99

喘息は10歳以下にも多いが、おもに高齢者で増加する。また、年々高齢の喘息患者数は増えている。

表3 気管支喘息の治療ステップ（一般社団法人日本アレルギー学会, 喘息予防・管理ガイドライン2018）

		治療ステップ1	治療ステップ2	治療ステップ3	治療ステップ4
		ICS（低用量）	ICS（低～中用量）	ICS（中～高用量）	ICS（高用量）
長期管理薬	基本治療	上記が使用できない場合、以下のいずれかを用いる ・LTRA ・テオフィリン徐放製剤 ※症状がまれなら必要なし	上記で不十分な場合に以下のいずれか1剤を併用 ・LABA（配合剤使用可）[*5] ・LAMA ・LTRA ・テオフィリン徐放製剤	上記に下記のいずれか1剤、あるいは複数を併用 ・LABA（配合剤使用可）[*5] ・LAMA[*6] ・LTRA ・テオフィリン徐放製剤	上記に下記の複数を併用 ・LABA（配合剤使用可） ・LAMA[*6] ・LTRA ・テオフィリン徐放製剤 ・抗IgE抗体[*2,7] ・抗IL-5抗体[*7,8] ・抗IL-5Rα抗体[*7] ・経口ステロイド薬[*3,7] ・気管支熱形成術[*7,9]
	追加治療	LTRA以外の抗アレルギー薬[*1]			
発作治療[*4]		SABA	SABA[*5]	SABA[*5]	SABA

ICS：吸入ステロイド薬, LABA：長時間作用性β₂刺激薬, LAMA：長時間作用性抗コリン薬, LTRA：ロイコトリエン受容体拮抗薬, SABA：短時間作用性β₂刺激薬, 抗IL-5Rα抗体：抗IL-5受容体α鎖抗体

歯科治療におけるリスクマネジメント

1. 歯科治療を行うか否かの決定

表3を参考にコントロール状態を評価する。病歴聴取では、①喘息発作の発現頻度（週1回以上か、毎日か）、②日常生活や睡眠が妨げられるか、そうであれば、その頻度（月に1回以上か、週1回以上か、常にか）、③夜間症状（発作）の頻度（月に2回以上か、週1回以上か、しばしばか）、④短時間作用性β₂刺激薬が毎日必要か、⑤症状の増悪はあるか、を確認する。その結果、中等症持続型相当、あるいは重症持続型相当の場合は、専門の歯科医療機関へ紹介する。軽症持続型相当か、軽症間欠型相当の場合は、リスクマネ

ジメント下に歯科治療を行う．

上記以外に確認するのは，喘息の誘因（アレルゲン，薬剤，感染，心因，運動，環境，職業など），NSAIDs過敏喘息（AERD）の有無，喘息発作の症状（ゼーゼーか，呼吸困難を伴うか，薬剤吸入だけで発作が消退するか，救急外来を受診せざるを得ないか，入院が必要か）である．また，発作の起きやすい時期であれば，必要に応じて治療の延期を考える．

2. 歯科治療におけるリスクマネジメント

A 治療前

β_2刺激薬（吸入薬）が処方されており，かつ発作に有効である場合は，同剤を持参してもらう．また，治療当日は投与されている薬剤を内服してきてもらう．発作が重篤で特定の季節あるいは時間帯に起こる場合は，その季節や時間帯を避ける．重症あるいは活動期に歯科治療が必要な場合は，治療前にβ_2刺激薬を使用するのも有効と考えられる．

B 治療中

感受性のあるアレルゲンへの曝露を避ける．もし，局所麻酔薬添加剤のパラベンや亜硫酸塩[*3]などに過敏な場合は，それらを含まないスキャンドネストを使用する（p.66参照）．心因が誘因であればストレス低減に努める．β_2刺激薬の添付文書には，アドレナリンは重篤な不整脈や心停止の可能性があり，併用禁忌または併用注意と記載されている．特に高齢者では不整脈が誘発されやすいため，β_2刺激薬が投与されている患者では，アドレナリン添加局所麻酔薬の使用を避けるか，心電図モニタリング下で慎重に用いる．

C 治療後

AERD患者の鎮痛剤はNSAIDsではなくアセトアミノフェンを使用する（p.54参照）．安全が確認されているNSAIDsがあればそれを処方する．テオフィリンが投与されていれば，マクロライド系抗菌薬を避ける．

喘息発作が起きた場合は，酸素を投与し患者持参の吸入β_2刺激薬を使用（噴霧）する（順序は逆でもよい）．救急外来では2.5から5.0mgを15分から20分ごとに1時間に3回まで投与，とされている[*4]．発作が消退しない場合は，その程度により呼吸器内科医師あるいは救急医療機関に連絡し，指示に従う．

[*3] 亜硫酸塩は米国食品医薬品局（FDA：Food and Drug Administration）からアレルギー反応の可能性があると報告されている[14,15]．

[*4] β_2刺激薬は最も有効な気管支拡張薬である．また，アミノフィリンはβ_2刺激薬のあとに使用すべき二次的な治療薬といわれている[16]．

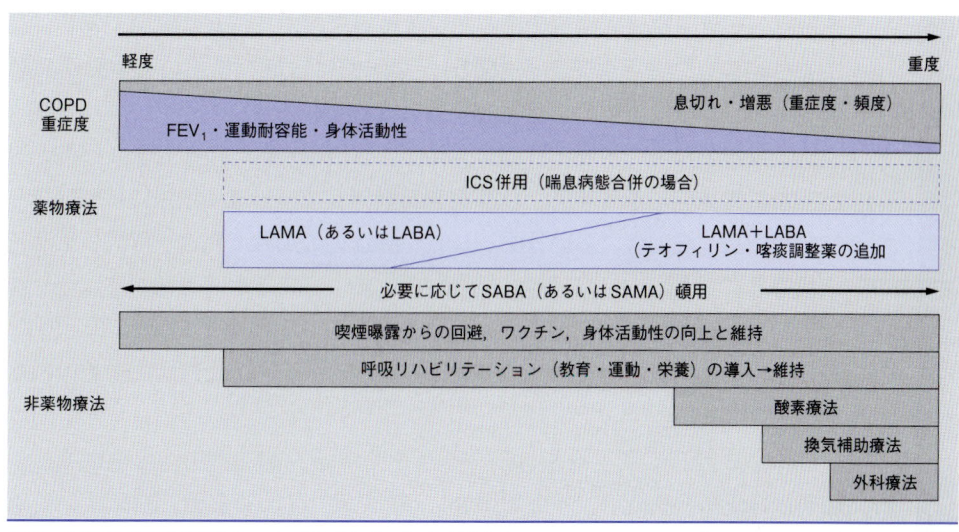

図5 COPD安定期治療のアルゴリズム（日本呼吸器学会COPDガイドライン第5版作成委員会編，2018.[20]）
COPD：chronic obstructive pulmonary disease，慢性閉塞性肺疾患
FEV1：forced expiratory volume in 1 s 1秒量
ICS：inhaled corticosteroids，吸入ステロイド
LAMA：long-acting muscarinic antagonist，長時間作用性抗コリン薬
LABA：long-acting beta2-agonist，長時間作用性β2刺激薬
SABA：short-acting beta-agonist，短時間作用型β2刺激薬
SAMA：short-acting muscarinic antagonist，短時間作用性抗コリン薬

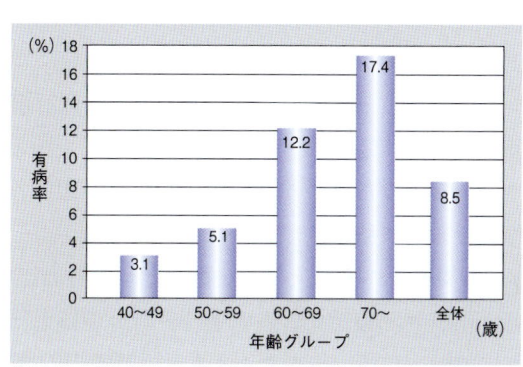

図6 COPDの年齢別有病率（NICE study）（日本呼吸器学会，2004.[20]）
COPDは70歳以上で最も多い．

慢性閉塞性肺疾患 (chronic obstructive pulmonary disease ; COPD)

慢性閉塞性肺疾患とは

　慢性閉塞性肺疾患（COPD）とは，タバコ煙を主とする有害物質を長期に吸入曝露することで生じた肺の炎症性疾患である[17]．呼吸機能検査で正常に戻ることのない気流閉塞

を示す．気流閉塞は末梢気道病変と気腫性病変がさまざまな割合で複合的に作用することにより起こり，進行性である（**図5**）．臨床的には徐々に生じる体動時の呼吸困難や慢性の咳，痰を特徴とする[18]．最も重要なリスクファクターはタバコ煙である．

気道抵抗の指標である1秒率（forced expiratory volume 1.0%；FEV1.0%）は，加齢とともに直線的に低下する．COPDは高齢者に多く，わが国においても65歳以上で増加しつつある．高齢者に多い理由として，肺固有の加齢変化と，喫煙，大気汚染，呼吸器感染症などの外因による肺障害の蓄積が関連していると考えられている．わが国のNICE studyによれば，COPDの有病率は40歳以上の8.6%で，70歳以上の約210万人が罹患していると考えられている[19]（**図6**）．また，COPDは男性に多く，わが国の死亡原因の第10位である．

COPDは全身に影響を及ぼしうる疾患である．すなわち，全身性炎症，心・血管系疾患（心筋梗塞，狭心症，脳血管障害），糖尿病，などである．臨床所見では，慢性の咳および痰，体動時の呼吸困難が最も多い．

歯科治療におけるリスクマネジメント

担当医からの医療情報か投与薬剤をもとにしてCOPDの重症度を推測する．酸素療法を行っているCOPD患者は専門の歯科医療機関に紹介するのが望ましい．

歯科治療を行う場合は，呼吸困難の増悪，診療体位，HOT，COPDに関連する全身疾患，呼吸器感染症（誤嚥性肺炎），投与薬剤に注意する．

呼吸困難の増悪に対する第一選択薬は，短時間作用性β_2刺激薬吸入である．患者に持参してもらい，増悪時に使用する．状況に応じて，担当医師に連絡し，指示に従う．

診療体位は，臥位よりもやや背板を上げたほうがよい場合がある．患者と相談しながら呼吸苦が最少になるように背板の位置を決める．

HOT中の患者では，備え付けの酸素ボンベあるいは中央配管からの酸素につなぎかえる．流量は患者の設定と同じにする．酸素飽和度（SpO_2）のモニタリングは必須である．肺気腫病変優位型では笑気が含気腔に蓄積される可能性があるため，笑気吸入鎮静法は避ける．

また，不顕性誤嚥が存在することを前提に，積極的な口腔ケアを行う．

ステロイドが投与されている場合は，免疫抑制および二次的な骨粗鬆症に対するビスホスホネート製剤の使用に注意する．ただし，ステロイド投与は免疫能低下を意味するが，そのまま観血的処置における抗菌薬予防投与を意味するものではない．ビスホスホネート製剤使用時の観血的処置における対応は，わが国のガイドラインに従う（p.221参照）．テオフィリンが投与されていれば，エリスロマイシンなどのマクロライド系抗菌薬は避ける．抗菌薬が長期投与されている患者で，歯科から抗菌薬の追加投与を行う必要がある場合は，担当医と相談のうえで抗菌薬を選択する．また，その長期投与によりメチシリン耐性黄色ブドウ球菌（MRSA）が検出されるケースがあり，感染対策にも注意が必要である．

> **Note 1** **1秒率（forced expiratory volume 1.0%；FEV1.0%）**
> 1秒量（p.227参照）が肺活量に占める割合（%）を1秒率という．30歳では80%以上あるが，加齢とともに低下する．1秒率が70%以下を閉塞性障害という．

肺炎（pneumonia）

肺炎とは

　肺炎とは，さまざまなウイルスや細菌による肺実質の感染症である．その多くは基礎疾患（肺気腫などの呼吸器疾患，呼吸器疾患以外の脳血管障害，重症糖尿病，心不全など）の合併症として発症する．

　わが国における肺炎受療率は人口10万に対し30人，肺炎による死亡率は人口10万人に対し70人で，肺炎の死因順位は第4位である．高齢者では罹患率が著しく上昇し[21〜25]，85歳以上の男性では死因として2位，90歳以上の男性では同じく1位である[26]．

　肺炎の初期症状は発熱，悪寒，咳嗽，喀痰および胸痛などであるが，重篤になると呼吸困難，意識障害，脱水，チアノーゼを示す．病原菌として肺炎球菌，ブドウ球菌，肺炎桿菌などが多いが，過半数で病原菌は不明である[21]．

　肺炎の重症度分類（図7）では，70歳以上の男性，75歳以上の女性ではその他の項目を満たさなくても中等症となる．また，酸素飽和度は90%以下が境界となる．

　肺炎の治療は基本的には抗菌薬投与となる．呼吸不全が出現した場合はHOTの適応となる．

誤嚥性肺炎（aspiration pneumonia）

　誤嚥とは，食物や分泌物あるいは胃や食道からの逆流物が気道に侵入することをいう．また，むせや嘔吐などの明らかなエピソードがなく，本人も気づいていないような誤嚥を不顕性誤嚥という．このような誤嚥による肺炎を誤嚥性肺炎という．

　高齢者では，咳反射の低下，線毛運動障害などにより誤嚥量が増加し，免疫能低下を背景として誤嚥性肺炎が起こりやすい．高齢者の誤嚥性肺炎は頻度が高く，臨床的にも重要である．原因の多くが不顕性誤嚥である[27,28]．

　誤嚥性肺炎のリスクファクターとして，脳血管障害，認知症，長期臥床，精神安定剤投与，胃食道逆流，経管栄養，アルコール依存などがあげられている[27]．

1. 高齢者における誤嚥性肺炎

　肺炎は高齢者の緊急入院における原因疾患のなかで最も多い[29]．また，肺炎による死

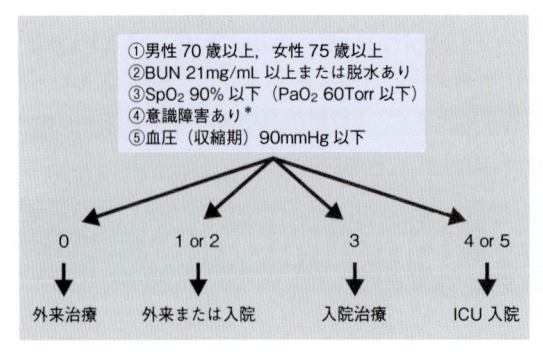

図7 肺炎の重症度分類（日本呼吸器学会，2007.[26]）
五つの項目のいずれも満たさないものを軽症，一つまたは二つを有するものを中等症，三つを有するものを重症，四つまたは五つを有するものを超重症とする．ただし，ショックがあれば1項目のみでも超重症である．各々の対応は図のとおりである．

亡率も加齢とともに上昇する[30]．わが国の肺炎による死亡者の92%を高齢者が占める[31]．高齢者肺炎の感染経路としては，飛沫感染，血行感染，誤嚥性感染があげられている．また，高齢者の肺炎は初めからMRSAなどの耐性菌で発症することも多い．

高齢者では肺炎による初期症状が認められにくく，発見が遅れることも少なくない[27,32]．特に80歳以上では半数程度に特有な症状が認められず，食欲低下や全身倦怠感などの非特異的症状を示す．たとえば，PaO_2が60Torr以下の呼吸不全になっても，前期高齢者では53%，後期高齢者では16%程度しか呼吸困難を自覚しない[29]．

歯科治療におけるリスクマネジメント

明らかな病状を有する肺炎患者が外来を受診する可能性は低いが，非特異的症状を伴う肺炎患者が来院する可能性はある．一方，在宅歯科治療では遭遇する頻度は高いといえる．

特異的な症状がなくても酸素飽和度が90%以下の場合[24]は，他の呼吸器疾患や循環器疾患のリスクとともに，肺炎の可能性も考慮する．歯科治療は応急的処置のみとし，内科的治療を優先する．

誤嚥性肺炎の予防として，口腔ケアは有用であるといわれている[28,33~37]．健常人の唾液中には約10^8個/mLの細菌が常在するが，口腔衛生状態が不良であれば10^{11}個/mLまで増加するといわれている．高齢者では誤嚥性肺炎の有無にかかわらず積極的な口腔ケアが必要であろう．

間質性肺炎 (interstitial pneumonia; IP), 特発性間質性肺炎 (idiopathic interstitial pneumonias; IIPs)

間質性肺炎（IP）は，血管内皮細胞と基底膜に囲まれた間質（**図8**）が炎症により線維化をきたす疾患である．原因が明らかなもの（続発性）と，不明なもの（特発性，IIPs）に分けられる．原因が明らかなものは，膠原病に伴うもの，薬剤や放射線などに続発するものなどがある．一方，原因が不明なIIPsは特定疾患の一つで以下の7疾患に分類される．

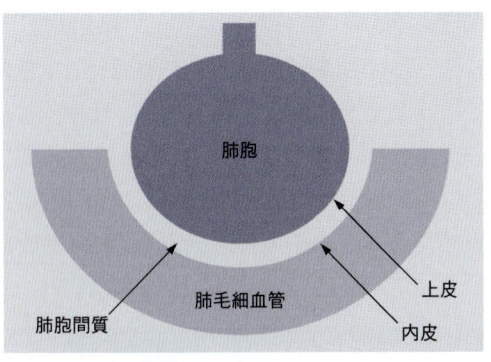

図8　肺胞間質 (Dempsey, et al., 2010.[38])
肺胞間質は肺胞上皮と毛細血管内皮との間に存在し，ガス交換にきわめて重要な役割を果たしている．この部分の炎症がIPであり，その結果，ガス交換に重大な影響を及ぼす．

①特発性肺線維症（idiopathic pulmonary fibrosis；IPF）
②非特異性間質性肺炎（nonspecific interstitial pneumonia；NSIP）
③特発性器質化肺炎（cryptogenic organizing pneumonia；COP）
④呼吸細気管支炎関連性間質性肺疾患（respiratory bronchiolitis associated interstitial lung disease；RB-ILD）
⑤剝離性間質性肺炎（desquamative interstitial pneumonia；DIP）
⑥リンパ球性間質性肺炎（lymphocytic interstitial pneumonia；LIP）
⑦急性間質性肺炎（acute interstitial pneumonia；AIP）．

上記のうち，①の特発性肺線維症（IPF）が最も多く，全体の50％以上を占める．

IPの原因となりうる薬剤は，抗菌薬（セファロスポリン，ミノマイシンなど），リウマチ治療薬（金，メトトレキサート，NSAIDsなど），循環器病薬（アミオダロン，ACE阻害薬など），抗悪性腫瘍薬（ブレオマイシンなど），免疫調整薬（アザチオプリン，シクロフォスファミドなど），その他（高流量酸素など）である[38]．

症状には，呼吸困難感，乾性咳嗽，胸痛，喘鳴，ばち状指など多彩である．職業歴，生活歴（喫煙，ペット飼育），病歴（膠原病，感染症，薬物）に注意する必要がある．有病率は男性で10万人に対し80.9人，女性で67.2人と報告されている[40]．また，IPFは加齢とともに増加し，75歳以上で最も多い．

IPの予後は不良で，乾性咳嗽，労作時息切れなどの症状が出現すると，50％生存率は4～6年，あるいは診断後2.5～5年といわれている[41]．予後不良に関する病態は，急性増悪，肺癌の合併（10～30％）である．IPFは感染や手術などを契機に急性増悪する場合がある．

治療の中心はステロイド療法で，アザチオプリン，メトトレキサート，シクロフォスファミドなどが用いられる[42]．また，予後改善は証明されていないが，在宅酸素療法（HOT）が行われる．HOTにおけるIP等の割合は18％と報告されており，その数は年々増加している．

歯科治療におけるリスクマネジメント

IP患者は，専門の歯科医療機関へ紹介する．

歯科治療を行う場合は，急性増悪，HOT，呼吸器感染症（誤嚥性肺炎），および投与薬剤に注意する．担当医にコンサルテーションを行い，予後を考慮して治療計画を立てる．

IPF は感染や手術などを契機に急性増悪する場合があるため，積極的な口腔ケアにより誤嚥性肺炎を予防する必要がある．HOT については他の呼吸器疾患と同様である．投与薬剤では，ステロイドによる糖尿病や骨粗鬆症に注意が必要である．前者ではインスリン，後者ではビスホスホネート製剤が投与されている場合がある（p.221 参照）．

慢性呼吸不全と在宅呼吸ケア（在宅酸素療法，在宅人工呼吸療法）

在宅呼吸ケアとは，慢性呼吸不全患者が病院外においても良好な QOL を維持できるようにするための医療上の手段であり，在宅酸素療法（HOT）[43]，在宅人工呼吸療法（HMV）[44] がある．在宅呼吸ケアを必要とする高齢者は年々増加しており，酸素ボンベを携帯して歯科を受診する患者も増えている．また，在宅歯科診療で遭遇する機会は少なくない．

慢性呼吸不全（chronic respiratory failure；CRF）とは

厚生省特定疾患「呼吸不全」研究班による診断基準は，室内空気呼吸時の PaO_2（動脈血酸素分圧）が 60Torr 以下を呼吸不全と定義している．そして，慢性呼吸不全は「少なくとも 1 か月以上（呼吸不全が）持続する」ものとされている．$PaCO_2$（動脈血炭酸ガス分圧）により呼吸不全の型が分けられ，45Torr 未満を I 型呼吸不全（肺機能不全），45Torr 以上を 2 型呼吸不全（換気不全）と分類する．

慢性呼吸不全の原因となる疾患は，①慢性閉塞性肺疾患（COPD），気管支喘息などの閉塞性疾患，②特発性間質性肺炎（IIPs）などの間質性肺炎，③肺結核後遺症，④悪性腫瘍，⑤びまん性の気管支拡張症，⑥脊椎後側彎症，⑦筋萎縮性側索硬化症（ALS）などの神経・筋疾患，⑧呼吸中枢の異常，である．

呼吸不全の治療の原則は酸素療法である．その急性期には，呼吸管理（酸素療法）に加えて，抗菌薬，気管支拡張薬，副腎皮質ホルモンなどの投与を行う．慢性安定期には，呼吸リハビリテーション，HOT，HMV を行う．

在宅酸素療法 (home oxygen therapy；HOT)・在宅人工呼吸療法 (home mechanical ventilation；HMV) とは

HOT とは，慢性呼吸不全の患者に対して酸素ボンベなどから，その患者に必要な流量の酸素を持続的に投与し，QOL を維持しようとする治療法である（**図9**）．一方，HMV は機械（ventilator）を用いて自発呼吸を補助する呼吸療法で，非侵襲的陽圧換気療法

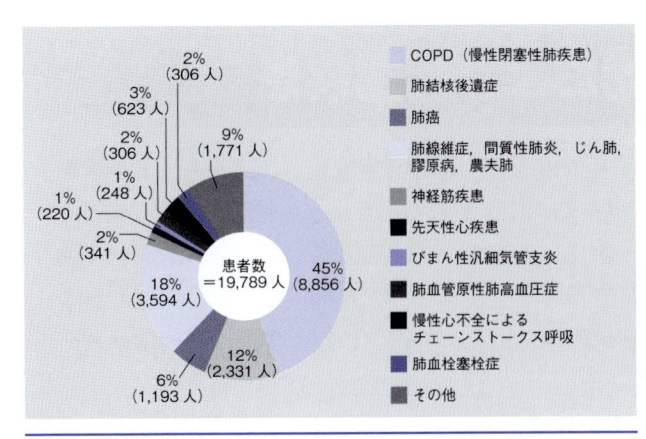

図9　HOTの疾患別患者数（日本呼吸器学会，2010.[39]）
最も多いのがCOPD（45%），肺線維症等（18%），肺結核後遺症（12%），肺癌（6%），慢性心不全によるCheyne-Stokes呼吸（3%）であった（在宅呼吸ケア白書2010）．

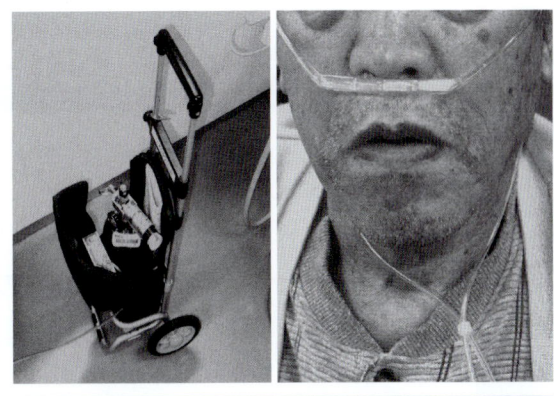

図10　酸素ボンベとHOT中の患者（自験例）
左：携帯用酸素ボンベ，右：鼻カニューラ

(non-invasive positive pressure ventilation；NIPPV）と気管切開下間歇的陽圧換気療法（tracheostomy intermittent positive pressure ventilation；TIPPV）がある．NIPPVは気管内挿管や気管切開をしないで特殊なマスクを用いる方法で，TIPPVは気管切開を伴う昔からの方法である．HMV症例は年々増加しており，現在ではNIPPVがTIPPVよりも多い．

歯科治療におけるリスクマネジメント

　HOT，HMV患者は専門の歯科医療機関への紹介が勧められる．
　来院中は患者の酸素ボンベ（**図10**）の消費量を減らすために，備え付けの酸素ボンベあるいは中央配管からの酸素を供給する．治療中のSpO_2監視は必須である．$SpO_2 \leq 90\%$の場合は，次に述べるHOT取り扱いの問題を含め，原因を明らかにし，適切に対応する必要がある．
　高齢者におけるHOT取り扱いの問題点として，装置を適切に使えず酸素が出ていない，自覚症状がないため自己判断で止めている，などがある．このような患者では適切に使えるように指導する．また，酸素吸入中の患者のそばで火を使う場合は十分に離れたところで使用する[45]．酸素吸入中の引火による死亡例が報告されている[46]．さらに，HOT患者は予備力が低下しているため，できるだけ短時間で治療を終了する必要がある．HMV患者ではそれに加えて可能な歯科治療が限られる．COPD患者，IP患者のHOT導入後の5年生存率は，それぞれ50%以下，30%以下である．適応と予後を見定めて，適切な処置を行う必要がある．

加齢と代謝および代謝疾患

代謝（metabolism）とは，生体内で発生するすべての化学変化とエネルギー変換を意味する言葉である．体は生きてゆくために，食物である炭水化物，タンパク質あるいは脂肪などを，生体内でゆっくりと酸化し，エネルギーを得ている．これを異化作用（catabolism）という．そして，このエネルギーを使って，体を構成するアミノ酸やタンパク質などを合成している．これを同化作用（anabolism）という．（狭義の）代謝は異化作用と同化作用に大別される．

代謝疾患とは，このような代謝の一部に異常が生じて起こる疾患をいう．代謝過程の調節にはホルモンが重要な役割を果たしている．たとえば糖代謝では，インスリンというホルモンが重要な役割を果たしているが，インスリン産生が低下すると糖尿病を発症する．

加齢に伴いインスリン感受性が低下し，インスリン初期分泌も低下する．これらを背景として，高齢者では耐糖能が低下する．この結果，高齢者では糖尿病患者が増加する（図1）．また，加齢とともにLDL-C（低比重リポタンパクコレステロール）が増加するため，血清総コレステロールが増加し，中性脂肪も高値を示す．このため，高齢者では脂質異常症の頻度が高くなる．

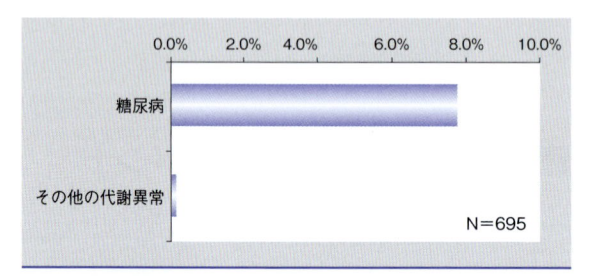

図1　観血的処置を行った高齢者歯科外来患者（≧70歳）におけるリスクマネジメントを要する代謝疾患の合併率（2005年）

70歳以上の高齢者すべてを対象とした2005年の結果を示す．スペシャルケア外来-1（ASA≧3の全身疾患を合併する65歳以上を対象）移行後（2011年）は，糖尿病が24.4％と著しく増加している．

4 代謝疾患
metabolic diseases

表1 糖尿病とそれに関連する耐糖能低下の成因分類（日本糖尿病学会，2010.[1]）

① 1型（β細胞の破壊，通常は絶対的インスリン欠乏に至る）
　A・自己免疫性
　B・特発性
② 2型（インスリン分泌低下を主体としインスリン抵抗性を伴うものと伴わないもの，インスリン抵抗性が主体でそれにインスリンの相対的不足を伴うもの等がある）
③ その他の特定の機序，疾患によるもの
　A・遺伝因子として遺伝子異常が同定されたもの
　　（1）膵β細胞機能に関わる遺伝子異常
　　（2）インスリン作用の伝達機構に関わる遺伝子異常
　B・他の疾患，条件に伴うもの
　　（1）膵外分泌疾患
　　（2）内分泌疾患
　　（3）肝疾患
　　（4）薬剤や化学物質によるもの
　　（5）感染症
　　（6）免疫機序によるまれな病態
　　（7）その他の遺伝的症候群で糖尿病を伴うことの多いもの
④ 妊娠糖尿病

一部には糖尿病特有の合併症をきたすかどうかが確認されていないものも含まれる．

糖尿病（diabetes mellitus；DM）

糖尿病とは

　糖尿病（DM）は，インスリン作用の不足による慢性の高血糖状態を主徴候とする代表的な代謝疾患である．

　血液中の糖質を血糖というが，その約95％を占めるグルコース（ブドウ糖）は，生体にとって重要なエネルギー源である．特に脳はエネルギー源としてグルコースだけしか使用できず，グルコースが存在しないと神経細胞は死滅する．このため血糖値の変動は一定の範囲3.3～8.3mmol/L（60～150mg/dL）に収まるように常に調整されている[2]．

　この調整機構として重要な働きをしているのが，膵臓のランゲルハンス島β細胞から分泌されるインスリンである．インスリンは血糖値を下げる作用があり，血糖値が上昇するとインスリン分泌量が増加し，血糖値が低下すると分泌量も減少する．したがって，もし，何らかの原因でインスリン分泌量が減少したり，作用が低下すると，持続的な血糖値の上昇状態になる．このような状態を糖尿病という．糖尿病は単に血糖値が高いだけでなく，多くの重要臓器に異常をきたし，生命予後に影響する疾患である．糖尿病は世界的に増加しているが，わが国でも，生活様式の変化に伴い増えている（**図2**）．

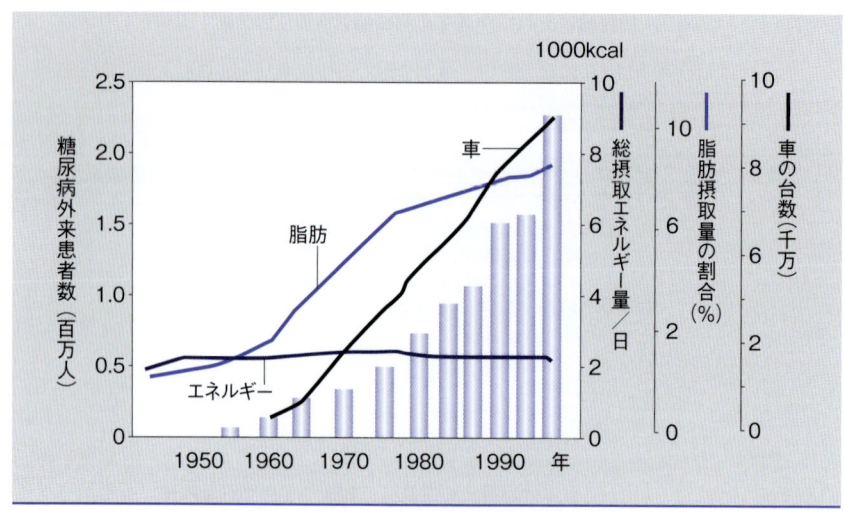

図2 わが国における生活様式の変化と，糖尿病患者数の増加（Nakano, et al., 2007.[3]）
糖尿病発症には環境因子が大きく影響する．戦後の環境の大きな変化とともに糖尿病患者数も著しく増加している．

1. 分 類

A 1型糖尿病（type 1 diabetes mellitus；T1DM）

膵臓のβ細胞が破壊され（おもに自己免疫機序による），インスリン欠乏となるために生じる糖尿病をいう．遺伝因子に環境因子が加わり発症する．環境因子としてはウイルスや食物（特にニトロソ化合物）などが考えられている．生涯にわたってインスリンによる治療が必要になる．

1型糖尿病（T1DM）の多くは，ケトアシドーシスおよび高血糖を中心とした症状を示す．急激に始まる高度の口渇，脱水，多飲，多尿，体重減少，極度の倦怠感などに加えて，インスリン欠乏が高度になると，糖尿病性ケトアシドーシス（後述）をきたす．しかし，膵臓β細胞の破壊がゆっくりと進行する時期（honeymoon period と呼ばれる）は，2型糖尿病のような病態を示し，インスリンが不要の時期もある．

T1DMはこれまで若年型糖尿病などといわれてきたが，実際にはあらゆる年齢層で発症する．筆者らの外来でも，高齢で発症したT1DM患者が来院することがある．

B 2型糖尿病（Type 2 diabetes mellitus；T2DM）

インスリン分泌の低下とインスリン感受性の低下により，インスリン作用の不足が生じて発症する糖尿病をいう．

成因として複数の遺伝因子と環境因子が考えられている．たとえば，糖尿病患者の親，同胞，子の誰かに糖尿病が存在する確率（家族歴陽性率）は40～50％と高い[4]．また，環境因子としては，加齢，肥満，運動不足，食事の量と内容，ストレス，胎児期や新生児期の栄養などがあげられる．

2型糖尿病（T2DM）は緩徐に発症し，進行する．症状としては糖尿病そのものによる

症状と，合併症による症状がある．糖尿病そのものによるおもな症状として，口渇，それに伴う多飲，多尿，全身倦怠感，易疲労感，体重減少などがある．

T2DMであっても，経口血糖降下薬などで高血糖の改善が困難な場合は，インスリンを使用する．高齢歯科患者においても，T2DMでインスリンを使用している者は少なくない．

C その他の特定の機序・疾患によるもの

遺伝子異常による糖尿病や，他の疾患（膵臓疾患，内分泌疾患，肝疾患，薬剤・化学物質によるものなど）や条件に伴う糖尿病をいう．

D 妊娠糖尿病

妊娠糖尿病とは妊娠中に発生したか，または初めて認識された耐糖能低下をいう．

> **Note 1　インスリン（insulin）**
>
> インスリンは膵臓のランゲルハンス島のβ細胞で合成され，肝臓からの糖産生抑制，筋肉・脂肪における糖取り込みの促進をおもな作用とするホルモンである．このような作用により，インスリンは血糖値を低下させる．血糖値を上昇させるホルモンはカテコールアミンなど複数存在するが，血糖値を下げるホルモンはインスリンしかない．このため，インスリン量低下による血糖上昇は他のホルモンで補うことができない．

糖尿病の診断

日本糖尿病学会の糖尿病治療ガイド2016による判定基準[1]（**表2**）は以下のとおりである．①血糖値が早朝空腹時≧126mg/dL，75gグルコース服用後2時間値≧200mg/dL，随時血糖値≧200mg/dLのいずれかを満たす場合，あるいは，②HbA1c≧6.5%を満たす場合をそれぞれ糖尿病型とする．そして，同日に①および②を示した場合は，初回検査だけで糖尿病と診断する．①のみの場合でも，口渇，多飲，多尿，体重減少などの糖尿病の典型的症状，あるいは確実な糖尿病網膜症が認められれば，糖尿病と診断する．①のみの場合でこれらの症状がない場合は，別日に再検査し，①あるいは②，あるいは①＋②が認められれば，糖尿病と診断する．②のみの場合は，別日の再検査で①あるいは①＋②が認められれば糖尿病と診断するが，②のみの場合は，糖尿病の疑い，と診断する．

糖尿病の治療

食事療法はすべての糖尿病患者に必要である．T2DMの治療の基本は食事療法と運動療法である．これだけで血糖コントロールが不十分な場合は薬物療法が行われる．薬物療法としては，まず経口血糖降下薬が使用される（**図3**）．経口血糖降下薬で血糖コントロールが不十分な場合はインスリンが使用される．このことから，2型糖尿病では治療内容から重症度の推測が可能となる．

表2 糖尿病型（日本糖尿病学会，2016.[5]）

糖尿病型	血糖	空腹時≧126mg/dL
		ブドウ糖負荷試験（oral gulcose tolerance test：OGTT）2時間値≧200mg/dL
		随時≧200mg/dL
	HbA1c	≧6.5%

　糖尿病診療ガイドライン2016では，合併症予防のための目標値として糖尿病患者のHbA1cを7.0％未満にコントロールすることを推奨している**(表3)**．

　経口血糖降下薬には，インスリン抵抗性改善系薬剤にビグアナイド薬，チアゾリジン誘導体があり，インスリン分泌促進系薬剤に，DPP-4阻害薬，スルフォニル尿素薬，速効型インスリン分泌刺激薬がある．このうち，DPP-4阻害薬は新しい糖尿病治療薬で，従来の抗糖尿病薬が持つデメリットが少ない薬剤である．

Note 2 DPP-4阻害薬[6,7]

　食事により消化管から産生されるホルモンであるインクレチンは，インスリン分泌調節機能を持つ．すなわち，血糖値が高いときにはインスリン分泌を促進し，血糖値が正常あるいは低い場合には促進しない．このインクレチンの分解酵素がDPP-4（ジペプチジルペプチターゼ-4）である．DPP-4を選択的に阻害することにより，インクレチン濃度を上昇させ，インスリン分泌を促進させるのがDPP-4阻害薬である．他の経口血糖降下薬と異なる大きな利点は，インクレチンは血糖値が正常あるいは低いときにはインスリン分泌を促進しないため，低血糖をきたしにくいという点である．

　DPP-4阻害薬として市販されているのは，シタグリプチン（ジャヌビア，グラクティブ），ビルダグリプチン（エクア），アログリプチン（ネシーナ）等である．筆者らの外来でも，これらを服用している患者が増加している．

Note 3 ヘモグロビン A1c（HbA1c）

　ヘモグロビン（Hb）のアミノ基にグルコースが非酵素的に結合したものをグリコヘモグロビンといい，HbA1cはその一つである．ヘモグロビンは血液を循環するうちにグルコースと結合しグリコヘモグロビンとなる．グリコヘモグロビンの生成速度は血液中のグルコース濃度に比例するため，ある時期のグリコヘモグロビン濃度は先行する一定期間の平均的な血糖値に比例する．すなわち，ある時点のグリコヘモグロビン濃度は，先行する2〜3か月間の平均血糖を反映する．

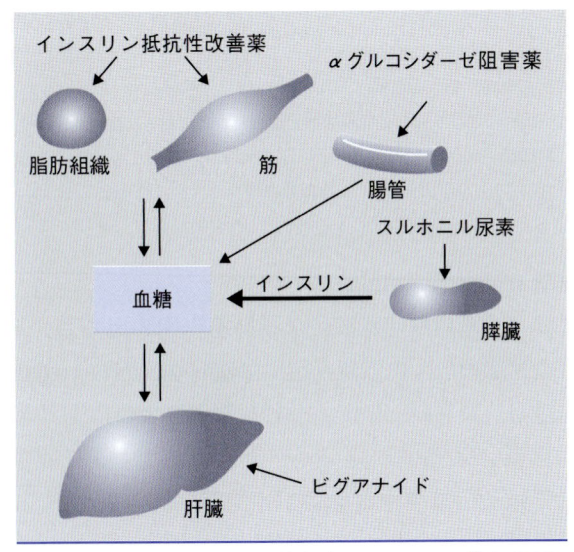

図3 経口血糖降下薬の作用機序（Sherwin, 2000.[8] を改変）

表3 血糖コントロール目標（日本糖尿病学会, 2016.[5]）

目標	コントロール目標値[注4]		
	血糖正常化を目指す際の目標[注1]	合併症予防のための目標[注2]	治療強化が困難な際の目標[注3]
HbA1c（％）	6.0未満	7.0未満	8.0未満

治療目標は年齢，罹病期間，臓器障害，低血糖の危険性，サポート体制などを考慮して個別に設定する．

注1）適切な食事療法や運動療法だけで達成可能な場合，または薬物療法中でも低血糖などの副作用なく達成可能な場合の目標とする．
注2）合併症予防の観点からHbA1cの目標値を7％未満とする．対応する血糖値としては，空腹時血糖値130mg/dL未満，食後2時間血糖値180mg/dL未満をおおよその目安とする．
注3）低血糖などの副作用，その他の理由で治療の強化が難しい場合の目標とする．
注4）いずれも成人に対しての目標値であり，また妊娠例は除くものとする．

糖尿病の合併症

1. 急性合併症（acute complications）

血糖値が著しく高くなることによって起こる糖尿病性昏睡と，逆に低下して生じる低血糖性昏睡がある．どちらも危険性は高い．

A 糖尿病性昏睡（diabetic coma）

インスリンの作用不全が原因で生じる，糖尿病性ケトアシドーシス[*1]，非ケトン性高浸透圧性昏睡[*2]，乳酸アシドーシスなどが原因となる．

*¹ インスリン作用が著しく低下し，ケトン体（アセト酢酸，アセトン，β-ヒドロキシ酪酸）が蓄積され，血液が酸性となる（酸血症，アシドーシス）ために生じる．まれにストレスや血糖値上昇作用のあるホルモン（カテコールアミンなど）によっても発症する．血糖値は250mg/dL以上，動脈血pHは7.35以下（静脈血pHは7.30以下）となる．1型糖尿病の5%程度に発症するが2型糖尿病では少ない[9]．おもな症状はアシドーシス，口渇，多飲，多尿，意識障害である．

*² 著しい高血糖（400mg/dL以上），しばしば600mg/dL以上）と高浸透圧（315mOsm/kg以上）を示すが，ケトアシドーシスを伴わない．また，著しい脱水と意識障害を伴い，高齢者における2型糖尿病に最も多い[10]．

B 低血糖 (hypoglycemia)

低血糖は，糖尿病治療薬による有害作用のうちで，最も多い[11, 12]．低血糖の原因は血糖降下薬過量投与，食事量不足，食事時間の遅れ，運動量の増加，嘔吐などである．また厳格な血糖コントロールによっても発現リスクは上昇する．なかでもインスリンやスルホニル尿素薬による医原性のものが最も多い．T1DMでは常に低血糖のリスクがある．T2DMではそのリスクは低いがインスリンやスルホニル尿素薬が投与されている場合は起こりうる[13]．

歯科治療の前にインスリンあるいはスルホニル尿素薬を使用したが，食事量が少なかった，あるいは食事を摂取しなかった，という場合に起きやすい．

低血糖状態*³になると，まず交感神経症状（動悸，冷汗，不安感など．おもに低血糖によるアドレナリン分泌促進による）が現れ，ついで中枢神経系症状が出現する．低血糖が持続すると中枢神経の機能障害により，集中力低下，異常行動，昏睡，そして最終的には死に至る場合もあるため，歯科治療でも十分な注意が必要である．一般にインスリンやスルホニル尿素薬を投与されている糖尿病患者の多くは，内科医師から低血糖に関する教育を受けており，交感神経症状を経験していることも多い．歯科治療においても交感神経症状を自覚したらすぐ申告してもらうようにする．低血糖はエビデンスは十分ではないものの[11, 15]急性冠症候群，脳血管障害，突然死などの重篤なイベント，および認知症との関連が推測されている[13, 16〜18]．また，高齢者の低血糖は，特に危険な結果をもたらすといわれている．

*³ 低血糖は血糖値が＜2.5〜2.8mmol/L（＜45〜50mg/dL）になると現れるといわれている．しかし，実際にはさまざまな条件によりこの値は変動する[3]．

Note 4 無自覚性低血糖症（無症候性低血糖）
低血糖であるにもかかわらず交感神経症状を伴わず，意識障害などの重篤な状態に陥るものをいう．高齢者や自律神経障害患者に多く，危険性も高い[14]．

2. 慢性合併症 (chronic complications)

糖尿病に罹患して10年程で慢性合併症が明らかになってくる．慢性合併症は血管障害，神経障害，その他，に分けられる．このうち，血管合併症が代表的で細小血管症と大血管症に分けられる．血管合併症は高血糖とそれに伴うさまざまな代謝障害が長時間持続するために生じる，血管を中心とした組織の退行変性である．慢性合併症のうち，特に，網膜

症，神経障害，および腎症は三大合併症といわれ，頻度が高く，臨床的にも重要である．

A 細小血管症（micro angiopathy）

糖尿病に特異的な合併症である．直径200μm以下の血管に起こり，基底膜の不規則な肥厚と透過性の亢進を伴う．

①糖尿病性網膜症（diabetic retinopathy）

網膜の毛細血管壁の変性と基底膜の肥厚が原因で，最終的には硝子体出血，網膜剥離により視力が失われる．糖尿病性網膜症は成人における失明の第一の原因で[19]，わが国の高齢糖尿病患者の約43%を占める[20]．糖尿病性網膜症は糖尿病発症後10年くらいから認められ，20年経過すると75〜80%に，30年経過すると90〜95%に認められる[21]．

②糖尿病性腎症（diabetic nephropathy）

狭義には長期の糖尿病により生じた糸球体硬化病変を特徴とする腎血管障害をいい，慢性の経過をたどる．最終的に糖尿病性腎不全になり，透析あるいは腎移植が行われる．糖尿病性腎症はわが国における透析の原因として第1位で44.2%（2011年）を占める[22]．

③糖尿病性神経障害（diabetic neuropathy）

代謝障害，細小血管障害により生じた末梢神経の変性と，それによる機能障害をいう．症状には，下肢の対称性の自発痛（灼熱感，電撃痛），足底部の潰瘍易形成，自律神経障害による起立性低血圧，頻脈などがある．起立性低血圧は転倒による骨折の可能性があり，自律神経障害は突然死の原因となる場合がある．

B 大血管症（macro angiopathy）

大血管症には心血管系障害，脳血管系障害，そして末梢血管障害がある．

心血管系疾患の頻度は糖尿病患者で上昇し，たとえば虚血性心疾患の発生率は健常者の2〜3倍になる[23]．糖尿病は心血管系疾患の重要なリスクファクターである．脳血管障害では，脳出血に比べて脳梗塞の頻度が高い[23]．末梢血管障害は下肢に好発し，糖尿病性壊疽を起こすことがある．

> **Note 5 易感染性**
>
> 糖尿病患者は感染しやすく，感染が重篤化しやすい．高血糖は多形核白血球の機能障害をきたし，末梢における微小循環不全が感染病巣への白血球動員や特異抗体到達を障害し，組織酸素分圧を低下させ，さらに抗菌薬の移行を障害する．このような機序により，細菌の発育に適した状態が作り出される．

高齢者の糖尿病

加齢とともに耐糖能は低下し，糖尿病の罹患率は高くなる（**図4**）．国民健康・栄養調査（2010年）によれば，わが国では70歳以上の男性の23.6%が糖尿病と診断されたことがあるという．この結果を2000年（同年齢で16.2%）と比較すると約1.5倍となっており，高齢者の糖尿病罹患率は年とともに上昇していることがわかる．

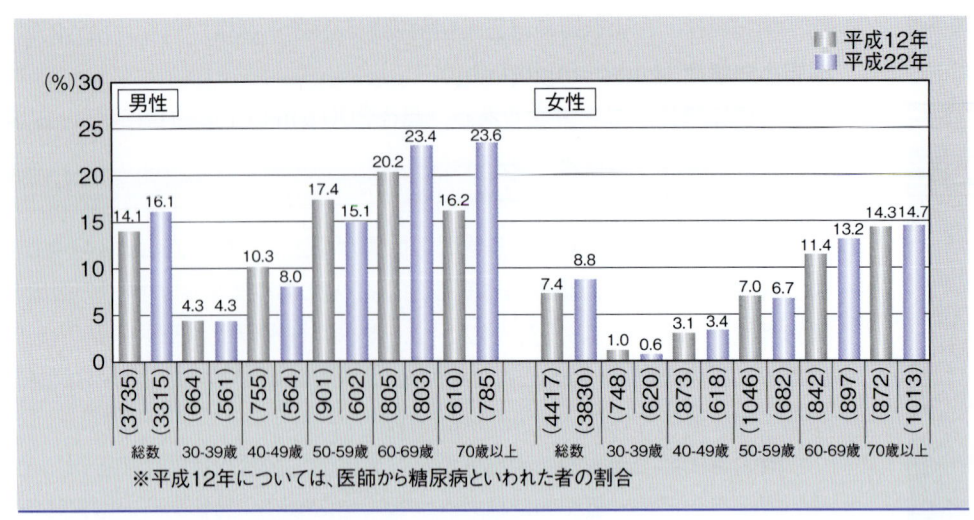

図4 糖尿病といわれたことがある者の割合（2010年）
高齢になるほど糖尿病患者の頻度が高くなる．また，男性が女性よりも多い．さらに平成22年は同12年よりも男女ともに増加している．（厚生労働省「平成22年 国民健康・栄養調査」[25]）

　高齢者の糖尿病はほとんどが2型である．しかし，その90％は青壮年期に発症しており，高齢になって初めて発症するのは10％程度に過ぎない[24]．糖尿病の予後は罹患期間に影響されるため，長期間放置されていた糖尿病はしばしば合併症が進行している．先の調査では，過去に糖尿病と診断された70歳以上の男性の34.2％，女性の21.7％が調査時点では内科的に治療されていなかったと報告されている**（図5）**[25]．このような患者は合併症の頻度が高いことが予測され，歯科治療でも注意が必要である．

　一方，高齢者の低血糖は無自覚性が増え[9,24,26,27]，いきなり意識障害などで発現することがある．また，慢性的な無自覚性低血糖による認知症や，低血糖をきっかけとした心筋梗塞や脳血管障害の可能性も存在する[15,17,18,24,26,28,29]．高齢者の高血糖は非ケトン性高浸透圧性昏睡が多いが，低血糖と同様に典型的症状を伴いにくく[19]，血圧低下や意識障害などではじめて明らかになることがある．

　筆者らも，低血糖を疑う症状はまったくなかったが，歯科治療後に血糖値が42mg/dLまで低下した高齢の糖尿病患者を経験したことがある．高齢者では症状がなくても，食事時間やインスリン投与時間を考慮し，必要なら血糖測定を行う必要がある．

歯科治療におけるリスクマネジメント

1. 歯科治療を行うか否かの決定

　高齢の糖尿病患者で注意すべき点は，第一に低血糖の予防であり，つぎに慢性合併症の評価と対応である．

A 病歴聴取でのポイント
①糖尿病の型

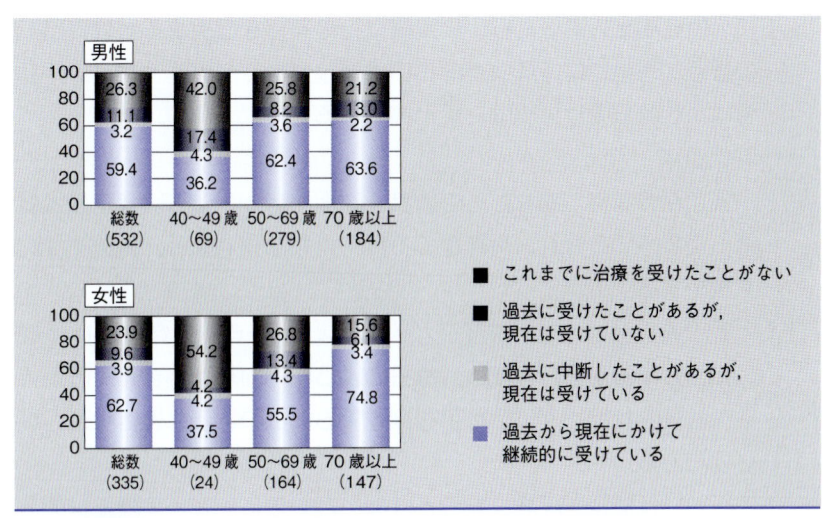

図5 糖尿病といわれたことがある者における治療の状況（30歳以上）
若年者ほど加療されておらず，高齢者は加療されている割合が比較的高い．(厚生労働省「平成22年国民健康・栄養調査」[25])

T1DMか，T2DMかを確認する．高齢者はそのほとんどが後者である．

②糖尿病に罹患してどのくらい時間が経っているか

　糖尿病罹患後の期間は合併症の可能性を推定するうえで有用である．ただし，医師に糖尿病と診断されたときが必ずしも初発とは限らない．

③使用薬剤

　経口血糖降下薬かインスリンか，あるいは食事療法だけかを確認する．低血糖リスクのあるスルホニル尿素薬とインスリンが重要である．インスリンの場合は，使用量，投与スケジュールを確認する．投与スケジュールでは，朝，昼，夜，寝る前の各々の使用量（例：5-5-6-10IU）と，インスリンの種類を確認する．また，最近の治療方法の変更，投与量の変更についても聴く．経口血糖降下薬からインスリンに変わった，使用量が増えた，などは血糖コントロールが困難であったことを示している．

　糖尿病患者は治療法によりおよそのリスクが推定できる．すなわち，リスクが高いほうから，インスリン，経口血糖下降薬，食事療法のみの順である．また，インスリン投与量が多い患者は，一般に血糖コントロールが難しく，合併症が多く，低血糖のリスクも高い．

④糖尿病のコントロール状態

　糖尿病手帳を持参してもらうか，主治医から血糖値やHbA1cを確認する．コントロール状態が"不可"（**表3**参照）でない限り，広範な外科的処置を除く，一般的な歯科処置は可能と考える．筆者らの外来でも「優」あるいは「良」にコントロールされている高齢糖尿病患者は少ない．

　患者の薬剤コンプライアンスについても推定する．特に男性の独居高齢者は，食事制限が守れず，薬剤服用あるいはインスリン使用などが不適切であることが多い．また，独断

で治療を中止していたり，規定量以上の薬剤を服用あるいは使用している場合もある．このような患者では，低血糖あるいは慢性合併症の可能性が高い．認知症を合併している場合は，これらのリスクは一段と高くなる．

⑤低血糖

低血糖の有無，あればその頻度，時期（時間），状況（薬剤の過量投与などの不適切な使用，食事時間の遅れ，食事量の不足，過剰な運動など），（自覚）症状，対応（治療）について確認する．

多くの場合は，交感神経症状（冷汗など）を自覚したが，甘いものを食べるなどで改善した，と申告する．しかし，毎日のように低血糖が起きる（T1DMに多い），意識喪失し，救急搬送された，という患者も存在する．このような患者は低血糖に対する厳重な注意が必要である．

一方，低血糖を経験したことはないと申告しても，実際には低血糖となっている場合もある．病歴聴取の際には，それらしい症状（冷汗など）に注意が必要である．

⑥糖尿病による慢性合併症

心血管系合併症，糖尿病性腎症などの慢性合併症の有無，程度，治療状態について聴取する．特に糖尿病性腎症には注意が必要である．可能であれば，生化学的検査データを示してもらい，クレアチニン値を確認する．CKDあるいは透析が確認できた場合は，必要な対応を行う（p.268，274参照）．

B 治療を行うか否かの決定

血糖コントロール目標値のうち，「治療強化が困難な際の目標」は8.0％未満と設定されている．この値を超えると糖尿病最小血管症（網膜症）が増えるといわれている．このため，目安としてHbA1c≧8.0％の場合は，専門の歯科医療機関への紹介が勧められる．

そのほかに低血糖をしばしば起こしている患者，重篤な合併症，特に糖尿病性腎症と診断され，クレアチニン値が上昇している患者，透析患者，T1DM，広範な外科処置を必要とする患者，なども専門の歯科医療機関への紹介が望ましい．

そのほかに，口渇，多飲，多尿などの症状が続いている，ケトン臭がする，などの患者も血糖コントロール不良の可能性がある．専門の歯科医療機関へ紹介するか，糖尿病の治療を優先させ，良好なコントロールが得られたあとに歯科治療を開始する．

2．歯科治療におけるリスクマネジメント

A 診療時間は午前の早い時間帯に行う

低血糖リスクのある患者の診療は，午前の早い時間帯が望ましい．筆者らも，午前の遅い時間の予約であったが，食事を取らないまま午後にずれ込んでしまい，低血糖となった症例を経験している（**図6**）[30]．

B ストレス低減

ストレスにより交感神経が緊張し，下垂体－副腎系が賦活され，カテコールアミンなど

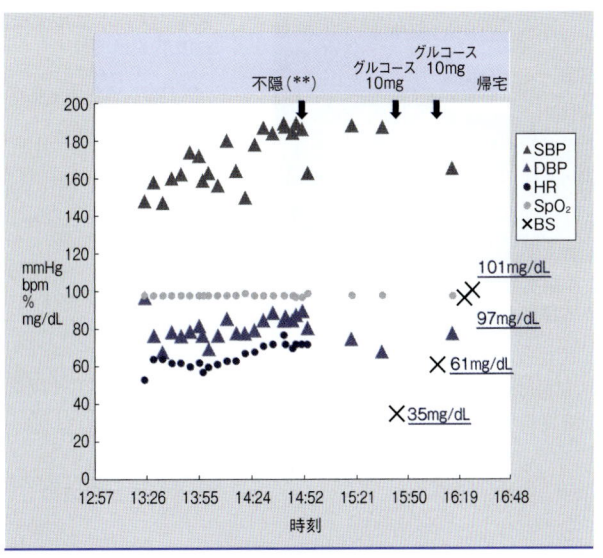

図6 正午から午後にかけての歯科治療で低血糖となった高齢者（自験例）（青木，大渡，他，2011.[30]）

79歳，女性．病歴は#1 糖尿病（T2DM，インスリン13-6-13IU，HbA1c：7.8％），#2 脂質異常症が存在した．昼食前に規定どおりインスリンを使用し，その後，昼食もとったが少量であったという．12:30頃より歯科治療を開始したが，14:10頃，血圧および心拍数が上昇し，冷汗，不隠，興奮を示した．そこで，血糖値を測定したところ35mg/dLと著しい低血糖であった．ただちにグルコース（10g＋10g）を経口投与した．その結果，血糖値は101mg/dLまで上昇し，これらの症状は消退した．

のストレスホルモン分泌により血糖値が上昇する（surgical diabetes）[31〜33]．ほとんどは問題とならない程度の上昇であるが，一応の注意は必要である．

C 易感染性の対策

一般にコントロール良好な糖尿病患者，あるいはインスリンを使用していない糖尿病患者には予防的抗菌薬投与は必要ないといわれている[34〜36]．また，T1DM患者における遠隔地（心臓など）の感染予防としての抗菌薬投与については，科学的根拠は存在しないといわれてる[37]．

D 局所麻酔薬

アドレナリン添加局所麻酔薬は血糖値を上昇させるが，問題となることはほとんどない．筆者らは，重篤な不整脈などの注意すべき循環器疾患がなければ，必要な鎮痛効果を見積もったうえで使用している（p.29参照）．

E 低血糖の予防

インスリンやスルホニル尿素薬を使用している患者では，低血糖に注意が必要である．来院時は通常どおり食事を行い，決められた量のスルホニル尿素薬あるいはインスリンを使用するように指導する．また，来院時には，これらを守っているかを確認する．さらに，

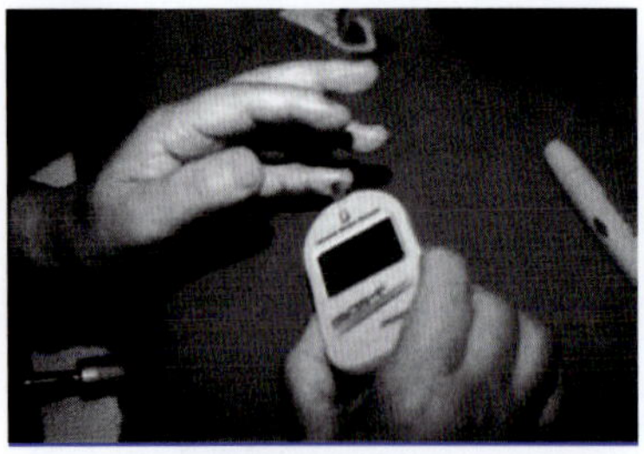

図7 血糖値の測定(自験例)
指先から採血し血糖値を測定する．

表4 スルホニル尿素薬（SU薬）と他剤との相互作用（成田, 2001.[38]を改変）

SU薬と拮抗するもの	SU薬の作用を増強し低血糖を遷延させるもの
利尿薬	スルホンアミド薬
ジフェニルヒダントイン	サリチル酸
βブロッカー	非ステロイド性解熱・鎮痛薬*
ジアゾキシド	クロフィブラート系
ステロイド	βブロッカー
女性ホルモン	ワルファリン
インドメタシン*	サルファ剤，クロラムフェニコール，ST合剤，キノロン系*
イソニアジド	ジソピラミド
ニコチン酸	H_2拮抗薬
アルコール	ACE阻害薬
リファンピシン	アルコール
フェノチアジン系	

*は歯科で注意が必要

低血糖による交感神経症状を自覚したら，我慢せず，すぐに申告するよう指導する．治療中に患者が交感神経症状を訴えた場合に備えて，グルコース，砂糖，砂糖の入ったジュースなどを用意しておく．やむを得ず治療が午後に及ぶ場合は，昼食あるいは血糖値を上げる食べ物をとってもらい，その後に治療を開始する．

低血糖の確認には血糖測定（**図7**）が必要である．筆者らも必要に応じて計測している．血糖測定装置は比較的安価であるので，購入をお勧めする．その際は，実際に自分で使用して，使いかたに慣れたうえで，患者に使用する．

F 糖尿病による慢性合併症

自律神経障害がある患者では，起立性低血圧に注意する．糖尿病性腎症，脳血管障害，虚血性心疾患などの合併症があれば包括的な管理が必要となる．

G 口腔衛生状態の維持と感染巣の除去

歯周病と糖尿病の相互的な関連が指摘されている．高齢糖尿病患者にとって，口腔衛生状態の維持と感染巣の除去は重要である．

H 経口摂取

経口摂取が可能かどうかは，血糖値のコントロールという意味で重要である．経口摂取が困難になると低血糖リスクのある患者はその危険性が高くなる．もし多数歯抜歯などで一定期間経口摂取が困難になると予測される場合は，事前に担当医師と相談し，代用食品等により適切な栄養が摂取できるよう手配する．

I 薬剤との相互作用（表4）

スルホニル尿素薬はアルブミンと結合するため，NSAIDsなどのより強いタンパク結合能を有する薬剤と併用すると血糖降下作用が増強される場合がある[27, 38, 39]．このため，スルホニル尿素薬が投与されている患者では，NSAIDsの服用時間をずらすか，できるだけ少量を服用してもらうよう指導する．

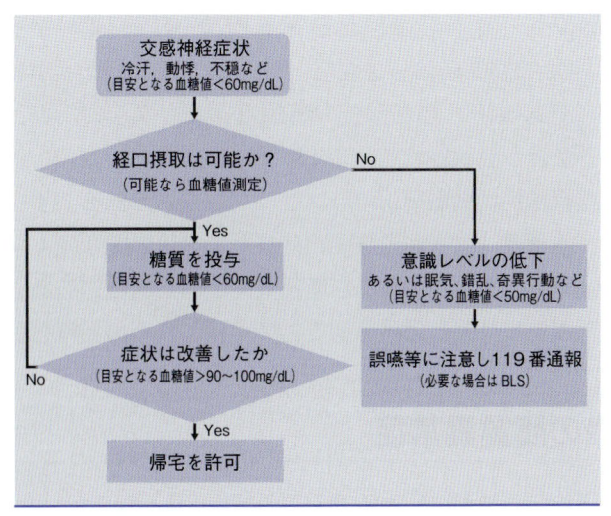

図8 低血糖になったら

低血糖による交感神経症状が現れたら（図8）

意識がはっきりしており，経口摂取が可能な場合は，ブドウ糖を含む飲み物などを飲ませる．もし，意識が減弱し，昏睡状態となり，経口摂取が困難な場合は，ただちに救急対応が可能な医療機関に連絡し，指示に従う．

> **Note 6　アドレナリンの血糖上昇作用**
>
> アドレナリンは①β_2作用により肝臓のグリコーゲン分解と糖新生作用を促進し，グルコース産生を増加させる，②膵臓のランゲルハンス島に対して，α_2作用によりインスリン分泌を抑制し，β作用によりグルカゴン分泌を促進させる．また，③筋肉ではβ作用によりグルコースの膜透過を抑制し，④脂肪細胞ではβ作用により脂肪分解を促進させる．以上の機序で，アドレナリンは血糖値を上昇させる．

脂質異常症（dyslipidemia）

脂質異常症とは

脂質異常症は動脈硬化の発症ならびに進展に関係する血液中の脂質異常をさす診断名である．脂質異常症は次のように分類される．すなわち，LDLコレステロール≧140mg/dL：高LDLコレステロール血症，120〜139mg/dL：境界域高LDLコレステロール血症，HDLコレステロール＜40mg/dL：低HDLコレステロール血症，トリグリセライド≧

150mg/dL：高トリグリセライド血症，Non-HDL コレステロール≧170mg/dL：高 non-HDL コレステロール血症，150〜169mg/dL：境界域高 non-HDL コレステロール血症，である[41]．このうち，特に LDL-コレステロールと動脈硬化の発症が密接に関連していることが証明されている**(図9)**．

　脂質異常症は動脈硬化のリスクファクターである．すなわち，脂質異常症では虚血性心疾患，脳梗塞，閉塞性動脈硬化症などの発症頻度が高くなる．したがって，動脈硬化による心血管系疾患発症の予防が脂質異常症の治療目的である．治療法としては食事指導と薬物療法があり，高齢歯科患者でも多くがこれらの治療を受けている．

高齢者の脂質異常症

　血清総コレステロールは20歳前に最低値となるが，加齢とともに増加し60歳頃にピークとなり，その後やや減少する[42]**(図10)**．女性は閉経後に増加するといわれている．高齢者においても脂質異常症は虚血性心疾患の危険因子であり，治療する必要があると考えられている[43]＊4．

＊4 後期高齢者（75歳以上）では脂質異常症治療の意義は低下する，あるいは超高齢者（85歳以上）では脂質異常症のほうが長寿の傾向があるという報告もある[44]ように，高齢者においては高コレステロール血症は危険因子としてはさほど重要でないという説もある[45]．

歯科治療におけるリスクマネジメント

　虚血性心疾患や脳血管障害などの合併がない脂質異常症患者は，歯科治療で問題となることはほとんどない．しかし，治療開始が遅く，脂質異常症が長期間放置されていた患者や，コントロールが不良の場合は，虚血性心疾患や脳血管障害などの合併が考えられる．病歴に虚血性心疾患や脳血管障害などがあればその対策を行うが，なくても，潜在的な可能性を考慮しなければならない．

> **Note 7　脂質と動脈硬化**
> 　食物の3大栄養素の一つである脂質は，水に溶けないため，そのままでは血液中に存在できない．そこで，外側が水溶性，内側が脂溶性のタンパク質（アポリポタンパク）と結合することにより，脂質とタンパク質の複合体，すなわちリポタンパクとして血液中に存在する．リポタンパクは比重により，カイロミクロン，超低比重リポタンパク（VLDL），中間比重リポタンパク（IDL），低比重リポタンパク（LDL），高比重リポタンパク（HDL）に分類される．LDL は動脈硬化を促進し，HDL は抑制する．

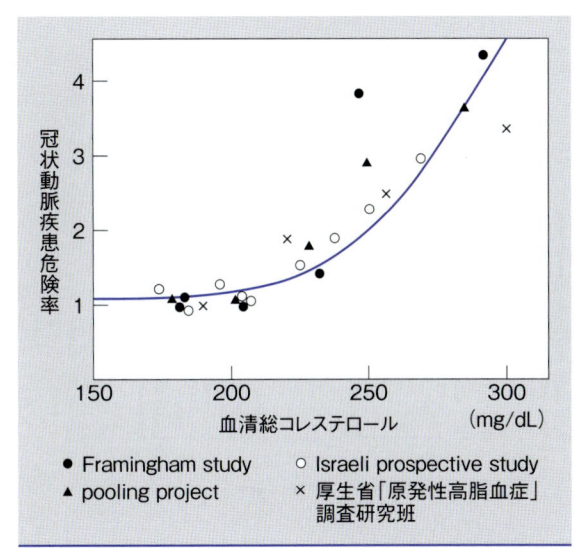

図9 血清総コレステロールと冠状動脈疾患危険率（北，1999.[46]）

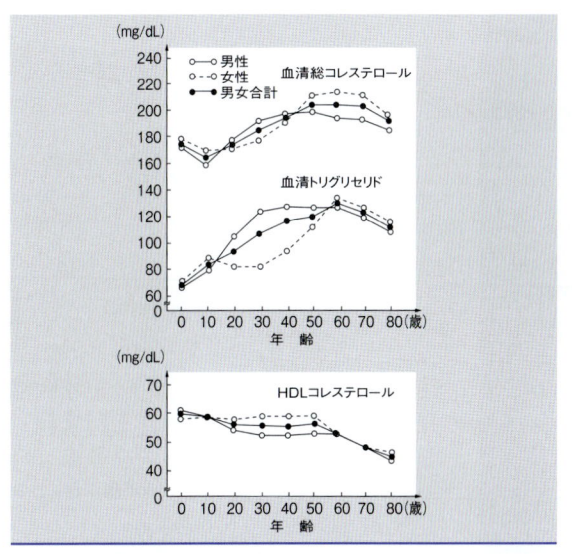

図10 血清脂質の加齢変化（The Lipid Research Clinics Program Epidemiology Committee, 1979.[47]）

骨粗鬆症（osteoporosis）

骨粗鬆症とは

　骨粗鬆症とは，骨量あるいは骨密度が減少し，骨折の危険性が高まった状態と定義される．現在，わが国には約1,280万人（男性300万人，女性980万人）の骨粗鬆症患者が存在すると推定されている[48, 49]．その頻度は加齢とともに著しく上昇している．

　骨量減少の危険因子として，加齢，女性，人種，やせ，閉経，長期臥位，副腎皮質ステロイドの長期服用があげられている[50]．男性・女性ともに，加齢とともに骨密度は低下するが，女性のほうが著しい[51]．一方，自己免疫疾患などで長期ステロイド投与されている患者においても，ステロイドによる骨粗鬆症のリスクがある．

　骨粗鬆症で臨床的に重要なのが骨折リスクである．骨粗鬆症による脊椎圧迫骨折は70歳代の女性の45%に認められる[52]．また，骨粗鬆症を原因とする大腿骨頸部骨折（**図11**）の半数近くは寝たきりとなり，高齢者のQOLを著しく低下させる．

　骨粗鬆症治療薬としては，ビスホスホネート（BP），デノスマブ，選択的エストロゲン受容体モジュレーター（SERM），活性型ビタミンD，などが用いられる．なかでもBPは第一選択として多くの患者に投与されている．BPには経口製剤と注射製剤があり，デノスマブは注射製剤のみである．

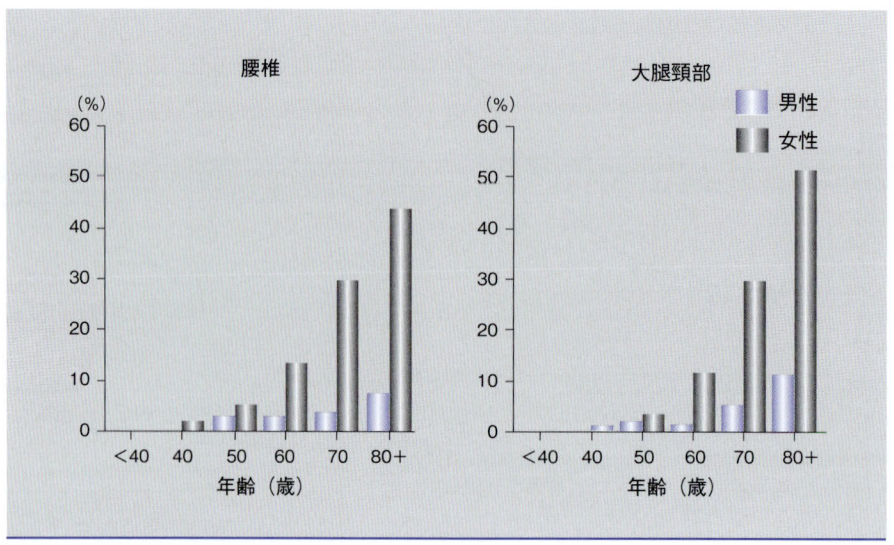

図11 腰椎と大腿頸部における骨粗鬆症の年齢別頻度（Yoshimura, et al., 2010.[53]）
加齢とともに骨粗鬆症の頻度は上昇する．

　歯科臨床ではBPあるいはデノスマブによる顎骨壊死（osteonecrosis of the jaw；ONJ）が問題となる．歯科外来でもBPあるいはデノスマブを使用している患者は増えている**（図12）**．また，悪性腫瘍による骨転移や，ステロイド大量投与による骨粗鬆症予防として，注射用BP製剤投与前，あるいは投与中の患者紹介も徐々にではあるが増えている．

歯科治療におけるリスクマネジメント

　骨粗鬆症患者では，骨粗鬆症そのものに対する注意とBRONJへの対応が必要となる．骨粗鬆症の患者は通常よりも骨折しやすいことを考慮し，歯科用ユニットの乗り降りや転倒には注意する．現状の歯科用ユニットの多くは，高齢者，特に身長が低いわが国の女性には向いているとはいえず，乗り降りによる転倒の危険性がある．

1．ビスホスホネートあるいはデノスマブによる顎骨壊死（anti-resorptive agents-related osteonecrosis of the jaw；ARONJ）

　骨粗鬆症に対してBP製剤あるいはデノスマブを使用している患者が来院した場合は，わが国の「骨吸収抑制薬関連顎骨壊死の病態と管理：顎骨壊死検討委員会ポジションペーパー2016[55]」（以下PP2016）に従うのが現実的である．

　しかし，PP2016の指針は必ずしも明確ではない．骨粗鬆症に対するBP製剤あるいはデノスマブの休薬が，抜歯後のARONJ発症リスクを低下させるという科学的エビデンスが存在しないためであろう．

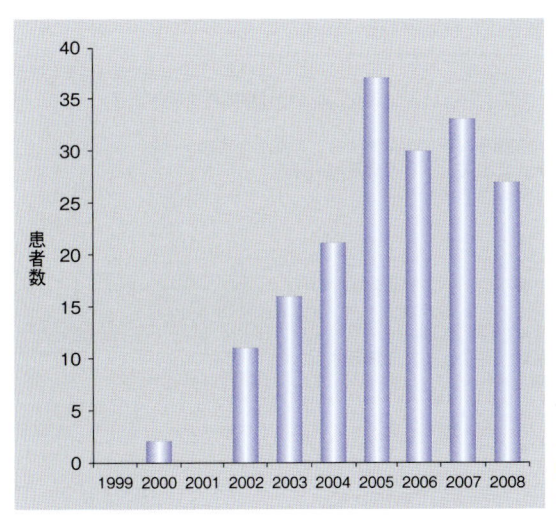

図12 筆者らの外来における BP 製剤服用患者の推移（対象70歳以上の高齢者歯科外来患者）

　PP2016は，「BP 投与中のがん患者，あるいは骨粗鬆症患者の歯科治療」における対応の1例として，「歯科治療に入る前に患者には ONJ 発生予防のための日常の口腔清掃の重要性を教育し，毎食後の口腔清掃と，抗菌性洗口剤による含漱，また歯科医師による徹底した口腔管理により，歯垢，歯石，う蝕歯，残根，歯周病，根尖病巣，不適合な義歯，クラウン，ならびにインレーなど感染の原因となりうるものを可及的に取り除いておく．歯科治療は基本的には BP は休薬せずに侵襲的治療をできるかぎり避けるが，ONJ 発症の誘因となるような歯の抜去などが避けられない場合は術前から抗菌薬を投与し，侵襲の程度，範囲を可及的に最小に抑え，処置後に残存する骨の鋭端は平滑にし，術創は骨膜を含む口腔粘膜で閉鎖する」と述べている．

　また，「デノスマブ投与中のがん患者，または骨粗鬆症患者の歯科治療」に関しては，「BP の場合と同様に，治療前の徹底した感染予防処置を行ったうえで休薬は行わずに，できるだけ保存的に，やむを得ない場合は侵襲的歯科治療を進める．デノスマブ投与患者において抜歯創を閉鎖し，二次感染を予防することにより良好な治癒が得られたとの結果が示されている」と記載している．

　以上の記述からは，PP2016では BP，デノスマブともに（基本的に）休薬しない，と読める．しかし「侵襲的歯科治療後の骨吸収抑制薬休薬」として，「侵襲的歯科治療終了後，術創が治癒するまでの間は，侵襲の程度，範囲，部位，術創の治癒状態と主疾患のコントロール状態，骨折リスクなどを主治医と歯科医とが総合的に判断し，必要であれば骨吸収抑制薬の休薬，もしくは代替薬への変更を検討する」と述べている．

　このように休薬に関する記述は一貫しておらず，理解は困難である．しかし，休薬が抜歯後の ONJ 発症リスクを低下させるという科学的エビデンスが存在しない以上，原則と

表5　ARONJ発生のリスク因子（顎骨壊死検討委員会，2016.[55]）

1. 局所性
   - 骨への侵襲的歯科治療（抜歯，インプラント埋入，根尖，あるいは歯周外科手術など）
   - 不適合義歯，過大な咬合力
   - 口腔衛生状態の不良，歯周病，歯肉膿瘍，根尖性歯周炎などの炎症性疾患
   - 好発部位：下顎＞上顎，下顎隆起，口蓋隆起，顎舌骨筋線の隆起
   - 根管治療，矯正治療はリスク因子とはされていない
2. 骨吸収抑制剤
   - 窒素含有BP＞窒素非含有BP
     窒素含有BP：ゾレドロン酸（ゾメタ），アレンドロネート（テイロック，フォサマック，ボナロン），リセドロネート（アクトネル，ベネット），パミドロネート（アレディア），インカドロネート（ビスフォナール），ミノドロン酸（ボノテオ，リカルボン），イバンドロネート（ボンビバ）
     窒素非含有BP：エチドロネート（ダイドロネル）
   - デノスマブ（ランマーク，悪性腫瘍）（プラリア，骨粗鬆症）
   - 悪性腫瘍用製剤＞骨粗鬆症用製剤
     悪性腫瘍用製剤：（ゾメタ，アレディア，テイロック，ランマーク）
     骨粗鬆症用製剤：（ダイドロネル，フォサマック，ボナロン，アクトネル，ベネット，ボノテオ，リカルボン，ボンビバ，プラリア）
   - 投与量および投与期間
     （カッコ内は商品名，後発品については個別に確認のこと）
3. 全身性
   - がん（乳がん，前立腺がん，肺がん，腎がん，大腸がん，多発性骨髄腫，その他のがん）
   - 糖尿病，関節リウマチ，低Ca血症，副甲状腺機能低下症，骨軟化症，ビタミンD欠乏，腎透析，貧血，骨パジェット病
4. 先天性
   - MMP-2遺伝子，チトクロームP450-2C遺伝子などのSNP
5. ライフスタイル
   - 喫煙，飲酒，肥満
6. 併用薬
   - 抗がん薬，副腎皮質ステロイド，エリスロポエチン
   - 血管新生阻害剤（サリドマイド，スニチニブ，ベバシズマブ，レナリドミドなど）
   - チロシンキナーゼ阻害剤

注：いずれの因子もエビデンスに基づいて確定されたものではないことに留意．

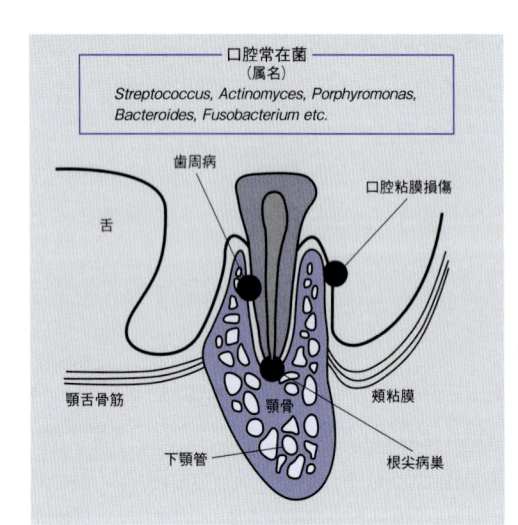

図13　下顎骨の解剖学的形態とBRONJと関連する因子（Yoneda, et al., 2010.[56]）
口腔内細菌は抜歯などにより直接的に顎骨を汚染し，BRONJの発生リスクを上昇させる．また，歯周疾患，口腔粘膜の損傷，根尖部の炎症性疾患なども，顎骨に炎症を波及させ，BRONJの原因となりうる．

して休薬せず，上記①，②の対応を行っていくのが現実的であるように思われる．質の高いエビデンスに基づく，明確な臨床指針の発表が強く望まれる．

表6 ARONJ病期のステージングとその治療法（顎骨壊死検討委員会，2016.[55]）

ステージ	臨床症状および画像所見
ステージ0*	臨床症状：骨露出／骨壊死なし，深い歯周ポケット，歯牙動揺，口腔粘膜潰瘍，腫脹，膿瘍形成，開口障害，下唇の感覚鈍麻または麻痺（Vincent症状），歯原性では説明できない痛み 画像所見：歯槽骨硬化，歯槽硬線の肥厚と硬化，抜歯窩の残存
ステージ1	臨床症状：無症状で感染を伴わない骨露出や骨壊死またはプローブで骨を触知できる瘻孔を認める． 画像所見：歯槽骨硬化，歯槽硬線の肥厚と硬化，抜歯窩の残存
ステージ2	臨床症状：感染を伴う骨露出，骨壊死やプローブで骨を触知できる瘻孔を認める．骨露出部に疼痛，発赤を伴い，排膿がある場合と，ない場合とがある． 画像所見：歯槽骨から顎骨に及ぶびまん性骨硬化／骨溶解の混合像，下顎管の肥厚，骨膜反応，上顎洞炎，腐骨形成
ステージ3	臨床症状：疼痛，感染または1つ以上の下記の症状を伴う骨露出，骨壊死，またはプローブで触知できる瘻孔． 歯槽骨を超えた骨露出，骨壊死（例えば，下顎では下顎下縁や下顎枝にいたる．上顎では上顎洞，頬骨にいたる）．その結果，病的骨折や口腔外瘻孔，鼻・上顎洞口腔瘻孔形成や下顎下縁や上顎洞までの進展性骨溶解． 画像所見：周囲骨（頬骨，口蓋骨）への骨硬化／骨溶解進展，下顎骨の病的骨折，上顎骨底への骨溶解進展

注：ステージ0のうち半分はONJに進展しないとの報告があり，過剰診断とならないよう留意する．

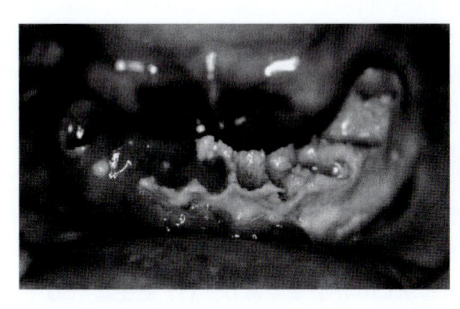

図14　BRONJの一例（自験例）
乳がんによる骨転移に対して，ゾレドロン酸（ゾメタ）投与中の女性で，某医科大学より紹介された．保存的処置のみで対応していたが，比較的短期間でBRONJの範囲が拡大した．写真は下顎前歯部であるが，歯はすべて自然脱落し，左下顎は下顎骨が広範に露出している．なお，患者には本画像掲載に関する承諾を得ている．

肥満症（obesity）

肥満症とは

　肥満とは，身体に脂肪が過剰に蓄積した状態をいう．肥満症とは，肥満のなかで医学的見知から減量が必要なものをいう．
　肥満[*5]は原因不明の原発性肥満と二次性肥満に分けられる．原発性肥満は食習慣（過食），運動不足などの環境要因と精神的要因などが複雑に絡み合って成立する．肥満者の約95％は原発性肥満である．二次性肥満は内分泌疾患などの基礎疾患がある肥満をいう．また，脂肪分布による分類として，腸間膜や大網周囲に脂肪が蓄積した内臓脂肪型肥満が

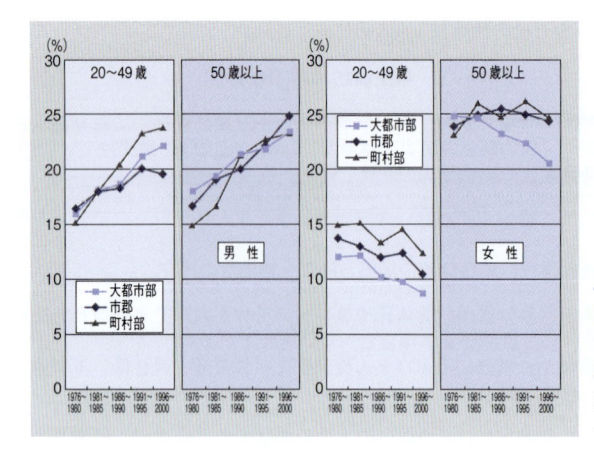

図15 肥満者（BMI≧25）の割合の変化[57]
（国民栄養調査1976～2000）
20～49歳の女性は肥満者が低下しているのに対し，男性では全年齢層で肥満者が増加している．

あり，高血圧症や耐糖能異常などを合併しやすい．

　肥満の問題点は，糖尿病，脂質異常症，および高血圧症を発症しやすいという点である．これらは上半身肥満，特に内臓脂肪型肥満に多い．

　加齢は内臓脂肪の増加要因の一つで，BMIは50～59歳まで加齢とともに増加する[58]．

*5 肥満の基準としては，体脂肪と最もよく相関する指標としてbody mass index (BMI) が用いられる．これはBMI＝体重 (kg) / 身長^2 (m) で算出し，BMI＜18.5をやせすぎ (under weight)，BMI＝18.5－24.9を正常，BMI＝25－30を太りすぎ (over weight)，BMI＞30を肥満 (obesity)，BMI≧40を極端な肥満 (extreme obesity) と評価する．

Note 8　メタボリックシンドローム（metabolic syndrome, MetS）[59,60]

　MetSは，動脈硬化性疾患の危険性を高めるような複合型のリスク症候群の総称である．わが国ではMetSに関して2005年に診断基準がまとめられた．その診断基準は，腹囲が男性≧85cm，女性≧90cmが必須であり，(1) 血圧≧130/85mmHg，(2) 中性脂肪（トリグリセリド）≧150mg/dL，かつ・またはHDL-C＜40mg/dL，(3) 空腹時血糖≧110mg/dL，の3項中2項以上を満たす場合と定義されている．

歯科治療におけるリスクマネジメント

　一般に肥満症の患者は，非肥満者に比較して全身疾患が多い．特に内臓脂肪型肥満では糖尿病や脂質異常症が多く，その結果として，高血圧症などの循環器疾患を合併していることが多い．肥満患者が来院した場合は，病歴にはなくても，これらの全身疾患の可能性が高いと考えて対応する必要がある．また，著しい肥満患者では，横隔膜挙上により呼吸が困難になるため，水平位での治療が困難な場合がある．特に，静脈内鎮静法では容易に低換気となるため，十分な注意が必要である．

加齢と内分泌および内分泌疾患

内分泌とは，ある細胞でつくられた生物活性を持つ物質（ホルモン）が，血液の流れによって遠隔部位に運ばれ，目的とする細胞に作用する形式をいい，通常は内分泌腺によるホルモンの分泌をさす．内分泌は神経性調節と協力して，生体の液性調節としての役割を果たしている．ホルモンの作用には，①生殖（性ホルモン），②生体の構築に必要な細胞の分化と増殖，③エネルギー代謝，④内部環境の維持，などがある．内分泌疾患とは，ホルモンが過剰になったり，欠乏することによって起こる疾患をいう．

甲状腺機能亢進症（hyperthyroidism, thyrotoxicosis）

甲状腺（thyroid gland）はサイロキシンもしくはチロキシン（thyroxine）とトリヨードサイロニンもしくはトリヨードチロニン（triiodothyronine）という二つのホルモンを産生している．これらは発生過程では細胞分化に，成人では体温と代謝の調節に重要な影響を及ぼしている．甲状腺は，環境変化に応じてホルモンの分泌量を増減することで代謝レベルを調節し，生体機能を最適な状態に保っている．甲状腺機能は加齢とともに低下する．

高齢者の内分泌疾患のなかで甲状腺疾患は最も多く（**図1**），機能亢進症は高齢者の0.5～3.0％に，機能低下症は0.5～3.8％に認められる[1]．高齢者における甲状腺疾患の特徴は，症状が非典型的なことである．

甲状腺機能亢進症とは

甲状腺ホルモン作用が過剰となる病態を甲状腺機能亢進症という．甲状腺機能亢進症で

5 — 内分泌疾患
endocrine diseases

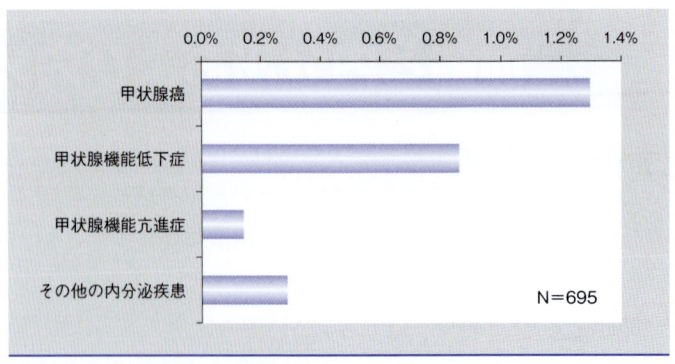

図1 観血的処置を行った高齢者歯科外来患者（≧70歳）におけるリスクマネジメントを要する内分泌疾患の合併率（2005年）
70歳以上の高齢者すべてを対象とした2005年の結果を示す．スペシャルケア外来-1（ASA≧3の全身疾患を合併する65歳以上を対象）移行後（2011年）は，甲状腺機能亢進症が1.4%，甲状腺機能低下症が2.7%と増加している．

は代謝の亢進により，神経質，高熱不耐性，筋脱力，振戦，体重減少などの症状が認められる．また，心血管系の症状としては，不整脈（頻脈や心房細動など），収縮期心雑音，心拍出量増大，うっ血性心不全，心肥大などが起こりうる．

原因として最も多いのはBasedow病（Graves病）で甲状腺機能亢進症の60〜80%を占める[2,3]．Basedow病は臓器特異的自己免疫疾患で30〜50歳で発症することが多い．治療には，薬物療法，放射性ヨード療法および外科療法がある．薬物療法としてわが国で使用されている抗甲状腺ホルモン製剤には，プロピルチオウラシル（チウラジール，プロパジール），チアマゾール（メルカゾール）などがある．

高齢者の甲状腺機能亢進症

甲状腺機能亢進症は高齢者にも少なくなく，また，危険性の高い昏睡や不整脈を伴うことがある[4]．しかし，高齢者の甲状腺機能亢進は，他疾患と同様に典型的な症状を伴わないことが多い．すなわち，甲状腺腫は若年者に比べて小さく，循環系症状，手首の振戦，神経過敏，筋力低下などが前面に出る．循環系の症状としては，心不全症状（67%）が最も多く，心房細動（39%），狭心症（20%）などが認められる[1]．

歯科治療におけるリスクマネジメント

隠れた甲状腺機能亢進症を合併する高齢者を見逃さないようにする．甲状腺機能亢進症の特徴の一つは，頸部の腫張（甲状腺腫）であるが，高齢者では認められないことが多い．甲状腺腫がなくても，原因不明の頻脈，振戦，体重減少などが認められたら，甲状腺機能

亢進の可能性も考慮する.

　甲状腺機能亢進症が病歴で明らかな患者は，特徴的な症状を伴わず，内科的コントロールが十分であることを確認する．もし，甲状腺機能亢進症状が認められたら，医師に相談し，必要ならばコントロールを依頼する．

　コントロールが良好であれば，歯科治療には制限はない．治療当日は必ず抗甲状腺ホルモン製剤を内服して来院してもらう．また，心房細動による心不全があればその対策を行う．

　もし，コントロール不良あるいはコントロールされていない甲状腺機能亢進症の患者で，緊急の歯科治療が必要となった場合は，専門の歯科医療機関に依頼する．

　治療を行う場合は甲状腺クライシスに注意する．甲状腺クライシスは，ごくまれにしか起きないが，甲状腺機能亢進症患者の全身的偶発症のうちでは最も危険なものである．コントロール不良あるいは未治療の場合は，発症する可能性が否定できない．また，抜歯などの歯科的処置でも起こりうる[5]ため，注意が必要である．

　交感神経緊張状態を避けるため，できるだけアドレナリン添加局所麻酔薬の使用は避け，疼痛や精神的ストレスも小さくする．危険な不整脈の出現には特に注意する．もし，甲状腺クライシスが疑われた場合は，119番通報すると同時に，バイタルサインをモニターし，酸素投与を行い，クーリング（体幹の冷却）を開始する．クーリングは冷たいタオルや，ビニール袋に氷水を入れたものを動脈が体表に近いところ（鼠径部や頸部など）に添えるようにする．救急医療スタッフが到着する前に心肺停止となった場合は，BLS（p.323参照）を開始する．

Note 1　甲状腺クライシス（クリーゼ）（thyroid storm, thyroid crisis, thyrotoxic storm）

　甲状腺機能亢進症が極端に悪化し，甲状腺ホルモンが過剰となり，生命の危機に直面した状態をいう．

　甲状腺クライシスの5大症状は，高熱，頻脈，流れるような汗，下痢，精神不安である．適切な治療を行わないと昏睡から死に至る．手術によるストレスで起こることがあるが，その多くは手術後6～18時間後に発生するといわれている[6]．また，抜歯，感染症，外傷なども誘因となりうる．

　Basedow病あるいは甲状腺機能亢進症があり，5大症状のうち二つ以上がそろい，手術などの誘因があれば甲状腺クライシスの可能性が高い．発症自体はまれであるが，甲状腺クライシスにより入院した患者の10～75％は死亡するといわれている[5]．重篤な結果を招きうる全身的偶発症であることを認識しておく必要がある．

甲状腺機能低下症 (hypothyroidism)

甲状腺機能低下症とは

　甲状腺ホルモン作用が正常よりも低下した状態を，甲状腺機能低下症という．その多くは，血液中の遊離甲状腺ホルモンが欠乏することによる．原因としては，橋本病が最も多い．また，女性に多く（男女比は1：3），加齢とともに増加する．

　症状のうち重要なものは，寒がり，発汗減少，嗄声，しびれ感，皮膚乾燥などがある．なかでも，声の変化には注意が必要で，声帯に浮腫が生じることにより嗄声になる．さらに，舌運動が悪く，話す速度が遅くなり，難聴も生じるため，会話が困難になる．

　循環系では，心拍出量が低下し，徐脈，循環血液量減少，圧受容体反射低下などが認められる．治療せずに放置しておくと，粘液水腫性昏睡に陥る場合もある．

　内科的治療法としては，甲状腺ホルモン製剤が用いられる．甲状腺ホルモン製剤には，乾燥甲状腺末（チラーヂンなど），合成T3製剤（サイロニンなど），合成T4製剤（チラーヂンS）などがある．なお，甲状腺ホルモン製剤は，狭心症や心筋梗塞を誘発する可能性もあるため，一定の注意が必要である．

高齢者の甲状腺機能低下症

　甲状腺機能低下症は高齢者に多いが，しばしば非典型的な症状を伴う．精神活動が低下し，患者も積極的に体の異常を訴えないため，見逃されていたり，認知症として誤って診断されている場合もある．

歯科治療におけるリスクマネジメント

　甲状腺機能低下症においても，隠れた患者が存在する場合がある．甲状腺機能亢進症と同様に，高齢者では甲状腺腫を伴わないことが多いため，原因不明の，寒がり，発汗減少，嗄声，しびれ感などがあれば，未治療の甲状腺機能低下症を考慮する．

　粘液水腫が存在し，未治療の場合は，重篤な粘液水腫性昏睡に陥る可能性もあるため注意が必要である．

　病歴で甲状腺機能低下症が明らかな場合には，特有の症状がないかどうかを確認する．もし，特有の症状が認められた場合は医師に問い合わせる．コントロールが良好であれば歯科治療に制限はない．ただし，治療当日も甲状腺ホルモン製剤を内服して来院してもらう必要がある．

甲状腺機能低下症の高齢者における静脈内鎮静法では，著しい抑制が生じるリスクがある．投与量と速度を慎重に決定する．甲状腺ホルモン製剤が長期間投与されている高齢者では，狭心症や心筋梗塞の合併にも注意する．

　もし，粘液水腫性昏睡に陥った場合は，119番に通報すると同時に，バイタルサインをモニターし，酸素投与を行う．特に，低換気と低血圧に注意が必要である．もし，救急隊員が到着する前に心肺停止状態になった場合は，BLS（p.323参照）を開始する．

Note 2　粘液水腫（myxedema）と粘液水腫性昏睡（myxedema coma）

　皮下組織にグリコサミノグリカンが蓄積し，圧迫しても痕跡を残さないような状態を粘液水腫という．成人における甲状腺機能低下症による典型的な症状であり，甲状腺機能低下症と同義語として用いられることがある．粘液水腫様顔貌が特徴で，頭髪の脱毛，眉毛外側1/3の脱落，無気力様顔貌が認められる．

　粘液水腫性昏睡とは，甲状腺機能低下症が重篤になり昏睡をきたした状態をいう．手術や感染症などが誘因となって発生することがある．発生はまれであるが，寒い地方や冬に多いといわれている．甲状腺ホルモンの早期投与を行わないと死亡する確率が高い．

6 腎尿路疾患
renal diseases

加齢と腎臓および腎疾患

腎臓(図1)は心拍出量の1/5〜1/4の血液を受け，糸球体では1日に150Lという大量の血漿水分を原尿として濾過している（尿細管において再吸収されるため，実際に尿となるのはこのうちの1%程度の1〜2Lである）．腎臓の最も重要な機能は，尿を生成することにより，生体内の有毒物質や老廃物を排出し，水，電解質あるいは酸塩基平衡の調節を行い，生体内部環境を維持することである．これらは生体が生きていくために必須の機能であり，腎機能低下は生命に危険を及ぼす重要な変化である．

腎臓は，そのほかにも内分泌器官として3種のホルモン，すなわち，レニン(renin)，エリスロポエチン(erythropoietin；EPO)，1,25-ジヒドロキシコレカルシフェロール(1,25-dihydroxy cholecalciferol；1,25-DHCC)を産生している．レニンはアンギオテンシンⅡを介して血圧調節に重要な影響を及ぼし，EPOは骨髄中の前赤芽球に作用し，赤血球生成を促進する．また，1,25-DHCCはカルシウム代謝を調節している．したがって，腎機能が何らかの原因によって低下すると，尿の生成のみならず，以上のようなホルモンを介した機能においても障害が現れる．

高齢者の腎臓および腎機能

腎臓は加齢による影響を受けやすい臓器の一つである．解剖学的には，腎重量は40歳以降，年齢とともに減少し，80歳では30%以上の低下を示す．同様に糸球体数も40歳以降は減少する．

機能的にみると，加齢とともに腎血流量および糸球体濾過値は低下する．このため，クレアチニンクリアランスも高齢者で低下し，80歳では若年時の50%程度まで低下する．日本人のGFR低下速度は，平均で0.36mL/分/1.73m^2/年といわれている[1]（図3）．一方，レニン分泌は加齢により低下するが，エリスロポエチン産生は加齢により変化しない．病的老化として，老年期に至るまでに罹患した（腎疾患を含む）疾患，手術や外傷，

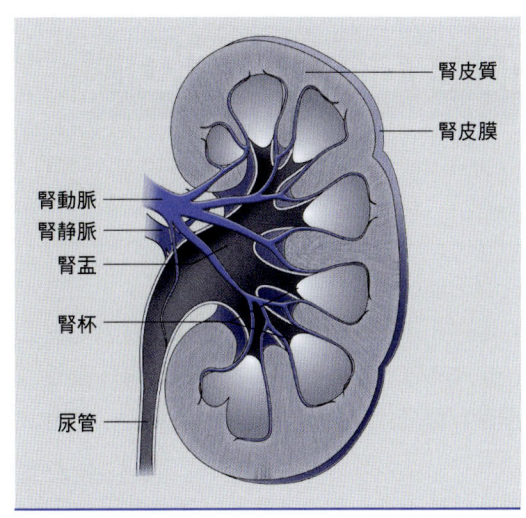

図1 腎臓の横断面

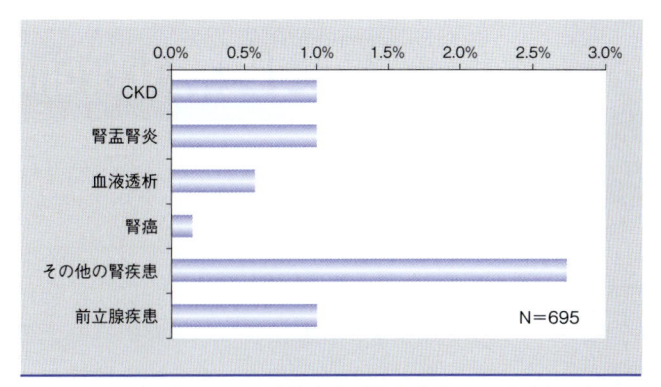

図2 観血的処置を行った高齢者歯科外来患者（≧70歳）におけるリスクマネジメントを要する腎尿路疾患の合併率（2005年）
70歳以上の高齢者すべてを対象とした2005年の結果を示す．スペシャルケア外来-1（ASA≧3の全身疾患を合併する65歳以上を対象）移行後（2011年）は，CKDが7.1%，血液透析が1.8%と増加している．
CKD：慢性腎臓病

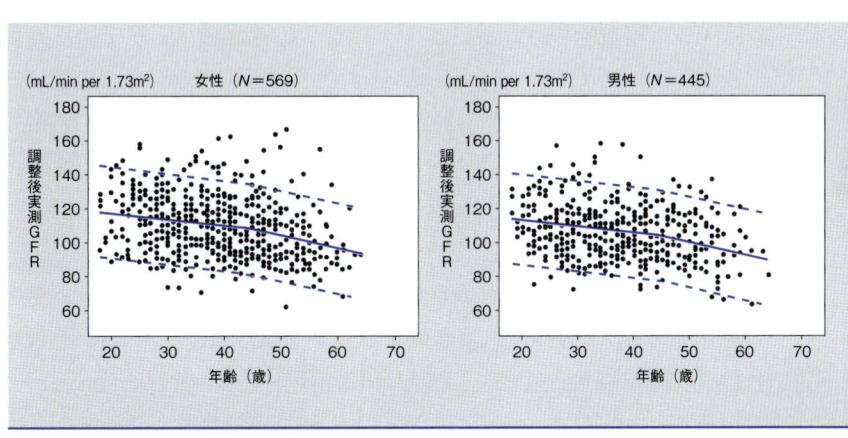

図3 年齢とGFRの関連（Poggino, et al., 2009.[2])
男女ともに年齢が高くなると，GFRは低下するが，個人差は大きく，高齢者であっても若年者と同等以上のGFRを示す場合もある．

薬剤などが高齢者の腎機能に影響する．たとえば，腎腫瘍などで片側の腎臓が摘出されていれば，残りの腎臓には腎機能低下が起きやすくなる．このように生理的老化以外の因子による影響があるため，高齢者の腎機能も，他の臓器と同様に個人差が大きい．

慢性腎臓病 (chronic kidney disease；CKD)

慢性腎臓病とは

2002年に米国腎臓財団 (National Kidney Foundation；NKF) が提唱した概念で，慢性腎臓病を，おもにタンパク尿の存在と腎機能 (GFR) 低下の2点から分類したものである．その目的は，複雑な腎疾患を標準化 (単純化) することにより，少ない腎臓専門医のみでは対処できない膨大なCKD患者を，非専門医が早期に治療可能とし，最終的に末期腎不全 (ESKD) 患者を減少させることにある．

CKDは以下に述べる①あるいは②が3か月以上持続するものとされる．すなわち，①腎障害を示す所見が存在する (尿タンパクなど)，②糸球体濾過量＜60mL/min/1.73m^2，である．糸球体濾過量 (glomerular filtration rate；GFR) は，クレアチニン値から算出する推算糸球体濾過量 (estimated GFR；eGFR) を用いる．CKDの重症度は**表1**のように原因 (C)，腎機能 (G)，蛋白尿 (A) の三つの評価項目に基づいて判定する．

CKDステージの進行は，ESKDおよび心血管系疾患の重要なリスクファクターである．すなわち，GFRが低下するほどESKDのリスクが増え，心血管系疾患の発症リスクも上昇[3,4]する．このことから，CKD治療の目標はESKDの阻止と心血管系疾患の発症抑制ということになる．しかし，ステージに関係なくすべてのCKD患者において心血管系疾患による死亡リスクが高いことが，最近，明らかにされている[5]．したがって，CKD患者の歯科治療では，心血管系疾患による死亡リスクを考慮する必要がある．

わが国の成人におけるCKD患者数は1,330万人 (12.9%) と推計されており**(表2)**，もはや特殊な病気ではなく，ありふれた病気 (common disease) である[1]とさえいわれている．わが国におけるCKDの各ステージの頻度は，ステージ1が0.6%，ステージ2が1.7%，ステージ3が10.4%，ステージ4＋5が0.2%と報告されている．

CKDのリスクファクターには，高齢，脂質異常症，NSAIDsなどの常用薬，高血圧，糖尿病，メタボリックシンドローム，感染症，尿路結石などがある．

> **Note 1　末期腎不全〈endstage kidney (renal) disease；ESKD，ESRD〉**
> 透析，あるいは腎移植を受けなければならないような腎不全の終末期をいい，米国の保険支払い機構の用語である．ESKD患者は世界的に増加しており，わが国でも同様である．この増加を背景として，血液透析患者が著しく増加している．ESKD患者は心血管系疾患による死亡率が高いことが知られており，そのリスクは一般人の10〜20倍であるといわれている．

表1 CKDのステージ（日本腎臓学会編：エビデンスに基づくCKD診療ガイドライン2018：東京医学社，東京．2018）
重症度は原疾患・GFR区分・蛋白尿区分を合わせたステージにより評価する．CKDの重症度は死亡，末期腎不全，心血管死亡発症のリスクを ■ のステージを基準に，■，■，■ の順にステージが上がるほどリスクは上昇する

原疾患	蛋白尿区分		A1	A2	A3
糖尿病	尿アルブミン定量（mg/日） 尿アルブミン/Cr比（mg/gCr）		正常 30未満	微量アルブミン尿 30〜299	顕性アルブミン尿 300以上
高血圧 腎炎 多発性嚢胞腎 移植腎 不明 その他	尿蛋白定量（g/日） 尿蛋白/Cr比（g/gCr）		正常 0.15未満	軽度蛋白尿 0.15〜0.49	高度蛋白尿 0.50以上
GFR区分 （mL/分/1.73m²）	G1	正常値または高値	≧90		
	G2	正常値または軽度低下	60〜89		
	G3a	軽度〜中等度低下	45〜59		
	G3b	中等度〜高度低下	30〜44		
	G4	高度低下	15〜29		
	G5	末期腎不全（ESKD）	<15		

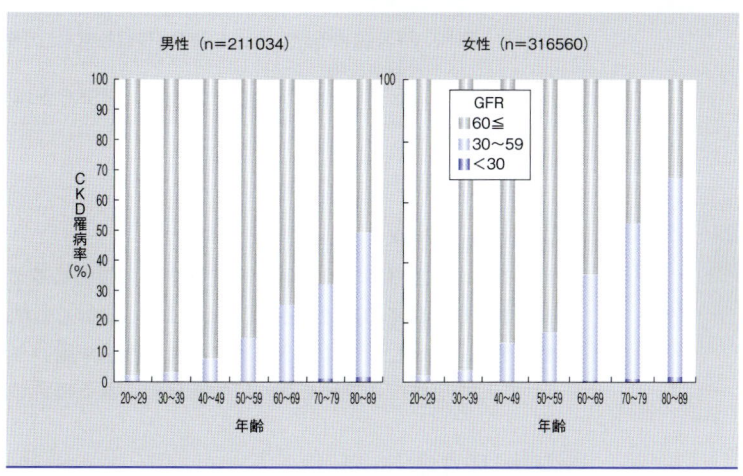

図4 日本人のGFR＜60mL/分/1.73m²の頻度（GFR推算式による推定）（Imai, et al., 2007.[6]）
高齢者ではCKDの頻度は上昇する．

Note 2 推算糸球体濾過量（estimated GFR；eGFR）（CKD診療ガイド2009）

式：$eGFR (mL/分/1.73m^2) = 194 \times Cr^{-1.094} \times Age^{-0.287}$

Cr：血清Cr，Age：年齢

女性の場合は上記結果を0.739倍する．

表2　わが国におけるCKDの推定患者数（堀尾，2010.[7]）

CKDステージ	GFR (mL/分/1.73m^2)	尿タンパク	推定患者数（人口比）
CKD-1	90以上	あり	61万人 (0.6%)
CKD-2	60〜89	あり	171万人 (1.7%)
CKD-3	30〜59	−	1,074万人 (10.4%)
CKD-4＋5	30未満	−	24万人 (0.2%)
計			1,329万人 (12.9%)

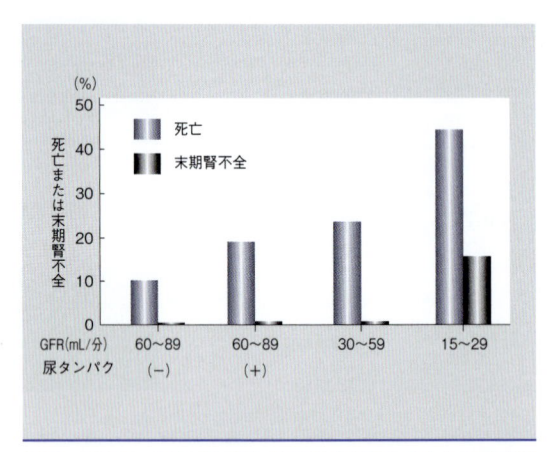

図5　GFRによる死亡率とESKD（移植を含む）の発症率
（日本腎臓学会編，2009.[8]）
GFRが低下するほど，死亡率が上昇し，ESKDが増える．

Note 3 ▶ IgA腎症

腎糸球体に免疫グロブリンIgAが沈着する，慢性糸球体腎炎をいう．IgA腎症は成人の原発性糸球体腎炎の多数を占め，20年以内に約40%が末期腎不全に至る予後不良の疾患である．治療としてはステロイドパルス療法が用いられる．ステロイドパルス療法前に，口腔内感染症の除去を目的に歯科依頼される場合がある．

Note 4 ▶ 尿毒症（uremia）

腎機能障害の末期に，腎機能が著しく低下し（5%以下），全身の臓器に障害が現れる病態を，尿毒症症候群という（単に尿毒症と呼ばれることも多い）．尿毒症は本来は排泄されるべき毒性物質が，腎不全により体内に蓄積するために生じる．毒性物質以外にも，水やナトリウムなどの人体に必要なものが異常に増加しても毒素となる．

高齢者のCKD

高齢者ではCKD患者は増加する[6]．また，ステージ3〜5の占める割合も増える．このような変化の背景には，原因となる腎疾患（IgA腎症，糖尿病性腎症など）の増加に加えて，加齢による腎機能低下が影響するといわれている．また，高齢者では歯科で使用する抗菌薬やNSAIDsなどで腎機能低下となりやすい[8]．

先に述べたようにCKDは心血管系疾患による死亡リスクが高く，加齢により合併率も高くなるため，高齢者の歯科治療においては重要な疾患であるといえる．

歯科治療におけるリスクマネジメント

1. 歯科治療を行うか否かの決定

CKDステージ分類4，5の患者は，透析や腎移植を考慮するレベルの腎機能低下状態であり，腎臓専門医への定期受診の開始基準として推奨されている[1]．また，CKDステージ3〜5も腎臓専門医と連携して診療を進めていく必要があるといわれている．このため，CKDステージ3〜5の患者は専門の歯科医療機関への紹介が強く勧められる．

2. 歯科治療時のリスクマネジメント（透析患者についてはp.276参照）

CKD患者の歯科治療で最も重要なことは，腎機能を低下させないことである．まず，担当医師から十分情報を得る．クレアチニンからeGFRを算出するか，GFRを教えてもらう．この情報から用いる薬剤の種類，量，投与方法などを決定する（p.273参照）．また，貧血，出血傾向，高血圧症，心不全，易感染性などについても情報を得る．もし，著しい貧血があれば，そのコントロールを優先する．多くの場合，ヘマトクリット30％未満が内科的治療の対象となる[9]．出血傾向があれば，血小板数および出血時間などを教えてもらい，必要に応じて局所止血などの対策を講じる．腎疾患と高血圧症は互いに密接に関連している．高血圧症を合併していれば，必要な対応を行う（p.76参照）．循環器疾患についても同様である．

腎性骨異栄養症を合併している場合は，骨折しやすいことを考慮し体位や転倒に注意する[10]．歯科治療は，できるだけ短く，最小限のストレスで終了させる．

ESKDで透析導入直前の患者は，担当医師との協力が特に重要である．予定する薬剤，投与方法，歯科治療内容について十分に協議し，承諾を得るのはもちろん，歯科治療後にも，治療により腎機能低下が生じなかったかどうかを確認してもらう．また，口腔内感染巣はできるだけ除去し，良好な口腔衛生状態を維持できるよう歯科治療計画を立てる必要がある．

A CKD患者に対する薬剤の使用

CKDでは，使用薬剤の排泄遅延と，それによる腎障害が問題となる．歯科治療では，

腎毒性のある薬剤を避け，投与によるメリットがデメリットを上まわると判断できる場合に，適切な薬剤を，必要最少量投与する．

一般歯科臨床で処方する薬剤は，抗菌薬と解熱鎮痛消炎薬がほとんどである．前者の多くは腎排泄性で，一部には腎毒性がある．また，後者も腎血流量を低下させ，腎不全の急性増悪のリスクがある．これらの薬剤は，必要に応じて投与量や投与間隔を変更しなければならない．

表3は，CKD患者に抗菌薬および解熱鎮痛消炎薬を投与する場合に必要な，投与量あるいは投与間隔の変更を示したものである．この表を参考に，CKDに対する処方を決定する．GFR（eGFR）が不明な患者に投与する抗菌薬を選択する場合は，この表で最も腎不全が低下した状態，すなわち，GFR＜10mL/分でも，投与量および投与間隔の変更が必要ない薬剤を選ぶ．また，ある特定の薬剤を使用しなければならない場合は，GFR（eGFR）により，投与量あるいは投与間隔を変更する．決定した投与薬剤，投与量および投与間隔については担当医師の承諾を得るのが望ましい．

CKD患者にベンゾジアゼピン系薬剤による静脈内鎮静法を行う場合は，投与量および投与速度に注意が必要である．ベンゾジアゼピンは肝臓で代謝され腎臓から排泄されるため，CKDでは半減期が延長し，活性型代謝産物による影響が無視できなくなる可能性がある．プロポフォールも高率にタンパクと結合し，アシドーシスや血液脳関門の変化により作用が増強されるため，投与量を減らす必要がある．

Note 5 なぜ腎不全では薬剤の作用が変化するのか

理由として，①分布容量の変化，②血清タンパク量の低下（タンパク結合性薬剤の作用が増強する），③アシドーシス（イオン化されていない薬剤が増加する），④電解質異常，⑤体内変化の障害，⑥腎排泄の低下，⑦尿毒症による中枢神経抑制（必要とされる鎮静薬量が50％程度まで低下する），などがあげられている．

Note 6 NSAIDsとCKD

COX2選択性NSAIDsを含むすべてのNSAIDsは腎髄質部の血流を減少させ，間質性腎炎やネフローゼ症候群を引き起こし腎機能を低下させる．アセトアミノフェンにおいても長期投与では腎間質障害が無視できない．しかしながら，CKD患者の鎮痛手段としてはNSAIDsよりもアセトアミノフェンが望ましいといわれている．

表3 慢性腎臓病のある患者に対する薬物療法（日本腎臓学会編，2009.[8]より抜粋）
必要な投与量の調整（％）あるいは投与間隔の変更（時間）

分類	薬剤名（一般名）	薬剤名（商品名）	製薬会社	CCr (mL/min) >50	CCr 10～50	CCr <10	HD（透析）	透析性
鎮痛薬	アセトアミノフェン	カロナール	昭和薬化工	1,500mg 分3	血中濃度は上昇するものの，本邦の投与量が過小なため減量の必要なし，重篤な腎障害には禁忌になっているが腎に対してはNSAIDsより安全			20～50%
鎮痛薬	インドメタシン	インダシン インテバンSP	大日本住友	25～75mg 分1～3	障害を悪化させるおそれがあるため重篤な腎障害は禁忌		重篤な障害は禁忌だが減量の必要はなし	×
鎮痛薬	ジクロフェナクナトリウム	ボルタレン錠	ノバルティス	25～100mg 分1～3				×
鎮痛薬	セレコキシブ	セレコックス	アステラスファイザー	200～400mg 分2				×
鎮痛薬	ロルノキシカム	ロルカム	大正富山	12～18mg 分3（術後外傷後・抜歯後は8～24mg）				×
鎮痛薬	ロキソプロフェンナトリウム水和物	ロキソニン	第一三共	60～180mg 分1～3				×
ペニシリン系	アモキシシリン水和物	サワシリン／パセトシン	アステラス／協和発酵キリン	1回250mg 6～8h毎	1回250mg 8～12h毎	1回250mg 24h毎	250mg分1，HD日はHD後投与	○
ペニシリン系	アンピシリン・クロキサシリン配合	ビクシリンS	明治	1.5～4g 分2～4	1g6～12h毎	1g12～24h毎	1g12～24h毎 HD日はHD後投与	○
セフェム系	セフカペンピボキシル塩酸塩水和物	フロモックス	塩野義	300～450mg 分3	200mg 分2	100～200mg 分1～2	100mg分1，HD日はHD後投与	○
セフェム系	セファクロル	ケフラール	塩野義	750～1,500mg 分3	750mg 分3	500mg 分2	500mg分2，HD日はHD後投与	○
セフェム系	セフジトレンピボキシル	メイアクト	明治	300～600mg 分3	200～300mg 分2～3	100～200mg 分1～2	100～200mg分1～2	×
セフェム系	セフジニル	セフゾン	アステラス	300mg 分3	200～300mg 分2～3	100～200mg 分1～2	100～200mg分1～2，HD日はHD後投与	○
セフェム系	セフポドキシムプロキセチル	バナン	第一三共／グラクソ・スミスクライン	200～400mg 分2	1回100～200mg 12h毎	1回1,000mg 24毎	100mg分1，HD日はHD後投与	○
セフェム系	セフメタゾールナトリウム	セフメタゾン	第一三共	1～2g 分2	1回1g 24～48h毎	1回1g 24h毎	1回1g24h毎，HD日はHD後投与	○
ペネム系	ファロペネムナトリウム	ファロム	マルホ	450～900mg/day 分3	不明（減量が必要）			○
マクロライド系	アジスロマイシン水和物	ジスロマック	ファイザー	500mg	腎機能正常者と同じ			×
マクロライド系	エリスロマイシン	エリスロシン	アボットジャパン	600～1,500mg 分2～6			300～1,200mg 分2～4	×
マクロライド系	クラリスロマイシン	クラリス／クラリシッド	大正富山／アボットジャパン	400mg 分2	1回200mg 分1～2		200mg 分1	×
マクロライド系	ロキシスロマイシン	ルリッド	サノフィ・アベンティス	300mg 分2			150mg 分1	×
ケトライド系	テリスロマイシン	ケテック	サノフィ・アベンティス	600mg 分1	600mg 分1（50≧CCr≧30）300～600mg 分1（CCr<30）		600mg分1，HD日はHD後	○
テトラサイクリン系	ミノマイシン塩酸塩	ミノマイシン	ワイス	1回100mg 分1～2	腎機能正常者と同じ			×
ニューキノロン系	シプロフロキサシン	シプロキサン	バイエル／明治	31≦CCr≦60 1回200mg 12h毎 Ccr≦30 1回200mg 24h毎			必要に応じて低用量（200mg）を24時間毎に投与するなど患者の状態を観察しながら慎重に投与すること	×
ニューキノロン系	トスフロキサシントシル酸塩水和物	オゼックス／トスキサシン	大正富山／アボットジャパン	450mg 分3	150～300mg 分1～2	150mg 分1		×
ニューキノロン系	レボフロキサシン水和物	クラビット	第一三共	200～600mg 分2～3	100～200mg 分1	1回100～200mg 24h毎	1回100mg 24h毎	×

透析 (dialysis)

透析とは

ESKDになると，生体から排泄されるべき老廃物が蓄積したり，水や電解質の不均衡が発生するため，生体の恒常性が維持できなくなり，最終的に尿毒症となる．この尿毒症の原因となる有害物質を除去する治療法を透析療法という．透析には半透膜に人工膜を用いた血液透析，生体膜（腹膜）を用いた腹膜透析がある．

わが国における維持透析（血液透析・腹膜透析）導入の原疾患の第1位は糖尿病性腎症である．また，透析導入後の5年生存率は約60％弱と報告されている[14]．

1. 血液透析 (hemodialysis ; HD)（図7）

血液透析（HD）とは，血液をブラッドアクセス（図8）から体外に導き出し，透析器（ダイアライザー）内の半透膜の内側に血液を，外側に透析液を通して透析する方法をいう．通常は週に3回行い，1回のHDあたり3〜4時間かかる．また，体外循環となるためヘパリンによる抗凝固療法が必要となり，観血的な歯科治療で問題となる場合がある．

2. 腹膜透析 (peritoneal dialysis ; PD)

腹膜透析（PD）は腹腔内に透析液を注入し，腹膜を半透膜として透析を行う方法をいう．PDはHDに比較して，長時間拘束されることがなくQOLが維持しやすい，残存腎機能の保持がよい，水分や食事の制限が穏やか，などのメリットがある．デメリットとしては，感染による腹膜炎の可能性があり，長期間（現状では約8年）では腹膜機能が低下する，などがある．わが国ではあまり普及していない．

透析の合併症

透析は腎機能の代行が目的であるが，廃絶した腎機能を100％代行することはできない．そのため長期の透析によりさまざまな合併症が生じる．

HD中に起こる急性の合併症として，最も多いのが低血圧である．長期のHDによる合併症としては，①神経系合併症（透析脳症，手根管症候群など），②循環系合併症（高血圧，低血圧，不整脈，虚血性心疾患など），③血液系合併症（貧血，血小板機能障害など），④骨異栄養症（骨粗鬆症など），⑤その他（異所性石灰化など）がある．

HD患者の死亡リスクは非常に高く，なかでも心臓突然死のリスクが高いことがよく知られている[5, 15〜17]．その心臓突然死の確率は，一般人の30倍ともいわれている[17]．わ

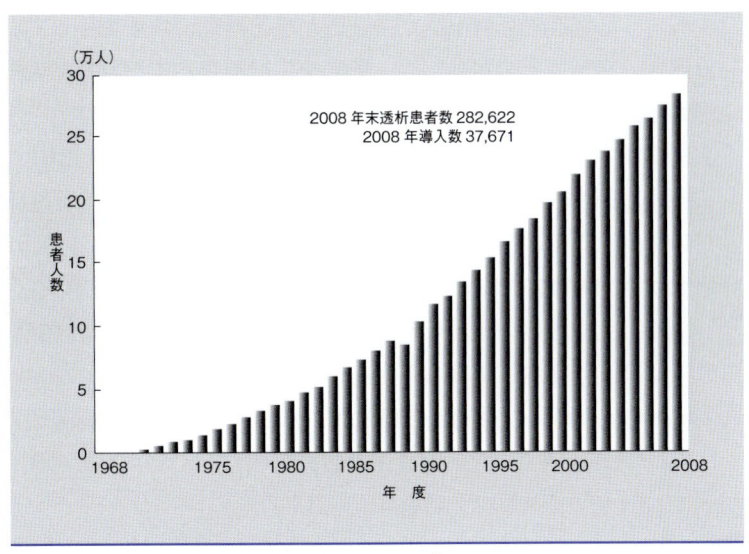

図6 わが国の透析患者数の推移（堀尾，2010.[7]）
透析患者数は年々増加する一方である．

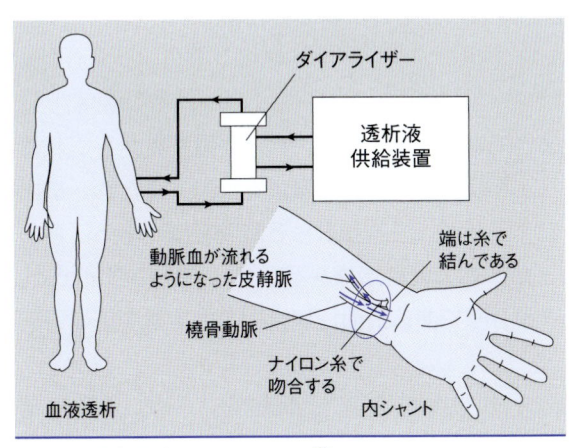

図7 血液透析（佐中ほか，1997.[20]）

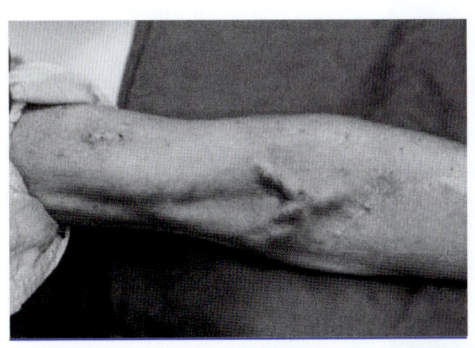

図8 ブラッドアクセス（自験例）
血液透析のための動静脈吻合をブラッドアクセスという．体内から十分量の血液を取り出すための便宜的な方法である．橈側動脈と尺側皮静脈を人工的に吻合させたもので，動脈化した尺側皮静脈を穿刺して使用する．

が国における疫学研究でも，HD患者の粗死亡率は95.4/1,000人・年，心血管死亡数（粗死亡率/1,000人・年）は217（45.3），突然死（率）は103（21.5）と，諸外国の報告と同様に高い[18]．また，その死亡率ならびに突然死の確率は，高齢になるほど高い[18, 19]．高齢のHD患者では，心臓突然死に対するリスクマネジメントが重要である．

一方，心臓突然死はHDが中2日となる月曜に多く発生している．これはHD直前の体液過剰・電解質異常が著しく，その急激な補正が交感神経の過剰興奮を引き起こすためと考えられている．HDと不整脈の関係をみると，HD後半から終了後数時間までと，HD直前に集中している．歯科治療は中2日目は避け，翌日が望ましい．

HDにおける貧血の治療法としての輸血は，赤血球産生促進因子であるエリスロポエチンの使用で以前よりも頻度が低下した．しかし，成人血液透析患者を対象としたKAREN研究[18]によれば，HCV抗体陽性率はコホート研究（5年間）の生存者の9.2％，死亡例の14.0％，突然死例の8.7％を占めていたと報告されており，依然として高い．したがって，感染には十分に注意する必要がある．

HD開始後時間が経過するほど，心臓突然死の可能性は高くなる．しかし，HD開始後0～12時間，すなわち，HD中も含めた時間も心臓突然死の割合は高い．

歯科治療におけるリスクマネジメント

基本的な注意は慢性腎不全と同じであるが，追加的な注意点を以下に述べる．
なお，HD患者は専門の歯科医療機関への紹介が勧められる．

1．血液透析患者

歯科治療の時期はHD翌日が適当である．HD後に，体液や電解質が平衡状態になるまで6時間ほどかかる[10]．また，HDでは装置内の血液凝固を抑制するため，抗血栓剤であるヘパリンが使用されるが，その作用時間は投与後3～6時間程度である．さらに心臓突然死が中2日となる日に多いことからも，歯科治療を行うのはHDの翌日がよい．血圧，脈拍，および心電図モニタリングが必要である．血圧測定用のカフはブラッドアクセスが造設されていない腕に巻く．

高い心臓突然死リスク（図9）に対してはAED等を準備する．一方，HD患者への歯科治療による菌血症が感染性心内膜炎の原因となる[21]という報告もあるが，AHAは予防的抗菌薬投与を勧めていない[22]．

HD患者は循環動態が不安定である．筆者らの外来では，HD患者の著しい高血圧をしばしば経験するが，時に，神経調節性失神症候群（頸動脈洞過敏症候群）による著しい低血圧が発生することがある（図10）[23,24]．長時間の坐位，臥位（水平位）からの急な坐位への体位変換は十分な注意が必要である．

頻度が少なくなったとはいえ，HD患者はHDの度に輸血を行っている可能性があり，ウイルス性肝炎などの感染症を合併する頻度が高い．また，過去の検査で陰性でも，その後のHDの際に感染している可能性が否定できない．このため，HD患者では，常に感染症リスクを考慮する．

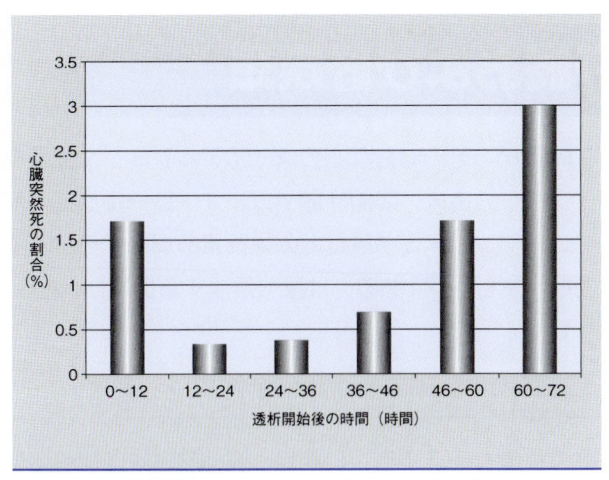

図9 血液透析開始後における心臓突然死の割合（Bleyer, et al., 2006.[25]）

血液透析開始後，時間が経過するほど，心臓突然死の可能性は高くなる．しかし，血液透析開始後0～12時間，すなわち，血液透析中も含めた時間も心臓突然死の割合は高い．

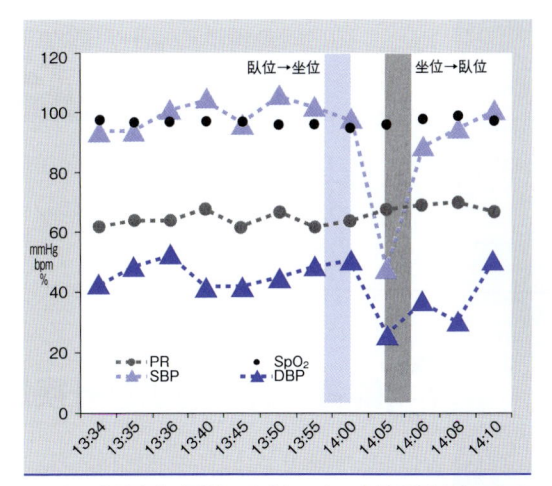

図10 体位変換（臥位→坐位）による血液透析患者における一過性の意識障害を伴う血圧低下（大渡ほか，2010.[23]）

長時間の臥位から急に坐位にしたところ，著しい血圧低下を伴い一過性の意識障害をきたした．ただちに臥位に戻したところ，しばらくして血圧回復とともに意識レベルも元に戻った．

HDでは血小板が物理的に破壊され，出血傾向を示すことがある．血小板数を担当医師に問い合わせるか，検査を行い，明らかにしておく．さらに，HDによりある種の薬剤は血液中から濾過されるため，抗菌薬などで一定以上の血中濃度を維持しなければならない場合は，補給を計算に入れる必要がある（表3参照）．

2. 腹膜透析患者

合併症として，感染，透析液中のデキストランによる高血糖，透析液中へのタンパク喪失の増大，などがある．しかし，歯科治療では慢性腎不全における注意に追加すべき注意点はない．

加齢と肝臓および肝疾患

肝臓は多くの複雑な機能を持っているが，そのおもなものは，①アルブミン，血液凝固因子，ホルモンなどの血清タンパクの合成，②胆汁酸やコレステロールなどの胆汁の産生と運搬，③グルコース，グリコーゲン，アミノ酸などの栄養素の調節，そして④ビリルビンや薬剤などの親油性化合物を代謝し，胆汁あるいは尿へ排泄する機能，である．

高齢者の肝臓および肝疾患

高齢者では肝細胞数は減少し，肝臓の重量も低下する．しかし，肝細胞自身は加齢に伴い大型となる傾向がある．

高齢者では肝臓による薬物代謝の変化が問題となることが多い．薬物代謝の大半は肝臓で行われるが，その過程は大きく二つに分けられる．すなわち，薬剤が消化管から吸収され，門脈を介して最初に肝臓を通過する際に代謝される過程（一次通過効果；first-pass effect）と，一旦，大循環に入った薬物が，徐々に肝臓で代謝される過程である．高齢者ではこの二つの過程がどちらも低下すると考えられている．前者は加齢による肝血流量低下が関係するといわれている．このため，前者により代謝されるリドカイン，硝酸剤などは，連続投与後の血中濃度が高くなる可能性がある．また，高齢者ではベンゾジアゼピンの代謝が低下することが知られており，静脈内鎮静法における投与速度や投与量に注意が必要である．ジアゼパムの加齢による半減期延長は分布容積の変化が大きく影響していると考えられている．

高齢者における肝機能の検査データでは，70～90歳台では，50～60歳台に比較して，AST，ALT，γ-GTPは正常範囲ではあるが，有意に低い値を示すという報告がある．高齢歯科患者の合併する肝・胆道系疾患では，歯科臨床で問題となりやすい肝炎キャリアは約2%に認められた（**図1**）．ただし，この比率は病歴におけるそれであり，実際の肝炎キャ

7 肝疾患
liver diseases

図1 観血的処置を行った高齢者歯科外来患者（≧70歳）におけるリスクマネジメントを要する肝・胆・膵疾患の合併率（2005年）
70歳以上の高齢者すべてを対象とした2005年の結果を示す．スペシャルケア外来-1（ASA≧3の全身疾患を合併する65歳以上を対象）移行後（2011年）は，肝癌が1.1％と増加している．

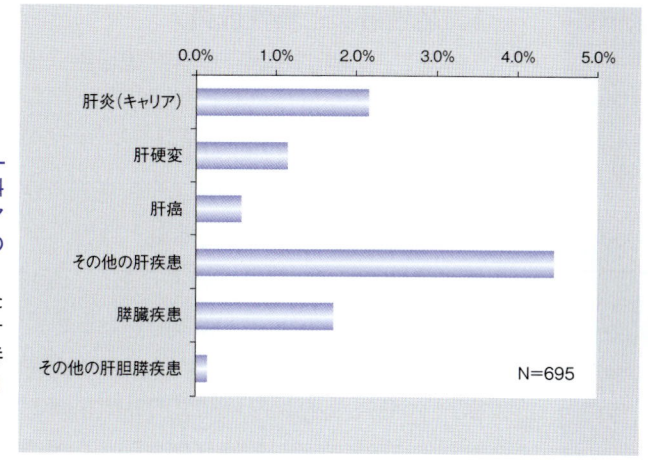

リアはさらに多い（p.282参照）．

Note 1　ビリルビン（billirubin）
成熟赤血球が細細内皮系で破壊されると，ヘモグロビン分子からグロビン分子が離れて，ビリベルジンに変化する．ヒトではビリベルジンのほとんどがビリルビンとなり胆汁中に排泄される．一方，ヘモグロビンから離れた鉄は，再度ヘモグロビン合成に使用される．

肝炎（hepatitis）

肝炎とは

　肝炎とは，肝臓におけるびまん性の炎症性疾患をいう．肝炎あるいは肝炎様疾患の原因としては，肝炎ウイルスと"それ以外"がある．
　現在，肝炎ウイルスとしては，A型（HAV），B型（HBV），C型（HCV），D型（HDV），そしてE型（HEV）が知られている．そのほかに，G型（HGV），およびTTウイルス（TTV），SEN-Vなどが報告されているが，肝炎ウイルスであるかどうかは明らかではない．
　"それ以外"の原因としては，Epstein-Barrウイルス，サイトメガロウイルス，アルコール，薬剤，胆道系疾患などがある．一般にウイルス性肝炎以外を肝障害と呼ぶ．一般に，ウイルス感染による細胞障害は，ウイルスそのものが障害を及ぼす場合と，宿主の免疫応答がウイルス感染細胞を排除することにより生じる場合がある．肝炎ウイルスによる肝細胞障害は後者によると考えられている[1]．ここではウイルス性肝炎を中心に解説する．

1. 急性肝炎と慢性肝炎

一般に肝疾患は原因，時間経過，重症度によって分類されるが，時間経過から分類すると急性（＜6か月）と慢性（＞6か月）に分けられる[2]．

A 急性肝炎（acute hepatitis）

肝炎ウイルスの初感染により引き起こされる免疫学的反応により，急激な肝細胞障害（壊死）をきたし，食欲不振，嘔気，黄疸，全身倦怠感などの臨床症状を示す疾患をいう．治療法は原則的に対症療法のみである．急性肝炎は自然治癒する可能性があるが，1～2％は急速に広範に肝細胞が破壊され，生きるのに必要な肝機能を満たせない状態，すなわち，肝不全になることがある[3]．これを劇症肝炎（fulminant hepatitis）という．原因の約90％が肝炎ウイルス（その50％以上がHBV）で，それ以外は薬剤などである[4]．死亡率は非常に高く，深い昏睡状態に陥った患者では80％以上といわれている[5]．

B 慢性肝炎（chronic hepatitis）

肝臓の炎症が少なくとも6か月以上持続するものをいう．慢性肝炎となりうるのは，HBV，HCV，HDVによる肝炎，それに薬剤性肝炎などである．わが国では70％をHCVが，26％をHBVが占める[6,7]．慢性肝炎の多くは自覚症状を伴わず，数年から20～30年と長期にわたる経過をとり，経過中は肝機能の軽快，増悪をくり返すことが多い．慢性肝炎の進行は線維化の度合いにより5段階に分類されるが，最も線維化が進んだ状態が肝硬変である．肝硬変がさらに進展すると，最終的に肝癌，あるいは肝不全となる．

HBV感染の慢性化率は2～7％であるが，HCV感染では70～85％[3]と高率である．また，わが国では肝細胞癌の80％がHCV，10～15％がHBV，5％がHBVおよびHCVの重複感染，5％が非B非C型といわれている[8]．

> **Note 2　インターフェロン（interferon；IFN）**
>
> インターフェロンはサイトカイン（リンパ球，単球などの種々の細胞が産生し放出する，微量で強い作用を示す生理活性物質）の一つである．ウイルスが感染した細胞で産生され，抗ウイルス作用と免疫調整作用を発揮する．ウイルスが感染した細胞は，抗体よりも先にインターフェロンを産生する．

2. 肝炎ウイルス

歯科では特にHBV，HCVの2者に注意が必要である．

A B型肝炎ウイルス（hepatitis B virus；HBV）

HBVは肝炎ウイルス中，唯一のDNAウイルスである．HBV感染は，一過性の急性感染とキャリアとなる持続的感染に分けられる．前者には劇症肝炎が含まれ，その発生頻度は0.1～1％である[5]．

HBVが正常な免疫系をもつ成人に感染した場合は，ほとんどが一過性の急性肝炎として経過する．すなわち，HBV増殖により，血清中のHBs抗原が陽性となり，トランスアミナーゼが上昇する．しかし，免疫機構によりHBVは排除され，HBs抗原は陰性化し，

HBs 抗体が陽性となり終生免疫を獲得する．急性 B 型肝炎の多くは不顕性である．

しかし，免役能が未発達の乳幼児期や，免疫抑制剤などで免疫能が低下した成人が感染した場合は，HBV を排除できずに，高い確率で持続感染状態（HBV キャリア）となる**(図2)**．わが国の HBV キャリアの多くは，母子感染によるものである．しかし，HBV 母子感染対策事業（1986年以降）により，その発生は抑制されつつある．

母子感染による HBV キャリアは，成人になると免疫機能が回復し，HBV 感染肝細胞の標的抗原をキラー T 細胞が認識するようになるため，慢性肝炎として発症する．そして，HBV 増殖による肝炎の増悪→感染肝細胞が排除され HBV が減少→肝炎の寛解，という増悪・寛解が繰り返される．そして，90％近くはセロコンバージョン（seroconversion[*1]）により，ウイルス量が減少し，再び無症候性キャリアとなり，一生を大過なく過ごす[9]．しかし，残りの約10％は慢性肝炎から肝硬変，肝細胞癌という経過をたどる[10]．

HBV 感染経路は輸血，母子，性的接触，針刺しなどである[2]．現在では，輸血後 B 型肝炎はほぼ撲滅され，前述したように母子感染も防止できるようになった．このため，現在の新たな感染の多くはキャリアとの性的接触による[10]．歯科治療では針刺しが重要であるが，皮膚損傷あるいは口腔や眼などを介して，血液や唾液から感染する可能性もあるので，注意が必要である．

現在，基本的には慢性 B 型肝炎における HBV の完全排除は不可能である．このため，治療は HBV-DNA 量を減らした状態の維持が目標となる．わが国のガイドライン（2017）によれば，インターフェロン（interferon，INF）と核酸アナログ製剤が使用される．

核酸アナログ製剤とは，HBV が自己の複製時に逆転写反応を用いることを利用して，逆転写酵素を阻害することにより抗ウイルス作用を示す薬剤をいう．

[*1] HBe 抗原から HBe 抗体への転換をいう．

B C 型肝炎ウイルス（hepatitis C virus；HCV）

C 型急性肝炎の30〜40％は自然に治癒し，60〜70％は慢性化（キャリア化）する[11]．この高率な慢性化は，HCV が免疫機構をくぐり抜ける能力を持つためと考えられている[12]．このため，いったん HCV に感染すると，高率に慢性 C 型肝炎となり，約20年で肝硬変，そして約30年で肝癌あるいは肝不全という経過をたどる[13]**(図3)**．WHO によれば慢性 C 型肝炎の20％が肝硬変に，5％が肝癌になるといわれている[14]．さらに，慢性 C 型肝炎における肝不全あるいは肝癌における死亡例は増加している[15]．わが国は先進国のなかで，肝癌による死亡率が高いが，その80％が HCV によるといわれている[16,17]．また，肝癌患者は増加しているといわれている[17]．

C 型慢性肝炎のスクリーニングには HCV 抗体測定を行う．現在の HCV 抗体測定は，HCV 感染をほぼ100％診断できる．しかし，HCV 抗体陽性者の一部には現在は感染する恐れがない者が含まれている．この鑑別を行うために，HCV-RNA の測定を行う．HCV 抗体陽性者のうち，HCV-RNA 陽性（HCV キャリア）は約70％といわれている[20]．

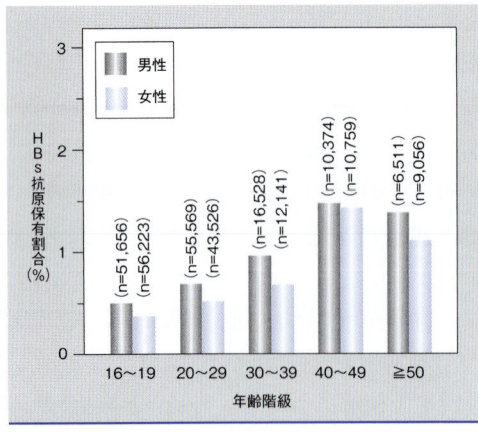

図2 わが国における HBs 抗原の年齢別保有率（1991〜1995年）（Yoshizawa, et al., 2002.[18]）
HBs 抗原の保有率は 40〜49 歳が最も高い．

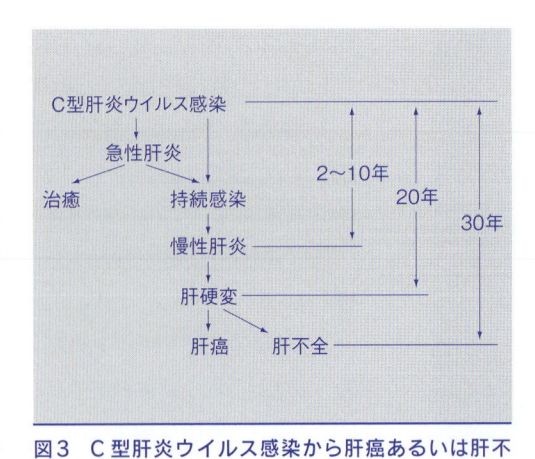

図3 C 型肝炎ウイルス感染から肝癌あるいは肝不全に進展する過程（渡辺，2000.[19]）
HCV 感染後，約 20 年で肝硬変，約 30 年で肝癌，あるいは肝不全へ進展するといわれている．

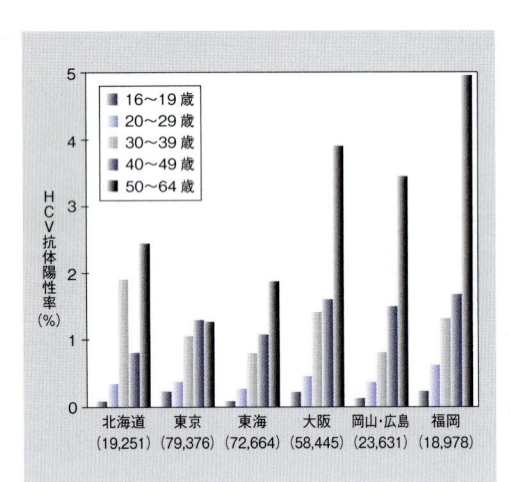

図4 わが国における地域別の HCV 抗体陽性率（Yoshizawa, et al., 2002.[18]）
高年齢者（ここでは 50〜64 歳）の HCV 陽性率が高いが，重要なのは地域により大きな差があることである．

　わが国の HCV キャリアは，加齢により著しく増加し，高齢者に多いという点に注意が必要である[21]**（図4）**．HCV キャリアは地域により差があるが，世界人口の 2.2% と推測されている[22,24,25]．また，わが国と同様に加齢により HCV キャリアが増加する国は多い[22,26〜28]が，米国および英国では高齢者で低下している[29,30]．これには社会的背景が大きく関与している．

　HCV のおもな感染経路は輸血（約 40%）や刺青・覚醒剤（5〜10%）などによる血液感染である[12]．しかし，献血時の HCV 抗体スクリーニング開始後（1989 年 12 月以降）は，輸血による HCV 感染は激減している．輸血以外では医療従事者の針刺しが重要である．

針刺しによるHCV感染率は，1.2〜1.0%（平均3〜4%）と報告されている[31]．特に穿刺部に内出血を伴う場合は危険性が高い．

わが国では，高齢者のHCV抗体陽性率が高いが，その理由として，戦争（手術に伴う輸血など）や覚醒剤（ヒロポン）の流行などが考えられている．血液以外の具体的な経路は不明である．

直接型抗ウイルス薬（direct acting antivirals：DAAs）が開発され，その高いウイルス排除率（90〜95%以上）により，C型肝炎は治療可能になった．DAAsにはNS3/4Aプロテアーゼ阻害薬，NS5A阻害薬，NS5Bポリメラーゼ阻害薬がある．

Note 3 ▶ C型肝炎では，なぜHCV抗体が陽性でもキャリアなのか
抗体はB細胞により作られ，ウイルスの殻タンパクに結合してウイルスを無毒化する．HCVはこの部位の遺伝子の突然変異率が特に高く，抗原が頻繁に変化する．このためHCVは抗体が陽性になっても生存でき，そのホストはキャリアとなる．

◐その他の肝炎ウイルス（HAV，HDV，HEV）

HAVは，わが国における急性肝炎の原因として最も多いが，キャリア，慢性肝炎あるいは肝硬変に進展することはない．しかし，激症肝炎になることがあり，その確率は0.1〜2.0%[2,5]といわれている．ただし，激症化しても比較的救命率は高い（約70%）[7]．おもな感染経路は糞口感染である．

HDVは増殖にはHBVを必要とするため，HBVとの同時感染あるいはHBVキャリアにおける重複感染といった感染形態をとる．HDV感染によりB型肝炎は重篤化し，ときに激症肝炎となることがある．

HEVは，インド，アジア，アフリカの一部で飲料水を媒介として流行性に発生する．HDV，HEVともに，現在，わが国ではほとんど感染例はない．

3. 肝機能検査

肝機能を評価する場合には血清トランスアミナーゼ値を用いる．おもな指標は，①アスパラギン酸アミノトランスフェラーゼ（aspartate aminotransferase；AST），②アラニンアミノトランスフェラーゼ（alanine aminotransferase；ALT）である[*2]．ALTはASTよりも肝臓に特異的である．

そのほかに，肝機能低下時には③乳酸脱水素酵素（lactate dehydrogenase；LDH）の上昇が認められる．さらに，肝胆道系疾患の際には，④γ-グルタミルトランスペプチダーゼ（γ-glutamyl transpeptidase；γ-GTP）が上昇する．

[*2] ASTはGOT（glutamic oxaloacetic transaminase），ALTはGPT（glutamic pyruvic transaminase）とも呼ばれる．

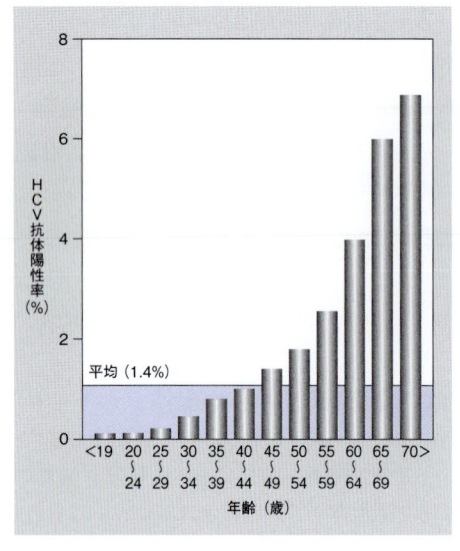

図5 加齢によるHCV抗体陽性率の変化
(Yoshizawa, et al., 2002.[18])
1999年の広島県の献血におけるHCV抗体陽性率である．高齢者になるほど陽性率が上昇している．このような変化はわが国特有のものである[18]．

高齢者の肝炎

　高齢者では急性肝炎は少なくなるが，その予後は不良であることが多い．これは免疫能低下によるといわれている．急性肝炎が激症化する確率は全体では1％程度であるが，60歳以上になると約30％と高くなり，劇症肝炎全体の60％以上を占める．さらに，高齢者の劇症肝炎における生存率は10％以下と低い．

　C型慢性肝炎の罹患率は高齢になるほど高くなる[32〜34]（**図5**）．筆者らの調査でも，高齢歯科患者のHCV抗体陽性率は若年者に比較して著しく高かった[35]．また，高齢者では免疫能（おもにT細胞系）の低下により，C型慢性肝炎に対するインターフェロンの効果が低下するといわれている[36]．

　一方，HBs抗原陽性例は50歳以上で減少する[37,38]．はっきりとした理由は不明である．筆者らの調査でも，高齢歯科患者のHBs抗原陽性例は少なかった[35]．

歯科治療におけるリスクマネジメント

　わが国の歯科治療で感染の危険性があるおもな肝炎ウイルスは，HBVおよびHCVである．なかでも隠れたHBV，あるいはHCVキャリアの存在が問題となる．

　米国では，歯科医師のHBV感染歴は一般人の2倍[39]といわれている．また，わが国の調査ではHBVキャリアの可能性を示すHBC抗体は歯科医師の臨床経験時間が長くなるほど，また年齢があがるほど高いという[40]．しかし，B型肝炎ワクチンにより，歯科医療従事者の感染率は大幅に低下した．このため，すべての歯科医療従事者にその接種が強く勧められている[40,41]．

一方，医療従事者のHCV感染については，眼瞼への血液接触による感染例[42, 43]が報告され，また，針刺し事故とHCV抗体陽性の間に有意な関連があるといわれている[44]．歯科医療従事者のHCV感染リスクは低いといわれる[12]が，一旦感染すると有効な治療法が少なく，不幸な経過をたどる可能性が高いことから，予防には十分な注意が必要である．

1．歯科治療を行うか否かの決定
A 肝炎の既往がない場合
　隠れたキャリアへの対応については前述した．もし，急性肝炎を疑わせる症状のある患者が来院した場合は，歯科治療前に内科を受診させる．急性肝炎を疑う症状には，食欲不振，吐気・嘔吐，黄疸，全身倦怠感などである．また，慢性活動性肝炎が疑われる場合も同様である．慢性活動性肝炎の多くは中等度から高度の全身症状を伴い，特に疲労感が著しい．しかし，まったく症状が認められない患者も多いため，注意しなければならない．

B 肝炎の既往がある場合
　急性肝炎が明らかな高齢者が外来にくることはほとんどない（不顕性の患者が来院する可能性はある）．もし，そのような患者（あるいはその可能性があると思われた患者）が来院した場合は，専門の歯科医療機関に依頼する．治療を行う場合でも，緊急処置のみとする．まず，内科による治療を優先し，内科治療終了後に歯科治療を開始する．

　肝炎の既往があり，現在もなお内科的治療（あるいは定期的な経過観察）を受けている場合はキャリアである可能性が高い．担当医師に情報提供を依頼し，その情報により対策を考える．もし，肝機能障害が高度で，著しい出血時間延長や薬剤代謝障害などが認められる場合は，専門の歯科医療機関に依頼する．

　肝炎の既往はあるが，現在，治療を受けていなければ，多くは一過性の急性肝炎である．しかし，例外もあるので一定の注意は必要である．もし，肝機能検査（AST，ALT，血清ビリルビン，ALP，γ-GTPなど）やウイルスマーカーの検索[*3]が可能であれば実施する．

[*3] B型慢性肝炎に対してHBs抗原，抗体など，C型慢性肝炎に対してHCV抗体の検索を行う．

2．歯科治療におけるリスクマネジメント
A 感染予防対策
　感染予防対策としては，手袋，マスクの着用，ゴーグルあるいはシールド付きマスクの使用，局所麻酔の針やとがった歯科器具による外傷の予防などがある．また，すべての歯科スタッフは，感染予防についての最新の情報を共有していなければならない．

B 隠れたウイルスキャリアへの対応
　C型急性肝炎の60〜70％以上は，明らかな症状を示さない[34]．また，B型急性肝炎でも明らかな症状を伴わない不顕性感染例がある．このため，多くのキャリアが自覚することなく生活していると考える必要がある．病歴聴取だけではすべてのキャリアを検出するのは不可能であり，すべての患者に感染予防（universal precaution）を行うことが合理

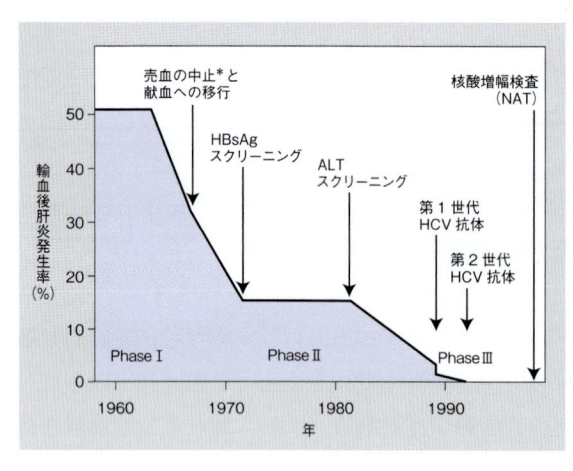

図6 輸血後肝炎発症率の推移(Yoshizawa, et al., 2002.[18])
輸血による肝炎の発生率は，肝炎ウイルスの検査法の進歩により激減している．
＊ライシャワー事件（1964）を契機とする．

的である．

　CDC (Centers for Disease Control and Prevention) のガイドラインによれば，HCV感染率が高い群は，①一度でも不法薬剤を注射したことがある者，②1992年以前に輸血（**図6**）や実質臓器の移植を受けた者，③1987年以前に作られた濃縮凝固因子製剤を投与された者，④持続的にALTが高い者，そして，⑤長期間血液透析を受けている者，である[45]．

　筆者らの調査でも，肝炎の既往や輸血歴のある高齢者，あるいは何らかの肝機能障害を指摘されたことがある高齢者は，HCV抗体陽性率が高かった[35]．すべての患者に感染予防を行うことを基本とし，上記の①〜⑤に該当する患者には特に注意するというのが，現時点では適切な対応である．

◆急性肝炎

　歯科治療では必要な最小限の処置だけを行う．その際は担当医師に情報を提供してもらい，予定する歯科治療や使用可能な薬剤について検討する．外科的処置が必要な場合はPT-INRと出血時間を測定するか，医師から情報を得る．感染予防は特に厳重に行う．また，肝代謝性の薬剤，特にNSAIDsの投与には注意し，必ず医師と相談したうえで処方する．

◆慢性肝炎

　安定した慢性肝炎では感染予防に注意すれば，ほとんどの歯科治療は可能である．しかし，活動期にある慢性肝炎患者は，急性肝炎と同様の対応が必要となる．

◆院内感染の予防と針刺し事故の対策

①院内感染の予防

　CDCは，すべての歯科患者は潜在的な感染症の危険があると考え，患者全員に感染予防を行うべきであると勧告している[46]．

（1）予防接種（HBVワクチンの接種）

　血液などに接する可能性がある，あるいは感染した機器に接触する可能性のあるすべて

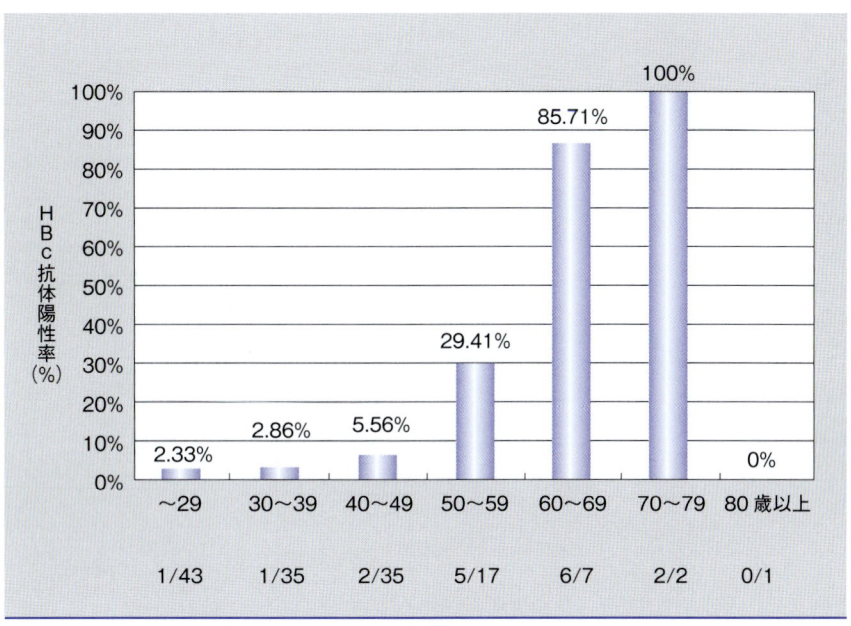

図7 福岡市の歯科医療従事者におけるHBc抗体陽性率（Nagao, et al., 2008.[40]）
例数が少ないことを考慮する必要があるが，高齢になるほど歯科医療従事者のHBc抗体陽性率は高い．

の歯科医療従事者は，HBVワクチンの予防接種を受ける必要がある**(図7)**．ワクチンによる抗体産生は時間とともに減弱し，接種後12年以上になると約60％の人に抗体が検出されないようになる[47]が，抗体が検出感度以下であっても，ウイルスに対する抵抗性は保たれるという[48]．

(2) その他の予防法

①グローブ（1人の患者に1ペア）を使用する，②フェイスシールドを使用する（汚れた場合は交換する），③予防衣を着用する（少なくとも1日に一度，あるいは汚染されたときに着替える），④アルミニウムホイルやラップなどの使い捨てのバリアを使用する，⑤滲出性皮膚炎などのある歯科医療従事者は，患者に直接触れる処置を行わず，装置にも触れない，⑥ラバーダムを使用する，⑦鋭利な器具を廃棄するための専用の箱を用意する，⑧リキャップ時に片手リキャップ法を身につける．

臨床で針刺し事故が最も起きやすいのは，使用した注射針に再度キャップをつけるときである．キャップを机の上に置いてリキャップを行う方法（片手リキャップ法）を身につける．

②針刺し事故発生の対策

図8に針刺し事故時の対応マニュアルの一例を示す．具体的な対応は，各医療機関，歯科医師会などで定められたマニュアルを従う．ここでは基本的な考えのみを述べる．なお，感染の確率は，HBの針刺しで約30％，HCでは約3％，HIVでは約0.3％といわれている．

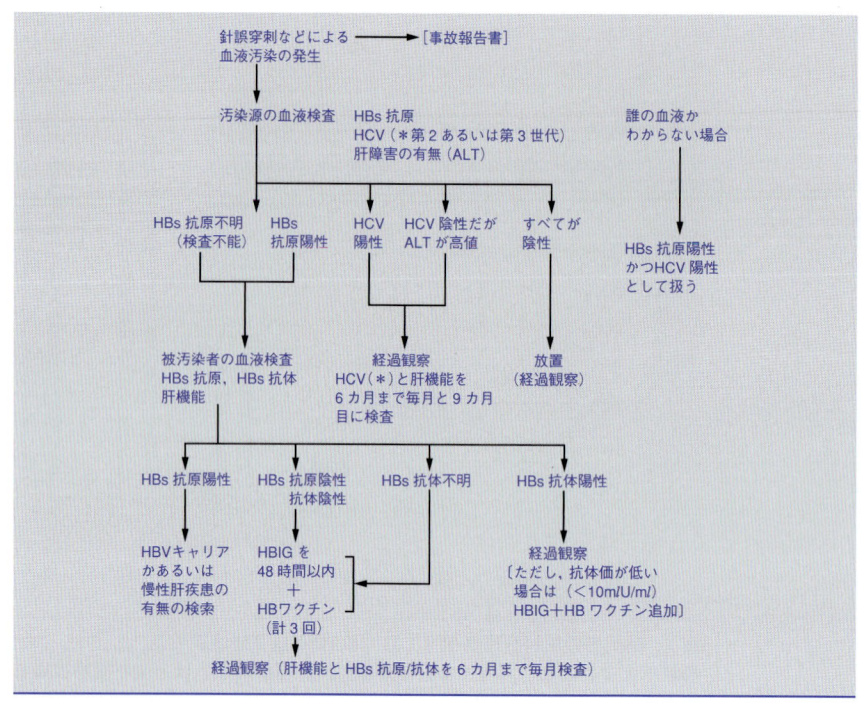

図8 針刺し事故マニュアル（柴田，1998.[49]を一部改変）

感染成立の確率と激症化リスクを考慮すれば，HBキャリアの感染予防は特に重要である．すべての歯科医療従事者はHBワクチン接種が強く勧められる．また，感染力からHBV感染予防を確実に実施できれば，HCV，HIV感染予防は十分に対応できると考えられる．

①すぐに穿刺部位を洗浄する（流水で10分以上）
②各医療機関で定められている責任者への報告など事務手続きを行う．
③患者および医療従事者の抗原および抗体を測定する（HBs抗原・抗体，HCV抗体）．
④③の結果を踏まえ，以下の対応を行う

患者がHBs抗原（＋）
・医療従事者がHBs抗原（－）かつHBs抗体（－）の場合
　→HBIG（高力価HBs抗体含有免疫グロブリン製剤）＋HBワクチンの
　　24（48）時間以内投与
・医療従事者がHBs抗原（＋）→行うべき対応はない
・医療従事者がHBs抗体（＋）（HBs抗体価がPHA法で16以上）→行うべき対応はない
・患者がHCV抗体（＋）あるいはHCV－RNA（＋）
　医療従事者がHCV抗体（－）→HCV抗体，ALTを12か月まで検査→HCV感染が成立した場合はC型急性肝炎として対処

肝硬変（liver cirrhosis；LC）

肝硬変とは

　肝硬変とは慢性肝疾患の終末像である[*4]．肝臓は再生力の強い臓器であり，障害を受け肝細胞が壊死しても，失われた肝細胞は再生される．しかし，十数年から数十年という長期間持続する肝臓の炎症により，肝細胞の壊死，再生，炎症，線維増生というサイクルが繰り返されると，著しい線維化と肝実質の結節形成が生じる．このような状態を肝硬変という．

　肝硬変になると，肝臓の血管抵抗が上昇し，門脈圧亢進をきたし，肝実質細胞を灌流する血流量が低下する．その結果，肝機能低下として，合成能の低下（血清アルブミン低下，総コレステロール低下，凝固因子低下など），および代謝障害（血清ビリルビン上昇，アンモニア上昇，耐糖能障害など）が認められる．肝硬変による出血傾向は，凝固因子低下と血小板数減少が原因である．血小板数減少は，血小板産生に関与するトロンボポエチンの多くが肝臓で産生されるためと考えられている[50]．また，門脈圧亢進により，食道静脈瘤（NOTE），腹水，浮腫などが認められる．しかし，肝臓の予備力は非常に大きいので，肝硬変と診断されても，症状をまったく示さないことも少なくない．

　肝硬変の原因は，約8割が肝炎ウイルスによるもので，なかでもHCVが最も多く，次いでHBVの順である[51]．肝炎ウイルス以外の原因ではアルコールが多い（**図9**）．

　肝硬変の治療は，基本的には合併症の治療であり，腹水，肝性脳症，上部消化管出血などに対して行われる．食道静脈瘤に関する治療は，内視鏡的食道静脈硬化療法や内視鏡的食道静脈瘤結紮術が行われる．

[*4] 肝硬変の3大死因は，肝細胞癌，肝不全，消化管出血であるが，消化管出血は内視鏡的治療により低下してきており，最近では肝細胞癌が最も多い．肝硬変の50％生存期間は11年といわれている[19]．

Note 4　食道静脈瘤（esophageal varices）

　肝硬変などで門脈系の循環障害が発生すると，門脈圧が上昇し，門脈系から上大静脈系へのバイパス路としての食道静脈の血流量が増える．その結果，食道粘膜下層の静脈が拡張し，食道内腔へ突出したものを食道静脈瘤という．肝硬変患者の6～8割が合併する．食道静脈瘤は破裂し，大出血の原因となるリスクがある．しかし，最近では歯科受診する肝硬変患者は内視鏡的治療により，出血リスクが低下している場合がほとんどである．

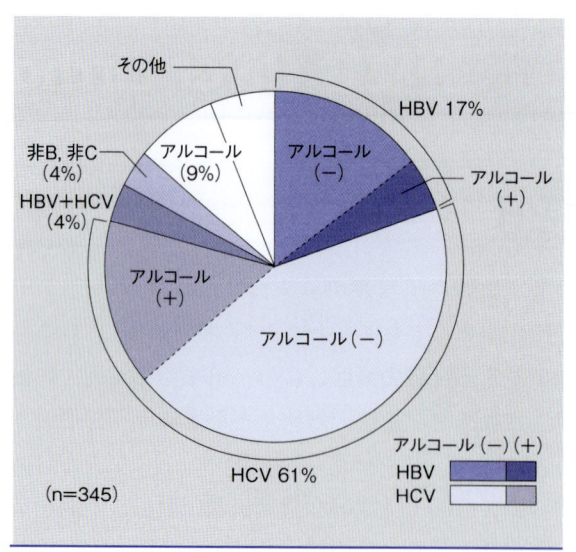

図9 肝硬変の成因（鍛治ほか，2001.[51]）を一部改変）
肝硬変の原因は肝炎ウィルスがほとんどで，なかでもHCVが多い．

高齢者の肝硬変

　加齢とともに肝硬変患者は増える傾向にある（**図10**）．また，高齢者の肝硬変では輸血歴のある者が過半数を占める．わが国の肝硬変の原因はHCVが最も多く（60.9％），次いでHBV（13.9％），アルコール（13.6％）の順である[52]．

歯科治療におけるリスクマネジメント

1．歯科治療を行うか否かの決定

　肝硬変を合併する高齢者であっても，血液凝固異常と薬物代謝障害の程度が軽度である場合は，感染症対策下に，ほとんどの歯科治療が可能である．しかし，肝硬変患者は複数の問題をもつことが多いため，専門の歯科医療機関に依頼することが勧められる．

2．歯科治療時のリスクマネジメント

　肝機能はアルブミンや凝固因子の合成能により評価できる[54]．アルブミン低下や，血液凝固能低下が認められる場合は，肝機能の障害が進んでいると考える．
　肝機能障害が重篤になると，他臓器にさまざまな影響が認められるようになる．すなわち，中枢神経系（肝性脳症など），心血管系（低アルブミン血症による体液の増加，心拍出量上昇など），呼吸器系（ガス交換障害），腎尿路系（腎前性窒素血症，肝腎症候群），血液凝固異常（凝固因子生合成低下，血小板減少症），低血糖，薬物代謝障害（低アルブミン血

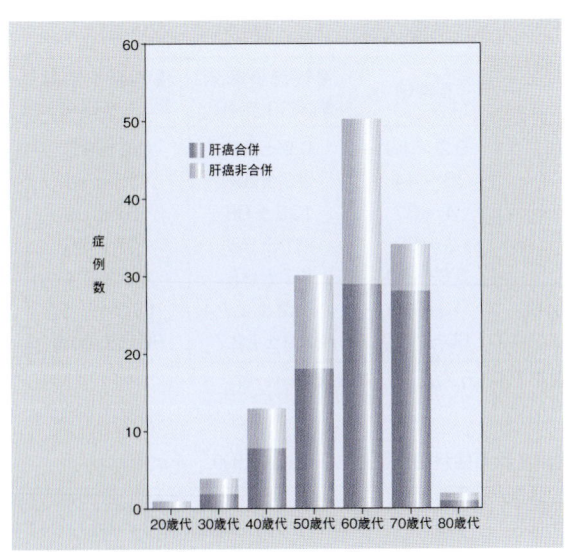

図10 肝硬変の年齢分布（汐田ほか，2001.[55]）
近年の肝硬変は高齢化している．70歳以上で少なくなるのは死亡により母集団が減少するためである．

症，門脈血流量の低下，GABA受容体のupregulationなど）などである．また，肝硬変では出血等により重篤な貧血を合併していることがある．

肝硬変患者で歯科を受診するのは，肝機能障害が比較的軽症の患者が多い．このような患者の歯科治療では，血液凝固異常と薬物代謝障害が問題となる．歯科治療に際しては，肝硬変の原因と障害の程度（特に血液凝固能）を評価する必要がある．担当医に，肝硬変の原因，生化学的検査結果，一般血液検査結果（特に血小板数），PT-INRなどについて情報提供を依頼する．また，予定する処方薬剤，特にNSAIDsなどの肝代謝性薬剤については，担当医に種類および投与量などについて相談する．

A 血液凝固異常

肝硬変により胆汁うっ滞が生じると，脂溶性ビタミン（A, D, E, K）の吸収が障害される．このうちビタミンKは凝固因子合成において重要な役割を果たすため，凝固因子産生が低下する．また，脾機能亢進，アルコールによる骨髄抑制などにより，血小板数が減少する．このため，肝硬変で肝機能が低下すると，血液凝固因子減少と血小板減少により，出血時間が延長する[54]．

しかし，**表1**によれば，平均的な肝硬変患者ではプロトロンビン時間およびアルブミン値は，低いとはいえ正常範囲であり，トロンボテストも50％以下と低値ではあるが，ワルファリン投与中の患者に比べれば低いとはいえない．したがって，平均的な肝硬変患者における血液凝固能低下は，局所止血処置で対応できるものがほとんどである．筆者らの外来でも，高齢の肝硬変患者で異常な出血を示した患者はほとんどいない．しかし，例外は存在するため，術前にPT-INRおよび血小板数を測定するか，担当医師に情報の提示を依頼する．

表1 肝硬変と慢性肝炎の肝機能検査の比較(辻井, 1987.[56]を一部改変)

肝機能検査項目	正常値	慢性肝炎非活動型 (n = 30)	慢性肝炎活動型 (n = 30)	肝硬変 (n = 150)
総ビリルビン (mg/dL)	0.2〜1.1	0.9±0.3	0.9±0.3	1.8±1.9
AST (GOT) (IU/L)	6〜44	73±33	135±59	89±57
ALT (GPT) (IU/L)	4〜33	126±65	167±89	69±51
γ-GTP (IU/L)	3〜62	61±59	107±26	111±79
アルブミン (g/dL)	3.8〜5.1	4.7±0.5	4.1±0.4	3.7±0.7
プロトロンビン時間 (秒)	10〜15	11.2±2.7	12.8±1.5	14.1±1.8
トロンボテスト (%)	60〜100	63.9±22.7	60.3±20.8	48.4±21.7

血小板数は大半の肝硬変で10万/μL以下である

表2 おもに肝臓で代謝される歯科使用薬剤(Demas, 1999.[39]を改変)

局所麻酔薬	リドカイン, プリロカイン, メピバカイン, ブピバカイン
鎮痛薬	アスピリン, アセトアミノフェン, イブプロフェン, メペリジン
鎮静薬	ジアゼパム
抗菌薬	エリスロマイシン, クリンダマイシン, テトラサイクリン
抗真菌薬	ケトコナゾール, フルコナゾール

B 薬物代謝障害

　肝臓による薬物排泄は，肝血流量，肝クリアランス，そしてタンパク結合に依存する．リドカインなどの肝クリアランスの高い薬剤は，肝血流量に特に強く依存する．また，薬剤のタンパク結合率は肝臓における分解速度に影響する．このため，肝機能障害患者では，肝代謝性薬剤はできるだけ使用しないか，投与量を少なくする必要がある．歯科においても，NSAIDsを中心として，おもに肝臓で代謝されるものが少なくない**(表2)**．

　リドカインについては，特に重篤な肝機能障害がなければ使用可能である．ベンゾジアゼピンは，おもに肝臓で代謝されるため，肝機能低下患者では半減期が延長する．このため，同剤による静脈内鎮静法では投与量および投与速度に十分な注意が必要である．

　重篤な障害をもつ患者に対する鎮痛剤は，NSAIDsよりもアセトアミノフェンが安全といわれている．アセトアミノフェンには肝毒性があるため，投与量は最小にする必要がある．

Note 5 ロキソプロフェンによる劇症肝炎[57]

　ロキソプロフェンは，重篤な肝障害のある患者を禁忌とし，肝障害またはその既往歴のある患者に対しては慎重に投与することが推奨され，有害作用としてAST, ALT, ALPの上昇が報告されていた．ところが，1997年以降，劇症肝炎を含む重篤な肝機能障害が8例報告されたため，「重大な副作用」として肝機能障害に関する項が新たに追加されることになった．

加齢と血液および血液疾患

ヒトの血液中には，骨髄中の幹細胞から分化した複数の細胞が存在し，それぞれが生命維持のうえで重要な役割を果たしている．赤血球は酸素運搬を行い，血小板は止血作用を担当し，白血球は免疫系を構成している．これらの細胞には寿命があり，赤血球は約120日，血小板は約7日，好中球は8時間，それぞれ血液中にとどまったあとに組織中に移行して寿命を終える．

軽い外力や本人が気づかない間に出血症状が起こる場合を，出血傾向（bleeding tendency）という．出血傾向の原因として最も多いのが血小板数減少である．一般に血小板数が3万/μL以下になると要注意となり，1万/μL以下は危険な状態として，何らかの治療が必要となる．血液疾患患者の歯科治療では，出血傾向が問題となることが多い．

高齢者の血液および血液疾患

加齢に伴い各臓器は機能低下と予備力の減少をきたすが，造血臓器も例外ではない．骨髄では加齢とともに脂肪組織の増加と造血細胞数の減少が起こる．さらに，造血幹細胞の機能も加齢により低下する．このような変化の結果，高齢者では造血機能および造血予備能の低下が起こる．末梢血所見では，赤血球数，ヘモグロビン値，ヘマトクリット値は加齢とともに減少傾向を示す．ただし，この変化が真に加齢によるものかどうかは議論のあるところである．一方，白血球数および血小板数は，加齢によりほとんど変化しない．しかし，血小板凝集能は高齢者で亢進すると報告されている．また，高齢者では内因系凝固検査の一つであるAPTT（activated partial thromboplastin time，活性化部分トロンボプラスチン時間）が高値を示す割合が増えるといわれている．高齢者における最も特徴的な血液系の変化は，ストレスに対する各血球の産生反応が不十分であることである．高齢者は血液疾患患者のなかで大きな割合を占める．

8―血液疾患
hematologic diseases

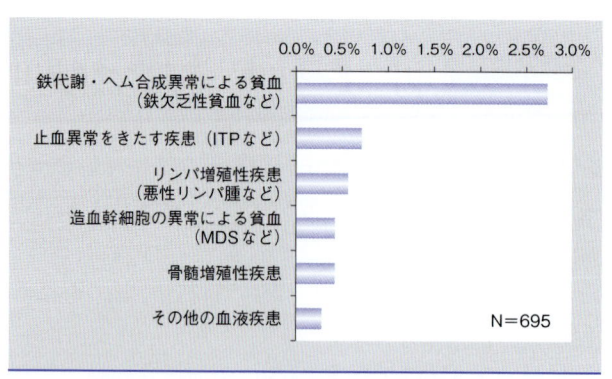

図1 観血的処置を行った高齢者歯科外来患者（≧70歳）におけるリスクマネジメントを要する血液疾患の合併率（2005年）
70歳以上の高齢者すべてを対象とした2005年の結果を示す．スペシャルケア外来-1（ASA≧3の全身疾患を合併する65歳以上を対象）移行後（2011年）は，鉄代謝・ヘム合成異常による貧血が5.3%，リンパ増殖性疾患が0.9%などと増加している．

Note 1 ▶ 止血機序

止血は，血管損傷により血液が失われるのを防ぐための重要な生体反応である．止血は，血管壁，血小板および血液中の凝固，線溶因子が相互的に作用し，血管の損傷部位に止血栓が形成されることにより行われる．止血は三つのステップ，すなわち，①血小板の粘着および凝集，②血液凝固，③線溶，から構成される．これらのどのステップに異常が起きても出血傾向の原因となる．歯科外来を受診する高齢者の血液疾患は，貧血が多い（図1）．しかし，特発性血小板減少性紫斑病，再生不良性貧血，あるいは骨髄異形成症候群などの注意すべき血液疾患患者も少ないながら存在する．また，クリーンルーム入院中の白血病患者，多発性骨髄腫などの紹介も増えている．

貧血（anemia）

貧血とは

貧血とは末梢血液中の赤血球数，ヘモグロビン濃度，あるいはヘマトクリット値が正常より低下した状態をいう．WHOではヘモグロビン値が成人男性で13g/dL，成人女性で12g/dL以下を貧血と定めている．一般にヘモグロビンが7g/dL以下になると，疲労，頭痛，呼吸困難，めまい，狭心痛などの組織低酸素による症状が現れる[1]．

貧血は加齢とともに多くなり，高齢者の血液疾患のなかで最も多い[2]．高齢者の貧血では，鉄欠乏性貧血と二次性貧血の頻度が高い[3]．一方，高齢者では貧血においても典型的な症状が現れにくい．このような典型的症状を示さない貧血では，口腔粘膜色による判断

が有効といわれている[4]．高齢者における貧血の基準は，男女ともに12g/dL以下[5, 6]，あるいは11g/dL未満[7, 8]とされることが多い．高齢者では男女差がなくなるため，基準にも男女差はない．

さまざまな全身疾患に続発して発生する貧血を二次性貧血という．高齢者の貧血の80％以上を占める[9]．原因としては悪性腫瘍，感染症，膠原病，腎疾患，肝疾患，内分泌疾患などである[4]．

鉄欠乏性貧血（iron deficiency anemia；IDA）

ヘモグロビン合成を行うのに必要な十分量の鉄が供給されなくなった場合に，鉄欠乏性貧血となる．おもな原因は，栄養障害による鉄欠乏と，出血による鉄の喪失である．高齢者の鉄欠乏性貧血の過半数は，後者のうちの消化管出血によるものである[10]．治療は出血の原因に対する治療と平行して，原則6か月鉄剤が投与される．

再生不良性貧血（aplastic anemia；AA）

骨髄の血球産生が低下し，赤血球，白血球，血小板のすべてが減少するような貧血をいう．成因により先天性と後天性に分けられる．免疫異常の関与が明らかなものもあるが，多くは原因不明の特発例である．再生不良性貧血（AA）患者に高齢者の占める割合は高い[10]が，薬物性骨髄障害による二次性AAも少なくない．

典型例では貧血に加えて，顆粒球減少による易感染性や，血小板減少による出血傾向が現れる．出血傾向では，紫斑，歯肉出血，鼻出血などがしばしば認められる．出血時間は血小板減少の程度に応じて延長するが，凝固時間はほとんどの場合，正常範囲である．骨髄異形成症候群も汎血球減少を示すが，骨髄は過形成であり，血球の形態異常を示す点で異なる．

AAのおもな治療法は，骨髄移植と免疫抑制療法である．これらの治療が無効な場合には，輸血が唯一の治療法となる．赤血球減少に対しては濃厚赤血球液を，出血に対しては血小板輸血を行う．しかし，血小板輸血の繰り返しにより，輸血した血小板が免疫機序により破壊されるようになり，わずかな血小板数増加しか得られなくなる場合がある．

骨髄異形成症候群（myelo dysplastic syndrome；MDS）

骨髄異形成症候群（MDS）は造血幹細胞の質的異常を原因とするクローン性の血液疾患である．造血幹細胞の異常による無効造血により血球減少をきたす．病因はほとんど不明であるが，一部には放射線照射や抗腫瘍薬による二次性のものがある．骨髄血球すべてが減少し，質的にも異常をきたすため，貧血，感染症，出血症状がおもな臨床症状となる．

表1 骨髄異形成症候群のWHO分類（2008年）

1系統に異形成を伴う不応性血球減少症（refractory cytopenia with unilineage dysplasia；RCUD）
・不応性貧血（refractory anemia；RA）
・不応性好中球減少症（refractory neutropenia；RN）
・不応性血小板減少症（refractory thrombocytopenia；RT）
環状鉄芽球を伴う不応性貧血（refractory anemia with ring sideroblasts；RARS）
多血球系異形成を伴う不応性血球減少症（refractory cytopenia with multilineage dysplasia；RCMD）
芽球増加を伴う不応性貧血（refractory anemia with excess blasts；RAEB）
・RAEB-1
・RAEB-2
染色体異常 isolated del（5q）を伴う骨髄異形成症候群（myelodysplastic syndrome associated with isolated del（5q），MDS with lsolated del（5q））
分類不能型骨髄異形成症候群（myelodysplastic syndrome, unclassifiable；MDS-U）
小児骨髄異形成症候群（childhood myelodysplastic syndrome）
・小児不応性血球減少症（refractory cytopenia of childhood＊；RCC）

＊：暫定的疾患単位

発症率は人口10万人あたり3.1人と推定され，加齢とともに劇的に増加する[11]．発症年齢のピークは60～70歳である．前白血病状態と考えられている．WHO分類（2008）では，骨髄性腫瘍の一つのカテゴリーとなっている．

MDSは比較的軽いものから白血病に近いものまでさまざまの病型があり，治療法も病型，年齢，健康状態により異なる（**表1**）．

MDSは慢性的に経過し，自然に治癒することはなく，その予後は骨髄不全死（感染や出血による）か白血病化（全体の25～40％）のいずれかである．生存期間は10年以上の長期生存例もみられるが，中央値で3～5年という報告が多い[12]．

治療方法としては，造血幹細胞移植が，現時点で唯一治癒の期待できる手段である．しかし，その発症年齢の中央値は65歳であり，同種移植の適応年齢上限（55歳）を超えている．また，移植が可能であっても移植合併症が多い．そこで，臍帯血移植や骨髄非破壊的前治療による移植（ミニ移植）が試みられている．

一般に比較的軽症例では姑息的な支持療法，すなわち，貧血に対しては赤血球輸血，血小板減少に対しては血小板輸血，それに感染症対策などが行われる．治療方針は国際予後予測スコアリングシステム（IPSS）に従い決定される．

歯科治療におけるリスクマネジメント

外来に来院できるような鉄欠乏性貧血のほとんどは，通常の歯科治療が可能で，特別の対策は必要ない．入院が必要な重篤な貧血，AA，MDSなどは専門の歯科医療機関に依頼する．

AAやMDS患者の歯科治療を行う場合は，血小板減少による出血と，白血球（好中球）減少による感染予防がポイントとなる．血小板減少による出血については後述する（p.298参照）．白血球数減少による免疫能低下に対しては，観血的処置前に予防的抗菌薬投与を

考慮する．その際には，使用薬剤，投与方法，投与量などについて，血液内科担当医に確認する必要がある(**図2，3**)．

著しい白血球減少を伴うAAやMDS患者は，口腔常在菌や真菌による日和見感染が発生しやすいため，良好な口腔衛生状態を維持する必要がある．また，血小板数の著しい低下が認められる場合はNSAIDsによる血小板機能抑制を考慮し，避けなければならない場合がある[13, 14]．使用にあたっては，血液内科医との協議が必要となる．一般に，重篤な血液疾患患者では，血液内科医との密接な協議が必須である．

特発性血小板減少性紫斑病 (idiopathic thrombocytopenic purpura ; ITP)

止血機構の障害により出血傾向が認められ，その結果として皮下出血や粘膜出血などが認められる血液疾患を紫斑病という．紫斑病は血管異常によるものと，血小板異常によるものに分けられる．特発性血小板減少性紫斑病は，後者のうち，免疫学的機序により，著しく血小板の寿命が短縮したために発症する紫斑病である．

特発性血小板減少性紫斑病とは

特発性血小板減少性紫斑病 (ITP) とは，血小板膜表面の接着タンパク受容体に対する自己抗体が産生されるため，血小板[*1]が脾臓などの網内系で破壊され，その結果，血小板数が低下する自己免疫疾患をいう．自己免疫学的機序によるため Immune Thrombocytopenic Purpura ; ITP とも呼ばれる．急性型と慢性型がある．

成人では90%が40歳以下で発症し，多くは慢性化する[13]．しかし，60歳以上の発生率は，それ以下の2倍以上とする報告もある[14]．わが国における有病率は10万人中5.5～11.5人と報告されている[15]．男女比は1：3～4と女性に多い[13, 14]．死亡率は過去5%程度といわれていたが，近年は著しく低下している[13]．予後不良のリスクファクターは重篤な血小板減少 (血小板数<15,000)，高齢などである．まれではあるが，脳内出血などにより致死的な転帰をとる場合がある．

血小板数が10万/mm^{3}以下になると，出血時間の延長が認められるようになる．おもな出血は，皮膚や粘膜の出血斑，鼻出血や血尿，消化管出血などである．口腔粘膜においても，多数の点状出血斑や大きな粘膜下血腫を作ることがある[16, 17]．口腔粘膜の血性水泡は wet purpura と呼ばれ，著しい血小板減少に伴う所見であり，注意が必要である．

血小板数が2～5万/mm^{3}まで低下すると，外傷の記憶がなくても，点状あるいは斑状出血が出現し，2万/mm^{3}より低くなると紫斑が常に認められる．紫斑病のうちでも，口腔粘膜の出血を伴うものは，出血傾向が著しいといわれている[18]．たとえば，硬口蓋に出血斑が認められる場合は，血小板数が2万/mm^{3}より低い場合が多い．

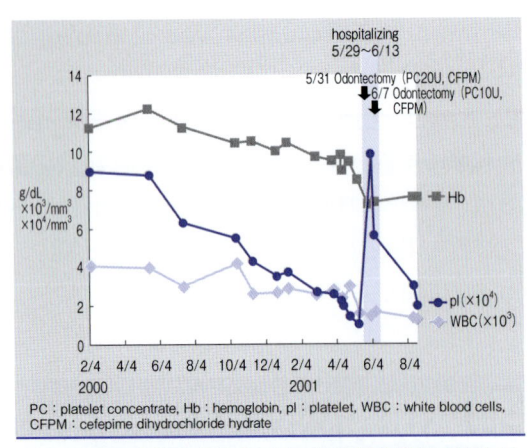

図2 再生不良性貧血患者の輸血後抜歯症例(自験例)(大渡ほか,2001.[19])

71歳,女性.AAと診断後,急速に増悪し,血小板数=1万/mm³程度まで低下したため,免疫抑制療法の適応となり,前処置として口腔内感染源除去を依頼された.口腔内には要抜去歯と不良インプラントが多数認められ,観血的処置後に義歯作製を予定した.血小板数低下に対して濃厚血小板輸血を依頼し,予防的抗菌薬投与後に静脈内鎮静法を併用して2回の抜歯を行った.術前の血小板数は,濃厚血小板輸血により,各々9.8万,5.6万/mm³まで上昇しており,著名な後出血を認めなかった.

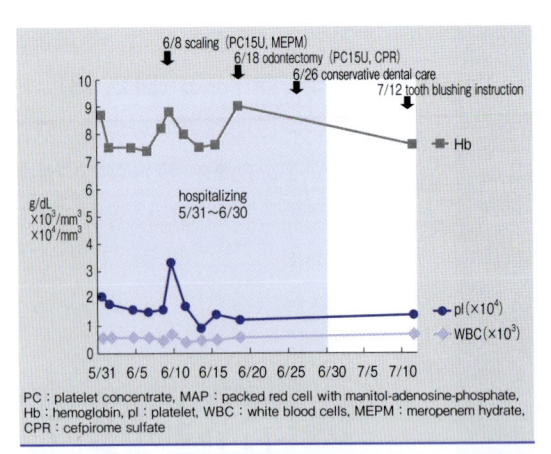

図3 骨髄異形成症候群患者の輸血後抜歯症例(自験例)(大渡ほか,2001.[19])

75歳,女性.MDSで血液内科外来に通院していたが,口腔内出血が止まらなくなり医学部に緊急入院した.入院時血小板数=2.1万/mm³と低下していたため,濃厚血小板輸血により止血し,翌日,精査を目的として筆者らの外来に紹介された.出血の原因として,MDSに加えて,重症歯周炎が考えられた.そこで,血小板数減少と白血球減少に対して,濃厚血小板輸血および予防的抗菌薬投与を行い,除石と抜歯を計画した.初回の治療では濃厚血小板15単位により血小板数=1.6万から3.3万/mm³まで上昇し,後出血を認めながらも何とか対応可能であった.しかし,2回目には同量の濃厚血小板に反応不良(血小板数=1.2万/mm³)で,輸血後のアレルギーも認められた.このため,血液内科医と協議し,生命予後とQOLを考慮し,以後,姑息的な治療に変更した.

　内科的治療は,血小板数2～3万/mm³以下の患者,あるいは5万/mm³以下で粘膜出血を伴う患者などに行われる[20].初期治療にはプレドニゾロンが使用される.血小板数が2万/mm³以下に低下し,粘膜出血が認められれば入院加療の適応となる.重篤な症例では大量ステロイド,免疫グロブリンが投与され,血小板輸血が行われる場合もある.4～6週の内科的治療後で,なお血小板数が3万/mm³以下で出血を伴う場合は,脾臓摘出が考慮される[20]*2.

*1 血小板寿命は,正常では7～9日であるが,抗体が産生されると著しく短くなる.
*2 脾臓はITP患者にとって最も重要な抗体産生器官であり,血小板の破壊部位でもある.

歯科治療におけるリスクマネジメント

　ITP患者の観血的処置は,専門の歯科医療機関への依頼が勧められる.
　歯科治療は寛解期を選んで行う.血液内科担当医師から血液検査データ,およびその推移について医療情報を提供してもらう.血小板数に応じて対応を考える.血小板数が5

万/mm³より低いと出血傾向が認められ，2万/mm³より低下すると中枢神経系や消化管などの致命的な自然出血リスクが上昇する[21]．このことから，外科処置では一般に5万/mm³以上が必要といわれている[17, 22]．

血小板数増加には一般にプレドニゾロンが用いられ，血小板輸血は抗体産生を嫌って避けられる傾向にある．しかし，緊急の観血的処置で血小板輸血を選択せざるを得ない場合は歯科治療の30分前に実施してもらう．

実際には3～5万/mm³でも，適切な止血処置さえ実施できれば，通常の観血的歯科処置は可能である．実施する場合は，血液内科医と十分に協議し，術前の血小板輸血など最適な方法を選択する．血小板輸血では，血小板抗体の存在などで血小板数が上昇しないこともあるため，止血シーネの作成等，厳重な止血処置を行う．

歯科治療における，そのほかの注意点として，①ステロイドが投与されている場合は免疫能低下を考慮する（必ずしも予防的抗菌薬投与を意味するわけではない．p.21参照），②NSAIDsは血小板凝集抑制作用があるため，使用する場合は，血液内科医師と相談する，③口腔内出血を予防するために，口腔衛生状態を良好に維持し，必要な歯周疾患の治療および口腔ケアを行う，④補綴物の鋭縁や適合不良の義歯などの，口腔内出血のリスク要因はできるだけ排除する．これらの注意点は出血性疾患を合併するすべての患者に共通する．脾臓摘出患者では，生体防御機能低下に特に注意する[23]．Wet purpuraが認められた場合は，著しい血小板数低下を疑い，血小板数確認後に適切な対応を行う．

多発性骨髄腫（multiple myeloma；MM）

多発性骨髄腫とは

多発性骨髄腫（MM）は血液の悪性腫瘍の一つで，免疫グロブリンを産生する形質細胞がモノクローナルに増殖した結果，単一の免疫グロブリン（Mタンパク）が血液中に増加する疾患である．わが国の発症頻度は人口10万人あたり2～3人である．MMは60歳以降で罹患率が上昇する，高齢者の疾患である．このため，人口の高齢化により患者数およびMMによる死亡者数は増加傾向にある[24]．

合併症には，骨病変（骨融解による打ち抜き像が特徴），腎障害（Mタンパクによる血液粘稠度上昇が関連する），高カルシウム血症，貧血（正常造血能の低下），感染症（易感染性）などがある．免疫能低下はMMに対する化学療法やステロイドにより，さらに増強される．

治療法は，65歳以下では自家造血幹細胞移植が標準的治療であるが，65歳以上では移植の適応はない[25]．移植以外では，MP療法（メルファラン＋プレドニゾロン），新規治療薬と呼ばれるサリドマイド，レナリドマイド，ボルテゾミブなどの投与や放射線療法が

行われる．また，骨病変に対し，ビスホスホネートが投与される場合がある．

歯科治療におけるリスクマネジメント

MM患者は，専門の歯科医療機関への紹介が勧められる．

歯科治療時には，免疫抑制，腎機能低下，および骨折に注意が必要である．特に，免疫抑制効果のある薬剤を使用している場合は感染症に注意が必要である．観血的歯科治療時の予防的抗菌薬投与は担当医師と相談のうえで，腎機能低下を考慮して決定する．腎機能低下については，クレアチニン値によりe-GFRを算出し，投与薬剤の種類および量，投与間隔などを決定し，担当医師に確認のうえで投与する（p.50, 273参照）．ビスホスホネートが投与されているMM患者ではBRONJの可能性がある[26]．投与されている場合は適切な対応を行う（p.256参照）．

白血病（leukemia）

白血病とは

白血病は，造血細胞が癌化することにより発症する症候群をいう．その名前は，白血病細胞（白血球としての成熟能のない異常な幼若芽球）が増殖し，赤血球が減少するため，血液が白くみえるのが由来である．白血病の大半は原因不明であるが，先天性・遺伝性要因，環境要因（放射線，化学物質など）との関連が考えられている．白血病は進行速度により急性と慢性に，腫瘍化する細胞により骨髄球系細胞とリンパ系細胞に分けられる．

白血病の罹患率および死亡率は加齢とともに増加し，高齢者に多い[27]．また，性別では男性に多い．高齢者の急性骨髄性白血病は白血病のなかで最も予後が悪く，5年生存率は10〜19％といわれている[28]．

わが国の白血病による死亡者数は人口10万人に対して6.0人（平成19年 厚生労働省）である．また，白血病患者のうち，急性骨髄性白血病が約50％，急性リンパ芽球性白血病および慢性骨髄性白血病が約20〜25％で，慢性リンパ性白血病は5％以下を占める[29]．

急性白血病のおもな症状には，貧血（全身倦怠感等），感染（発熱等），出血（紫斑，鼻出血，歯肉出血等）がある．なお，貧血，出血傾向，発熱を急性白血病の3徴候という．一方，慢性白血病は，その初期にはほとんどが無症状である．血球減少に対する成分輸血の基準は，Hbが8g/dL，血小板数がDIC対策後で2万/μLを目安とする．

A 急性骨髄性白血病（acute myeloid leukemia；AML）

骨髄球性血液前駆細胞が腫瘍化した白血病をいう．白血病細胞が異常増殖するため，骨

髄の正常造血幹細胞を圧迫し，造血障害をもたらす．その結果，赤血球数減少（貧血），顆粒球減少（免疫能低下），血小板数減少（出血傾向）が認められる．末梢でも白血病細胞がさまざまな臓器に浸潤し，肝肥大，リンパ節腫脹，歯肉肥大などを呈する．

治療は，まず，抗癌剤による初回寛解導入療法を行い，寛解後に寛解後療法（地固め療法）を行う．造血幹細胞移植を行う場合もある．完全寛解率は65歳以下では65〜80％，5年生存率は40％前後である[29]．これらは高齢者では低下する．血液内科医師による専門施設での入院加療が必要である．

B 急性リンパ芽球性白血病（acute lymphoblastic leukemia；ALL）

リンパ系血液前駆細胞が腫瘍化した白血病をいう．治療が行われないと1〜3か月で死亡する．治療の原則はAと同様である．成人ALLの予後はAMLに比較して不良である．AMLと同様に血液内科医師による専門施設での入院加療が必要である．

C 慢性骨髄性白血病（chronic myeloid leukemia；CML）

骨髄の造血幹細胞が腫瘍化した白血病をいう．治療薬のイマチニブ（グリベック）により，高い確率で寛解が得られるようになった．5年で98％に血液学的完全寛解が，87％に分子学的完全寛解が得られたと報告されている[30]．イマチニブによる効果が不十分な場合は造血幹細胞移植などが考慮される．最近では新たな治療薬が開発されている．CMLは外来治療が可能である．

D 慢性リンパ性白血病（chronic lymphocytic leukemia；CLL）

骨髄における成熟B細胞が腫瘍化した白血病をいう．おもな合併症は貧血，血小板減少，免疫不全である．緩徐な臨床経過をたどり，積極的な治療は行わない．完全寛解率は低い．CMLと同様に外来治療が可能である．

歯科治療におけるリスクマネジメント

白血病患者は専門の歯科医療機関への依頼が強く勧められる．

歯科治療を行う場合は，血液内科医師の協力が必要である．医師には診断名，治療内容，現在の状態（寛解は得られているか，寛解導入療法前か，寛解（後）療法中か，など），（寛解後であれば）再発の可能性，予測される予後，等を確認する．血液学的検査データ（白血球数，赤血球数，ヘマトクリット，血小板数など）は必須である．

白血病は，患者により免疫能などの身体的状態が大きく異なる．このため，個々の患者の状態に応じた治療を行う必要がある．寛解（できれば分子学的完全寛解．後述）が得られていれば，ほとんどの歯科治療は可能である．しかし，寛解前あるいは寛解（導入あるいは後）療法中は，血液内科医師と十分な協議のうえで，最小限の処置のみが望ましい．予後不良の患者においてはQOL維持を最優先する．

寛解療法開始前（時に開始後），あるいは造血幹細胞移植前に，口腔領域の炎症，出血などの予防，評価あるいは治療目的で，歯科依頼される場合がある．血液内科医師と協議

したうえで，リスクベネフィットを考慮して治療内容を決定する．

　寛解療法開始前，あるいは造血幹細胞移植前であれば，炎症の増悪が予測される歯（歯周ポケット≧5mm，あるいは根尖病巣の存在する歯等）は，開始前の抜歯を考慮する．抜歯は抜歯窩の一時閉鎖までの期間から，寛解療法あるいは移植開始の10～14日前（可能ならば3週間前）が望ましい．寛解療法開始後に依頼され，かつ重症歯周病などで抜歯の必要性が高い場合は，感染・出血リスクなどを血液内科医師と十分に協議する．局所の状態にもよるが，抜歯は行わず，口腔ケアのみという選択肢もある．

　観血的処置では，血小板数＞5万/mm^{3}が望ましい（p.299参照）．必要に応じて，血小板輸血を依頼する．また，予防的抗菌薬投与は，白血球数＜1,000/μLあるいは好中球＜500～1,000/μLでは必要といわれている．なお，寛解後は予防的抗菌薬投与は必要ない．

　口腔の症状として，免疫能低下を背景とした歯肉炎，粘膜潰瘍，高度の歯周炎などが認められる．特に口腔衛生状態不良の場合に著しい．また，寛解療法や造血幹細胞移植によっても，口腔内感染症やGVHDなどが発生しうる．口腔衛生状態の維持・向上が重要である．さらに，急性白血病では36％に，慢性白血病では10％に著しい歯肉増殖が認められるといわれている[31]．白血病細胞浸潤と炎症によるものであり，異常出血のリスクは大きい．

　口腔の異常出血への対応を依頼された場合は，局所をよく観察し，原因を確認したあとに，局所衛生状態を改善し，局所止血剤などを用いて止血を試みる．原因により縫合が必要となる場合もある．局所対応だけでは止血困難な場合は，血小板輸血などの依頼も考慮する．

　口腔粘膜炎は寛解療法開始後7～10日後に発生し，その終了とともに改善する[32]．粘膜は赤色，糜爛，圧痛などを呈する．口腔衛生状態を維持するための口腔ケアが重要となる．

　口腔ケアでは，頻回の機械的クリーニングと口腔洗浄を行う．口腔洗浄では，生理的食塩水と重炭酸ナトリウムの交互洗浄，あるいは0.12％クロルヘキシジン（わが国では使用濃度に制限がある）などが有効といわれている．また，口洗剤への少量の局所麻酔薬や抗菌薬添加も，それぞれ疼痛および感染に対して有効とされている[32]．

　一方，好中球減少，寛解療法などにより，カンジダや単純ヘルペスなどの日和見感染が起きやすくなっている．血液内科医師と相談し，必要に応じて，局所的・全身的な抗真菌薬，あるいは抗ウイルス薬投与を考慮する．

Note 2　寛解（remission）

　体内には白血病細胞が存在するが，検査上，検出できない状態を寛解という．血液学的完全寛解とは，顕微鏡検査では白血病細胞が検出できず，他の血球が正常に戻り，症状が消退した状態をいう．しかし，実際には体内に白血病細胞が＜10^{9}個程度残っている（白血病診断時は約10^{12}個存在する）．さらに白血病細胞が少なくなり（＜10^{6}程度），PCR法で検出できない状態を分子学的完全寛解という．しかし，このような状態でも白血病細胞は残っており，再発はあり得る．

Note 3 造血幹細胞移植（Hematopoietic cell transplantation；HCT）

　造血幹細胞移植（HCT）とは，他者あるいは自己の造血幹細胞を移植する治療法をいう．その約半数は急性白血病に対して行われ[33]，症例数は年々増えている．対象疾患も白血病などの血液疾患から乳癌などに拡大している．

　HCT には，骨髄移植（bone marrow transplantation；BMT），末梢血幹細胞移植（peripheral blood stem cell transfusion；PBSCT），臍帯血幹細胞移植（cord blood stem cell transfusion；CBSCT）がある．このうち，CBSCT は白血球などの回復が遅いという欠点があるが，ドナーの危険がないなど利点も大きい．また，自分自身の末梢血造血幹細胞を移植する auto-PBSCT も行われている．

　HCT に際しては，移植前処置が行われる．すなわち，大量の抗腫瘍薬や全身放射線照射により白血病細胞と患者の免疫細胞を根絶し，その後に移植を行う．これを骨髄破壊的移植（フル移植）という．これに対して，より有害作用の少ない比較的弱い前処置を行うものを骨髄非破壊的移植（ミニ移植）といい，比較的最近行われるようになった．前者は有害作用が強いため高齢者は対象外であったが，後者は高齢者にも適応可能である．また，成績も悪くないという報告がでている．このため，高齢者の HCT 例数は増加している．

　HCT による口腔内合併症は，口内炎，歯周病などの感染症，出血，GVHD（移植片対宿主病；Graft-versus-host disease），口腔乾燥症，味覚障害などである．口内炎のピークは HCT 後 6〜12 日後で，14〜18 日で消退するといわれている[33]．口腔内の出血は，白血病と抗癌剤による血小板数低下に，歯周病などの局所感染が影響して発生する．口腔内感染巣の除去と継続的な口腔ケアは，HCT 患者にとって極めて重要である．なお，GVHD とはドナー由来のリンパ球がレシピエントの細胞を非自己として攻撃するために生じる，重篤な合併症である．急性と慢性に大別され，症状には皮膚症状，口腔症状（口腔粘膜と唾液腺の傷害），その他の消化器症状，肝障害などがある．

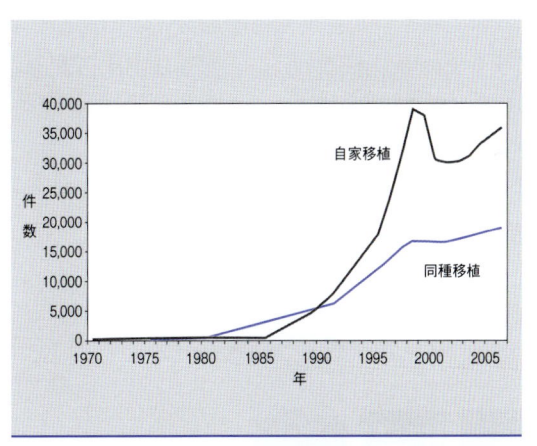

図4　世界で実施された造血幹細胞移植数（1970〜2006年）（Epstein, et al., 2009.[33]）
年々増加しているが，その重要な背景が高齢者への適応である．

膠原病とは

膠原病とは，1942年にクレンペラーにより名づけられた，全身の結合組織にフィブリノイド変性が認められる一連の疾患をいう．膠原病は，もともとは関節リウマチ，リウマチ熱，多発動脈炎，全身性エリテマトーデス，全身性強皮症，そして皮膚筋炎の6疾患をいうが，シェーグレン症候群や脈なし病なども含めることが多い．

関節リウマチ（rheumatoid arthritis；RA）

関節リウマチとは

複数の関節に慢性炎症が生じ，進行すると関節の骨が破壊される，原因不明の疾患である．原因は不明であるが，遺伝的要因のある個体に外的因子が加わり，免疫異常が発現，あるいは増強されるものと考えられている**（図2）**．関節リウマチ（RA）は代表的な自己免疫疾患でもある．発症年齢は20～50歳頃が多く，女性に多い（男：女＝1：4）[1]．罹患率は0.3～1.5%といわれている[2]．わが国における患者数は約70万人と推定され[2]，そのうち約7万人は日常生活に支障をきたしているといわれている．

1．症　状

臨床症状として，多発性関節炎による関節症状が重要である．関節症状は，①朝のこわばり（morning stiffness），②関節痛および関節腫脹，③関節変形および破壊，などに分けられる**（表1）**．①朝のこわばりとは，朝，患者が起きたときに関節に動きにくさを感じることをいう．②関節痛は多発性で対称性に起こり，RAに必ず伴う症状である．手首，中

9 ― 膠原病
collagen diseases

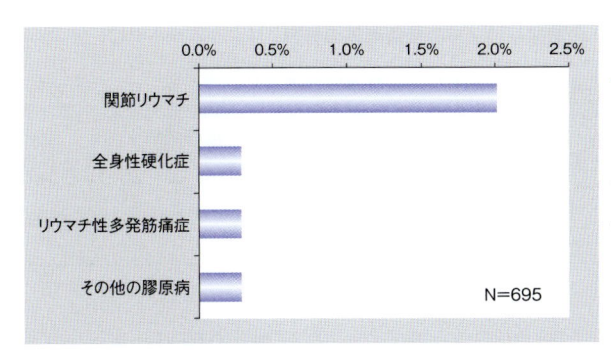

図1　観血的処置を行った高齢者歯科外来患者（≧70歳）におけるリスクマネジメントを要する膠原病の合併率（2005年）

70歳以上の高齢者すべてを対象とした2005年の結果を示す．スペシャルケア外来-1（ASA≧3の全身疾患を合併する65歳以上を対象）移行後（2011年）は，関節リウマチが5.3％，全身性硬化症が0.9％と増加している．

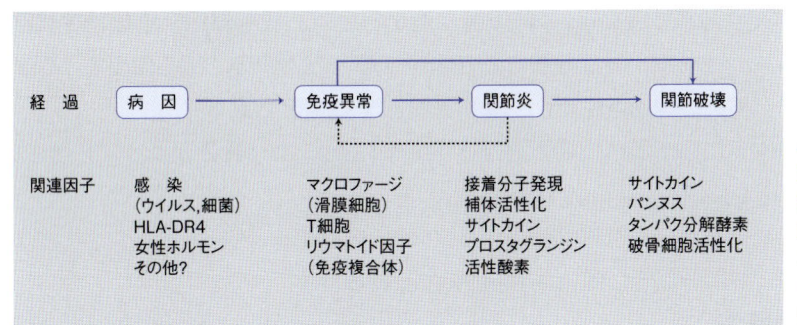

図2　関節リウマチの経過と関連因子（東，1999.[1]）

この模式図では病因としてウイルス感染が有力視されている．

表1　2010 ACR/EULAR RA 分類基準[3〜5]

	スコア（0-10）
腫脹関節数	
＝1	0
＞1　大関節	1
1-3　小関節	2
4-10　小関節	3
＞10　大小問わず	5
リウマトイド因子 or 抗 CCP 抗体	
陰　性	0
低　値	2
高　値	3
罹病期間	
＜6週間	0
＞＝6週間	1
急性炎症蛋白（CRP or ESR）	
正　常	0
異　常	1

各項目スコアの合計が6点以上であれば関節リウマチと診断する[4]．
関節リウマチの診断には1987年の米国リウマチ学会分類基準がよく用いられる[3]．しかし，発症早期に診断し，強力な治療を行えば関節破壊を抑制できることがわかり，早期診断が重要と考えられるようになった．以上を背景として，2010年にACR/EULAR関節リウマチ分類基準が発表された[5]．

手指節関節，膝，足首，中足趾節関節などに好発する．また，関節腫脹は痛みのある関節に起こる．③関節炎が長期間持続すると関節に変形が生じる．関節の変形は，スワンネック変形[*1]やボタン穴変形などと呼ばれ，関節リウマチに特徴的な変形である．これらは関節が破壊されるために発生する．リウマトイド因子[*2]陽性の関節リウマチ患者の70％以上は，2年以内に関節破壊が起きるといわれている[6]．関節炎が顎関節に発生すると開口障害をきたすこともある．

表2 Steinbrockerの関節リウマチの機能障害の分類（日本リウマチ財団，2004.[7]）

Class1	身体機能は完全で不自由なしに普通の仕事は全部できる
Class2	動作の際に，1か所あるいはそれ以上の関節に苦痛があったり，または運動制限はあっても，普通の活動なら何とかできる程度の機能
Class3	普通の仕事とか自分の身の回りのことがごくわずかできるか，あるいは，ほとんどできない程度の機能
Class4	寝たきり，あるいは車椅子にすわったきりで，身のまわりのこともほとんど，または，まったくできない程度の機能

　症状は関節だけでなく，貧血（50～60%），心疾患（心膜炎が最も多い），肺疾患（間質性肺炎や肺線維症など），腎障害，消化器症状，骨粗鬆症，手根管症候群を含む末梢神経障害，シェーグレン症候群などを合併することがある[6]．このうち，シェーグレン症候群では口腔の乾燥感を主訴に，歯科を受診する場合もある．
　リウマチによる身体機能障害はSteinbrockerにより**表2**のように分類されている．

[*1] あたかも白鳥の首のように見える指の変形をいう．
[*2] 関節リウマチ患者の70～80%の血清に認められる自己抗体をいう．

2. 治療法

　RAによる関節破壊は，発症後比較的早期（2年以内）に急速に進行することが明らかとなった．このため，現在では寛解を目標として早期にメトトレキサート（MTX）を開始し，必要な患者には生物学的製剤を使用することが推奨されている[8～11]．
　MTXは疾患修飾性抗リウマチ薬（disease modifying antirheumatic drugs：DMARDs）の一つで，欧米ではRA治療の第一選択薬剤でアンカードラッグともよばれる．DMARDsはRA活動性および炎症の抑制を目的として使用され，MTXのほか，金製剤，D-ペニシラミン，オーラノフィンなどがある．
　生物学的製剤は，関節破壊の原因である炎症性サイトカイン（tumor necrotizing factor：TNFなど）を抑制することにより，治療効果を発現する薬剤である．その出現はRA治療にパラダイムシフトをもたらしたといわれている[10,11]．現在，わが国では，インフリキシマブ（レミケード），エタネルセプト（エンブレル）などが使用できる．
　その他の治療として，NSAIDs（COX-2選択的阻害薬のセレコキシブなど），免疫抑制剤（アザチオプリンなど），副腎皮質ステロイドの投与，整形外科的治療（人工関節置換術など），リハビリテーションが行われる．

Note 1 ▶ 自己免疫疾患（autoimmune disease）

　生体は多くの異物から自己を防御する機構をもっているが，同時に，自己と非自己を識別し，自己には反応しないような自己寛容機能をもっている．自己免疫とは，この自己寛容機能がうまく働かなくなり，自己と非自己の識別ができなくなった病態をいう．自己免疫疾患とは，自己免疫により，全身的あるいは臓器ごとに炎症が現れた状態をいう．

> *Note 2* **シェーグレン症候群（Sjögren syndrome）**
> 乾燥性角結膜炎および慢性唾液腺炎をおもな徴候とする，原因不明の自己免疫疾患をいう．RA の関連疾患であり，涙腺および唾液腺の炎症と線維化が生じるため，乾燥性角結膜炎，口内炎などの症状が起きる[12]．

高齢者の関節リウマチ

高齢者で発症する RA は，若年時に発症したものに比較して，男性が比較的多く[13]，経過が短く，破壊される関節の数が少ない軽症例が多いといわれている[14]．

歯科治療におけるリスクマネジメント

1. 歯科治療を行うか否かの決定

RA 患者では，歯科治療で直接問題となる要因は少ないが，治療薬としてのステロイド，抗リウマチ薬などによる免疫抑制，大量ステロイドによる骨粗鬆症予防としてのビスホスホネート製剤，あるいは NSAIDs の連用，などに注意が必要である．また，著しい貧血，白血球数減少，血小板数低下などが認められる場合は，専門の歯科医療機関への依頼が勧められる．RA 以外に重篤な全身疾患を合併する患者も同様である．

2. 歯科治療時のリスクマネジメント

歯科治療を行う場合の注意点は，①投与されている薬剤による有害作用，② RA による関節症状，③ RA による全身症状に分けられる．

A 薬剤による有害作用

生物学的製剤の重要な有害作用として，重症感染症（入院を要する肺炎など）が指摘されている．その合併率は高く，高齢はリスクファクターの一つである[15]．しかし，比較的最近のメタアナリシスによれば，生物学的製剤による重症感染症発生の MTX 治療群に対するオッズ比は，1.28（95% CI，0.82 － 2.00）と有意差は認められなかったとされている[16]．一方，米国リウマチ学会は，感染リスクを考慮し，手術前後の一週間は生物学的製剤中止を勧めている（小手術では中止の必要はないとしている）[9]．これらより，生物学的製剤を投与されている患者の重症感染症リスクは高いことが予測されるが，MTX 投与患者以上ではないようである．また，一般的な観血的歯科処置において，その中止は必要ないと考えられる．

MTX の有害作用は，骨髄障害，間質性肺炎，感染症，肝障害，リンパ増殖性疾患などである．また，副腎皮質ステロイドの長期投与による有害作用は，易感染性，副腎皮質機能不全，消化性潰瘍，骨粗鬆症などである．これらの薬剤は，生物学的製剤と同様に易感染性が歯科治療において第一の問題となる．しかし，大量ステロイド投与患者における予防的抗菌薬投与による遠隔地の感染予防効果については，否定的な報告[17]が存在する．

以上より，生物学的製剤，MTX，ステロイド長期投与のRA患者では，感染症のリスクは高いが，観血的歯科治療における予防的抗菌薬投与の有用性を示すエビデンスはいまのところないようである．したがって，これらの薬剤を投与されているRA患者の予防的抗菌薬投与は，現時点では局所を含め，それぞれの患者の状態により個別に決定する必要があるように思われる．あるいは，担当医師と協議するのも一つの方法である．なお，筆者らは，このような患者に対しては予防的抗菌薬投与を行う場合が多い．

　一方，NSAIDsを連用している患者では，血小板凝集抑制作用と追加投与が問題となる．前者は，適切な止血処置を行えば対応できるが，後者は有害作用が増強されるため，追加投与は避ける必要がある．なお，副腎皮質ステロイドの追加投与（ステロイドカバー）は必要ないといわれている．

B 関節症状

　関節症状による疼痛や変形が存在する場合は，診療時間を短くし，与えるストレスを小さくする．また，運動障害により歯科用ユニットの乗り降りで転倒し，骨折するリスクも考慮する．診療体位は水平位よりもリクライニングポジションのほうが楽な場合があり，患者と相談しながら適切な体位を決定する．腰などの荷重がかかる場所や，変形した部位には，枕やスポンジ，あるいはタオルを巻いたものなどを使用して，ユニットにあたる部分を緩衝する．これらはケースバイケースであり，過度にならないように注意する．

　RA患者の45～75%が顎関節症状を示すといわれている[18, 19]．顎関節症状として顎関節部の疼痛，腫脹，開口障害は，程度にもよるが歯科診療に支障をきたすことがある．診療時間は短くし，必要以上の開口や長時間の開口を避ける．

　手指に運動制限がある患者では口腔衛生状態が不良なことが多い．ハンドル部分が長い歯ブラシを用いたり，柄の所をゴムやレジンで太くする，あるいは電動歯ブラシを使用する，などの工夫が必要である．介護者によるブラッシングが必要な場合も多い．

　RAの15%は治療に反応せず，急速に進行し，著しい関節破壊をきたす．近い将来，関節症状がより進行する可能性を考慮し，現時点で可能な歯科処置は積極的に行い，口腔機能や口腔衛生状態の改善をはかるようにする．

　人工関節置換後の患者に観血的処置を行う場合には，予防的抗菌薬投与が必要とする意見があるが，AHAは必要ないとしている．また，ほかにも否定的なreviewは多い．

C 関節外症状

　関節外症状として，心疾患，肺疾患，腎障害あるいはシェーグレン症候群などを合併している患者では，各々の疾患に応じて必要な対応を行う．

全身疾患を合併する高齢者の安全な歯科治療を実現するためには，これまでに述べた予防が有効である．しかし，それでも全身的偶発症が起きてしまったら，それによる障害を最小限にするために，歯科医師として適切な対応を行わなければならない．

血管迷走神経性失神〈vasovagal (vasodepressor, neurocardiogenic) syncope；VVS〉

血管迷走神経性失神とは

　VVSは若年者の歯科治療では最も多く，有病高齢者においても少なくない全身的偶発症である．原因あるいは背景には，疼痛，恐怖感などのストレス，著しい疲労，空腹などがある．歯科治療では局所麻酔の恐怖・疼痛などが原因となることが多い．これらにより，血管拡張と徐脈が引き起こされ，著しい低血圧と失神が生じる．

　VVSは臥位（水平位）で起きることは少なく，坐位や立位で多いといわれている．しかし，歯科治療では臥位でもしばしば発生する．患者は失神状態となる前に蒼白となり，著しい低血圧状態となる．通常は数分〜20分程度で，積極的な治療なしに回復する．局所麻酔後のVVSは薬剤投与後であることから，アナフィラキシーショックと間違えられる場合があるが，皮膚症状，呼吸器症状などを伴わない点で鑑別は比較的容易である（p.319参照）．

　筆者らの外来でも，VVSはまれに発生する．**図1**は局所麻酔直後のVVSの一例である[1]．収縮期血圧はそれまでの160mmHgから，局所麻酔後，約半分の80mmHgまで低下し，同時に意識障害が認められた．心拍数も，それまでの70bpmから50bpmまで低下している．本症例は，経過観察のみで回復し，約20分後に収縮期血圧ならびに意識レベルはVVS前まで戻った．

10 全身的偶発症にはどう対応するか

Medical Emergency in Geriatric Dentistry

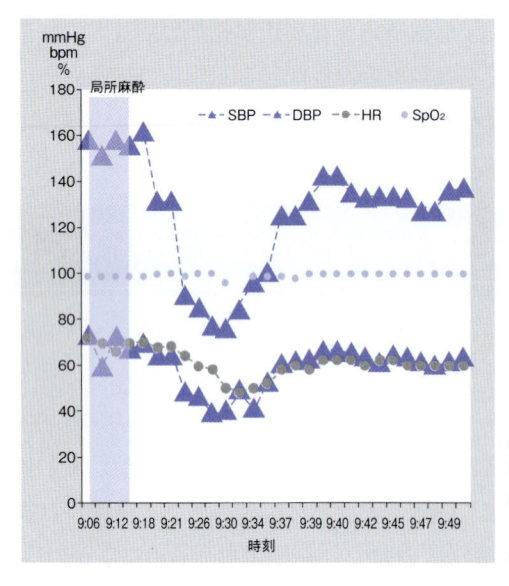

図1 局所麻酔後に発生したVVS（大渡ほか，2010.[1]）
81歳の男性で局所麻酔（フェリプレシン添加塩酸プロピトカイン，1.8mL）後にVVSとなった．回復後には異常は認められなかった．

歯科治療におけるリスクマネジメント

　局所麻酔などの何らかの誘因後に，突然，血圧が低下し，意識を消失する．まず，バイタルサインを確認する．脈拍を触れ，血圧を測定する．自動血圧計によっては低すぎて測定できない場合もある．また，脈拍も微弱か触れないことが多い．このとき，診療体位が臥位でなければ臥位とする．これらの対応と同時に，他の重大なショックの可能性を否定する．高齢者では心原性ショックとの鑑別が特に重要である．次に，局所麻酔による疼痛や恐怖感などの誘因の存在を確認する．

　VVSの可能性が高いと判断したら，バイタルサインをモニタリングしながら，臥位で経過観察する．両下肢を挙上する，いわゆるトレンデレンブルグ体位は呼吸仕事量を増やし，誤嚥の危険があるため勧められていない．患者の意識が戻ってきたら，患者に不安を与えないようにする．嘔吐を誘発することもあるので注意する．

食道異物・気道異物 (esophageal foreign body, bronchial foreign bodies)

食道異物・気道異物とは

　食道異物とは何らかの理由で異物が食道に介在してしまった状態をいう．一方，気道異物とは鼻腔咽頭，喉頭，気管，気管支などに異物が誤って入ってしまった状態をいう（**表1**）．

食道異物はまれに致命的あるいは外科的摘出を要するケースも存在するが，多くは自然排泄される．気道異物は窒息死の可能性があり，仮に窒息死を免れても自然排泄されることはほとんどない．放置すれば無気肺肺炎，穿孔などを引き起こし，致命的となる場合がある．歯科的異物はすべての異物事故の5.6～11.5％を占める[2,3]．また，歯科材料が原因の気道異物は，成人の気道異物の半数以上を占める．しかし，幸いなことに気道異物の発生頻度は食道異物よりも著しく低い．なお，気道異物はForeign-Body Airway Obstruction (FBAO)と表記される[4,5]．

513人の窒息を伴う気道異物症例に関する調査[6]によれば，気道異物の約50％はEMS (emergency medical system)到着前に喀出され，残りのうち85％は救急隊員による腹部圧迫で喀出できたという．さらに，喀出できなかった残りの少数の患者は，吸引あるいはMagill鉗子で摘出できたが，全体の4％未満が死亡したと報告されている．

高齢者の気道異物・食道異物

気道異物は高齢者で多く(**図2**)，なかでも男性に起きやすい．また，歯科治療における異物事故も60～70歳代が最も多いといわれている[3,7～14]．わが国の気道異物による窒息死は，欧米に比較して有意に多く，その非常に多くを高齢者(65歳以上)が占める[15]．また，異物事故との関連が考えられる嚥下反射や咳嗽反射は加齢により低下するといわれてきたが，加齢だけでなく，肺炎や中枢神経障害も大きく影響している(**表2**)．脳血管障害や肺炎などを合併する高齢者は異物事故の可能性が高いと考える必要がある．嚥下障害を伴う高齢者は異物事故のリスク群である．

歯科治療におけるリスクマネジメント

1. 異物事故が発生する条件

歯科治療で異物となるものは，補綴物，歯内療法用機材(リーマーなど)，バー，歯，歯矯正用ブラケットなどがあり，その大きさや形態はさまざまである．このため，異物により危険性は異なる．一方，異物事故が発生しやすい患者は，肺炎の既往や中枢神経障害のある高齢者に加えて，肥満，精神遅滞，精神障害，アルコール依存症などを合併する患者，絞扼反射の強い患者，口腔内へのアクセスが困難な患者(大舌症や口腔が小さい場合など)，静脈内鎮静法下の患者などがある．また，総義歯患者は口蓋粘膜の触覚が低下しているために異物が発生しやすいという指摘もある．

2. 異物事故を発生させないための対策

異物事故では予防が重要である．気道異物はもちろん，食道異物であっても，一旦発生すると対応は容易でない．具体的な予防対策として，①ラバーダムやガーゼスクリーンの使用，②補綴物やリーマーなどに糸(デンタルフロスなど)を結ぶ，③アシスタントによ

表1 気道閉塞症状

1. 指をVの字にのどにあてがい，苦しそうに首を振る．
2. 顔面が蒼白になる．
3. 話ができない．

表2 窒息例の原因疾患・素因（東海林ほか，1999[16]．を一部改変）
脳血管障害は，高齢者で窒息をきたす原因として，重要である．

(n = 72)

脳血管障害	11
─ 多発性脳梗塞	(5)
─ 陳旧性脳梗塞	(5)
─ 陳旧性脳血栓	(1)
慢性硬膜下血腫	4
パーキンソン病	5
認知症	4
精神疾患	2
神経筋変性疾患（OPCA）	3
筋ジストロフィー	2
ベーチェット病	1
乳児突然死症候群	7
ダウン症候群	1
陳旧性肺結核	4
肺癌	3
舌・咽頭癌	4
胃・食道手術後	2
急性アルコール中毒	3
せっかちな性格	2
糖尿病	3
健康	11

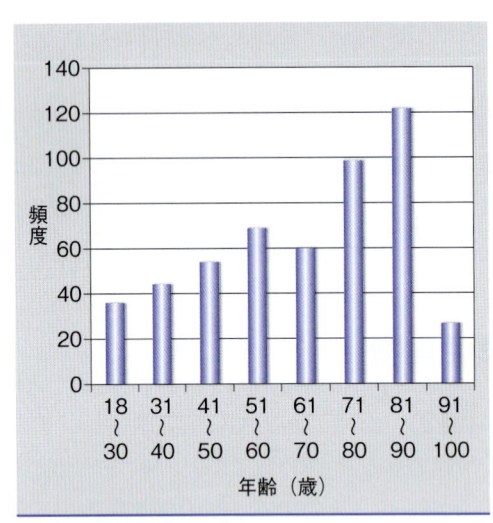

図2 気道異物症例の年齢分布（Sorudi, et al., 2007.[6]）
気道異物は高齢者に多い．

る協力（落下物をバキュームで即座に吸引する），④治療体位の考慮，などがある．その他の予防対策として，⑤脳血管障害などの危険因子を明らかにする，⑥補綴物は脱落しないように強力に接着する，⑦患者に「口のなかに落ちても動かないでください」と前もって説明する，⑧インレーなどの滑りやすいものをピンセットで摘むなどの操作を避ける，⑨ゴム手袋は指にフィットし，滑り止めがあるものを使用する，などがある．

3. 異物事故が発生したときの対応

A 口腔内に落下させたとき

まず，歯科医師があわてないようにする．咽頭部に異物がとどまっているときに臥位から坐位にする（あるいは患者が急に起きる）と，異物が気道あるいは食道に落下する可能性が高まる．患者には，"大丈夫ですから動かないように"などと声をかけ，臥位のままでゆっくりと顔を横に向け，目視で確認する．もし，確認できたら，できるだけ刺激を与えないように指でつかみ出すか，バキュームでそっと吸引する．

B 口腔内に異物を発見できなかったとき

口腔内に異物が発見できなかった場合は，まず，呼吸の状態を確認する．①十分な呼吸が可能な場合，と②呼吸苦がある場合，に分けて対応する．

①十分な呼吸が可能な場合

　十分な呼吸が可能であれば，胸腹部Ｘ線を撮影する．患者をＸ線撮影が可能な施設に移送するが，その際には歯科医師が同伴したほうがよい．最終的に異常なく排泄されても，十分な誠意を示さないと医療訴訟につながる恐れがある．また，呼吸状態の急変にも注意する．

　Ｘ線により食道異物が確認された場合は③を，気道異物が確認されたが，有意な気道閉塞がない場合は④を，それぞれ参照する．

②呼吸苦がある場合（気道異物による気道閉塞の発生）（図3）

重症度の評価

　患者に息苦しいかどうかを聞く．"息苦しい"など，患者が答えることができ，咳をすることができたり，呼吸が可能ならば軽度の気道狭窄である．一方，うなずくが話せない，息ができない，ゼーゼーする呼吸，咳をしようとするができない，あるいは意識消失，などは重篤な気道閉塞である（表3）．

軽度の気道閉塞の場合（有効な咳が可能）

　咳を続けさせる．患者自身の咳は異物喀出に最も有効である[16]．また，十分な呼吸ができれば，異物喀出に有効な強い咳が可能である．呼吸が可能な限り咳を続けさせて異物喀出を試みる[17]．ただし，気道閉塞が急に増悪する可能性もあるため，患者の近くにいて監視する．

重篤な気道閉塞の場合[18]（有効な咳が不可能）

　まず，119番通報し，救急車を依頼する．ついで，意識があれば5回の背部打撃（back blow）を試みる．

　患者の横からわずかに後ろに立つ．片方の腕で患者の胸を支え，もし，異物が喀出された場合に，口腔外に出て行くように，患者を十分に前方に傾ける．そして，もう片方の手のheel（手のひらの手首に近い部分）で，患者の肩甲骨の間を5回強く打撃する．

　もし5回の背部打撃で喀出できなかった場合は，5回の腹部圧迫（abdominal thrusts）を試みる（図4）．

　患者の後ろに立ち，患者の腹部上方のまわりに両腕を伸ばし，患者を前方に傾ける．握り拳を強く握りしめて，患者のヘソと胸郭の間に置く．もう片方の腕でその握り拳をしっかりつかみ，鋭く内上方に引き上げる．これを5回繰り返す．

　以上で異物の喀出ができない場合は，さらに，交互に5回の背部打撃，5回の腹部圧迫を繰り返す．もし，患者が意識を失った場合は，注意深く患者を床に寝かせ，救急隊員が到着するまで，胸部圧迫によるCPRを行う（p.322参照）．

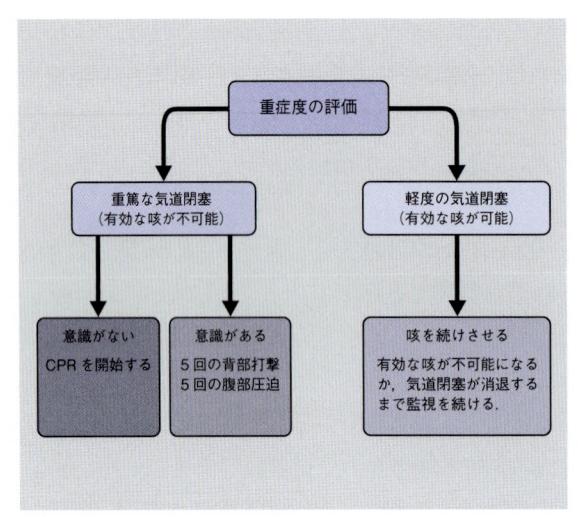

図3 気道閉塞の場合の対応アルゴリズム
(Nolan, et al., 2010.[18])

表3 重篤な気道狭窄か軽度の気道狭窄かを鑑別する方法

軽　度	重　篤
・「息苦しいか」という質問に答えられる ・会話，咳，呼吸が可能	・うなずくことはできても話すことができない ・息ができない ・息がゼーゼーする ・咳をしようとしてもできない ・意識がない

*完全な気道閉塞が発生したケースの約50%では，背部打撃あるいは腹部圧迫などの単一の方法では異物の喀出はできず[19]，複数の方法を組み合わせなければならないといわれている[20]．
**意識消失時のCPRは，胸腔内圧の上昇により異物を喀出することと，循環動態の維持という二つの目的がある[18]．
***CPR中に，異物の排出により気道が開いたと思われた場合は，ただちに口腔内を確認する必要がある[18]．
****腹部圧迫は胃破裂や肝損傷などの腹部内臓損傷をきたす可能性が高いため，異物喀出に成功したあとでも，必ず内科的精査を受けさせる．

③食道異物の場合

　食道異物の多くは自然に排泄されるが，異物の形態によっては，停滞や穿孔などの危険な状態を招く場合がある．リーマーなどの鋭利な尖った長い異物，尖っていなくても直径が2.5cm以上のものは，十二指腸を通過できず穿孔したり，幽門部を通過できない可能性があり，内視鏡的に摘出しなければならない場合がある．また，腸管に異物が嵌入した場合は，直腸鏡や外科的摘出が必要となる．さらに，異物による出血，腸閉塞，あるいは穿孔などが生じた場合は，開腹術の適応となる．

　摘出の必要がないと診断された場合は，患者には，安全に排泄される可能性が高いと伝えるが，起こりうる合併症についても正確に説明する．排泄が確認されるまで，患者に便をチェックしてもらい，平行して定期的（1週間に1回位）に腹部X線を撮影し，異物の

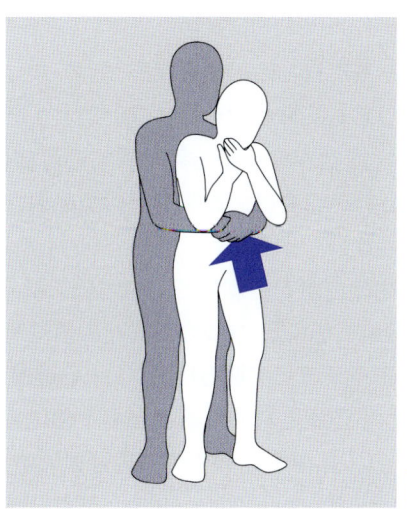

図4 腹部圧迫（abdominal thrusts）

位置をモニターする．

　多くの食道異物は2〜4日で自然排泄される．しかし，消化管手術後の患者では停滞時間が長くなる場合がある[18]．1週間たっても排泄されない場合は，消化器内科を受診してもらう．1か月間経過しても排泄されない場合は，外科的に摘出しなければならない可能性が高い．

④気道異物であるが有意な気道閉塞がない場合

　呼吸器内科医に摘出を依頼する．気管支ファイバースコープが使用されることが多い**（図5）**．その際には異物の形態と性状を医師に説明するか，実際にみせる．形態や性状により危険性が異なり（例；リーマーによる穿孔など），また，形態や性状を医師が把握することで摘出の成功率が高くなるからである．気道異物の摘出に24時間以上かかった場合は，合併症の確率が上昇し，入院期間も延長する．また，時間がかかるほど，異物周囲に炎症，浮腫，肉芽組織などが形成され，摘出操作は困難になる．できるだけ早い対応が必要である．

⑤食道異物と気道異物の鑑別

　一般に咳や呼吸苦があれば，気道異物の可能性が高い．しかし，異物が短時間で気管支まで到達すると，若年者であっても咳嗽反射を生じないことがある．高齢者は咳嗽反射が減弱していることが多いため，症状がなくても気道異物の可能性を否定できない[21]．一方で，咽頭部に異物感があるという訴えは，異物通過の際の傷によることがあり，必ずしも同部への残留の証拠とはいえない．

　このように，症状だけで異物の位置を推測するのは危険であり，胸腹部X線を撮影し，その位置を確認する必要がある．一般に，クラウンなどの重く滑沢な異物は比較的短時間で，胃かそれ以下の消化管まで落下する**(図6)**．もし，不透過像が消化管から離れた位置にある場合（特に経過時間から予測される位置よりも上部に停滞している場合）は，気道異物の可能性が高い．通常のX線撮影で異物の位置がはっきりしない場合は，食道造影が有効である．

Note 1　食道異物による死亡例

　73歳の高齢者の印象採得後に，嘔気と嚥下障害を訴えたにもかかわらず，口腔・咽頭部に印象材が存在しないという理由で帰宅させ，翌日，死亡した症例が報告されている[22]．印象材により，食道が閉塞し，食物が気管に吸引され，窒息した可能性が高いと考えられる．

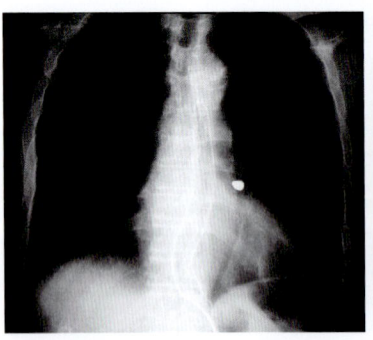

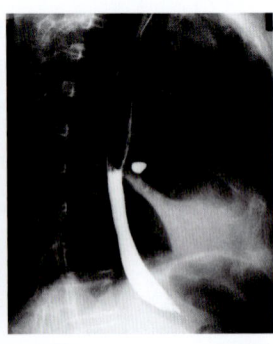

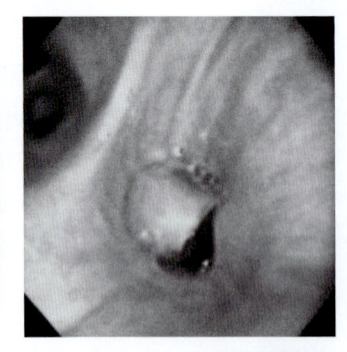

①食道造影を行ったところ，金属冠と食道の位置は離れており，気道異物であることが確認された．

②左下葉のB6に金属冠が落下した．付近の気管支粘膜には炎症所見はなく，呼気とともに金属冠が回転している様子が観察された．

図5　高齢歯科患者における気道異物の一例（自験例）（大渡ほか，2000.[21]）
クラウンが気道異物となったために呼吸器内科に依頼し，気管支ファイバースコープで摘出してもらった．当初，胸部X線では消化器異物が疑われたが，その後，食道造影を実施してもらったところ，気道異物であることが判明した．食道異物と気道異物の鑑別は十分に慎重でなければならない．

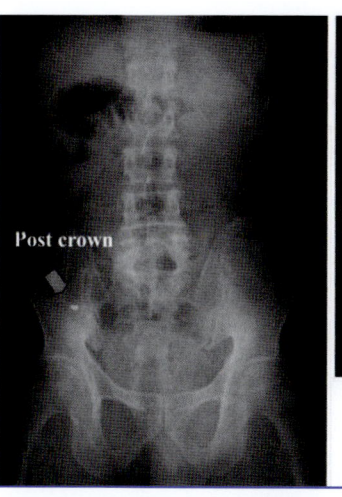

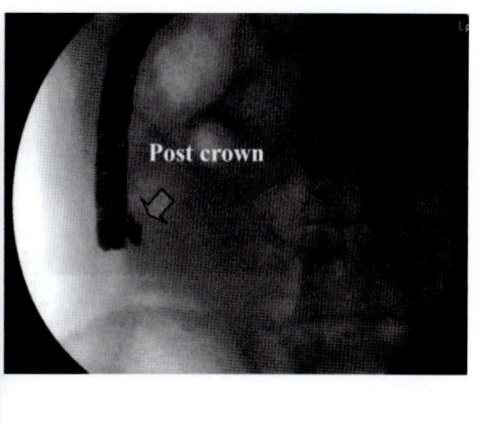

図6 ポストクラウンが回盲弁付近に約2か月間停滞し直腸鏡により摘出した後期高齢者の一例（自験例）(渡辺, 大渡ほか, 2007.[23])
左；異物事故後の腹部 P-A X線像
右；ポストクラウン摘出時の透視像

患者は77歳の男性．胃癌と大腸癌の術後であった．[2]のポストクラウンを再合着目的で口腔内で試適していたところ，誤って落下させた．約2か月が経過したが，異物は回盲弁付近で停滞したままであった．このため，消化器内科にコンサルテーションし，直腸鏡により摘出を試みた．しかし，直腸鏡が異物にうまく接近できず，はじめは摘出できなかった．このため，一時は開腹による摘出を考えたが，複数回のトライにより，幸運にも異物が移動し，摘出することができた．直腸鏡挿入から摘出終了までに約3時間を要した．当初，患者の不満は大きかったが，誠意を持って対応することで，訴訟になることもなく終了できた．

ショック (Shock)

有効な組織灌流が広範囲に著しく低下し，細胞機能低下と臓器不全をもたらすことにより生じる，きわめて重大な病状をショックという．適切な処置が行われないと，循環不全は非可逆的となり，患者は死を迎える．ショックに伴う最も一般的な徴候は，著しい低血圧である．たとえば，ショックでは平均動脈圧が60mmHg以下まで低下する．ショックはさまざまな原因で発生するため，その分類は教科書によって異なる．本書ではCecilの内科書に従うこととする．

Note 2 心拍出量と末梢血管抵抗からみたショック

循環における最も基本的な式"血圧＝心拍出量×末梢血管抵抗"からみると，ショックは心拍出量か末梢血管抵抗，あるいはその両者が低下した状態である．乏血性ショック，心原性ショックおよび閉塞性ショックは，心拍出量が低下した状態であり，血液分布異常性ショックは末梢血管抵抗が低下した状態である．

表3 心原性ショックの診断基準 (Swan, HJC, et al, 1972.[24])

1. 血圧の低下
   収縮期血圧が90mmHg以下または発症前の平均収縮期血圧より30mmHg以上低下した場合
2. 末梢循環不全の所見（以下の3項目をすべて満たす）
   1) 尿量が20mL/時未満
   2) 意識障害
   3) 末梢血管収縮の所見（冷たく湿潤した皮膚，チアノーゼ）

ただし，疼痛，薬物，出血による低血圧を除き，不整脈および迷走神経緊張状態などを直接原因としない臓器灌流不全が30分以上持続する．

心原性ショック（cardiogenic shock）

心筋障害や心臓の機械的な異常により，心臓のポンプ機能が著しく低下することにより生じるショックをいう．心原性ショックの原因として最も多いのは急性心筋梗塞で，その6〜7%[25]に発生するといわれている．高齢は心原性ショックのリスクファクターである[26]．表3は心原性ショックの基準であるが，ショックの診断基準としてよく用いられる．

一般に心原性ショックでは，血圧低下（収縮期血圧≦90mmHg，あるいは発症前の平均収縮期血圧より30mmHg以上の低下），心係数低下（＜2.2L/分/m^2），そして左室充満圧上昇（≧15mmHg）を伴う[26]．

血液分布異常性ショック（distributive shock）

末梢血管拡張により，低血圧をきたすものをいう．感染症ショック（septic shock）とアナフィラキシーショック（anaphylactic shock）が代表で，いずれも著しい血管緊張低下が関連する．ここでは後者について解説する．

1. アナフィラキシーショック（anaphylactic shock）
A アナフィラキシーショックとは

アナフィラキシーとは，IgEを介して急速に進行する全身的なアレルギー反応をいう．生体がある抗原に感作された状態で，再び同じ抗原にさらされると，IgE抗体を介して肥満細胞や好塩基球から化学伝達物質（ヒスタミンなど）が放出される．この化学伝達物質により，血管の拡張，透過性先進，および平滑筋収縮が引き起こされる病態をアナフィラキシー（I型アレルギー）という．

このアナフィラキシーにより，血管緊張性が低下して発生した血液分布異常性ショックを，アナフィラキシーショックという[27]．一方，抗原に感作されていなくても，薬剤などの初回投与により，IgEを介さずに，直接，肥満細胞から化学伝達物質が放出されるこ

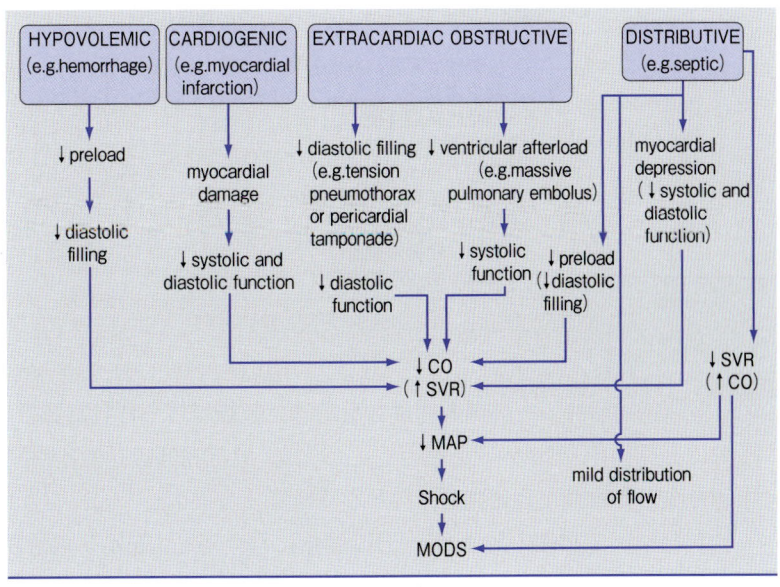

図7 おもなショックの機序（Parrillo, 2000.[28]）

とにより発生するアナフィラキシーと同様の反応を，アナフィラキシー様反応という．

アナフィラキシーとアナフィラキシー様反応の臨床的な兆候は同じであり，両者を含めてアナフィラキシーショックとして治療する．アレルゲンとしては薬物，特にβラクタム系を代表とする抗菌薬が多い[29]．アナフィラキシー様反応では，NSAIDs，ヨード造影剤，血液製剤などが原因となるが，なかでも NSAIDs が代表である[30]．

アナフィラキシーの頻度は，一般に思われている程低くなく，50～2,000例/10万人とみつもられている[31]．筆者らも抗菌薬によるアナフィラキシーショックを2例経験[32]したことがあり，頻度は低いが十分に起こりうる全身的偶発症としてとらえる必要がある．

症状は，そう痒感，生あくび，めまい，腹痛，悪心，冷や汗，動悸，呼吸困難，じんま疹，皮膚紅潮，喘鳴，頻脈，頻呼吸，意識レベル低下，便・尿失禁などである（**表4**）．死亡原因としては気道閉塞が最も多く，次いで低血圧である[33]．注射後に血圧低下，徐脈，および顔面蒼白などの症状を示す血管迷走神経性失神（VVS）は，アナフィラキシーショックと混同されやすいが，皮膚症状や呼吸器症状がなく，血圧低下も軽度で，仰臥位により速やかに回復することから鑑別しうる（p.309参照）．

アナフィラキシーショックの最も重篤な例では，発症から数分のうちに心肺停止に至るが，大多数は一時的にショック状態となっても，時間とともに軽快傾向を示す[34]．適切な治療を受ければ，アナフィラキシーの93％が障害を残さず短時間で治癒するといわれている[35]．しかし軽症でも，放置すると短時間で重篤な状態になる場合がある．このため軽症例でも，少なくとも6時間は経過を観察する必要がある[33]．一方，過去の反応が軽症でも，同じ抗原に対するその後の反応が軽いという保証はない．

表4 アナフィラキシーショックの臨床症状

- 生欠伸, 不安, 顔面蒼白, 冷汗, 多弁, 昏睡
- 脳血流減少
- 口腔内粘液浮腫
- 悪心, 嘔吐
- 血圧70mmHg以下
- 徐脈／頻脈（脈拍微弱）
- 浅い頻呼吸→無呼吸
- 自覚：腹痛, 便意
- 血清, 尿（アミラーゼ）

　アナフィラキシーの最も重篤な反応は，抗原にさらされた数分後に現れ，死亡例の大部分は発症後30分以内である[35]．このため，発症初期の診断と治療は重要であり，アナフィラキシーを疑ったら処置をためらってはならない．しかし，なかには数時間遅れて反応が現れたり，二相性の反応（4〜8時間後に再発する）を示す場合がある[33]．中等度以上の重篤な反応が認められた場合は，入院下に厳重に監視してもらう必要がある．アナフィラキシーショックの初期治療は，①気道確保，②アドレナリン投与，③輸液であり，これらをほぼ同時に行う必要がある[27]．特にアドレナリンは治療の主力となる．

高齢者のショック

　高齢者では心拍出量の低下が背景となって，ショックになりやすいといわれている[36]．特に心原性ショックは虚血性心疾患を背景とするため，高齢者に多い[25]．さらに，高齢者，特に糖尿病を合併する場合は，胸痛を伴わずに，いきなり急性心筋梗塞（無痛性心筋梗塞）となり，心原性ショックとなる場合がある[30]．また，高齢者における心原性ショックは，心脳卒中と呼ばれる症状を示すことがある[30]．心脳卒中とは，心原性ショックによる血圧低下の結果，脳灌流圧が低下して脳の一部が虚血になり，片麻痺や意識障害などを呈し，あたかも脳卒中を起こしたようにみえる状態をいう．

　高齢者のアナフィラキシーショックでは，治療薬としてのアドレナリンにより，心室細動や急性心筋梗塞を起こすことがある．このため，高齢者ではアドレナリン投与のタイミングが難しい．また，高齢者では，NSAIDs坐薬により血圧が低下する，解熱剤ショックにも注意が必要である[30]．

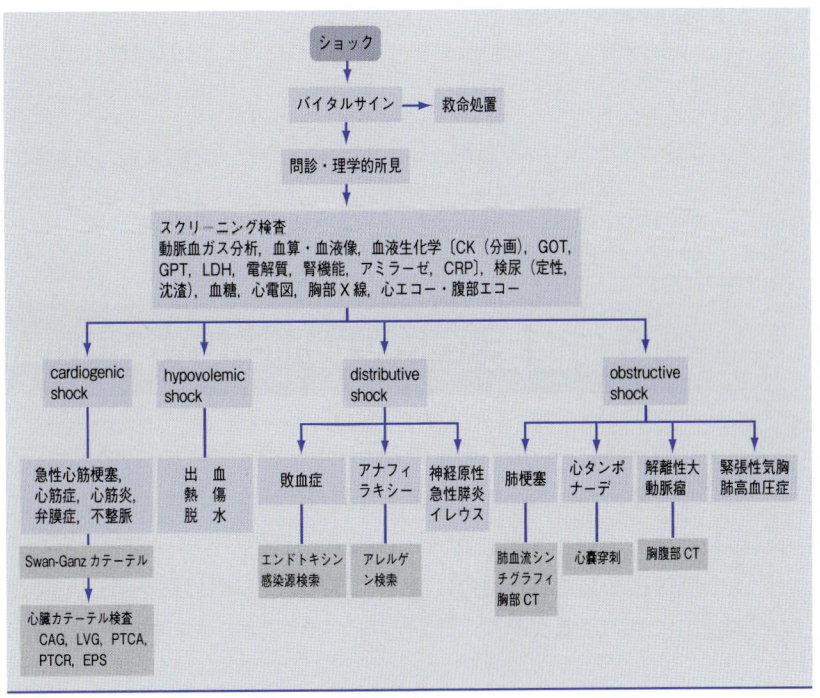

図8 ショックの診断の進め方（笹平，1998.[37]）

ショックへの対応

　ショックに陥った患者が生還できるかどうかは，ショック初期の蘇生処置と，臓器機能障害の程度による．ショックの初期に適切な処置が行われないと，不可逆的な臓器障害により，致命的な結果となる．

　呼吸や循環動態の急激な変化に対する処置を行う一方で，ショックの原因を考え，それに対する治療を平行して行う必要がある**（図8）**．

　ショック治療の目的は，輸液と血管作動性薬剤により，組織灌流を回復させ，心血管系を蘇生し，ショックの原因を消退あるいは改善することである[38]．実際にはこれらの処置は救急医療の専門家にまかせ，我々は患者を専門家に渡すまで basic life support（BLS）を行うことになる（p.323参照）．

*¹ 救急蘇生の基礎的な考え方は以下のとおりである．
　①ショックが起きたら，水平位にする[39]．トレンデレンブルグ体位は推奨されない．
　②すべてのショックに対し輸液を行う[38]．輸液量は，血圧，尿量，心拍出量などの臨床的パラメータにより決定する．著しい貧血やアクティブな出血がある場合は，血液製剤を使用する．蘇生中，十分な組織の酸素化を行うために必要なヘマトクリット（Ht）値の最低値は，若年者では20〜25％であるが，高齢者では30％かそれ以上である[38]．
　③ショックの管理にはドーパミン，ドブタミン，アドレナリン，ノルアドレナリンなどが使用される．これらを使用する際には，動脈および肺動脈カテーテルによるモニタリングが必要となる．

心肺蘇生（cardio pulmonary resuscitation；CPR）

歯科治療における心停止の発生頻度に関する正確な統計はない．おそらく非常に低いと考えられるが，さまざまな全身疾患を合併する高齢者では，そのリスクは高いと思われる．

心肺停止が発生した場合に備えて，スタッフの教育を行い，酸素投与の可能な装置やその他の機材の整備など，日頃からCPRが可能な体制を整えておく必要がある．

> **Note 3　心停止の発生頻度**
> 一般社会における心停止がどの位の頻度で発生しているかは，社会的背景など要因が非常に多いため，明らかにするのは難しい．Kosterらは五つの疫学的研究を基に，病院外での心停止の発生頻度を算出し，人口10万人あたり，全年齢では82.9（S.D.：21.4）人，成人では平均213.1（177）人と報告している[40]．また，アジアの発生率（人口10万人あたり55人）は欧州（同86人），北米（同94人），オーストラリア（同113人）よりも低い[40]．

1　CPRとは

呼吸や循環系の機能が停止したり，あるいは著しく低下した場合には，その機能を体外から補ってやらねばならない．このための方法をCPR（心肺蘇生，cardiopulmonary resuscitation）という．

CPRの目的は心肺機能が回復するまで脳循環を維持し，患者の機能をもとに戻すことである．その方法のうち，初期の除細動は重要である．成人の心停止例の多くが心室性不整脈後に起きるからである．心肺停止後3〜5分以内に有効なCPRを実施しないと，脳に不可逆的な変化が生じる．このため，CPRの適応をすばやく判断して，一刻も早く開始することが重要である．

CPRには，一次救命処置（basic life support；BLS）と二次救命処置（advanced life support；ALS）がある．BLSには，胸骨圧迫と人工呼吸によるCPR，およびAEDが含まれる．ALSは，BLSのみでは心拍が再開しない傷病者に対して，薬剤や医療機器を用

いて行うものである．
　本章では，日本蘇生協議会（JRC）と日本救急医療財団が合同で発表したJRCガイドライン2015（JRC2015）[42]に従い，BLSについて述べる．

Basic Life Support (BLS)

　我々，歯科医師は心停止に遭遇する機会は一般に少なく，ほとんどが日常的に蘇生を行っていない医療従事者である．このため市民用BLSの手順に準拠することが望ましいと思われる．そこで，本章では市民用BLSについて述べる．ここでは歯科診療所のユニット上で高齢者の心停止が発生したと仮定して解説する．

1．反応の確認と救急通報
　①肩を軽くたたきながら大声で呼びかけても何らかの応答や仕草がなければ「反応なし」とみなす（歯科診療所でのBLSを想定しているので，**図9**の1の「安全確認」は省略）．
　②反応がなければその場で大声で叫んで周囲の注意を喚起する．周囲の者に救急通報（119番通報）とAEDの手配（近くにある場合）を依頼する．
　③反応の有無について迷った場合も119番通報して通信指令員に相談する（119番通報をした救助者は，通信指令員から心停止の判断とCPRについて口頭指導を受けることができる）．

2．呼吸をみる→普段どおりの呼吸あり→気道を確保し，応援あるいは救急隊を待つ
　呼吸は傷病者の胸と腹部の動きをみて評価する．JCR2015では，市民による呼吸の有無の確認では気道確保を行う必要はなく，胸と腹部の動きの観察のみとしている．
　■呼吸なし（死戦期呼吸は心停止として扱う）
　患者に反応がなく，呼吸がないか異常な呼吸（死戦期呼吸：gasping）が認められる場合は心停止と判断する．この場合，呼吸の確認には10秒以上かけないように注意する．
　死戦期呼吸とは，心停止直後にしばしば認められる，しゃくりあげるような不規則な呼吸をいう．なお，JCR2015では，市民救助者は，頸動脈の脈拍の確認は必要ない，と記載している．

3．胸骨圧迫
　胸骨圧迫（**図11**）を実施する．以下に述べる"質の高い胸骨圧迫"を行うことが重要である．JCR2015は6つのポイントを列挙している．
　（1）胸骨の下半分を，胸が約5cm沈むよう圧迫するが，6cmを超えないようにする．
　（2）1分間あたり100〜120回のテンポで圧迫する．

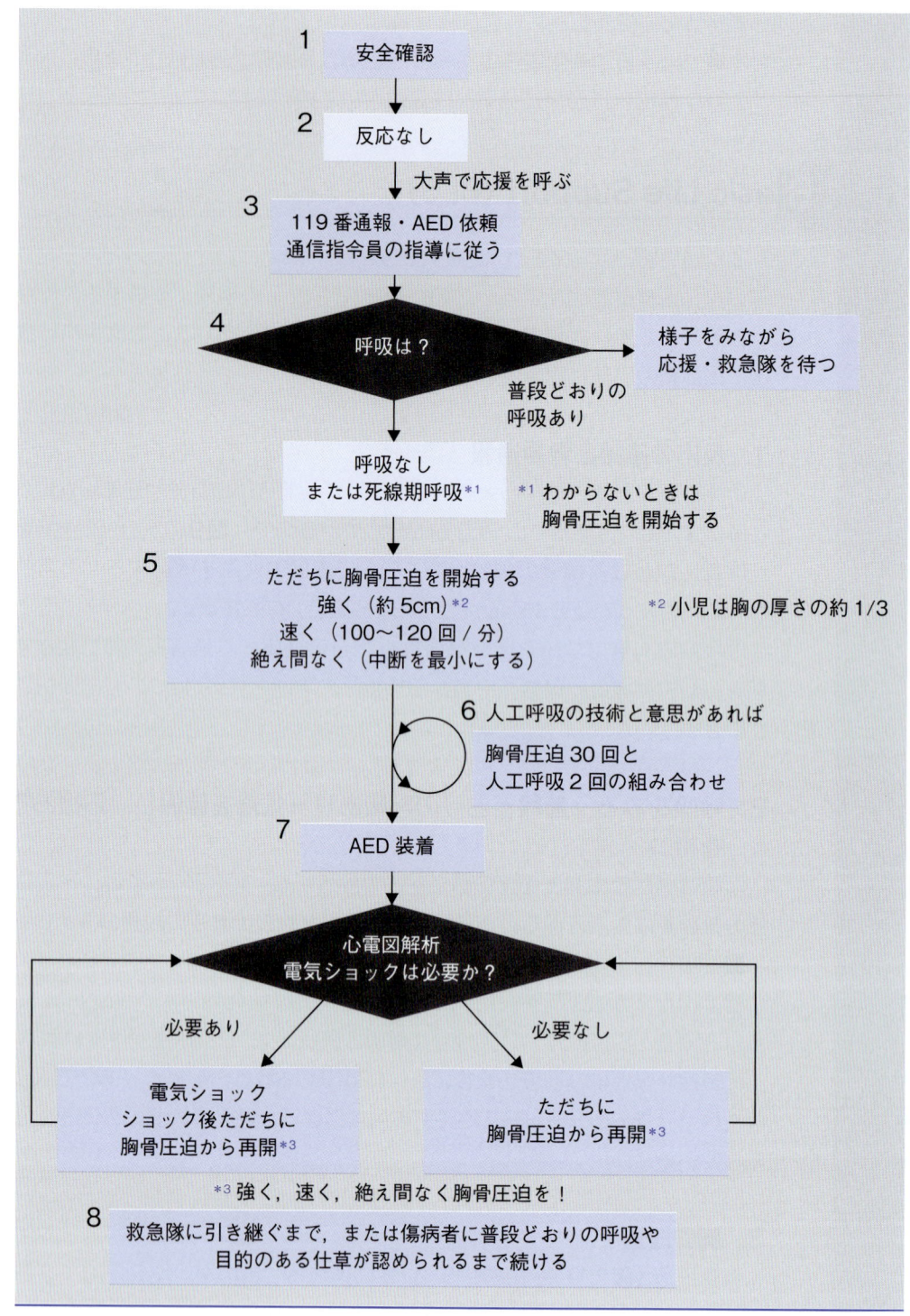

```
1  安全確認
      ↓
2  反応なし
      ↓ 大声で応援を呼ぶ
3  119番通報・AED依頼
   通信指令員の指導に従う
      ↓
4  呼吸は？ ──→ 様子をみながら
                応援・救急隊を待つ
      ↓ 普段どおりの呼吸あり（右へ）
   呼吸なし
   または死線期呼吸*1        *1 わからないときは
      ↓                          胸骨圧迫を開始する
5  ただちに胸骨圧迫を開始する
   強く（約5cm）*2            *2 小児は胸の厚さの約1/3
   速く（100〜120回/分）
   絶え間なく（中断を最小にする）
      ↓
6  人工呼吸の技術と意思があれば
   胸骨圧迫30回と
   人工呼吸2回の組み合わせ
      ↓
7  AED装着
      ↓
   心電図解析
   電気ショックは必要か？
   必要あり ↙        ↘ 必要なし
   電気ショック         ただちに
   ショック後ただちに   胸骨圧迫から再開*3
   胸骨圧迫から再開*3

   *3 強く，速く，絶え間なく胸骨圧迫を！
8  救急隊に引き継ぐまで，または傷病者に普段どおりの呼吸や
   目的のある仕草が認められるまで続ける
```

図9 市民におけるBLSアルゴリズム（JRC 2015[42]）

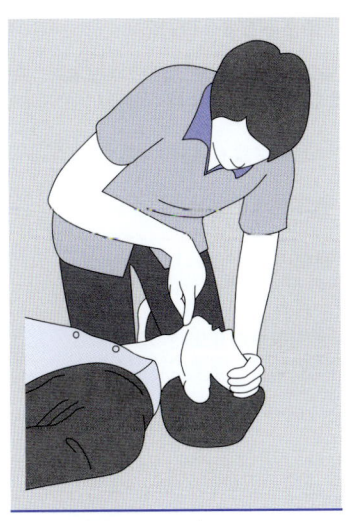

図10 頭部後屈あご先挙上法を行う
（Koster, et al., 2010.[5]）

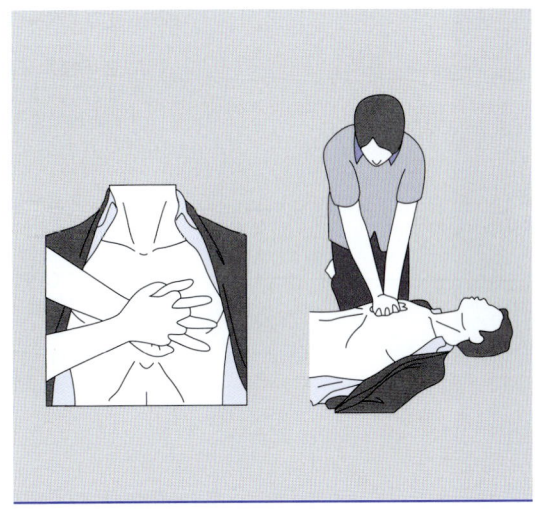

図11 患者の胸の中心に，片方の手のひらの手首に近い部分（heel）をおく（Koster, et al., 2010.[5]）
最初の手の上にもう片方の手のheelを乗せる
双方の指を組み合わせ，腕をまっすぐにする
胸骨を5-6cm押し下げる．

(3) 毎回の胸骨圧迫の後は，胸を完全に元の位置に戻すために，胸壁に力がかからないようにしなければならない．ただし，胸骨圧迫が浅くならないように注意する．
(4) 複数の救助者がいる場合は，胸骨圧迫の部位や深さ，テンポが適切かどうかを互いに確認する．
(5) 胸骨圧迫の中断は最小にする
(6) 疲労による胸骨圧迫の質の低下を最小にするために，救助者が複数いる場合は1〜2分ごとを目安に交代する．交代は最小時間で行う．

JCR2015は，「市民救助者は，胸骨圧迫のみのCPRを行う」と述べている．また，「訓練を受けたことがある市民救助者であっても，気道を確保し人工呼吸をする技術または意思がない場合には，胸骨圧迫のみのCPRを行う」とも記載している．

しかし，「救助者が人工呼吸の訓練を受けており，それを行う技術と意思がある場合は，胸骨圧迫と人工呼吸を30：2の比で行」い，その際には「気道確保を行う必要がある．気道確保は頭部後屈あご先挙上法で行う」としている．

また，「1回換気量の目安は人工呼吸によって傷病者の胸の上がりを確認できる程度」とし，「CPR中の過大な換気量は避け」，「送気（呼気吹き込み）は約1秒かけて行う」と定めている．

表5　ICD，ペースメーカー，CRT 植込み患者への対応

① AED の指示に従い，電極パッドを貼る．最初の電極パッドを腋下の直下の腋窩中線上に置く．ついで，2枚目の電極パッドを右鎖骨直下に貼る．
② AED が心拍を解析している間は患者に誰も触れてはいけない．
③ ショックボタンを押す時には，誰も患者に触れていないことを確認する．
④ ショック後に AED は CPR を開始するように指示を出す．ただちに CPR を開始し，30回の心マッサージに対して，2回の人工呼吸を交互に行う．
⑤ 救急隊が来たら，歯科医師は，意識障害の発症時の状況，これまでの経過，患者の病歴，最近の状態，服薬の状況などについて正確に伝える．

4. AED (automated external defibrillator)

A 手　順

① CPR を開始し，AED が到着したら，すみやかに装着する．AED には蓋を開けると自動的に電源が入るものと救助者が電源ボタンを押す必要のあるものがある．

② AED の音声ガイドに従って電極パッドを貼り，心電図解析後，電気ショックが必要と診断された場合は，電気ショックのボタンを押す．電気ショックが終了したあとは，ただちに胸骨圧迫を再開する．

③ CPR は，十分な循環が回復する，あるいは，救急隊など ALS を行うことができる救助者に引き継ぐまで持続する．

B 植込み型除細動器（ICD）・ペースメーカー，CRT 植込み患者の場合（表5）

前胸部に ICD やペースメーカーを植込まれている患者に対する電気ショックでは，植込みデバイス本体の膨らみ部分を避けてパッドを貼付し，すみやかにショックを実施する．パッドは膨らみから8cm以上離すことを理想的とする報告があるが，このために貼付に手間取ってショックの実施を遅らせてはならない．

心停止アルゴリズム（参考）

JCR2015は「病院・救急車内など医療提供環境の整ったなかで日常業務として蘇生を行う者が心停止の患者に行う処置の手順の流れをまとめたものが心停止アルゴリズム」であるとし，「心停止の認識から電気ショックまでの一次救命処置（BLS），BLSのみでROSC (return of spontaneous circulation, 自己心拍再開) が得られないときの二次救命処置（ALS），ROSC後のモニタリングと管理の三つの部分に大別される」と述べている．参考までに図12にJRC2015による心停止アルゴリズムを示す．

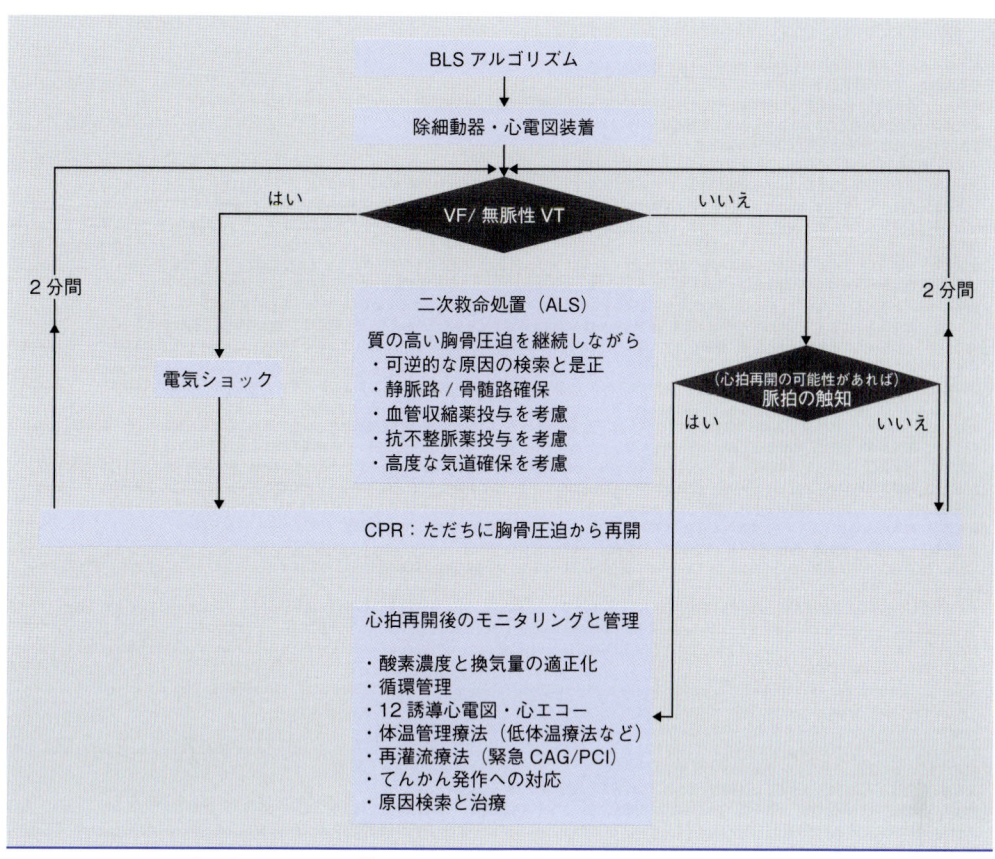

```
                    ┌─────────────────┐
                    │ BLSアルゴリズム │
                    └────────┬────────┘
                             ↓
                    ┌─────────────────┐
                    │ 除細動器・心電図装着 │
                    └────────┬────────┘
                             ↓
              はい    ◇ VF/無脈性VT ◇    いいえ
         ┌───────────┘              └───────────┐
    2分間│                                      │2分間
         ↓          二次救命処置（ALS）          ↓
    ┌─────────┐   質の高い胸骨圧迫を継続しながら  ◇（心拍再開の可能性があれば）◇
    │電気ショック│   ・可逆的な原因の検索と是正        脈拍の触知
    └─────────┘   ・静脈路/骨髄路確保          はい        いいえ
                   ・血管収縮薬投与を考慮
                   ・抗不整脈薬投与を考慮
                   ・高度な気道確保を考慮

              CPR：ただちに胸骨圧迫から再開

                   心拍再開後のモニタリングと管理

                   ・酸素濃度と換気量の適正化
                   ・循環管理
                   ・12誘導心電図・心エコー
                   ・体温管理療法（低体温療法など）
                   ・再灌流療法（緊急CAG/PCI）
                   ・てんかん発作への対応
                   ・原因検索と治療
```

図12　心停止アルゴリズム（JRC 2015[42]）

文 献

総 論

1) 厚生労働省. 患者誤認事故防止方策に関する検討会報告書1999. 1-26.
2) 厚生労働省；平成29年簡易生命表の概況.
3) 大脇哲洋, 采女博文, 大辻惠麻, 夏越祥次. 術後合併症と医療過誤. 外科治療. 2010；102；780-9.
4) 古田隆規. 医療訴訟 最近の判例と医師の義務. 日歯麻誌. 1996；24（2）：203-5.
5) 厚生省. 厚生白書（平成12年版）. 2000；東京；ぎょうせい.
6) 内閣府. 第2節 将来の人口の見通し. 平成24年版子ども・子育て白書. 2012. 69-70.
7) 大渡凡人. 有病高齢者歯科治療における全身的偶発症に対するリスクマネジメント. 東京都歯科医師会雑誌. 2010；58（11）：603-13.
8) 松本知也, 大渡凡人, 植松宏. モニター心電図により徐脈頻脈症候群が判明しペースメーカー植込みとなった高齢者の一例. 老年歯学. 2007；22（2）：191-2.
9) 青木香子, 大渡凡人, 寺中智, 松本知也, 高島真穂, 三串伸哉, 他. 歯科治療中に R-R 間隔4秒以上の徐脈頻脈症候群となり, ペースメーカー植込みとなった高齢者の1例. 老年歯学. 2010；25（2）：262-3.
10) 後藤志乃, 大渡凡人, 寺中智, 植松宏. 歯科治療中に発生した wide QRS tachycardia から洞機能不全症候群が発見された高齢者の1例. 障歯誌. 2005；26（3）：430.
11) 大渡凡人, 法亢盛行, 高岡清治, 増田千保, 平山友恵, 堤美登利, 他. 完全房室ブロックを伴う超高齢者の全身管理経験. 老年歯学. 2002；16（3）：421-2.
12) 松尾浩一郎, 大渡凡人, 法亢盛行, 植松宏. 歯科治療中に Mobitz II型房室ブロックが認められた後期高齢者の一症例. 老年歯学. 2001；15（3）：338.
13) 秋本陽介, 大渡凡人, 植松宏, 俣木志朗. 術前12誘導心電図で間欠性WPW症候群を発見しえた高齢者の1例. 障歯誌. 2010；31（3）：433.
14) 山田千晴, 大渡凡人, 上野太郎, 青木香子, 齋藤有美, 下山和弘, 他. 歯科治療中に Wide QRS Tachycardia を認めた高齢ペースメーカー植込み患者の1症例. 老年歯学. 2011；26（2）：179-180.
15) 大渡凡人, 法亢盛行, 川上伸大, 舘信昭, 中川雄二, 片倉伸郎, 他. 歯科治療時に頻拍性の発作性心房細動を繰り返した高齢者の一症例. 老年歯学. 2002；17（2）：254.
16) 大渡凡人, 田山秀策, 植松宏, 俣木志朗, 海野雅浩. 高齢者歯科治療中に発生した発作性心房細動に関する検討. 日歯麻誌. 2007；35（4）：156.
17) 大渡凡人, 舘信昭, 植松宏. 歯科治療中に高齢者に認められた発作性上室性頻拍症例. 老年歯学. 2004；19（3）：238-9.
18) 大渡凡人, 田山秀策, 三串伸哉, 寺中智, 松本知也, 尾崎研一郎, 他. 大動脈径70mmに拡大した胸部大動脈瘤を治療前に発見しえた超高齢者の1例. 障歯誌. 2010；31（3）：432.
19) 大渡凡人, 田山秀策, 植松宏, 海野雅浩. 高齢者歯科治療で発生した excessive hypertension に関する検討. 日歯麻誌. 2008；36（4）：465.
20) 大渡凡人, 三串伸哉, 竹内周平, 寺中智, 井口寛弘, 若杉葉子, 他. 心臓弁置換術前の歯科治療中に急性心不全となった2症例. 老年歯学. 2011；26（2）：113.
21) 大渡凡人. 高齢者歯科診療におけるリスクマネジメント 高齢者歯科診療で必要なリスク管理（内科エマージェンシーの観点から）. 老年歯学. 2007；21（4）：335-9.
22) 野村忍. ストレスと高血圧. 医学のあゆみ. 1999；189：690-3.
23) 野原隆司. 野原隆司 編集. ストレスと虚血性心疾患 1) 急性心筋梗塞. ストレスと心臓病. 第1版. 1995；大阪；医薬ジャーナル社：123-35.
24) 間宮秀樹, 一戸達也, 金子譲. 歯科治療のストレス評価. 日歯麻誌. 1996；24（2）：248-54.
25) Barnes RF, Raskind M, Gumbrecht G, Halter JB. The effects of age on the plasma catecholamine response to mental stress in man. The Journal of clinical endocrinology and metabolism. 1982；54（1）：64-9.
26) Muller JE, Ludmer PL, Willich SN, Tofler GH, Aylmer G, Klangos I, et al. Circadian variation in the frequency of sudden cardiac death. Circulation. 1987；75（1）：131-8.
27) Rabkin SW, Mathewson FA, Tate RB. Chronobiology of cardiac sudden death in men. JAMA. 1980；244（12）：1357-8.
28) Willich SN, Levy D, Rocco MB, Tofler GH, Stone PH, Muller JE. Circadian variation in the incidence of sudden cardiac death in the Framingham Heart Study population. American Journal of Cardiology. 1987；60（10）：801-6.
29) Muller JE, Stone PH, Turi ZG, Rutherford JD, Czeisler C a, Parker C, Poole WK, Passamani E, Roberts R, Robertson T. Circadian variation in the frequency of onset of acute myocardial infarction. The New England journal of medicine 1985；313（21）：1315-22.
30) Friedman EH. Circadian variation of sustained ventricular tachycardia. Circulation. 1995；91（2）：562-3.
31) Tofler GH, Gebara OC, Mittleman MA, Taylor P, Siegel W, Venditti FJ Jr, et al. Morning peak in ventricular tachyarrhythmias detected by time of implantable cardioverter/defibrillator therapy. The CPI Investigators. Circulation. 1995；92（5）：1203-8.
32) 大塚邦明. 生体リズムとは—さまざまな周期性と変動性. 日医雑誌. 1999；122（3）：385-8.
33) 青木香子, 大渡凡人, 山田千晴, 齋藤有美, 上野太郎, 下山和弘, 他. 正午から午後にかけての歯科治療で低血糖となった高齢者の2症例. 老年歯学 2011；26（2）：245-6.
34) Hampton JR, Harrison MJ, Mitchell JR, Prichard JS, Seymour C. Relative contributions of history-taking, physical examination, and laboratory investigation to diagnosis and management of medical outpatients. British Medical Journal. 1975；2（5969）：486-9.
35) 山根裕美子, 相原道子. 薬物アレルギー. 小児科臨床. 2010；63（12）：2693-700.
36) 大渡凡人, 上野太郎, 井口寛弘, 松本知也, 若杉葉子, 竹内周平, 他. 2週間前の心室頻拍および除細動を申告せず, 抜歯後に判明した重症心不全患者の一例. 日本老年歯科医学会総会・学術大会プログラム・抄録集. 2009；133.
37) 法亢盛行, 大渡凡人, 磯部知巳, 植松宏. 高齢歯科患者の常用薬剤に関する統計学的検討. 老年歯学. 1999；14（2）：221.
38) 大渡凡人, 海野雅浩, 石川直人, 長尾正憲. 遺伝性血管神経性浮腫（Hereditary angioneurotic edema HANE）を有する高齢歯科患者の全身管理経験. 日歯麻誌. 1995；23（2）：412-20.
39) Campbell RL, Langston WG, Ross GA. A comparison of cardiac rate-pressure product and pressure-rate quotient with Holter monitoring in patients with hypertension and cardiovascular disease；a follow-up report. Oral Surgery, Oral Medicine, Oral Pathology, Oral Radiology, & Endodontics. 1997；84（2）：125-8.
40) Saklad M：Grading of patients for surgical procedures. Anesthesiology. 1941；62：206.
41) Vacanti CJ, VanHouten RJ, Hill RC. A statistical analysis of the relationship of physical status to postoperative mortality in 68, 388 cases. Anesthesia and analgesia 1970；49（4）：564-6.
42) Fleisher L a, Beckman J a, Brown K a, Calkins H, Chaikof EL, Fleischmann KE, et al. 2009 ACCF9AHA focused update on perioperative beta blockade incorporated into the ACC/AHA 2007 guidelines on perioperative cardiovascular evaluation and care for noncardiac surgery：a report of the American college of cardiology foundation/American hear. Circulation 2009；120（21）：e169-276.
43) Neal JM. Effects of epinephrine in local anesthetics on the central and peripheral nervous systems：Neurotoxicity and neural blood flow. Regional anesthesia and pain medicine. 2003；28（2）：124-34.
44) Takahashi Y, Nakano M, Sano K, Kanri T. The effects of epinephrine in local anesthetics on plasma catecholamine and hemodynamic responses. Odontology. 2005；93（1）：72-9.
45) Niwa H, Sugimura M, Satoh Y. Cardiovascular response to epinephrine-containing local anesthesia in patients with cardiovascular disease Oral Surgery, Oral Medicine, 2001；92（6）：610-6.
46) Laragnoit AB, Neves RS, Neves ILI, Vieira JE. Locoregional anesthesia for dental treatment in cardiac patients：a comparative study of 2% plain lidocaine and 2% lidocaine with epinephrine (1：100,000) Clinics 2009；64（3）：177-182.
47) Davenport RE, Porcelli RJ, Iacono VJ, Bonura CF, Mallis GI, Baer PN. Effects of anesthetics containing epinephrine on catecholamine levels during periodontal surgery. Journal of periodontology. 1990；61（9）：553-8.
48) Neves RS, Lucia I, Neves I, Marcelo D, Giorgi A, Grupi CJ, et al. Effects of Epinephrine in Local Dental Anesthesia in Patients with Coronary Artery Disease. Arq Bras Cardiol. 2007；88（5）：1-6.
49) Conrado VC, de Andrade J, de Angelis GA, de Andrade AC, Timerman L, Andrade MM, et al. Cardiovascular effects of local anesthesia with vasoconstrictor during dental extraction in coronary patients. Arq Bras Cardiol. 2007；88（5）：507-13.
50) 井上博. 頻脈性心室不整脈と自律神経機能—心拍変動解析の応用と問題点. Jpn. J. Electrocardiology. 2000；33-40.
51) Euler D, Nattel S, Spear J. AB Effect of sympathetic tone on ventricular arrhythmias during circumflex coronary occlusion. Am J Physiol. 1985；249：H1045-50.
52) Tovar OH, Jones JL. Epinephrine facilitates cardiac fibrillation by shortening action potential refractoriness. Journal of molecular and cellular cardiology. 1997；29（5）：1447-55.
53) Manani G, Facco E, Casiglia E, Cancian M, Zanette G. Isolated atrial fibrillation（IAF）after local anaesthesia with epinephrine in an anxious dental patient. British dental journal. 2008；205（10）：539-41.
54) Umino M, Ohwatari T, Shimoyama K, Nagao M. Unexpected atrial fibrillation during tooth extraction in a sedated elderly patient. Anesthesia progress 1994；41（3）：77-80.
55) Ohwatari T, Uematsu H. Supraventricular tachycardia during dental treatment of the elderly. Journal of Disability and Oral Health. 2006；42（8）：2716.
56) 大渡凡人, 田山秀策, 植松宏, 俣木志朗, 海野雅浩. 高齢者歯科治療中に発生した発作性および持続性心房細動に関する検討. 日歯麻誌. 2007；35（4）：156.
57) 稲垣英理佳, 大渡凡人, 後藤志乃, 舘信昭, 植松宏. 超高齢者の抜歯後に発生した頻脈性の発作性心房細動の一症例. 老年歯学. 2005；20（3）：286-7.
58) 大野友久, 大渡凡人, 磯部知巳, 植松宏. 高齢者の歯科治療における偶発症（3）1/8 万エピネフリン添加塩酸リドカインの関連が考えられた発作性心房細動の1症例. 老年歯学. 1999；14（2）：174-5.

59) Jastak JT, Yagiela JA, Donaldson D. Local Anesthesia of the Oral Cavity. 1995;Philadelphia;WB Saunders:110-6.
60) Hoffman BB, Lefkowitz RJ. Catecholamines and sympathomimetic drugs. In:Gilman AG, RaIl TW, Nies AS, et al. ed. Goodman and Gilman's the pharmacological basis of therapeutics. 8th ed. 1990:New York;Pergamon Press.
61) Malamed SF. Pharmacology of vasoconstrictors. Handbook of local anesthesia. 4th. St. Louis:Mosby;1997. 37-73.
62) Yagiela JA. Adverse drug interactions in dental practice:interactions associated with vasoconstrictors. Part V of a series, Journal of the American Dental Association. 1999;130(5):701-9.
63) Meechan JG. Plasma potassium changes in hypertensive patients undergoing oral surgery with local anesthetics containing epinephrine. Anesth Prog. 1997;44:106-9.
64) 桜井学．ノルエピネフリンと口腔内局所注射における循環・呼吸・代謝におよぼす影響 dl-ノルエピネフリンとl-ノルエピネフリンとの比較．日歯麻誌．1988；16：456-79.
65) Klingenstrom P, et al. A clinical comparison between adrenaline and octapressin as vasoconstrictors in local anaesthesia. Acta anaesth. Scanclinav. 1967;11:35-42.
66) Miyachi K, Ichinohe T, Kaneko Y. Effects of local injection of prilocaine-felypressin on the myocardial oxygen balance in dogs. Eur J Oral Sci. 2003;111(4):339-45.
67) Agata H, Ichinohe T, Kaneko Y. Felypressin-induced reduction in coronary blood flow and myocardial tissue oxygen tension during anesthesia in dogs. Can J Anaesth. 1999;46(11):1070-5.
68) 北川栄二．フェリプレッシンの心機能に及ぼす影響に関する研究—非虚血心および虚血心での検討—．日歯麻誌．1995；23：348-67.
69) Inagawa M, Ichinohe T. Felypressin, but not epinephrine, reduces myocardial oxygen tension after an injection of dental local anesthetic solution at routine doses. Journal of oral and maxillofacial. 2010;68(5):1013-7.
70) Niwa H, Sato Y, Matsuura H, Safety of dental treatment in patients with previously diagnosed acute myocardial infarction or unstable angina pectoris. Oral Surgery, Oral Medicine, Oral Pathology, Oral Radiology, & Endodontics. 2000;89(1):35-41.
71) MTF, Ludovice A, Brito F. Effect of local anesthetics with and without vasoconstrictor agent in patients with ventricular arrhythmias. Arquivos Brasileiros. 2008;91(3):128-133.
72) Meechan JG, Thornason JM, Rattray DTR, Parry G. The use of dental local anesthesia in cardiac transplant patients. J Dent Res. 1997;76 abstract 1125:154.
73) Isacsson G. Citanest Octapressin in Focus The First Choice Local Anesthetic for Oral Procedures. 日歯麻誌．1999；27(1):13-9.
74) Katz S, Drum M, Reader ÅA, Nusstein J, Beck M. A Prospcctive, Randomized, Double-Blind Maxillary Infiltrations. 2010;3006(10):45-51.
75) 岡安徹，野口いづみ，笹尾真美，雨宮義弘．エチドカインの口腔内浸潤麻酔効果の歯髄診断器を用いた検討．歯薬療法．1993；12(1):33-8.
76) Mikesell A, Drum M, Reader A, Beck M. Anesthetic efficacy of 1.8 mL and 3.6 mL of 2% lidocaine with 1:100,000 epinephrine for maxillary infiltrations. Journal of endodontics. 2008;34(2):121-5.
77) Meechan JG. The effects of dental local anaesthetics on blood glucose concentration in healthy volunteers and in patients having third molar surgery. British Dental Journal. 1991;170(10):373-6.
78) Fukayama H, Suzuki N, Umino M. Comparison of topical anesthesia of 20% benzocaine and 60% lidocaine gel. Oral Surgery, Oral Medicine, Oral Pathology, Oral Radiology, & Endodontics. 2002;94(2):157-61.
79) 仲西 修，山室 宰，岩本将嗣，河原 博，今村佳樹，西 正勝．局所麻酔注射における注射液温度と注入時疼痛．日歯麻誌．1995；23(3):484-9.
80) Franklin, S.S, et al. Predominance of isolated systolic hypertension among middle-aged and elderly US hypertensives:analysis based on National Health and Nutrition Examination Survey (NHANES) III. Hypertension. 2001;37:869-74.
81) Walsh JL, Small SD. Monitoring, Administration of anesthesia. In:Hurford WE, Bailin MT, Davison JK, Haspel KL, Rosow C editors. Clinical anesthesia prodedure of the Massachusetts General Hospital. 5th. Philadelphia:Lippincott williams & wilkins;1998, p.142-61.
82) 大渡凡人，海野雅浩．心電図異常と歯科治療．日本歯科医師会雑誌．1993；46(9):23-31.
83) 上野太郎，大渡凡人，青木香子，山田千春，齋藤有美，下山和弘，et al. 坐位での歯科治療中に異常な低血圧を示した高齢者の2症例．老年歯学．2011；26(2):180-1.
84) Napeñas J, Hong C. The frequency of bleeding complications after invasive dental treatment in patients receiving single and dual antiplatelet therapy. J Am Dent Assoc 2009;140(6):690-5.
85) Lillis T, Ziakas A, Koskinas K, Tsirlis A, Giannoglou G. Safety of dental extractions during uninterrupted single or dual antiplatelet treatment. The American journal of cardiology Elsevier Inc.;2011;108(7):964-7.
86) Pototski M, Amenábar JM. Dental management of patients receiving anticoagulation or antiplatelet treatment. Journal of oral science. 2007;49(4):253-8.
87) Krishnan B, Shenoy N a, Alexander M. Exodontia and antiplatelet therapy. Journal of oral and maxillofacial surgery:official journal of the American Association of Oral and Maxillofacial Surgeons. 2008;66(10):2063-6.
88) Ardekian L, Gaspar R, Peled M, Brener B, Laufer D. Does low-dose aspirin therapy complicate oral surgical procedures? Journal of the American Dental Association (1939) 2000;131(3):331-5.
89) Collet JP, Montalescot G, Blanchet B, Tanguy ML, Golmard JL, Choussat R, et al. Impact of prior use or recent withdrawal of oral antiplatelet agents on acute coronary syndromes. Circulation. 2004;110(16):2361-7.
90) Ferrari E, Benhamou M, Cerboni P, Marcel B. Coronary syndromes following aspirin withdrawal:a special risk for late stent thrombosis. Journal of the American College of Cardiology. 2005;45(3):456-9.
91) Fischer LM, Schlienger RG, Matter CM, Jick H, Meier CR. Discontinuation of nonsteroidal anti-inflammatory drug therapy and risk of acute myocardial infarction. Archives of internal medicine. 2004;164(22):2472-6.
92) Connolly S, Ezekowitz M, Yusuf S. Dabigatran versus warfarin in patients with atrial fibrillation. The New England Journal of Medicine. 2009;361(12):1139-51.
93) Wahl MJ. Myths of dental surgery in patients receiving anticoagulant therapy. Journal of the American Dental Association. 2000;131(1):77-81.
94) Marshall J. Rebound phenomena after anticoagulant therapy in cerebrovascular disease. Circulation. 1963;28:329-32.
95) Wahl MJ. Dental Surgery in Anticoagulated Patients. Archives of Internal Medicine. 1998;158(15):1610-6.
96) Yasaka M, Naritomi H. Ischemic stroke associated with brief cessation of warfarin. Thromb Res. 2006;118(2):290-3.
97) Palareti G, Legnani C, Guazzaloca G. Activation of blood coagulation after abrupt or stepwise withdrawal of oral anticoagulants-a prospective study. Thromb Haemost. 1994;72(2):222-6.
98) Ross AF. Preoperative evaluation of the healthy patient. In:Longnecker DE, Tinker JH, Morgan GE ed. Principles and practice of anesthesiology. 2nd ed. 1998:St Louis;Mosby:3-51.
99) Campbell JH, Alvarado F, Murray RA. Anticoagulation and minor oral surgery:should the anticoagulation regimen be altered?. Journal of Oral & Maxillofacial Surgery. 2000;58(2):131-5.
100) 日本循環器学会学術委員会合同研究班．不整脈薬物治療に関するガイドライン 2009年改訂版．2009.
101) 矢坂正弘，岡田靖，井上亮．福岡市内の病院勤務医師・歯科医師を対象とする抜歯時の抗血栓療法に関するアンケート調査．脳と神経．2006；58(10):857-63.
102) Johson RM, Ritchie DJ. Antimicrobials. In:Ahya SN, Flood K, Paranjothi S ed. The washington manual of medical therapeutics. 30th. Philadelphia:Lippincott Williams & Wilkins;2001. 275-93.
103) 大石和徳．老人の呼吸器感染症．Medical Practice. 1995;12:417.
104) 稲松孝思．高齢者の感染症 抗生剤の使いかたと治療の実際．Medical Practice. 1994;11(4):757-60.
105) Anderson JA, Adkinson NF Jr. Allergic reaction to drugs and biological agents. JAMA. 1987;258(20):2891-9.
106) Lieberman P, Camargo C a, Bohlke K, Jick H, Miller RL, Sheikh A, et al. Epidemiology of anaphylaxis:findings of the American College of Allergy, Asthma and Immunology Epidemiology of Anaphylaxis Working Group. Annals of allergy, asthma & immunology:official publication of the American College of Allergy, Asthma, & Immunology. 2006;97(5):596-602.
107) 鈴木修二．抗生物質の副作用とその予防と対策 臓器障害（肝，腎，造血系，神経，その他）．Medical Practice. 1995;12:683.
108) Sancho-Puchades M, Herráez-Vilas JM, Berini-Aytés L, Gay-Escoda C. Antibiotic prophylaxis to prevent local infection in Oral Surgery:use or abuse?. Medicina oral, patología oral y cirugía bucal. 2009;14(1):E28-33.
109) Martin MV, Kanatas a N, Hardy P. Antibiotic prophylaxis and third molar surgery. British dental journal. 2005;198(6):327-30.
110) Lockhart P, Loven B. The evidence base for the efficacy of antibiotic prophylaxis in dental practice. JADA. 2007;138:458-74.
111) Peterson LJ. Antibiotic prophylaxis against wound infections in oral and maxillofacial surgery. Journal of Oral & Maxillofacial Surgery. 1990;48(6):617-20.
112) Tong DC, Rothwell BR. Antibiotic pdophylaxis in dentistry:A review and practice recommendations. JADA. 2000;131:366-74.
113) Arteagoitia I, Diez A, Barbier L, Santamaría G, Santamaría J. Efficacy of amoxicillin/clavulanic acid in preventing infectious and inflammatory complications following impacted mandibular third molar extraction. Oral surgery, oral medicine, oral pathology, oral radiology, and endodontics. 2005;100(1):e11-8.
114) Halpern LR, Dodson TB. Does prophylactic administration of systemic antibiotics prevent postoperative inflammatory complications after third molar surgery?. Journal of oral and maxillofacial surgery:official journal of the American Association of Oral and Maxillofacial Surgeons. 2007;65(2):177-85.
115) López-Cedrún JL, Pijoan JI, Fernández S, Santamaria J, Hernandez G. Efficacy of amoxicillin treatment in preventing postoperative complications in patients undergoing third molar surgery:a prospective, randomized, double-blind controlled study. Journal of oral and maxillofacial surgery:official journal of the American Association of Oral and Maxillofacial Surgeons. 2011;69(6):e5-14.
116) Hedström L, Sjögren P. Effect estimates and methodological quality of randomized controlled trials about prevention of alveolar osteitis following tooth extraction:a systematic review. Oral surgery, oral medicine, oral pathology, oral radiology, and endodontics. 2007;103(1):8-15.

117) Poeschl PW, Eckel D. Postoperative Prophylactic Antibiotic Treatment in Third Molar Surgery-A Necessity? American Association of Oral and Maxillofacial Surgeons. 2004；62（1）：3-8.
118) C C. Short communication Routine antibiotic prophylaxis is not necessary during operations to remove third molars. British Journal of Oral and Maxillofacial Surgery. 2006；10-2.
119) Uçkay I, Pittet D, Bernard L, Lew D, Perrier a, Peter R. Antibiotic prophylaxis before invasive dental procedures in patients with arthroplasties of the hip and knee. The Journal of bone and joint surgery. British volume. 2008；90（7）：833-8.
120) Ellervall E, Vinge E, Rohlin M, Knutsson K. Antibiotic prophylaxis in oral healthcare-the agreement between Swedish recommendations and evidence. British dental journal. 2010；208（3）：114-5.
121) Happonen RP, Bäckström a C, Ylipaavalniemi P. Prophylactic use of phenoxymethylpenicillin and tinidazole in mandibular third molar surgery, a comparative placebo controlled clinical trial. The British journal of oral & maxillofacial surgery. 1990；28（1）：12-5.
122) Sekhar CH, Narayanan V, Baig MF. Role of antimicrobials in third molar surgery：prospective, double blind, randomized, placebo-controlled clinical study.The British journal of oral & maxillofacial surgery. 2001；39（2）：134-7.
123) Authors T, Munksgaard B. Antibiotics and chemoprophylaxis. Periodontology. 2000. 2008；46：80-108.
124) 山崎隆廣ほか．抜歯後感染に関する臨床的検討．歯薬療法．1999；18：54-8.
125) Nishimura R a, Carabello B a, Faxon DP, Freed MD, Lytle BW, O'Gara PT, et al. ACC/AHA 2008 guideline update on valvular heart disease：focused update on infective endocarditis：a report of the American College of Cardiology/American Heart Association Task Force on Practice Guidelines：endorsed by the Society of Cardiovascular Ane. Circulation. 2008；118（8）：887-96.
126) Burke JF. The effective period of preventive antibiotic action in experimental incisions and dermal lesions. Surgery. 1961；50：161-7.
127) Ruggles JE, Hann JR. Antibiotic prophylaxis in intraoral orthognathic surgery. Journal of Oral & Maxillofacial Surgery. 1984；42（12）：797-801.
128) Conover MA, Kaban LB, Mulliken JB. Antibiotic prophylaxis for major maxillocraniofacial surgery. Journal of Oral & Maxillofacial Surgery. 1985；43（11）：865-9.
129) Johnson JT, Schuller DE, Silver F, Gluckman JL, Newman RK, Shagets FW, et al. Antibiotic prophylaxis in high-risk head and neck surgery：one-day vs. five-day therapy. Otolaryngology-Head & Neck Surgery. 1986；95（5）：554-7.
130) Fee WE Jr, Glenn M, Handen C, Hopp ML. One day vs. two days of prophylactic antibiotics in patients undergoing major head and neck surgery. Laryngoscope. 1984；94：612-4.
131) Chole RA, Yee J. Antibiotic prophylaxis for facial fractures. A prospective, randomized clinical trial. Archives of Otolaryngology-Head & Neck Surgery. 1987；113（10）：1055-7.
132) Dellinger EP, Caplan ES, Weaver LD, Wertz MJ, Droppert BM, Hoyt N, et al. Duration of preventive antibiotic administration for open extremity fractures. Archives of Surgery. 1988；123（3）：333-9.
133) 吉位尚，濱本嘉彦，村岡重忠，寺延治，古土井春吾，竹野々厳，古森孝英．下顎智歯抜歯後の抗菌薬投与期間と治癒経過の関連性—lenampicillin の1日と3日投与による比較—．歯薬療法．2000；19（3）：118-23.
134) 井廻道夫．肝障害者．Medical Practice．1995；12：393.
135) 渡辺健太郎．特別な配慮が必要な患者への抗菌薬投与．medicina．2001；38（1）：35-40.
136) 中澤健二．アスピリン服用患者の麻酔．LiSA．1999；6：604-6.
137) Weissmann G. NSAIDs：Aspirin and aspirin-like drugs. In Goldman L, Bennett JC, editors. Cecil textbook of medicine CD-ROM. 21st. 2000：Philadelphia；Saunders.
138) 木村真太郎，吉田紀昭，鈴木昇，影向範昭，熊谷三千男，斎藤理香他，全国29歯科大学附属病院における非ステロイド性鎮痛消炎薬および消炎酵素薬の使用量．歯薬療法．1994；13（1）：28-38.
139) 中川洋一．ロキソニン．In 佐々木次郎，天笠光雄，東理十三雄 編集，歯科における薬の使い方1999-2002．第1版．1999：東京；デンタルダイヤモンド：122-3.
140) 中島克佳．非ステロイド抗炎薬．臨床医．2000；26（9）：2039-43.
141) Trelle S, Reichenbach S, Wandel S, Hildebrand P, Tschannen B, Villiger PM, et al.Cardiovascular safety of non-steroidal anti-inflammatory drugs：network meta-analysis. Bmj. 2011；342：c7086-c7086.
142) Sakamoto C, Soen S. Efficacy and safety of the selective cyclooxygenase-2 inhibitor celecoxib in the treatment of rheumatoid arthritis and osteoarthritis in Japan. Digestion. 2011；83（1-2）：108-23.
143) Lanza FL. A guideline for the treatment and prevention of NSAID-induced ulcers. Members of the Ad Hoc Committee on Practice Parameters of the American College of Gastroenterology. American Journal of Gastroenterology. 1998；93（11）：2037-46.
144) 川合眞一．非ステロイド抗炎症薬．診断と治療2000増刊号．2000；88/Suppl：423-29.
145) 厚生省・日本医師会編．鎮痛消炎薬．高齢者における薬物療法のてびき．第1版．東京；薬事時報社；1995；107-20.
146) 鈴木輝彦．7. 鎮痛消炎薬の使い方．Ⅲ 高齢者の薬物療法．綜合臨床．1999；48増刊；1168-71.
147) 廣瀬俊一．老年者のリウマチ性疾患．老年医誌．1995；32：163-7.
148) 伊藤公訓，春間賢，鎌田智有，岡本一馬．NSAID 起因性胃病変．医学と薬学．2001；45（2）：190-5.
149) New NHLBI guidelines for the diagnosis and management of asthma. National Heart, Lung and Blood Institute. Lippincott Health Promot Lett. 1997；2（7）：8-9.
150) 小関裕代，黒住章弘，鈴木忍，亀倉更人，福島和昭．局所麻酔剤に配慮を要したアスピリン喘息患者2例の管理経験．日臨麻誌．2002；30（2）：185-90.
151) Imani F, Motavaf M, Safari S, Alavian SM. The therapeutic use of analgesics in patients with liver cirrhosis：A literature review and evidence-based recommendations. Hepat Mon. 2014；14（10）．
152) Hinz B, Brune K. Paracetamol and cyclooxygenase inhibition：is there a cause for concern?. Annals of the Rheumatic Diseases. 2011；71（1）：20-25.
153) 伊賀立二．非ステロイド性抗炎症薬—安全性情報 3）薬物相互作用．日医雑誌．2000；123：EI37-9.
154) 斧康雄．ニューキノロン系鎮痛薬．綜合臨床．1999；48（6）：1503-7.
155) Sudano I, Flammer AJ, Periat D, Enseleit F, Hermann M, Wolfrum M, et al. Acetaminophen increases blood pressure in patients with coronary artery disease. Circulation. 2010；122（18）：1789-96.
156) Johnson AG, Nguyen TV, Day RO. Do nonsteroidal anti-inflammatory drugs affect blood pressure? A meta-analysis. Annals of Internal Medicine. 1994；121（4）：289-300.
157) Oates JA. Antagonism of antihypertensive drug therapy by nonsteroidal anti-inflammatory drugs. Hypertension. 1988；11（3 Pt 2）：II4-6.
158) Pope JE, Anderson JJ, Felson DT. A meta-analysis of the effects of nonsteroidal anti-inflammatory drugs on blood pressure. Archives of Internal Medicine. 1993；153（4）：477-84.
159) Ichinohe T, Fukuda K, Kaneko Y. Epinephrine at doses used in dentistry deteriorates platelet retention rate. Anesthesia Progress. 1997；44（2）：59-63.

各　論

■循環器疾患

・循環系（circulatory system）とは何か～高齢歯科患者に多い循環器疾患は何か

1) John H. Dirckx. Stedman's concise medical and allied health dictionary. 3rd ed. Baltimore；Williams and Wilkins；1997.
2) Wei JY. Age and the cardiovascular system. New England Journal of Medicine. 1992；327（24）：1735-9.
3) Weisfeldt M. Aging, changes in the cardiovascular system, and responses to stress. American Journal of Hypertension. 1998；11（3 Pt 2）：41S-5S.
4) Schulman SP. Cardiovascular aging in health and therapeutic considerations with respect to cardiovascular diseases in older patients. In：O'rourke RA, Fuster V, Alexander RW, Roberts R, King Ⅲ SB, Wellens HJ editors. The heart-Manual of cardiology-. 10th. 2001：New York；McGraw-Hill：39-48.
5) Burkhoff D, Weisfeldt ML. Cardiac function and circulatory control. In Goldman L, Bennett JC, editors. Cecil textbook of medicine CD-ROM. 21st. 2000：Philadelphia；Saunders；2000.
6) Olivetti G, Melissari M, Capasso JM, Anversa P. Cardiomyopathy of the aging human heart. Myocyte loss and reactive cellular hypertrophy. Circulation Research. 1991；68（6）：1560-8.
7) Lie JT, Hammond PI. Pathology of the senescent heart：anatomic observations on 237 autopsy studies of patients 90 to 105 years old. Mayo Clinic Proceedings. 1988；63（6）：552-64.
8) Davies MJ, Pomerance A：Quantitative study of ageing changes in the human sinoatrial node and internodal tracts. British Heart Journal. 1972；34（2）：150-2.
9) Wei JY, Gersh BJ：Heart disease in the elderly. Current Problems in Cardiology. 1987；12（1）：1-65.
10) Davies MJ. Pathology of the conduction system. In：Caird FL, Dalle JLC, Kennedy RD. Cardiology in old age. 1976：New York；Plenum Press：57-9.
11) Finch CE, Schneider EL. Biology of aging. In Goldman L, Bennett JC, editors. Cecil textbook of medicine CD-ROM. 21st. 2000：Philadelphia；Saunders.
12) Lakatta EG. Cardiovascular regulatory mechanisms in advanced age. Physiological Reviews. 1993；73（2）：413-67.
13) Pearson AC, Gudipati CV, Labovitz AJ. Effects of aging on left ventricular structure and function. American Heart Journal. 1991；121（3 Pt 1）：871-5.
14) Cheitlin MD, Zipes DP. Cardiovascular disease in the elderly. In；Braunwald E, Zipes DP, Libby P editors. Braunwald's Heart Disease CD-ROM. 6th ed. 2001：Philadelphia；Saunders.
15) 福地義之助．老化の機序と生理的機能の変化．In：五島雄一郎，折茂肇監，折茂肇，大内尉義編．老人診療マニュアル．1991：東京；メジカルビュー社：4-9.
16) 小澤利男，岩本昌昭．加齢と血圧．日老医誌．1977；14：14-20.
17) Benetos A, Buatois S, Salvi P, Marino F, Toulza O, Dubail D, et al. Blood pressure and pulse wave velocity values in the institutionalized elderly aged 80 and over：baseline of the PARTAGE study. Journal of hypertension. 2010；28（1）：41-50.

18) Sadoshima S, Kurozumi T, Tanaka K, Ueda K, Takeshita M, Hirota Y, et al. Cerebral and aortic atherosclerosis in Hisayama. Japan. Atherosclerosis. 1980；36（1）：117-26.
19) Korner PI, West MJ, Shaw J, Uther JB. "Steady-state" properties of the baroreceptor-heart rate reflex in essential hypertension in man. Clinical & Experimental Pharmacology & Physiology. 1974；1（1）：65-76.
20) 大渡凡人, 植松宏, 海野雅浩. 高齢者歯科外来患者の既往疾患と初診時血圧の関連. 日歯麻誌. 2000；28（2）：195-203.
21) 国本雅也. 老化と自律神経. 神経進歩. 1998；42（5）：783-93.

・血圧異常

1) Barker LR. Hypertension. In：Fiebach NH, Kern DE, Thomas PA, Ziegelstein RC, editors. Principles of Ambulatory Medicine. 7th ed. 2007：New York：Lippincott Williams & Wilkins.
2) Lewington S, Clarke R, Qizilbash N, Peto R, Collins R. Age-specific relevance of usual blood pressure to vascular mortality：a meta-analysis of individual data for one million adults in 61 prospective studies. Lancet. 2002；360（9349）：1903-13.
3) Blacher J. et al. Pulse pressure not mean pressure determines cardiovascular risk in older hypertensive patients. Archives of internal medicine. 2000；160（8）：1085-9.
4) Rabkin, MT. 1995. This day 50 years ago (FDR). The New England journal of medicine. 1995；307（21）：1038-9.
5) Olivetti G, Melissari M, Capasso JM, Anversa P. Cardiomyopathy of the aging human heart. Myocyte loss and reactive cellular hypertrophy. Circulation Research. 1991；68（6）：1560-8.
6) 日本高血圧学会高血圧治療ガイドライン作成委員会. 高血圧治療ガイドライン2019. 2019：東京：ライフ・サイエンス出版.
7) Williams B, Mancia G, Spiering W, Agabiti Rosei E, Azizi M, Burnier M, et al. 2018 Practice guidelines for the management of arterial hypertension of the European Society of Hypertension (ESH) and the European Society of Cardiology (ESC). Vol. 27, Blood Pressure. 2018. 314-340 p.
8) Whelton PK, Carey RM, Aronow WS, Casey DE, Collins KJ, Dennison Himmelfarb C, et al. 2017 ACC/AHA/AAPA/ABC/ACPM/AGS/APhA/ASH/ASPC/NMA/PCNA Guideline for the Prevention, Detection, Evaluation, and Management of High Blood Pressure in Adults：A Report of the American College of Cardiology/American Heart Association Task Force on Clinica. Hypertens (Dallas, Tex 1979). 2018 Jun；71（6）：e13-115.
9) 石光俊彦. 新しい高血圧治療のガイドライン― JSH2009改訂のポイント―. 臨牀と研究. 2009；86（11）：1545-9.
10) 大渡凡人, 田山秀策, 植松宏, 海野雅浩. 高齢者歯科治療で発生した excessive hypertension に関する検討. 日歯麻誌. 2008；36（4）：465.
11) 大渡凡人, 植松宏, 海野雅浩. 高齢者歯科外来患者の既往疾患と初診時血圧の関連. 日歯麻誌. 2000；28（2）：195-203.
12) Egan BM, Laken Ma. Is blood pressure control to less than 140/less than 90 mmHg in 50% of all hypertensive patients as good as we can do in the USA - or is this as good as it gets? Current opinion in cardiology. 2011；26（4）：300-7.
13) Borhani NO, et al. Systolic Hypertension in the Elderly Program (SHEP). Part 1：Rationale and design. Hypertension. 1991；17（3 Suppl）：II2-15.
14) 大渡凡人. 有病高齢者歯科治療における全身の偶発症に対するリスクマネジメント. 東京都歯科医師会雑誌. 2010；58（11）：603-13.
15) Lloyd-Jones D, Adams R, Carnethon M, et al. Heart disease and stroke statistics-2009 update：a report from the American Heart Association Statistics Committee and Stroke Statistics Subcommittee. Circulation. 2009；119（3）：e21-181.
16) Lawes CM, Rodgers A, Bennett DA, Parag V, Suh I, Ueshima H, MacMahon S；Asia Pacific Cohort Studies Collaboration. Blood pressure and cardiovascular disease in the Asia Pacific region. J Hypertens. 2003；21（4）：707-16.
17) Ganong WF 著, 熊田衛 訳. 特殊部位の循環. In：医科生理学展望. 第18版. 1998：東京；丸善：618-37.
18) Kozakova M, Palombo C, Pratali L, Pittella G, Galetta F, L'Abbate A. Mechanisms of coronary flow reserve impairment in human hypertension. An integrated approach by transthoracic and transesophageal echocardiography. Hypertension. 1997；29（2）：551-9.
19) Calhoun D, Oparil S. Treatment of hypertensive crises. N Engl J Med. 1990；323：1177.
20) Varon J. Diagnosis and management of labile blood pressure during acute cerebrovascular accidents and other hypertensive crises. The American journal of emergency medicine. 2007；25（8）：949-59.
21) Kuppasani K, Reddi AS. Emergency or urgency? Effective management of hypertensive crises. JAAPA. 2010；23（8）：44-9.
22) Whelton PK, Carey RM, Aronow WS, Casey DE, Collins KJ, Dennison Himmelfarb C, et al. 2017 ACC/AHA/AAPA/ABC/ACPM/AGS/APhA/ASH/ASPC/NMA/PCNA Guideline for the Prevention, Detection, Evaluation, and Management of High Blood Pressure in Adults：A Report of the American College of Cardiology/American Heart Association Task Force on Clinica. Hypertens. 2018；71（6）：e13-115.
23) Tisdale JE, Huang MB, Borzak S. Risk factors for hypertensive crisis：importance of out-patient blood pressure control. Family practice. 2004；21（4）：420-4.
24) Blumenfeld J. Management of hypertensive crises：the scientific basis for treatment decisions. American journal of hypertension. 2001；7061（01）：1154-67.
25) Fernando J, Martin V, Higashiama É, Garcia E, Luizon MR. Hypertensive Crisis Profile. Prevalence and Clinical Presentation. Arquivos Brasileiros de Cardiologia. 2004；83：131-6.
26) Vlcek M, Bur A, Woisetschläger C, Herkner H, Laggner AN, Hirschl MM. Association between hypertensive urgencies and subsequent cardiovascular events in patients with hypertension. Journal of hypertension. 2008；26（4）：657-62.
27) Cheitlin MD, Zipes DP. Cardiovascular disease in the elderly. In：Braunwald E, Zipes DP, Libby P editors. Braunwald's Heart Disease CD-ROM. 6th ed. 2001：Philadelphia；Saunders.
28) Black HR, Elliott WJ, Bakris GL. Hypertension：diagnosis, evaluation, and treatment. In：O'rourke RA, Fuster V, Alexander RW, Roberts R, King Ⅲ SB, Wellens HJ ed. The heart-Manual of cardiology. 10th. 2001：New York；McGraw-Hill：351-72.
29) Kaplan NM. Systemic hypertension：Mechanisms and diagnosis. In Braunwald E, Zipes DP, Libby P editors. Braunwald's Heart Disease CD-ROM. 6th ed. 2001：Philadelphia；Saunders.
30) Pignone M, Mulrow CD. Evidence based management of hypertension：Using cardiovascular risk profiles to individualise hypertensive treatment. BMJ. 2001；322：1164-6.
31) Staessen JA, Thijs L, O'Brien ET, Bulpitt CJ, de Leeuw PW, Fagard RH, et al. Ambulatory pulse pressure as predictor of outcome in older patients with systolic hypertension. American journal of hypertension. 2002；15（10 Pt）：835-43.
32) Bobrie G, Chatellier G, Genes N, Clerson P, Vaur L, Vaisse B, et al. Cardiovascular prognosis of "masked hypertension" detected by blood pressure self-measurement in elderly treated hypertensive patients. JAMA. 2004；291（11）：1342-9.
33) Kuwajima I et al. Diagnosticvalue fo electrocardiography and echocardiography for white coat hypertension in the elderly. AM J Caldiology. 1994；73：1232-34.
34) Oikawa T, Obara T, Ohkubo T, Kikuya M, Asayama K, Metoki H, et al. Characteristics of resistant hypertension determined by self-measured blood pressure at home and office blood pressure measurements：the J-HOME study. Journal of hypertension. 2006；24（9）：1737-43.
35) 健康局総務課生活習慣病対策室. 国民健康・栄養調査結果の概要；2006.
36) Benetos A, Salvi P, Lacolley P. Blood pressure regulation during the aging process：the end of the "hypertension era"?. Journal of hypertension. 2011；29（4）：646-52.
37) Franklin SS, et al. Predominance of isolated systolic hypertension among middle-aged and elderly US hypertensives：analysis based on National Health and Nutrition Examination Survey (NHANES) III. Hypertension. 2001；37：869-74.
38) Kobrin I, Oigman W, Kumar A, Ventura HO, Messerli FH, Frohlich ED, et al. Diurnal variation of blood pressure in elderly patients with essential hypertension. Journal of the American Geriatrics Society. 1984；32（12）：896-9.
39) Shimada K, Kawamoto a, Matsubayashi K, Nishinaga M, Kimura S, Ozawa T. Diurnal blood pressure variations and silent cerebrovascular damage in elderly patients with hypertension. Journal of hypertension. 1992；10（8）：875-8.
40) Verdecchia P, Porcellati C, Schillaci G, Borgioni C, Ciucci A, Battistelli M, et al. Ambulatory blood pressure. An independent predictor of prognosis in essential hypertension. Hypertension. 1994；24（6）：793-801.
41) Kario K, Matsuo T, Kobayashi H, Imiya M, Matsuo M, Shimada K. Nocturnal fall of blood pressure and silent cerebrovascular damage in elderly hypertensive patients. Advanced silent cerebrovascular damage in extreme dippers. Hypertension. 1996；27（1）：130-5.
42) Baumbach GL, Heistad DD. Adaptive changes in cerebral blood vessels during chronic hypertension. Journal of Hypertension. 1991；9（11）：987-91.
43) Johnson AG, Nguyen TV, Day RO. Do nonsteroidal anti-inflammatory drugs affect blood pressure? A meta-analysis. Annals of Internal Medicine. 1994；121（4）：289-300.
44) Oates J a. Antagonism of antihypertensive drug therapy by nonsteroidal anti-inflammatory drugs. Hypertension. 1988 Mar；11（3 Pt 2）：II4-6.
45) Pope JE, Anderson JJ, Felson DT. A meta-analysis of the effects of nonsteroidal anti-inflammatory drugs on blood pressure. Archives of Internal Medicine. 1993；153（4）：477-84.
46) Wong DG, Spence JD, Lamki L, Freeman D, McDonald JW. Effect of non-steroidal anti-inflammatory drugs on control of hypertension by beta-blockers and diuretics. Lancet. 1986；1（8488）：997-1001.
47) Rodriguez MA, Kumar SK, De Caro M. Hypertensive crisis. Cardiology in review. 2010；18（2）：102-7.
48) Wieling W, Schatz IJ. The consensus statement on the definition of orthostatic hypotension：a revisit after 13 years. Journal of hypertension. 2009；27（5）：935-8.
49) Feldstein C, Weder AB. Orthostatic hypotension：a common, serious and underrecognized problem in hospitalized patients. JASH. 2012；6（1）：27-39.

50) Vloet LCM, Pel-Little RE, Jansen P a F, Jansen RWMM. High prevalence of postprandial and orthostatic hypotension among geriatric patients admitted to Dutch hospitals. The journals of gerontology. Series A, Biological sciences and medical sciences. 2005；60（10）：1271-7.
51) Ejaz a A, Haley WE, Wasiluk A, Meschia JF, Fitzpatrick PM. Characteristics of 100 consecutive patients presenting with orthostatic hypotension. Mayo Clinic proceedings. Mayo Clinic. 2004；79(7)：890-4.
52) Hiitola P, Enlund H, Kettunen R, Sulkava R, Hartikainen S. Postural changes in blood pressure and the prevalence of orthostatic hypotension among home-dwelling elderly aged 75 years or older. Journal of human hypertension. 2009；23（1）：33-9.
53) Benvenuto L. Morbidity and mortality of orthostatic hypotension：implications for management of cardiovascular disease. American journal of hypertension. 2010；24（2）：135-44.
54) 大渡凡人，竹内周平，上野太郎，寺中智，山田千晴，井口寛弘，他．高齢者歯科治療における一過性意識障害 失神 (syncope)．老年歯学．2010；25（2）：261.
55) Luciano GL, Brennan MJ, Rothberg MB. Postprandial hypotension. The American journal of medicine. 2010；123（3）：281. e1-6.
56) 上野太郎，大渡凡人，青木香子，山田千春，齋藤有美，下山和弘，他．坐位での歯科治療中に異常な低血圧を示した高齢者の2症例．老年歯学．2011；26（2）：180-1.

・虚血性心疾患
1) WHO. The top 10 causes of death. 2008.
2) Alexander KP, Newby LK, Cannon CP, Armstrong PW, Gibler WB, Rich MW, et al. Acute coronary care in the elderly, part I：Non-ST-segment-elevation acute coronary syndromes：a scientific statement for healthcare professionals from the American Heart Association Council on Clinical Cardiology：in collaboration with the Society of Ger. Circulation. 2007；115 (19)：2549-69.
3) 日本循環器学会学術委員会合同研究班．急性心筋梗塞（ST上昇型）の診療に関するガイドライン．Circulation Journal. 2008；72：1347-442.
4) Naibu R, O'Rourke RA, Schlant RC, Douglas JS. Diagnosis and management of patients with chronic ischemic heart disease. In：O'rourke RA, Fuster V, Alexander RW, Roberts R, King III SB, Wellens HJ editors. The heart-Manual of cardiology. 10th. New York：McGraw-Hill；2001. 237-56.
5) Roger VL, Go a. S, Lloyd-Jones DM, Benjamin EJ, Berry JD, Borden WB, et al. Heart Disease and Stroke Statistics-2012 Update：A Report From the American Heart Association. Circulation. 2012；125：e2-e220.
6) Avenue G. Nomenclature and criteria for diagnosis of ischemic heart disease. Report of the Joint International Society and Federation of Cardiology/World Health Organization task force on standardization of clinical nomenclature. Circulation. 1979；59（3）：607-9.
7) Gersh BJ, Braunwald E, Bonow RO. Chronic coronary artery disease. In Braunwald E, Zipes DP, Libby P editors. Braunwald's Heart Disease CD-ROM. 6th ed. Philadelphia：Saunders；2001.
8) Owatari T, Uematsu H. The potential risks of cardiac accidents in elderly dental patients from the results of ECG examination. '99 Sino-japanese conference on stomatology. 1999；137.
9) Theroux P. Angina pectoris. In Goldman L, Bennett JC, editors. Cecil textbook of medicine CD-ROM. 21st. 2000：Philadelphia；Saunders.
10) Cannon CP, Braunwald E. Unstable angina. In Braunwald E, Zipes DP, Libby P editors. Braunwald's Heart Disease CD-ROM. 6th ed. Philadelphia：Saunders；2001.
11) 堀江俊伸．狭心症．In：狭心症・心筋梗塞ビジュアルテキスト．第1版．2000：東京；医学書院；105-13.
12) Braunwald E. Unstable angina. A classification. Circulation. 1989；80（2）：410-4.
13) Braunwald E. The history. In Braunwald E, Zipes DP, Libby P editors. Braunwald's Heart Disease CD-ROM. 6th ed. 2001：Philadelphia；Saunders.
14) Yasue H, Kugiyama K. Coronary spasm：clinical features and pathogenesis. Internal medicine. 1997；36（11）：760-5.
15) Levine GN, Bates ER, Blankenship JC, Bailey SR, Bittl J a, Cercek B, et al. 2011 ACCF/AHA/SCAI Guideline for Percutaneous Coronary Intervention：A Report of the American College of Cardiology Foundation/American Heart Association Task Force on Practice Guidelines and the Society for Cardiovascular Angiography and Interventions. Circulation. 2011；124 (23)：e574-651.
16) Lloyd-Jones D, Adams R, Carnethon M, et al. Heart disease and stroke statistics-2009 update：a report from the American Heart Association Statistics Committee and Stroke Statistics Subcommittee. Circulation. 2009；119（3）：e21-181.
17) Wang TY, Gutierrez A, Peterson ED. Percutaneous coronary intervention in the elderly. Nature reviews. Cardiology. 2011；8（2）：79-90.
18) 瀬在幸安．わが国の冠動脈外科の現状 2006年度全国冠動脈外科アンケート結果（第12回日本冠動脈外科学会学術大会）．2007.
19) Fuster V, Badimon L, Badimon JJ, Chesebro JH. The pathogenesis of coronary artery disease and the acute coronary syndromes (1). New England Journal of Medicine. 1992；326（4）：242-50.
20) Ross R. Atherosclerosis-an inflammatory disease. New England Journal of Medicine. 1999；340（2）：115-26.
21) Antman EM, Braunwald E. Acute myocardial infarction. In Braunwald E, Fauci AS, Kasper DL, Hauser SL, Longo DL, Jameson JL editors. Harrison's principles of internal medicine on CD-ROM. 15th ed. 2001：New York；MaGraw-Hill.
22) Eagle KA, Brundage BH, Chaitman BR, Ewy GA, Fleisher LA, Hertzer NR, et al. Guidelines for perioperative cardiovascular evaluation for noncardiac surgery. Report of the American College of Cardiology/American Heart Association Task Force on Practice Guidelines. Committee on Perioperative Cardiovascular Evaluation for Noncardiac Surgery. Circulation. 1996；93（6）：1278-317.
23) Smith SC, Goldberg AC. in Ahya SN, Flood K, Paranjothi S ed. Ischemic heart disease. In：The washington manual of medical therapeutics. 30th. 2001：Philadelphia；Lippincott Williams & Wilkins：96-130.
24) 児玉和久．虚血性心疾患．In：高久史麿，尾形悦郎，黒川清，矢崎義雄 編集．新臨床内科学．第9版．2009：東京；医学書院；234-44.
25) Takii T, Yasuda S, Takahashi J, Ito K, Shiba N, Shirato K, et al. Trends in Acute Myocardial Infarction Incidence and Mortality Over 30 Years in Japan. Circulation Journal. 2010；74（1）：93-100.
26) Alexander RW, Pratt CM, Ryan TJ, Roberts R. Diagnosis and management of patients with acute myocardial infarction. In：O'rourke RA, Fuster V, Alexander RW, Roberts R, King III SB, Wellens HJ editors. The heart-Manual of cardiology. 10th. 2001：New York；McGraw-Hill. 277-325.
27) 松崎益德，藤井崇史．急性心筋梗塞患者へのアプローチ．In：黒川清，松澤佑次 編集．内科学．第1版．1999：東京；文光堂；587-93.
28) 本宮武司．虚血性心疾患2．心筋梗塞．In 高久 史麿 他監．新臨床内科学CD-ROM．第7版．1999：東京；医学書院.
29) Gersh BJ, Stone GW, White HD, Holmes DR. Pharmacological facilitation of primary percutaneous coronary intervention for acute myocardial infarction：is the slope of the curve the shape of the future? . JAMA. 2005；293（8）：979-86.
30) 石川道郎．うっ血性心不全．In：折茂 肇 編集．老年病研修マニュアル．第1版．1995：東京；メジカルビュー；217-20.
31) O'Connor RE, Brady W, Brooks SC, Diercks D, Egan J, Ghaemmaghami C, et al. Part 10：acute coronary syndromes：2010 American Heart Association Guidelines for Cardiopulmonary Resuscitation and Emergency Cardiovascular Care. Circulation. 2010；122 (18 Suppl 3)：S787-817.
32) Wright RS, Anderson JL, Adams CD, Bridges CR, Casey DE, Ettinger SM, et al. 2011 ACCF/AHA Focused Update of the Guidelines for the Management of Patients With Unstable Angina/Non-ST-Elevation Myocardial Infarction (Updating the 2007 Guideline)：a report of the American College of Cardiology Foundation/American Heart Associati. Circulation. 2011；123 (18)：2022-60.
33) Nolan JP, Soar J, Zideman Da, Biarent D, Bossaert LL, Deakin C, et al. European Resuscitation Council Guidelines for Resuscitation 2010 Section 1. Executive summary. Resuscitation. 2010；81(10)：1219-76.
34) Turpie AG. Burden of disease：medical and economic impact of acute coronary syndromes. Am J Manag Care. 2006；12 (suppl 16)：S430-S434.
35) Kearney PM, Baigent C, Godwin J, Halls H, Emberson JR, Patrono C. Do selective cyclo-oxygenase-2 inhibitors and traditional non-steroidal anti-inflammatory drugs increase the risk of atherothrombosis? Meta-analysis of randomised trials. BMJ (Clinical research ed.). 2006；332 (7553)：1302-8.
36) Wijesinghe M, Perrin K, Ranchord a, Simmonds M, Weatherall M, Beasley R. Routine use of oxygen in the treatment of myocardial infarction：systematic review. Heart (British Cardiac Society). 2009；95（3）：198-202.
37) Cabello JB, Burls A, Emparanza JI, Bayliss S, Quinn T. Oxygen therapy for acute myocardial infarction. Cochrane Database Syst Rev. 2010；16（6）：CD007160.
38) O'Driscoll BR, Howard LS, Davison A G. BTS guideline for emergency oxygen use in adult patients. Thorax. 2008；63 (Suppl VI)：vi1-68.
39) 池田隆徳．心臓突然死—その実態と予知・予防について．日本医事新報 2010；4478：92-93.
40) 志賀剛．心臓突然死を防ぐために—心電図検査の重要性—．日循予防 2011；46（2）：107.
41) Guidelines JCS. Guidelines for Risks and Prevention of Sudden Cardiac Death (JCS 2010). Circulation Journal. 2012；76（2）：489-507.
42) Tsukada T, Ikeda T, Ishiguro H, Abe A, Miyakoshi M, Miwa Y, et al. Circadian Variation in Out-of-Hospital Cardiac Arrests due to Cardiac Cause in a Japanese Patient Population. Circulation Journal. 2010；74（9）：1880-7.
43) Maki S, Ikeda H, Muro A, Yoshida N, Shibata A, Koga Y, Imaizumi T. Predictors of sudden cardiac death in hypertrophic cardiomyopathy. The American journal of cardiology. 1998；82（6）：774-8.
44) Nakanishi N, Nishizawa S, Kitamura Y, Nakamura T, Matsumuro A, Sawada T, Matsubara H. Circadian, weekly, and seasonal mortality variations in out-of-hospital cardiac arrest in Japan：analysis from AMI-Kyoto Multicenter Risk Study database. . The American journal of emergency medicine 2011；29（9）：1037-43.
45) Allegra JR, Cochrane DG, Allegra EM, Cable G. Calendar patterns in the occurrence of cardiac arrest. The American Journal of Emergency Medicine 2002；20（6）：513-7.
46) Fleisher L a, Beckman J a, Brown K a, Calkins H, Chaikof EL, Fleischmann KE, et al. 2009 ACCF/AHA focused update on perioperative beta blockade incorporated into the ACC/AHA 2007 guidelines on perioperative cardiovascular evaluation and care for noncardiac surgery：a report of the American college of cardiology foundation/American hear. Circulation. 2009；120 (21)：

e169-276.
47) L. C. Letter：Grading of angina pectoris. Circulation. 1976；54（3）：522-3.
48) Pallasch TJ, Gage TW, Taubert KA. The 1997 prevention of bacterial endocarditis recommendations by the American Heart Association：questions and answers. Journal of the California Dental Association. 1999；27（5）：393-9.
49) Little JW, Falace DA, Miller CS, Rhodus NL. Ischemic heart disease. In：Little JW, Falace DA, Miller CS, Rhodus NL, editors. Dental management of the medically compromised patient. 6th ed. St, Louis：Mosby；2002：79-93.

・不整脈
1) 笠貫 宏. 不整脈の発生機序と検査・治療法. In：高久史麿, 尾形悦郎, 黒川清, 矢崎義雄 編集. 新臨床内科学 第9版. 2009：東京；医学書院：277-85.
2) Grant AO. Mechanisms of Cardiac Arrhythmias. Textbook of Cardiovascular Medicine. 2007：1-28.
3) Keating MT, Sanguinetti MC. Molecular and cellular mechanisms of cardiac arrhythmias. Cell. 2001；104（4）：569-80.
4) 大渡凡人. 有病高齢者歯科治療における全身的偶発症に対するリスクマネジメント. 東京都歯科医師会雑誌. 2010；58（11）：603-13.
5) 秋本陽介, 大渡凡人, 植松宏, 俣木志朗. 術前12誘導心電図で間欠性WPW症候群を発見しえた高齢者の1例. 障歯誌. 2010；31（3）：433.
6) 大渡凡人, 海野雅浩, 長尾正憲. 高齢歯科患者の心電図異常―第2報 一般的な高齢歯科外来患者の心電図について―. 日歯麻誌. 1993；21（1）：206.
7) Reardon M, Camm AJ. Cardiac arrhythmias. In：Pathy MSJ editor. Principles and Practice of Geriatric Medicine. 3rd. 1998：Chichester；John Wiley & Sons Ltd：539-52.
8) Echt DS, Liebson PR, Mitchell LB, Peters RW, Obias-Manno D, Barker AH, et al. Mortality and morbidity in patients receiving encainide, flecainide, or placebo. The Cardiac Arrhythmia Suppression Trial. New England Journal of Medicine. 1991；324（12）：781-8.
9) The Cardiac Arrhythmia Suppression Trial (CAST) Investigators. Preliminary report：Effects of encainide and flecanide on mortality in a randomized trial of arrhythmia suppression after myocardial infarction. N Engl J Med. 1989；321：406-12.
10) Kodama I, Ogawa S, Inoue H. framework of the Sicilian Gambit. The Guideline Committee for Clinical Use of Antiarrhythmic Drugs in Japan（Working Group of Arrhythmias of the Japanese Society. Jpn Circ J. 1999；63：1-12.
11) Wazni O, Wilkoff B, Saliba W. Catheter ablation for atrial fibrillation. The New England journal of medicine. 2011；365（24）：2296-304.
12) Miller JM, Zipes DP. Therapy for Cardiac Arrhythmias. In：Bonow RO, Mann DL, Zipes DP, Libby P, editors. Braunwald's Heart Disease：A Textbook of Cardiovascular Medicine. 2011：Philadelphia；Saunders：710-43.
13) Little JW, Simmons MS, Kunik RL, Rhodus NL, Merry JW. Evaluation of an EKG system for the dental office. General dentistry. 1990；38（4）：278-81.
14) Little JW, Simmons MS, Rhodus NL, Merry JW. Kunik RL. Dental patient reaction to electrocardiogram screening. Oral Surgery, Oral Medicine, Oral Pathology. 1990；70（4）：433-9
15) Lok NS, Lau CP. Prevalence of palpitations, cardiac arrhythmias and their associated risk factors in ambulant elderly. International Journal of Cardiology. 1996；54（3）：231-6.
16) 大渡凡人, 磯部知巳, 佐野真弘, 法允盛行, 戸原玄, 丸山陽子, 他. 高齢者治療時の不整脈に関する統計学的検討. 日歯麻誌. 1998；26（4）：570.
17) 青木香子, 大渡凡人, 寺中智, 松本知也, 高島真穂, 三串伸哉, 植松宏. 歯科治療中にR-R間隔4秒以上の徐脈頻脈症候群となり, ペースメーカー植込みとなった高齢者の1例. 老年歯学. 2010；25（2）：262-3.
18) Ohwatari T. Supraventricular tachycardia during dental treatment of the elderly. Journal of Disability and Oral Health. 2006；42（8）：2716.
19) 山田千晴, 大渡凡人, 上野太郎, 青木香子, 齋藤有美, 下山和弘, 他. 歯科治療中にWide QRS Tachycardiaを認めた高齢ペースメーカー植込み患者の1例. 老年歯学. 2011；26（2）：179-80.
20) 大野友久, 大渡凡人, 磯部知巳, 植松宏. 高齢者の歯科治療における偶発症（3）1/8万エピネフリン添加塩酸リドカインの関連が考えられた発作性心房細動の1症例. 老年歯学. 1999；14（2）：174-5.
21) 松尾浩一郎, 大渡凡人, 法允盛行, 植松宏. 歯科治療中にMobitz II型房室ブロックが認められた後期高齢者の一症例. 老年歯学. 2001；15（3）：338.
22) 大渡凡人, 法允盛行, 川上伸大, 舘信昭, 中川雄二, 片倉伸郎, 他. 歯科治療時に頻拍性の発作性心房細動を繰り返した高齢者の一症例. 老年歯学. 2002；17（2）：254.
23) 稲葉美理佳, 大渡凡人, 後藤志乃, 舘信昭, 植松宏. 超高齢者の抜歯後に発生した頻脈性の発作性心房細動の一症例. 老年歯学. 2005；20（3）：286-7.
24) 後藤志乃, 大渡凡人, 寺中智, 植松宏. 歯科治療中に発生したwide QRS tachycardiaから洞機能不全症候群が発見された高齢者の1例. 障歯誌. 2005；26（3）：430.
25) 大渡凡人, 舘信昭, 植松宏. 歯科治療中に高齢者に認められた発作性上室性頻拍症例. 老年歯学. 2004；19（3）：238-9.
26) 大渡凡人, 田山秀策, 植松宏, 俣木志朗, 海野雅浩. 高齢者歯科治療中に発生した発作性心房細動に関する検討. 日歯麻誌. 2007；35（4）：156.
27) Fuster V, Rydén LE, Cannom DS, Crijns HJ, Curtis AB, Ellenbogen K a, et al. ACC/AHA/ESC 2006 Guidelines for the Management of Patients with Atrial Fibrillation：a report of the American College of Cardiology/American Heart Association Task Force on Practice Guidelines and the European Society of Cardiology Committee for Practice. Circulation. 2006；114（7）：e257-354.
28) Frick M, Frykman V, Jensen-Urstad M, Ostergren J, Rosenqvist M. Factors predicting success rate and recurrence of atrial fibrillation after first electrical cardioversion in patients with persistent atrial fibrillation. . Clinical cardiology 2001；24（3）：238-44.
29) Van Gelder IC, Crijns HJ, Tieleman RG, Brügemann J, De Kam PJ, Gosselink a T, Verheugt FW, Lie KI. Chronic atrial fibrillation. Success of serial cardioversion therapy and safety of oral anticoagulation. . Archives of internal medicine 1996；156（22）：2585-92.
30) Kerr CR, Humphries KH, Talajic M, Klein GJ, Connolly SJ, Green M, et al. Progression to chronic atrial fibrillation after the initial diagnosis of paroxysmal atrial fibrillation：results from the Canadian Registry of Atrial Fibrillation. . American heart journal 2005；149（3）：489-96.
31) Psaty B, Manolio T, Kuller L, Kronmal R. Incidence of and risk factors for atrial fibrillation in older adults. Circulation. 1997；96：2455-61.
32) The National Heart, Lung and BIWG on AF. Atrial fibrillation：current understandings and research imperatives. J Am Coll Cardiol. 1993；22（7）：1830-4.
33) Furberg CD, Psaty BM, Manolio T a, Gardin JM, Smith VE, Rautaharju PM. Prevalence of atrial fibrillation in elderly subjects (the Cardiovascular Health Study). The American journal of cardiology. 1994；74（3）：236-41.
34) Wolf P, Benhamin E, Belanger A. Secular trends in the prevalence of atrial fibrillation：The Framingham Study. Am Heart J. 1996；131（4）：790-5.
35) Kaarisalo MM, Immonen-Raiha P, Marttila RJ, Lehtonen A, Salomaa V, Sarti C, et al. Atrial fibrillation in older stroke patients：association with recurrence and mortality after first ischemic stroke. Journal of the American Geriatrics Society. 1997；45（11）：1297-301.
36) Koefoed BG, Gullov AL, Petersen P：Prevention of thromboembolic events in atrial fibrillation. Thrombosis & Haemostasis, 1997；78（1）：377-81.
37) 原田信行, 伊藤雄二, 濱本真, 上田慶二. 早川弘一, 笠貫宏編集. 高齢者の心房細動（心房細動・粗動・頻拍）. 第1版. 1999：東京；医学書院：297-301.
38) Yamashita T, Murakawa Y, Hayami N, Sezaki K, Inoue M, Fukui E, Omata M. Relation between aging and circadian variation of paroxysmal atrial fibrillation. Am J Cardiol. 1998；82：1364-7.
39) Friedlander AH, Yoshikawa TT, Chang DS, Feliciano Z, Scully C. Atrial fibrillation：pathogenesis, medical-surgical management and dental implications. J Am Dent Assoc. Am Dental Assoc；2009；140（2）：167-77.
40) Naccarelli G, Dell'Orfano J, Wolbrette D. Cost-effective management of acute atrial fibrillation：role of rate control, spontaneous conversion, medical and direct current cardioversion, transesophageal echocardiography, and antiembolic therapy. Am J Cardiol. 2000；85（10A）：36D-45D.
41) Arnold AZ, Mick MJ, Mazurek RP, Loop FD, Trohman RG. Role of prophylactic anticoagulation for direct current cardioversion in patients with atrial fibrillation or atrial flutter. Journal of the American College of Cardiology. 1992；19（4）：851-5.
42) Fuster V, Ryd én LE, Cannom DS, Crijns HJ, Curtis AB, Ellenbogen K a, et al. 2011 ACCF/AHA/HRS focused updates incorporated into the ACC/AHA/ESC 2006 guidelines for the management of patients with atrial fibrillation：a report of the American College of Cardiology Foundation/American Heart Association Task Force on practice guide. Circulation. 2011；123（10）：e269-367.
43) 日本循環器学会学術委員会合同研究班. 不整脈薬物治療に関するガイドライン（2009年改訂版）. 2009.
44) 日本循環器学会学術委員会合同研究班. 心房細動治療（薬物）ガイドライン2008年改訂版（2011/12/21 更新版）. Circulation Journal. 2011；72：1581-638.
45) Hnatkova K, Waktare JE, Murgatroyd FD, Guo X, Camm AJ MM. Age and gender influences on rate and duration of paroxysmal atrial fibrillation. Pacing Clin Electrophysiol. 1998；21：2455-8.
46) 日本循環器学会学術委員会合同研究班. 臨床心臓電気生理検査に関するガイドライン. Circulation Journal. 2006；70（Suppl. IV）：1391-462.
47) 井上博. 致死性心室性不整脈と自律神経. JPN. J. ELECTROCARDIOLOG Y. 2007；27：5-7.
48) Brodsky M, Wu D, Denes P, Kanakis C, Rosen KM：Arrhythmias documented by 24 hour continuous electrocardiographic monitoring in 50 male medical students without apparent heart disease. American Journal of Cardiology. 1977；39（3）：390-5.
49) Sobotka PA, Mayer JH, Bauernfeind RA, Kanakis C Jr. Rosen KM：Arrhythmias documented by 24-hour continuous ambulatory electrocardiographic monitoring in young women without apparent heart disease. American Heart Journal. 1981；101（5）：753-9.
50) Glasser SP, Clark PI, Applebaum HJ. Occurrence of frequent complex arrhythmias detected by ambulatory monitoring：findings in an apparently healthy asymptomatic elderly population. Chest. 1979；75（5）：565-8.
51) Kostis JB, Moreyra AE, Amendo MT, Di Pietro J, Cosgrove N, Kuo PT：The effect of age on heart rate in subjects free of heart disease. Studies by ambulatory electrocardiography and maximal

exercise stress test. Circulation. 1982；65（1）：141-5.
52) Chou TC. Ventricular arrhythmias. In：Electrocardiography in clinical practice. 4th ed. Philadelphia：Saunders；1996：396-441.
53) Lerman BB. Ventricular arrhythmias and sudden death. In：Goldman L, Bennett JC, editors. Cecil textbook of medicine CD-ROM. 21st ed. 2000：Philadelphia；Saunders.
54) Bigger JT Jr, Dresdale FJ, Heissenbuttel RH, Weld FM, Wit AL. Ventricular arrhythmias in ischemic heart disease：mechanism, prevalence, significance, and management. Progress in Cardiovascular Diseases. 1977；19（4）：255-300.
55) McHenry PL, Morris SN, Kavaler M, Jordan JW. Comparative study of exercise-induced ventricular arrhythmias in normal subjects and patients with documented coronary artery disease. American Journal of Cardiology. 1976；37（4）：609-16.
56) Kotler MN, Tabatznik B, Mower MM, Tominaga S. Prognostic significance of ventricular ectopic beats with respect to sudden death in the late postinfarction period. Circulation. 1973；47（5）：959-66.
57) Ruberman W, Weinblatt E, Goldberg JD, Frank CW, Chaudhary BS, Shapiro S. Ventricular premature complexes and sudden death after myocardial infarction. Circulation. 1981；64（2）：297-305.
58) Van Durme JP, Pannier RH. Prognostic significance of ventricular dysrhythmias 1 year after myocardial infarction. Am J Cardiol. 1976；37：178.
59) Sandoe E, Sigurd B. 野崎彰訳，早期興奮 In：杉本恒明，松尾博司監訳，Arrhythmia-Diagnosis and management—日本語版．1987；東京；日本ベーリンガーインゲルハイム：190-218.
60) Chung KY, Walsh TJ, Massie E. Wolff-Parkinson-White syndrome. Am Heart J. 1965；69：116.
61) Pratt CM, Francis MJ, Luck JC, Wyndham CR, Miller RR, Quinones MA. Analysis of ambulatory electrocardiograms in 15 patients during spontaneous ventricular fibrillation with special reference to preceding arrhythmic events. Journal of the American College of Cardiology. 1983；2（5）：789-97.
62) Surawicz B, Knilans TK. Torsade de pointes, ventricular fibrillation, and differential diagnosis of wide QRS tachycardia. In：Electrocardiography in clinical practice. 5th ed. Philadelphia：Saunders；2001：422-37.
63) Faddis MN. Cardiac arrhythmias. In：Ahya SN, Flood K, Paranjothi S editors. The washington manual of medical therapeutics. 30th ed. Philadelphia：Lippincott Williams & Wilkins；2001：53-80.
64) Brugada P. Right bundle branch block, persistent ST segment elevation and sudden cardiac death：a distinct clinical and electrocardiographic syndrome：a multicenter report. Journal of the American College of Cardiology. 1992；20（6）：1391-6.
65) Lehnart SE, Ackerman MJ, Benson DW, Brugada R, Clancy CE, Donahue JK, et al. Inherited arrhythmias：a National Heart, Lung, and Blood Institute and Office of Rare Diseases workshop consensus report about the diagnosis, phenotyping, molecular mechanisms, and therapeutic approaches for primary cardiomyopathies of gene mutations aff. Circulation. 2007；116（20）：2325-45.
66) Benito B, Brugada J, Brugada R, Brugada P. Brugada syndrome. Revista española de cardiología. 2009；62（11）：1297-315.
67) Brugada P, Borggrefe M, Brugada J, Brugada R. Brugada syndrome：report of the second consensus conference. Circulation. 2005；111：659-70.
68) Brugada P, Benito B, Brugada R, Brugada J. Brugada syndrome：update 2009. Hellenic journal of cardiology：HJC = Hellēnikē kardiologikē epitheē epitheōrēsē. 2009；50（5）：352-72.
69) Probst V, Veltmann C, Eckardt L, Meregalli PG, Gaita F, Tan HL, et al. Long-term prognosis of patients diagnosed with Brugada syndrome：Results from the FINGER Brugada Syndrome Registry. Circulation. 2010；121（5）：635-43.
70) Schwartz PJ, Stramba-Badiale M, Crotti L, Pedrazzini M, Besana A, Bosi G, et al. Prevalence of the congenital long-QT syndrome. Circulation. 2009；120（18）：1761-7.
71) Splawski I, Shen J, Timothy K. Spectrum of mutations in long-QT syndrome genes：KVLQT1, HERG, SCN5A, KCNE1, and KCNE2. Circulation. 2000；102：1178-85.
72) Roden D. Long-QT syndrome. New England Journal of Medicine. 2008；358（2）：169-76.
73) Noda T, Takaki H, Kurita T, Suyama K. Gene-specific response of dynamic ventricular repolarization to sympathetic stimulation in LQT1, LQT2 and LQT3 forms of congenital long QT syndrome. European heart journal. 2002；23（16）：2-3.
74) Kim JH, Park SH, Kim KH, Choi WS, Kang JK, Kim NY, et al. Epinephrine-Induced Polymorphic Ventricular Tachycardia in a Patient With Congenital Long QT Syndrome. Korean circulation journal. 2009；39（9）：386-8.
75) Dolenska S. Intraoperative cardiac arrest in acquired long QT syndrome. British journal of anaesthesia. 2009；102（4）：503-5.
76) Goldenberg I, Moss AJ, Bradley J, et al. Long-QT syndrome after age 40. Circulation. 2008；117（17）：2192-201.
77) Rochford C, Seldin RD. Review and management of the dental patient with Long QT syndrome (LQTS). Anesthesia progress. 2009；56（2）：42-8.
78) Miller JM, Zipes DP. Diagnosis of Cardiac Arrhythmias. In：Bonow RO, Mann DL, Zipes DP, Libby P, editors. Braunwald's Heart Disease：A Textbook of Cardiovascular Medicine. Philadelphia：Saunders；2011：687-702.
79) 五十嵐正男，山科章．心室細動．In：不整脈の診かたと治療．第5版．1998；東京；医学書院：243-54.
80) 大渡凡人，鈴木淳子，植松宏．人工ペースメーカー植込みを受けていない sick sinus syndrome 患者の全身管理経験．障歯誌．2002；23（3）：411.
81) Kannankeril PJ, Fish FA. Disorders of Cardiac Rhythm and Conduction. In：Allen HD, Driscoll DJ, Shaddy RE, Feltes TF, editors. Moss and Adams' Heart Disease in Infants, Children, and Adolescents：Including the Fetus and Young Adults. 7th ed. New York：Lippincott Williams & Wilkins；2008：1-97.
82) 大渡凡人，法亢盛行，高岡清治，増田千保，平山友恵，堤美登利，ほか．完全房室ブロックを伴う超高齢者の全身管理経験．老年歯学．2002；16（3）：421-2.

・心不全
1) Vasan RS, Larson MG, Benjamin EJ, Evans JC, Reiss CK, Levy D. Congestive heart failure in subjects with normal versus reduced left ventricular ejection fraction：prevalence and mortality in a population-based cohort. Journal of the American College of Cardiology. 1999；33（7）：1948-55.
2) Yamamoto K, Sakata Y, Ohtani T, Takeda Y, Mano T. Heart failure with preserved ejection fraction. Circulation journal：official journal of the Japanese Circulation Society. 2009；73（3）：404-10.
3) C-Solal A, McMurray JJV, Piotr Ponikowski, P-Wilson PA, Dirk J van Veldhuisen, Str Ömberg A, et al. ESC GUIDELINES ESC Guidelines for the diagnosis and treatment of acute and chronic heart failure 2008. The Task Force for the Diagnosis and Treatment of Acute and Chronic Heart Failure 2008 of the European Society of Cardiology. Developed in collaborati. American Journal of Cardiology. 2008；29：2388-442.
4) Roger VL, Go AS, Lloyd-Jones DM, Benjamin EJ, Berry JD, Borden WB, et al. Heart disease and stroke statistics-2012 update：a report from the American Heart Association. Circulation. 2012；125（1）：e2-e220.
5) Tsutsui H, Tsuchihashi-Makaya M. Characteristics and outcomes of patients with heart failure in general practices and hospitals. official journal. 2007；71：449-54.
6) 近森大志郎，土居義典．うっ血性心不全．In：日本老年医学会 編集．老年医学テキスト．第2版．1998；東京；メジカルビュー社：194-7.
7) Hunt SA, Abraham WT, Chin MH, Feldman AM, Francis GS, Ganiats TG, et al. ACC/AHA 2005 Guideline Update for the Diagnosis and Management of Chronic Heart Failure in the Adult：a report of the American College of Cardiology/American Heart Association Task Force on Practice Guidelines (Writing Committee to Update the 2001 Guidelines for the Evaluation and Management of Heart Failure)：developed in collaboration with the American College of Chest Physicians and the International Society for Heart and Lung Transplantation：endorsed by the Heart Rhythm Society. Circulation. 2005；112（12）：e154-235.
8) Itoh A, Saito M, Haze K, Hiramori K. Prognosis of patients with congestive heart failure：its determinants in various heart diseases in Japan. Medicine. 1992；31（3）：1-6.
9) O'Keeffe SI, Lye M. Heart failure. In：Pathy MSJ ed. Principles and Practice of Geriatric Medicine. 3rd ed. Chichester：John Wiley & Sons Ltd；1998：585-98.
10) Garg R, Gorlin R, Smith T. et al. The effect of digoxin on mortality and morbidity in patients with heart failure. The Digitalis Investigation Group. N Engl J Med. 1997；336（8）：525-33.
11) Investigators C-ii. The Cardiac Insufficiency Bisoprolol Study II (CIBIS-II)：a randomised trial. Lancet. 1999；353（9146）：9-13.
12) Group M-hf S. Effect of metoprolol CR/XL in chronic heart failure：Metoprolol CR/XL Randomised Intervention Trial in Congestive Heart Failure (MERIT-HF). Lancet. 1999；353（9169）：2001-7.
13) Packer M, Bristow MR, Cohn JN, et al. The effect of carvedilol on morbidity and mortality in patients with chronic heart failure. U. S. Carvedilol Heart Failure Study Group. N Eng J Med. 1996；334：1349-55.
14) 日本循環器学会学術委員会合同研究班．慢性心不全治療ガイドライン（2010年改訂版）．2011.
15) Rosamond W, Flegal K, Friday G, Furie K, Go A, Greenlund K, et al. Heart disease and stroke statistics-2007 update：a report from the American Heart Association Statistics Committee and Stroke Statistics Subcommittee. Circulation. 2007；115（5）：69-171.
16) Chen M a. Heart failure with preserved ejection fraction in older adults. The American journal of medicine. 2009；122（8）：713-23.
17) Kozak LJ, Owings MF, Hall MJ. National Hospital Discharge Survey：2001 annual summary with detailed diagnosis and procedure data. Vital and health statistics. Series 13, Data from the National Health Survey. 2004；(156)：1-198.
18) Thomas S, Rich MW. Epidemiology, pathophysiology, and prognosis of heart failure in the elderly. Heart failure clinics. 2007；3（4）：381-7.
19) Hlatky MA, Fleg JL, Hinton PC, Lakatta EG, Marcus FI, Smith TW, Strauss HC. Physician practice in the management of congestive heart failure. Journal of the American College of Cardiology. 1986；8（4）：966-70.
20) Kelly J, Kelleher K. The electrocardiogram in heart failure. Age & Ageing. 2000；29（3）：203-6.

21) 日本循環器学会学術委員会合同研究班. 慢性心不全治療ガイドライン (2010年改訂版). 2011.
22) 大渡凡人, 三串伸哉, 竹内周平, 寺中智, 井口寛弘, 若杉葉子, 他. 心臓弁置換術前の歯科治療中に急性心不全となった2症例. 老年歯学. 2011；26 (2)：113.

・心臓弁膜症と感染性心内膜炎

1) Campbell M. Calcific aortic stenosis and congenital bicuspid aortic valves. British heart journal. 1968；30 (5)：606-16.
2) Nkomo VT, Gardin JM, Skelton TN, Gottdiener JS, Scott CG, Enriquez-Sarano M. Burden of valvular heart diseases：a population-based study. Lancet. 2006；368 (9540)：1005-11.
3) Selzer A, Cohn KE. Natural history of mitral stenosis：a review. Circulation. 1972；45 (4)：878-90.
4) Ray S. Changing epidemiology and natural history of valvular heart disease. Clinical Medicine. 2010；10 (2)：168-71.
5) Nagendran J, Norris C, Maitland A, Koshal A, Ross DB. Is mitral valve surgery safe in octogenarians?. European journal of cardio-thoracic surgery：official journal of the European Association for Cardio-thoracic Surgery. 2005；28 (1)：83-7.
6) Nowicki ER, Birkmeyer NJO, Weintraub RW, Leavitt BJ, Sanders JH, Dacey LJ, et al. Multivariable prediction of in-hospital mortality associated with aortic and mitral valve surgery in Northern New England. The Annals of thoracic surgery. 2004；77 (6)：1966-77.
7) O'Gara P, Braunwald E. Valvular Heart Disease. In：Fauci AS, Kasper DL, Longo DL, Braunwald E, Hauser SL, Jameson JL, Loscalzo J, ed. Harrison's principles of internal medicine. 17th ed. 2008：New York；MaGraw-Hill：1-28
8) 日本循環器学会他. 感染性心内膜炎の予防と治療に関するガイドライン (2017年改訂版). 2019年7月1日更新.
9) Olesen KH. The natural history of 271 patients with mitral stenosis under medical treatment. British heart journal. 1962；24：349-57.
10) Rowe J, BLAND E. The course of mitral stenosis without surgery：ten-and twenty-year perspectives. Ann Intern Med. 1960；52：741-9.
11) Hashimoto K. Beginning and development of surgery for acquired valvular heart disease in Japan. General thoracic and cardiovascular surgery. 2009；57 (11)：573-84.
12) Khonsari S, Sintek CF. Surgery of the Mitral Valve. In：Cardiac Surgery：Safeguards and Pitfalls in Operative Technique. 4th ed. Lippincott Williams & Wilkins；2008：86-112.
13) Bahl VK, Chandra S, Talwar KK, Kaul U, Sharma S, Wasir HS. Percutaneous transvenous mitral commissurotomy in 390 cases using the Inoue balloon catheter. . International journal of cardiology. 1994；46 (3)：223-7.
14) Feldman T. Percutaneous Therapies for Valvular Heart Disease. Grossmans Cardiac Catheterization. 2006；1-32.
15) Bonow RO, Carabello BA, Chatterjee K, Leon ACD, Faxon DP, Freed MD, et al. ACC/AHA 2006 Guidelines for the Management of Patients With Valvular Heart Disease：Executive Summary. Circulation. 2006；114 (5)：450-527.
16) Cannegieter SC, Rosendaal FR, Wintzen a R, van der Meer FJ, Vandenbroucke JP, Briët E. Optimal oral anticoagulant therapy in patients with mechanical heart valves. The New England journal of medicine. 1995；333 (1)：11-7.
17) He M, Jh C, VF. High risk of thromboemboli earl after bioprosthetic cardiac valve replacement. Journal of the American College of Cardiology. 1995；11-2.
18) Heras M, Chesebro JH, Fuster V, Penny WJ, Grill DE, Bailey KR, et al. High risk of thromboemboli early after bioprosthetic cardiac valve replacement. Journal of the American College of Cardiology. 1995；25 (5)：1111-9.
19) Bloomfield P, Wheatley DJ, Prescott RJ, Miller HC. Twelve-year comparison of a Bjork-Shiley mechanical heart valve with porcine bioprostheses. New England Journal of Medicine. 1991；324 (9)：573-9.
20) Hammermeister KE, Sethi GK, Henderson WG, Oprian C, Kim T, Rahimtoola S. A comparison of outcomes in men 11 years after heart-valve replacement with a mechanical valve or bioprosthesis. New England Journal of Medicine. 1993；328 (18)：1289-96.
21) Webb JG. Percutaneous aortic valve replacement will become a common treatment for aortic valve disease. JACC. Cardiovascular interventions. 2008；1 (2)：122-6.
22) Webb JG, Wood D a, Ye J, Gurvitch R, Masson J-B, Rodés-Cabau J, et al. Transcatheter valve-in-valve implantation for failed bioprosthetic heart valves. Circulation. 2010；121 (16)：1848-57.
23) Cox JL, Schuessler RB, D'Agostino HJ, Stone CM, Chang BC, Cain ME, et al. The surgical treatment of atrial fibrillation. III. Development of a definitive surgical procedure. The Journal of thoracic and cardiovascular surgery. 1991；101 (4)：569-83.
24) NICE. Prophylaxis Against Infective Endocarditis：Antimicrobial Prophylaxis Against Infective Endocarditis in Adults and Children Undergoing Interventional Procedures. National Institute for Health and Clinical Excellence. 2008.
25) Nishimura R a, Carabello B a, Faxon DP, Freed MD, Lytle BW, O'Gara PT, et al. ACC/AHA 2008 guideline update on valvular heart disease：focused update on infective endocarditis：a report of the American College of Cardiology/American Heart Association Task Force on Practice Guidelines：endorsed by the Society of Cardiovascular Ane. Circulation. 2008；118 (8)：887-96.
26) 大渡凡人, 三串伸哉, 竹内周平, 寺中智, 井口寛弘, 若杉葉子, 他. 心臓弁置換術前の歯科治療中に急性心不全となった2症例. 老年歯学. 2011；26 (2)：113.
27) Horder TJ. Infective endocarditis：with an analysis of 150 cases and with special reference to the chronic form of the disease. QJM. 1909；2：289-329.
28) 大渡凡人, 田山秀策, 植松宏. 弁置換術前患者の全身管理下観血的歯科治療に関する統計学的検討. 日歯麻誌. 2009；37 (4)：520.
29) Wang A, Athan E, Pappas P. Contemporary clinical profile and outcome of prosthetic valve endocarditis. JAMA. 2007；297 (12)：1354-61.
30) Chirouze C, Cabell C. Prognostic factors in 61 cases of Staphylococcus aureus prosthetic valve infective endocarditis from the International Collaboration on Endocarditis merged database. Clinical infectious. 2004；38：1323-7.
31) Sidhu P, O'Kane H, Ali N, Gladstone D. Mechanical or bioprosthetic valves in the elderly：a 20-year comparison. The Annals of thoracic. 2001；71 (5 Suppl)：S257-60.
32) Piper C, Körfer R, Horstkotte D. Prosthetic valve endocarditis. Heart (British Cardiac Society). 2001；85 (5)：590-3.
33) Nakatani S, Mitsutake K, Hozumi T, Yoshikawa J, Akiyama M, Yoshida K, et al. Current characteristics of infective endocarditis in Japan：an analysis of 848 cases in 2000 and 2001. Circulation journal. 2003；67 (11)：901-5.
34) Head SJ, Mokhles MM, Osnabrugge RLJ, Bogers AJJC, Kappetein a P. Surgery in current therapy for infective endocarditis. Vascular health and risk management. 2011；7：255-63.
35) Bédard E, Shore DF, Gatzoulis M a. Adult congenital heart disease：a 2008 overview. British medical bulletin. 2008；85：151-80.
36) Strom BL, Abrutyn E, Berlin J a, Kinman JL, Feldman RS, Stolley PD, et al. Dental and cardiac risk factors for infective endocarditis. A population-based, case-control study. Annals of internal medicine. 1998；129 (10)：761-9.
37) Lacassin F, Hoen B, Leport C, Selton-Suty C, Delahaye F, Goulet V, et al. Procedures associated with infective endocarditis in adults. A case control study. European heart journal. 1995；16 (12)：1968-74.
38) Durack DT. Prevention of infective endocarditis. New England Journal of Medicine. 1995；13：38-44.
39) Lockhart PB, Brennan MT, Sasser HC, Fox PC, Paster BJ, Bahrani-Mougeot FK. Bacteremia associated with toothbrushing and dental extraction. Circulation. 2008；117 (24)：3118-25.
40) Durack D, Beeson P. Experimental bacterial endocarditis：I. Colonization of a sterile vegetation. British journal of experimental pathology. 1972；53 (1)：44-9.
41) Naidu R, O'Rourke RA. Infetive endocarditis. In：O'rourke RA, Fuster V, Alexander RW, Roberts R, King Ⅲ SB, Wellens HJ editors. The heart-Manual of cardiology-. 10th ed. 2001：New York；McGraw-Hill：593-615.
42) 上野太郎, 大渡凡人, 佐々木浩典, 松本知也, 国森健太郎, 関田俊明, 他. 自己抜歯との関連が疑われる感染性心内膜炎により死亡した高齢紹介患者の1例. 口腔病学会雑誌. 2008；75 (1)：70.
43) Hasbun R, Vikram HR, Barakat L a, Buenconsejo J, Quagliarello VJ. Complicated left-sided native valve endocarditis in adults：risk classification for mortality. JAMA. 2003；289 (15)：1933-40.
44) Sendi P, Ericsson M, Olaison L. Infective endocarditis caused by group B Streptococcus：the role of aminoglycoside-combination. The Journal of infection. 2012；64 (1)：127-9.
45) 赤石誠. 感染性心内膜炎の診断と治療. 綜合臨床. 2011；60 (2)：254-61.
46) Que Y-A, Moreillon P. Infective endocarditis. Nature reviews. Cardiology. 2011；8 (6)：322-36.
47) Selton-Suty C, Célard M, Le Moing V, Doco-Lecompte T, Chirouze C, Iung B, et al. Preeminence of Staphylococcus aureus in Infective Endocarditis：A 1-Year Population-Based Survey. Clinical infectious diseases：an official publication of the Infectious Diseases Society of America. 2012；54 (9)：1230-39.
48) Thornhill MH, Dayer MJ, Forde JM, Corey GR, Chu VH, Couper DJ, Lockhart PB. Impact of the NICE guideline recommending cessation of antibiotic prophylaxis for prevention of infective endocarditis：before and after study. BMJ 2011；342：d2392-d2392.
49) Leviner E, Tzukert AA, Benoliel R, Baram O, Sela MN. Development of resistant oral viridans streptococci after administration of prophylactic antibiotics：time management in the dental treatment of patients susceptible to infective endocarditis. Oral Surgery, Oral Medicine, Oral Pathology. 1987；64 (4)：417-20.
50) Simmons NA, Cawson RA, Clarke CA, Eykyn SJ, Geddes AM, Littler WA, et al. Prophylaxis of infective endocarditis. Lancet. 1986；1 (8492)：1267.

・成人先天性心疾患

1) White MC. Approach to managing children with heart disease for noncardiac surgery. Paediatric anaesthesia. 2011；21 (5)：522-9.
2) Atik E, Atik FA, Paulo S, Brazil SP. Congenital heart disease in adults. Considerations about evolution, natural and in operated patients. Arq Bras Cardiol. 2001；76 (5)：430-6.
3) 塚野真也. 成人した先天性心疾患の課題. 小児保健研究. 2011；70 (2)：177-81.

4) 日本循環器学会学術委員会合同研究班. 成人先天性心疾患診療ガイドライン (2006年改訂版). 2007.
5) Rigatelli G, Rigatelli G. Congenital heart diseases in aged patients : clinical features, diagnosis, and therapeutic indications based on the analysis of a twenty five-year Medline search. Cardiology in review. 2005 ; 13 (6) : 293-6.
6) Opotowsky AR, Siddiqi OK, Webb GD. Trends in hospitalizations for adults with congenital heart disease. U. S. Journal of the American College of Cardiology. 2009 ; 54 (5) : 460-7.
7) Seal R. Adult congenital heart disease. Paediatric anaesthesia. 2011 ; 21 (5) : 615-22.
8) Society BC. Grown-up congenital heart (GUCH) disease : current needs and provision of service for adolescents and adults with congenital heart disease in the UK. Heart (British Cardiac Society). 2002 ; 88 Suppl 1 : i1-14.
9) Khairy P, Ionescu-Ittu R, Mackie AS, et al. Changing mortality in congenital heart disease. Journal of the American College of Cardiology. 2010 ; 56 (14) : 1149-57.
10) 日本循環器学会学術委員会合同研究班. 先天性心疾患の診断, 病態把握, 治療選択のための検査法の選択ガイドライン. Circulation Journal. 2009 ; 73 : 1115-86.
11) Brickner ME, Hillis LD, Lange RA. Congenital heart disease in adults. First of two parts. New England Journal of Medicine. 2000 ; 342 (4) : 256-63.
12) Bédard E, Shore DF, Gatzoulis M a. Adult congenital heart disease : a 2008 overview. British medical bulletin. 2008 ; 85 : 151-80.
13) Brickner ME. Congenital Heart Disease. In : Topol EJ, editors. Textbook of Cardiovascular Medicine. 2011 ; Philadelphia ; Lippincott ; Williams & Wilkins ; 1-91.
14) Afilalo J, Therrien J, Pilote L, Ionescu-Ittu R, Martucci G, Marelli AJ. Geriatric congenital heart disease burden of disease and predictors of mortality. Journal of the American College of Cardiology. 2011 ; 58 (14) : 1509-15.
15) Verheugt CL, Uiterwaal CSPM, van der Velde ET, Meijboom FJ, Pieper PG, van Dijk APJ, et al. Mortality in adult congenital heart disease. European heart journal. 2010 ; 31 (10) : 1220-9.
16) Hoffman JIE, Kaplan S. The incidence of congenital heart disease. Journal of the American College of Cardiology. 2002 ; 39 (12) : 1890-900.
17) Silka MJ, Hardy BG, Menashe VD, Morris CD. A population-based prospective evaluation of risk of sudden cardiac death after operation for common congenital heart defects. Journal of the American College of Cardiology. 1998 ; 32 (1) : 245-51.
18) Khanna AD, Warnes C a, Phillips SD, Lin G, Brady P a. Single-center experience with implantable cardioverter-defibrillators in adults with complex congenital heart disease. The American journal of cardiology. 2011 ; 108 (5) : 729-34.
19) Verheugt CL, Uiterwaal CSPM, van der Velde ET, Meijboom FJ, Pieper PG, Sieswerda GT, et al. The emerging burden of hospital admissions of adults with congenital heart disease. Heart. 2010 ; 96 (11) : 872-8.
20) Starr JP. Tetralogy of fallot : yesterday and today. World journal of surgery 2010 ; 34 (4) : 658-68.
21) 大渡凡人, 田山秀策, 植松宏. 開心術前歯科処置目的で紹介された高齢の先天性心疾患患者5例の全身管理経験. 障歯誌. 2011 ; 32 (3) : 281.
22) Warnes C a, Williams RG, Bashore TM, Child JS, Connolly HM, Dearani J a, et al. ACC/AHA 2008 Guidelines for the Management of Adults with Congenital Heart Disease : a report of the American College of Cardiology/American Heart Association Task Force on Practice Guidelines (writing committee to develop guidelines on the management of a. Circulation. 2008 ; 118 (23) : e714-833.
23) Yang M-C, Chiu S-N, Wang J-K, Lu C-W, Lin M-T, Chen C-A, et al. Natural and unnatural history of tetralogy of Fallot repaired during adolescence and adulthood. Heart Vessels. 2011 ; 27 (1) : 65-70.
24) Cannesson M, Earing MG, Collange V, Kersten JR. Anesthesia for noncardiac surgery in adults with congenital heart disease. Anesthesiology. 2009 ; 111 (2) : 432-40.
25) Norozi K, Wessel A, Alpers V, Arnhold JO, Geyer S, Zoege M, et al. Incidence and risk distribution of heart failure in adolescents and adults with congenital heart disease after cardiac surgery. The American journal of cardiology. 2006 ; 97 (8) : 1238-43.

・心筋症
1) Elliott P, Andersson B, Arbustini E, Bilinska Z, Cecchi F, Charron P, et al. Classification of the cardiomyopathies : a position statement from the European Society Of Cardiology Working Group on Myocardial and Pericardial Diseases. European heart journal. 2008 ; 29 (2) : 270-6.
2) Miura K, Nakagawa H, Morikawa Y, Sasayama S, Matsumori a, Hasegawa K, et al. Epidemiology of idiopathic cardiomyopathy in Japan : results from a nationwide survey. Heart (British Cardiac Society). 2002 ; 87 (2) : 126-30.
3) Matsumori A, Furukawa Y, Hasegawa K. Epidemiologic and clinical characteristics of cardiomyopathies in Japan : results from nationwide surveys. journal : official journal. 2002 ; 66 : 323-36.
4) Maron BJ, Gardin JM, Flack JM, Gidding SS, Kurosaki TT, Bild DE. Prevalence of hypertrophic cardiomyopathy in a general population of young adults. Echocardiographic analysis of 4111 subjects in the CARDIA Study. Coronary Artery Risk Development in (Young) Adults. Circulation. 1995 ; 92 : 785-9.
5) 渡邊正司, 岡本洋, 北畠顕. 心筋症の疫学―欧米との比較を中心に―. 病理と臨床. 2000 ; 18 (6) : 508-15.
6) Ashrafian H, Watkins H. Reviews of translational medicine and genomics in cardiovascular disease : new disease taxonomy and therapeutic implications cardiomyopathies : therapeutics based on molecular phenotype. Journal of the American College of Cardiology. 2007 ; 49 (12) : 1251-64.
7) Frey N, Luedde M, Katus H a. Mechanisms of disease : hypertrophic cardiomyopathy. Nature reviews. Cardiology 2012 ; 9 (2) : 91-100.
8) McKenna W, Deanfield J, Faruqui A, England D, Oakley C, Goodwin J. Prognosis in hypertrophic cardiomyopathy : role of age and clinical, electrocardiographic and hemodynamic features. The American journal of cardiology. 1981 ; 47 (3) : 532-8.
9) McKenna WJ, Franklin RC, Nihoyannopoulos P, Robinson KC, Deanfield JE. Arrhythmia and prognosis in infants, children and adolescents with hypertrophic cardiomyopathy. Journal of the American College of Cardiology. 1988 ; 11 (1) : 147-53.
10) Dumitru I, Rogers JG, Ewald GA. Cardiomyopathy. In : Green GB, Harris IS, Lin GA, Moylan KC, editors. Washington Manual & reg ; of Medical Therapeutics. 31th ed. New York : Lippincott Williams & Wilkins ; 2004. p. 8-12.
11) Elliott PM, Poloniecki J, Shaughan Dickie SS, Monserrat L, Varnava A, Mahon NG, McKenna WJ. Sudden Death in Hypertrophic Cardiomyopathy : Identification of High Risk Patients. Journal of the American College of Cardiology. 2000 ; 36 (7) : 2212-8.
12) Maron BJ. Cardiovascular risks to young persons on the athletic field. Annals of internal medicine. 1998 ; 129 (5) : 379-86.
13) Kubo T, Kitaoka H, Okawa M, Nishinaga M, Doi YL. Hypertrophic cardiomyopathy in the elderly. Geriatrics & gerontology international. 2010 ; 10 (1) : 9-16.
14) Joshua Wynne, Eugene Braunwald. Cardiomyopathy and myocarditis. In : Fauci, Braunwald, Kasper, Hauser, Longo, Jameson et al, editors. Harrison's Principles of Internal Medicine. 17th ed. 2008 ; New York ; Mc Graw Hill.
15) Iskandar SB, et al. : Hepatitis C and dilated cardiomyopathy. Tenn Med. 2004 ; 97 (1) : 31-33.
16) Dos Reis FJ, et al. : Is hepatitis C virus a cause of idiopathic dilated cardiomyopathy? A systematic review of literature. Braz J Infect Dis. , 10 (3) : 199-202, 2006.
17) 日本循環器学会学術委員会合同研究班. 感染性心内膜炎の予防と治療に関するガイドライン (2008年改訂版). 2008.
18) Nishimura R a, Carabello B a, Faxon DP, Freed MD, Lytle BW, O'Gara PT, et al. ACC/AHA 2008 guideline update on valvular heart disease : focused update on infective endocarditis : a report of the American College of Cardiology/American Heart Association Task Force on Practice Guidelines ; endorsed by the Society of Cardiovascular Ane. Circulation. 2008 ; 118 (8) : 887-96.

・動脈疾患
1) 北徹. 動脈硬化研究の展望. 日老医誌. 2000 ; 37 ; 12-7.
2) Libby P. The vascular biology of atherosclerosis. In Braunwald E, Zipes DP, Libby P editors. Braunwald's Heart Disease CD-ROM. 6th ed. 2001 ; Philadelphia ; Saunders.
3) 日本循環器学会学術委員会合同研究班. 大動脈瘤・大動脈解離診療ガイドライン (2011年改訂版). 2011.
4) Cambria R a, Gloviczki P, Stanson a W, Cherry KJ, Bower TC, Hallett JW, Pairolero PC. Outcome and expansion rate of 57 thoracoabdominal aortic aneurysms managed nonoperatively. American journal of surgery. 1995 ; 170 (2) : 213-7.
5) Davies RR, Goldstein LJ, Coady M a, Tittle SL, Rizzo J a, Kopf GS, Elefteriades J a. Yearly rupture or dissection rates for thoracic aortic aneurysms : simple prediction based on size. The Annals of thoracic surgery. 2002 ; 73 (1) : 17-27 ; discussion 27-8.
6) Takase K, Sawamura Y, Igarashi K, Chiba Y, Haga K, Saito H, Takahashi S. Demonstration of the artery of Adamkiewicz at multi-detector row helical CT. Radiology. 2002 ; 223 (1) : 39-45.
7) Coady M a, Rizzo J a, Hammond GL, Mandapati D, Darr U, Kopf GS, Elefteriades J a. What is the appropriate size criterion for resection of thoracic aortic aneurysms?. The Journal of thoracic and cardiovascular surgery. 1997 ; 113 (3) : 476-91 ; discussion 489-91.
8) Hollier L, Taylor L. Recommended indications for operative treatment of abdominal aortic aneurysms. Report of a subcommittee of the Joint Council of the Society for Vascular Surgery. Cardiovascular Surgery, North. 1992 ; 15 (6) : 1046-56.
9) Baxter BT, Pearce WH, Waltke E a, Littooy FN, Hallett JW, Kent KC, et al. Prolonged administration of doxycycline in patients with small asymptomatic abdominal aortic aneurysms : Report of a prospective (Phase II) multicenter study. Journal of Vascular Surgery. 2002 ; 36 (1) : 1-12.
10) Mosorin M, Juvonen J, Biancari F, Satta J, Surcel HM, Leinonen M, et al. Use of doxycycline to decrease the growth rate of abdominal aortic aneurysms : a randomized, double-blind, placebo-controlled pilot study. Journal of vascular surgery ; official publication, the Society for Vascular Surgery [and] International Society for Cardiovascular Surgery, North American Chapter. 2001 ; 34

(4) : 606-10.
11) Vammen S, Lindholt JS, Ostergaard L, Fasting H, Henneberg EW. Randomized double-blind controlled trial of roxithromycin for prevention of abdominal aortic aneurysm expansion. The British journal of surgery. 2001 ; 88 (8) : 1066-72.
12) Clouse W, JR JH. Improved Prognosis of Thoracic Aortic Aneurysms : a Population-Based Study. JAMA. 1998 ; 280 (22) : 1926-9.
13) Palmieri V, Bella JN, Arnett DK, Roman MJ, Oberman a, Kitzman DW, et al. Aortic root dilatation at sinuses of valsalva and aortic regurgitation in hypertensive and normotensive subjects : The Hypertension Genetic Epidemiology Network Study. Hypertension. 2001 ; 37 (5) : 1229-35.
14) Hiratzka LF, Bakris GL, Beckman J a., Bersin RM, Carr VF, Casey DE, et al. 2010 ACCF/AHA/AATS/ACR/ASA/SCA/SCAI/SIR/STS/SVM Guidelines for the Diagnosis and Management of Patients With Thoracic Aortic Disease : Executive Summary : A Report of the American College of Cardiology Foundation/American Heart Association Task Force on Pra. Circulation. 2010 ; 121 (13) : 1544-79.
15) Isselbacher EM. Thoracic and abdominal aortic aneurysms. Circulation. 2005 ; 111 (6) : 816-28.
16) Powell J. Small abdominal aortic aneurysms. New England Journal of Medicine. 2003 ; 348 (19) : 1895-901.
17) Sterpetti a V, Cavallaro A, Cavallari N, Allegrucci P, Tamburelli A, Agosta F, Bartoli S. Factors influencing the rupture of abdominal aortic aneurysms. Surgery, gynecology & obstetrics. 1991 ; 173 (3) : 175-8.
18) Fllinger MF, Marra SP, Raghavan ML, Kennedy FE. Prediction of rupture risk in abdominal aortic aneurysm during observation : wall stress versus diameter. Journal of vascular surgery : official publication, the Society for Vascular Surgery [and] International Society for Cardiovascular Surgery. North American Chapter. 2003 ; 37 (4) : 724-32.
19) Brewster DC, Cronenwett JL, Hallett JW, Johnston KW, Krupski WC, Matsumura JS. Guidelines for the treatment of abdominal aortic aneurysms. Report of a subcommittee of the Joint Council of the American Association for Vascular Surgery and Society for Vascular Surgery. Journal of vascular surgery : official publication, the Society for Vascular Surgery [and] International Society for Cardiovascular Surgery. North American Chapter. 2003 ; 37 (5) : 1106-17.
20) Pessotto R, Santini F, Pugliese P, Montalbano G, Luciani GB, Faggian G, et al. Preservation of the aortic valve in acute type A dissection complicated by aortic regurgitation. The Annals of thoracic surgery. 1999 ; 67 (6) : 2010-3.
21) Hirst AE, Johns VJ, Kime SW. Dissecting aneurysm of the aorta : a review of 505 cases. Medicine. 1958 ; 37 : 217-79.
22) Mehta RH. Chronobiological Patterns of Acute Aortic Dissection. Circulation. 2002 ; 106 (9) : 1110-5.
23) 松尾汎．大動脈解離．臨床医, 2000 ; 26 増刊号 : 936-40.
24) Miller DC, Stinson EB, Oyer PE, Rossiter SJ, Reitz BA, Griepp RB, Shumway NE. Operative treatment of aortic dissections. Experience with 125 patients over a sixteen-year period. Journal of Thoracic & Cardiovascular Surgery. 1979 ; 78 (3) : 365-82.
25) 大渡凡人，田山秀策，三串伸哉，寺中智，松本知也，尾崎研一郎，他．大動脈径70mm に拡大した胸部大動脈瘤を治療前に発見しえた超高齢者の1例．障歯誌．2010 ; 31 (3) : 432.

・(生体内) 植込みデバイス
1) Proclemer A, Ghidina M, Gregori D, Facchin D, Rebellato L, Zakja E, et al. Trend of the main clinical characteristics and pacing modality in patients treated by pacemaker : data from the Italian Pacemaker Registry for the quinquennium 2003-07. Europace : European pacing, arrhythmias, and cardiac electrophysiology. journal of the working groups on cardiac pacing, arrhythmias, and cardiac cellular electrophysiology of the European Society of Cardiology. 2010 ; 12 (2) : 202-9.
2) 大渡凡人．有病高齢者歯科治療における全身的偶発症に対するリスクマネジメント．東京都歯科医師会雑誌．2010 ; 58 (11) : 603-13.
3) Uslan D, Sohail M, Sauver JS. Permanent pacemaker and implantable cardioverter defibrillator infection : a population-based study. Arch Intern Med. 2007 ; 167 (7) : 669-75.
4) Mond HG, Proclemer A. The 11th world survey of cardiac pacing and implantable cardioverter-defibrillators : calendar year 2009-a World Society of Arrhythmia's project. Pacing and clinical electrophysiology. PACE. 2011 ; 34 (8) : 1013-27.
5) 松浦雄一郎，矢崎義雄，島田和幸，井上博，永井良三 編集：ペースメーカートラブル．別冊医学のあゆみ循環器疾患―state of arts ver. 2. 2001；東京；医歯薬出版：607-9.
6) 日本循環器学会委員会合同研究班．不整脈の非薬物治療ガイドライン 2011年改訂版．2011.
7) 宮崎秀和．歯科治療により DDD Pacemaker の設定が Back-up VVI Mode に切り替わってしまった1症例．Therapeutic Research. 2009 ; 30 (7) : 1099-103.
8) 齋藤有美，大渡凡人，山田千春，青木香子，上野太郎，下山和弘，et al. 植込み型除細動器 (ICD) を装着した高齢者の全身管理経験．老年歯科．2011 ; 26 (2) : 180.
9) 大渡凡人，三串伸哉，寺中智，井口寛弘，上野太郎，松本知也，他．両室ペーシング機能付き植込み型除細動器 (CRT-D) 患者の全身管理経験．障歯誌．2008 ; 29 (3) : 489.
10) Voigt A, Shalaby A, Saba S. Continued rise in rates of cardiovascular implantable electronic device infections in the United States : temporal trends and causative insights. Pacing and clinical electrophysiology : PACE. 2010 ; 33 (4) : 414-9.
11) Margey R. Cardiac Implantable Electronic Devices. Arch Intern Med. 2011 ; 171 (20) : 1829-30.
12) Shrestha NK. Cardiovascular implantable electronic device infection : a complication of medical progress. Cleveland Clinic journal of medicine. 2011 ; 78 (8) : 500-4.
13) Pichlmaier M, Knigina L, Kutschka I, Bara C, Oswald H, Klein G, et al. Complete removal as a routine treatment for any cardiovascular implantable electronic device-associated infection. The Journal of thoracic and cardiovascular surgery. 2011 ; 142 (6) : 1482-90.
14) Voigt A, Shalaby A, Saba S. Rising rates of cardiac rhythm management device infections in the United States : 1996 through 2003. J Am Coll Cardiol. 2006 ; 48 (3) : 590-1.
15) Le KY, Sohail MR, Friedman P, Uslan DZ, Cha SS, Hayes DL, et al. Clinical predictors of cardiovascular implantable electronic device-related infective endocarditis. Pacing and clinical electrophysiology : PACE. 2011 ; 34 (4) : 450-9.
16) Bloom H, Heeke B, Leon A, et al. Renal insufficiency and the risk of infection from pacemaker or defibrillator surgery. Pacing Clin Electrophysiol. 2006 ; 29 (2) : 142-5.
17) Baddour LM, Epstein AE, Erickson CC, Knight BP, Levison ME, Lockhart PB, et al. Update on cardiovascular implantable electronic device infections and their management : a scientific statement from the American Heart Association. Circulation. 2010 ; 121 (3) : 458-77.
18) Lockhart PB, Loven B, Brennan MT, Fox PC. The evidence base for the efficacy of antibiotic prophylaxis in dental practice. JADA. 2007 ; 138 (4) : 458-4.
19) Baddour LM, Epstein AE, Erickson CC, Knight BP, Levison ME, Lockhart PB, et al. A summary of the update on cardiovascular implantable electronic device infections and their management. The Journal of the American Dental Association. 2011 ; 142 (2) : 159.
20) 日本循環器学会学術委員会合同研究班．感染性心内膜炎の予防と治療に関するガイドライン 2008年改訂版．2008.
21) 山田千晴，大渡凡人，上野太郎，青木香子，齋藤有美，下山和弘，他．歯科治療中に Wide QRS Tachycardia を認めた高齢ペースメーカー植込み患者の1症例．老年歯学．2011 ; 26 (2) : 179-80.
22) 日本循環器学会委員会合同研究班．ペースメーカ，ICD，CRT を受けた患者の社会復帰・就学・就労に関するガイドライン ダイジェスト版．Circulation journal. 2008 ; 72 : 1175-92.
23) 日本循環器学会．ペースメーカ，ICD，CRT を受けた患者の社会復帰・就学・就労に関するガイドライン（2013年改訂版）．2013.
24) Roedig JJ, Shah J, Elayi CS, Miller CS. Interference of cardiac pacemaker and implantable cardioverter-defibrillator activity during electronic dental device use. The Journal of the American Dental Association. American Dental Association ; 2010 ; 141 (5) : 521-6.
25) Brand HS, Entjes ML, Nieuw Amerongen a V, van der Hoeff EV, Schrama T a M. Interference of electrical dental equipment with implantable cardioverter-defibrillators. British dental journal. 2007 ; 203 (10) : 577-9.
26) 大渡凡人，鈴木淳子，植松宏．人工ペースメーカー植込みを受けていない sick sinus syndrome 患者の全身管理経験．障歯誌．2002 ; 23 (3) : 411.
27) 青木香子，大渡凡人，寺中智，松本知也，高島真穂，三串伸哉，他．歯科治療中に R-R 間隔4秒以上の徐脈頻脈症候群となり，ペースメーカー植込みとなった高齢者の1例．老年歯学．2010 ; 25 (2) : 262-3.
28) 松本知也，大渡凡人，植松宏．モニター心電図により徐脈頻脈症候群が判明しペースメーカー植込みとなった高齢者の一例．老年歯学．2007 ; 22 (2) : 191-2.

■神経疾患
1) Strandgaard S. Cerebral blood flow in the elderly : impact of hypertension and antihypertensive treatment. Cardiovascular Drugs & Therapy. 1991 ; 4 Suppl 6 : 1217-21.
2) Swaab DF, Fliers E, Partiman TS. The suprachiasmatic nucleus of the human brain in relation to sex, age and senile dementia. Brain Research. 1985 ; 342 (1) : 37-44.
3) Ziegler MG. Lake CR. Kopin IJ. Plasma noradrenaline increases with age. Nature. 1976 ; 261 (5558) : 333-5.
4) Pan HY, Hoffman BB, Pershe RA, Blaschke TF. Decline in beta adrenergic receptor-mediated vascular relaxation with aging in man. Journal of Pharmacology & Experimental Therapeutics. 1986 ; 239 (3) : 802-7.
5) 柄澤昭秀，朝長正徳，佐藤夫 編集．高齢者の精神機能．脳・神経系のエイジング．1989；東京；朝倉書店：225-37.
6) Arbuckle TY, Gold D, Andres D. Cognitive functioning of older people in relation to social and personality variables. Psychology & Aging. 1986 ; 1 (1) : 55-62.
7) 佐藤正美．味覚障害．In : 日本老年医学会 編集．改訂版 老年医学テキスト．第2版．東京：メジカルビュー；2003 : 426-8.
8) 大渡凡人．難病（特定疾患）．In : 日本障害者歯科学会 編集．スペシャルニーズデンティストリー 障害者歯科．東京：医歯薬出版；2009 : 204-10.

9) Sudlow C. Comparable studies of the incidence of stroke and its pathological types : results from an international collaboration. Stroke. 1997 ; 28 (3) : 491-9.
10) 村井淳志. 老年症候群：寝たきり. カレントテラピー. 1998 ; 16 ; 1848-51.
11) National institute of neurological disorders and stroke (Committee, chairman Whisnant JP) : Classification of cerebrovascular disease III. Stroke, 1990 ; 1 : 637-76.
12) 大渡凡人, 植松宏, 海野雅浩. 高齢者歯科外来患者の既往疾患と初診時血圧の関連. 日歯麻誌. 2000 ; 28 : 195-203.
13) Ninomiya JK, L'Italien G, Criqui MH, Whyte JL, Gamst A, Chen RS. Association of the metabolic syndrome with history of myocardial infarction and stroke in the Third National Health and Nutrition Examination Survey. Circulation. 2004 ; 109 (1) : 42-6.
14) Jung HH, Kim S-W, Han H. Inflammation, mineral metabolism and progressive coronary artery calcification in patients on haemodialysis. Nephrology, dialysis, transplantation : official publication of the European Dialysis and Transplant Association-European Renal Association. 2006 ; 121 (7) : 1915-20.
15) Irie F, Iso H, Sairenchi T, Fukasawa N, Yamagishi K, Ikehara S, et al. The relationships of proteinuria, serum creatinine, glomerular filtration rate with cardiovascular disease mortality in Japanese general population. Kidney international. 2006 ; 69 (7) : 1264-71.
16) 秋口一郎. 高齢者脳血管障害の特徴とQOL. nanoGIGA. 1994 ; 3 (5) : 765-70.
17) Jorgensen HS, Nakayama H, Reith J, Raaschou HO, Olsen TS ; Stroke recurrence : Predictors, severity, and prognosis. The Copenhagen Stroke Study. Neurology, 1997 ; 48 ; 891-5.
18) Sacco RL, Wolf PA, Kannel WB, McNamara PL. Survival and recurrence following stroke. The Framingham study. Stroke. 1982 ; 13 : 290-5.
19) 入江克実. 血圧コントロールをどうするか. medicina. 1995 ; 32 (11) : 2264-795.
20) Langhorne P, Stott DJ, Robertson L, MacDonald J, Jones L, McAlpine C, et al. Medical Complications After Stroke : A Multicenter Study. Stroke. 2000 ; 31 (6) : 1223-9.
21) 高木康行, 厚東篤生, 海老原進一郎. 運動障害 脳血管障害の主要症候. 脳卒中ビジュアルテキスト. 第2版. 1997 ; 東京 ; 医学書院 ; 58-9.
22) 厚生労働省大臣官房統計情報部. 平成21年度 人口動態統計. 東京 ; 厚生労働省.
23) 脳卒中治療ガイドライン委員会. 脳卒中治療ガイドライン2009. 東京 : 協和企画 ; 2009.
24) Kimura K, Kazui S, Minematsu K, Yamaguchi T. Hospital-based prospective registration of acute ischemic stroke and transient ischemic attack in Japan. Journal of stroke and cerebrovascular diseases : the official journal of National Stroke Association. 2004 ; 13 (1) : 1-11.
25) Tanaka H, Ueda Y, Hayashi H, Date C, Baba T, Yamashita H, et al. Risk factors for cerebral hemorrhage and cerebral infarction in a Japanese rural community. Stroke. 1982 ; 13 (1) : 62-73.
26) Abbott RD, Donahue RP, MacMahon SW, Reed DM, Yano K. Diabetes and the risk of stroke. The Honolulu Heart Program. JAMA. 1987 ; 257 (7) : 949-52.
27) Kannel WB, McGee DL. Diabetes and cardiovascular disease. The Framingham study. JAMA. 1979 ; 241 (19) : 2035-8.
28) Wolf P a, Abbott RD, Kannel WB. Atrial fibrillation as an independent risk factor for stroke : the Framingham Study. Stroke. 1991 ; 22 (8) : 983-8.
29) Krahn a D, Manfreda J, Tate RB, Mathewson F a, Cuddy TE. The natural history of atrial fibrillation : incidence, risk factors, and prognosis in the Manitoba Follow-Up Study. The American journal of medicine. 1995 ; 98 (5) : 476-84.
30) Yamaguchi T. Optimal Intensity of Warfarin Therapy for Secondary Prevention of Stroke in Patients with Nonvalvular Atrial Fibrillation : A Multicenter, Prospective, Randomized Trial. Stroke. 2000 ; 31 (4) : 817-21.
31) Yasaka M, Minematsu K, Yamaguchi T. Optimal intensity of international normalized ratio in warfarin therapy for secondary prevention of stroke in patients with non-valvular atrial fibrillation. Internal medicine. 2001 ; 40 (12) : 1183-8.
32) Connolly S, Ezekowitz M, Yusuf S. Dabigatran versus warfarin in patients with atrial fibrillation. England Journal of Medicine. 2009 ; 361 (12) : 1139-51.
33) Hart RG, Diener H-C, Yang S, Connolly SJ, Wallentin L, Reilly P a., et al. Intracranial hemorrhage in atrial fibrillation patients during anticoagulation with warfarin or dabigatran : the RE-LY trial. Stroke. 2012 ; 43 (6) : 1524-4628.
34) O'Dell KM, Igawa D, Hsin J. New Oral Anticoagulants for Atrial Fibrillation : A Review of Clinical Trials. Clinical therapeutics. 2012 ; 34 (4) : 894-901.
35) 藤島正敏. 脳血管疾患（脳血管障害）. In : 日本老年医学会 編集. 老年医学テキスト. 第2版. 東京 : メジカルビュー社 ; 1998. p 152-8.
36) 松本昌泰, 堀 正二 : 脳血管障害の病因と高リスク群, ICUとCCU, 2000, 24 (10), 715-723
37) Pulsinelli WA. Hemorrhagic cerebrovascular disease. In Goldman L, Bennett JC, editors. Cecil textbook of medicine CD-ROM. 21st. Philadelphia : Saunders ; 2000.
38) Iseki K, Fukiyama K. Clinical demographics and long-term prognosis after stroke in patients on chronic haemodialysis. The Okinawa Dialysis Study (OKIDS) group. Nephrol Dial Transplant. 2000 ; 15 : 1808-13.
39) Bos MJ, Koudstaal PJ, Hofman A, Breteler MMB. Decreased glomerular? ltration rate is a risk factor for hemorrhagic but not for ischemic stroke : the Rotterdam Study. Stroke. 2007 ; 38 : 3127-32.
40) Bladin CF, Alexandrov AV, Bellavance A, Bornstein N, Chambers B, Cote R, et al. Seizures after stroke : a prospective multicenter study. Arch Neurol. 2000 ; 57 : 1617-22.
41) 葛原茂樹. くも膜下出血. In : 黒川清, 斎藤英彦, 矢崎義雄 編集. EBM 現代内科学. 第1版. 京都 : 金芳堂 ; 1997 ; 1895-7.
42) Edner G, K ågström E, Wallstedt L. Total overall management and surgical outcome after aneurysmal subarachnoid haemorrhage in a defined population. British journal of neurosurgery 1992 ; 6 (5) : 409-20.
43) van Gijn J, Rinkel GJ. Subarachnoid haemorrhage : diagnosis, causes and management. Brain : a journal of neurology. 2001 ; 124 (Pt 2) : 249-78.
44) Taylor B, Harries P, Bullock R. Factors affecting outcome after surgery for intracranial aneurysm in Glasgow. British journal of neurosurgery. 1991 ; 5 (6) : 591-600.
45) Neil-Dwyer G, Lang D, Smith P, Iannotti F. Outcome after aneurysmal subarachnoid haemorrhage : the use of a graphical model in the assessment of risk factors. Acta neurochirurgica. 1998 ; 140 (10) : 1019-27.
46) Sankai T, Iso H, Shimamoto T, Kitamura a, Naito Y, Sato S, et al. Prospective study on alcohol intake and risk of subarachnoid hemorrhage among Japanese men and women. Alcoholism, clinical and experimental research. 2000 ; 24 (3) : 386-9.
47) Koskinen L-OD, Blomstedt PC. Smoking and non-smoking tobacco as risk factors in subarachnoid haemorrhage. Acta neurologica Scandinavica. 2006 ; 114 (1) : 33-7.
48) Mannami T, Iso H, Baba S, Sasaki S, Okada K, Konishi M, Tsugane S. Cigarette smoking and risk of stroke and its subtypes among middle-aged Japanese men and women : the JPHC Study Cohort I. Stroke ; a journal of cerebral circulation. 2004 ; 35 (6) : 1248-53.
49) Aoyagi N, Hayakawa I. Study on early re-rupture of intracranial aneurysms. Acta neurochirurgica. 1996 ; 138 (1) : 12-8.
50) Naidech AM, Janjua N, Kreiter KT, Ostapkovich ND, Fitzsimmons B-F, Parra A, et al. Predictors and impact of aneurysm rebleeding after subarachnoid hemorrhage. Archives of neurology. 2005 ; 62 (3) : 410-6.
51) Beck J, Raabe A, Szelenyi A, Berkefeld J, Gerlach R, Setzer M, Seifert V. Sentinel headache and the risk of rebleeding after aneurysmal subarachnoid hemorrhage. Stroke ; a journal of cerebral circulation. 2006 ; 37 (11) : 2733-7.
52) Schaaf IV der, Algra A. Endovascular coiling versus neurosurgical clipping for patients with aneurysmal subarachnoid haemorrhage. Cochrane Database Syst Rev. . 2005 ; 19 (4).
53) de Oliveira JG, Beck J, Ulrich C, Rathert J, Raabe A, Seifert V. Comparison between clipping and coiling on the incidence of cerebral vasospasm after aneurysmal subarachnoid hemorrhage : a systematic review and meta-analysis. Neurosurgical review. 2007 ; 30 (1) : 22-30.
54) Doerfler A, Becker W, Wanke I, Goericke S, Forsting M. Endovascular treatment of cerebrovascular disease. Current Opinion in Neurology. 2004 ; 17 (4) : 481-7.
55) Lovett JK, Dennis MS, Sandercock P a G, Bamford J, Warlow CP, Rothwell PM. Very early risk of stroke after a first transient ischemic0 attack. Stroke ; a journal of cerebral circulation. 2003 ; 34 (8) : e138-40.
56) Johnston SC, Gress DR, Browner WS, Sidney S. Short-term prognosis after emergency department diagnosis of TIA. JAMA. 2000 ; 284 (22) : 2901-6.
57) Lisabeth LD, Ireland JK, Risser JMH, Brown DL, Smith M a, Garcia NM, Morgenstern LB. Stroke risk after transient ischemic attack in a population-based setting. Stroke ; a journal of cerebral circulation. 2004 ; 35 (8) : 1842-6.
58) Rothwell PM, Giles MF, Flossmann E, Lovelock CE, Redgrave JNE, Warlow CP, Mehta Z. A simple score (ABCD) to identify individuals at high early risk of stroke after transient ischaemic attack. Lancet. 2006 ; 366 (9479) : 29-36.
59) Johnston SC, Rothwell PM, Nguyen-Huynh MN, Giles MF, Elkins JS, Bernstein AL, Sidney S. Validation and refinement of scores to predict very early stroke risk after transient ischaemic attack. Lancet. 2007 ; 369 (9558) : 283-92.
60) Trialists A. Collaborative meta-analysis of randomised trials of antiplatelet therapy for prevention of death, myocardial infarction, and stroke in high risk patients. BMJ (Clinical research ed.). 2002 ; 324 (7329) : 71-86.
61) Millikan CH, et al. Studies in cerebrovascular disease. V. The use of anticoagulant drugs in the treatment of intermittent insufficiency of the internal carotid arterial system. Proc Mayo Clin. 1955 ; 30 : 578-86.
62) Shinkawa A, Ueda K, Kiyohara Y, Kato I, Sueishi K, Tsuneyoshi M, Fujishima M. Silent cerebral infarction in a community-based autopsy series in Japan. The Hisayama Study. Stroke. 1995 ; 26(3) : 380-5.

63）野口信.「人口動態統計」から見たくも膜下出血：年齢，性による変化．Neurological Surgery．1998；26（3）：225-32.
64）山口武典．一過性脳虚血とRIND．In：後藤文男編集．脳血管の臨床．1983；東京；中外医学社：518-43.
65）小林祥泰，小出博巳，山下一也 他．脳ドックにおける脳卒中発症調査．脳卒中．1994；16：1-7.
66）Maulaz AB, Bezerra DC, Michel P, Bogousslavsky J. Effect of discontinuing aspirin therapy on the risk of brain ischemic stroke. Archives of neurology. 2005；62（8）：1217-20.
67）Bachman DS. Antiplatelet drug discontinuation is a risk factor for ischemic stroke. Neurology. 2004；63（9）：1761.
68）西田百代．右麻痺と左麻痺の相違．In：上田裕 監修．高齢者歯科医療マニュアル．第1版．1992；京都；末永書店：100-1.
69）Carnaby G, Hankey GJ, Pizzi J. Behavioural intervention for dysphagia in acute stroke：a randomised controlled trial. Lancet neurology. 2006；5（1）：31-7.
70）Yoneyama T, Yoshida M, Ohrui T, Mukaiyama H, Okamoto H, Hoshiba K, et al. Oral Care Working Group. Oral care reduces pneumonia in older patients in nursing homes. Journal of the American Geriatrics Society. 2002；50（3）；430-3.
71）Yoneyama T, Yoshida M, Matsui T, Sasaki H. Oral care and pneumonia. Oral Care Working Group. Lancet. 1999；354（9177）：515.
72）佐々木英忠．嚥下障害・誤嚥．In：日本老年医学会 編集．改訂版 老年医学テキスト．第2版．2003；東京；ジカルビュー：92-4.
73）Matsui Y, Tanizaki Y, Arima H, Yonemoto K, Doi Y, Ninomiya Y. Incidence and survival of dementia in a general population of Japanese elderly：the Hisayama study. Journal of neurology, neurosurgery, and psychiatry. 2009；80（4）：366-70.
74）「認知症疾患治療ガイドライン」作成合同委員会．認知症疾患治療ガイドライン2010．2010；東京；医学書院.
75）Ferri CP, Prince M, Brayne C, Brodaty H, Fratiglioni L, Ganguli M, et al. Global prevalence of dementia：a Delphi consensus study. Lancet. 2005；366（9503）：2112-7.
76）Wakutani Y, Kusumi M, Wada K, Kawashima M, Ishizaki K, Mori M, et al. Longitudinal changes in the prevalence of dementia in a Japanese rural area. Psychogeriatrics. 2007；7（4）：150-4.
77）Yamada M, Mimori Y, Kasagi F, Miyachi T, Ohshita T, Sudoh S, et al. Incidence of dementia, Alzheimer disease, and vascular dementia in a Japanese population：Radiation Effects Research Foundation adult health study. Neuroepidemiology. 2008；30（3）：152-60.
78）Meguro K, Ishii H, Kasuya M, Akanuma K, Meguro M, Kasai M, et al. Incidence of dementia and associated risk factors in Japan：The Osaki-Tajiri Project. Journal of the neurological sciences. 2007；260（1-2）：175-82.
79）Shimabukuro J, Awata S, Matsuoka H. Behavioral and psychological symptoms of dementia characteristic of mild Alzheimer patients. Psychiatry and clinical neurosciences. 2005；59（3）：274-9.
80）朝田隆．日本における認知症患者実態把握の現状．医学のあゆみ．2010；235（6）：611-6.
81）小川紀雄．治療・支援の基本方針．内科医のための臨床痴呆学．第2版．1998；東京；医学書院：150-9.
82）Cummings JL. Disorders of cognition. In Goldman L, Bennett JC, editors. Cecil textbook of medicine CD-ROM. 21st. 2000：Philadelphia；Saunders.
83）Bird TD. Alzheimer's disease and other primary dementias. In Braunwald E, Fauci AS, Kasper DL, Hauser SL, Longo DL, Jameson JL editors. Harrison's principles of internal medicine on CD-ROM. 15th ed. 2001：New York；MaGraw-Hill.
84）吉岡秀幸，北徹．老年医学．In：黒川清，斎藤英彦，矢崎義雄 編集．EBM 現代内科学．第1版．1997；京都；金芳堂：78-83.
85）長谷川和夫，今井幸充．老年痴呆とは何か．1990：日本看護協会出版社.
86）Tomlinson BE, Blessed G, Roth M. Observations on the brains of demented old people. Journal of the Neurological Sciences. 1970；11（3）：205-42.
87）Roman GC, Tatemichi TK, Erkinjuntti T, Cummings JL, Masdeu JC, Garcia JH, et al. Vascular dementia：diagnostic criteria for research studies. Report of the NINDS-AIREN International Workshop. Neurology. 1993；43（2）：250-60.
88）Wilkinson D, Doody R, Helme R, Taubman K, Mintzer J, Kertesz a, Pratt RD. Donepezil in vascular dementia：a randomized, placebo-controlled study. Neurology. 2003；61（4）：479-86.
89）Román GC, Wilkinson D, Doody RS, Black SE, Salloway SP, Schindler RJ. Donepezil in vascular dementia：combined analysis of two large-scale clinical trials. Dementia and geriatric cognitive disorders. 2005；20（6）：338-44.
90）Reisberg B, Ferris SH, Anand R, Leon MJ, Schneck MK, Buttinger C, Borenstein J. Functional Staging of Dementia of the Alzheimer Type. Annals of the New York Academy of Sciences. 1984；435（1 First Colloqu）：481-3.
91）Morris JC. The Clinical Dementia Rating（CDR）：current version and scoring rules. Neurology. 1993；43（11）：2412-4.
92）Jankovic J. Parkinsonism. In Goldman L, Bennett JC, editors. Cecil textbook of medicine CD-ROM. 22nd. 2003：Philadelphia；Saunders.
93）中村嘉男訳．Ganong WF．姿勢と運動との調節．医科生理学展望．第18版．1998；東京；丸善：208-28.
94）Matsumine H, et al. Localization of a gene for an autosomal recessive form of juvenile Parkinsonism to chromosome 6q25. 2-27. American Journal of Human Genetics. 1997；60（3）：588-96.
95）Kitada T, Asakawa S, Hattori N, Matsumine H, Yamamura Y, Minoshima S, et al. Mutations in the parkin gene cause autosomal recessive juvenile parkinsonism. Nature. 1998；392（6676）：605-8.
96）Golbe LI, et al. PARKINSON'S DISEASE HANDBOOK. The American Parkinson Disease Association. 2007；4-40.
97）Huber MA. Parkinson's disease and oral health. Educational supplement ＃7, The American Parkinson Disease Association. 2007；1-4.
98）Lau L de, Schipper C, Hofman A. Prognosis of Parkinson disease：risk of dementia and mortality：the Rotterdam Study. Arch Neurol. 2005；62（8）：1265-9.
99）Buter TC, van den Hout a, Matthews FE, Larsen JP, Brayne C, Aarsland D. Dementia and survival in Parkinson disease：a 12-year population study. Neurology. 2008；70（13）：1017-22.
100）Hely M, Reid W, Adena M. The Sydney multicenter study of Parkinson's disease：the inevitability of dementia at 20 years. Mov Disord. 2008；23（6）：837-44.
101）Pfeiffer RF. Gastrointestinal dysfunction in Parkinson's disease. The Lancet Neurology. 2003；2（2）：107-16.
102）de Rijk MC, et al. Prevalence of parkinsonism and Parkinson's disease in Europe：the EUROPARKINSON Collaborative Study. European Community Concerted Action on the Epidemiology of Parkinson's disease. J Neurol Neurosurg Psychiatry. 1997；62（1）：10-15.
103）Klockgether T. Ataxias. Parkinsonism & Related Disorders. 2007；13：S391-S394.
104）長岡正範，中村隆一．運動失調患者の処置と対応．In：中村重信 編集．別冊・医学のあゆみ 神経疾患-state of arts（Ver1）．1999；東京；医歯薬出版：305-8.
105）佐々木秀直，田代邦雄．脊髄小脳変性症．In：中村重信 編集．別冊・医学のあゆみ 神経疾患-state of arts（Ver1）．1999；東京；医歯薬出版：534-7.
106）水澤英洋．脊髄小脳変性症-分類・原因・治療法．In：中村重信 編集．別冊・医学のあゆみ 神経疾患-state of arts（Ver1）．1999；東京；医歯薬出版：500-3.
107）Sample S. Incidence and prognosis of syncope. The New England Journal of Medicine. 2002；347（12）：878-85.
108）大渡凡人，竹内周平，上野太郎，寺中智，山田千尋，井口寛弘，他．高齢者歯科治療における一過性意識障害 失神（syncope）．老年歯学．2010；25（2）：261.
109）日本循環器学会学術委員会合同研究班．臨床心臓電気生理検査に関するガイドライン．Circulation Journal．2006；70（Suppl. IV）：1391-462.
110）Soteriades E, Evans J, Larson M. Incidence and prognosis of syncope. N Engl J Med. 2002；347（12）：878-85.
111）上野太郎，大渡凡人，青木香子，山田千春，齋藤有美，下山和弘，植松宏．坐位での歯科治療中に異常な低血圧を示した高齢者の2症例．老年歯学．2011；26（2）：180-1.
112）Sutton R, Benditt D, Brignole M. Syncope：diagnosis and management according to the 2009 guidelines of the European Society of Cardiology. Polskie Archiwum. 2010；120（1-2）：42-7.
113）田洞正康．めまい・失神 II．高齢者の主要症候と対応の実際．In：上田慶二 編集．高齢者診療のポイント．第1版．1999；大阪；永井書店：58-63.
114）神崎恒一，大内尉義．めまい．In：日本老年医学会 編集．老年医学テキスト．第2版．1998；東京；メジカルビュー社：43-5.
115）宇高不可思．めまい患者の処置と治療．In：中村重信 編集．別冊・医学のあゆみ 神経疾患-state of arts（Ver1）．1999；東京；医歯薬出版：290-3.
116）森秀生．機能的疾患．In：篠原幸人，水野美邦 編集．脳神経疾患のみかたABC．第1版．1993；東京；医学書院：314-20.

■呼吸器疾患

1）Vaz Fragoso C a, Gill TM. Respiratory impairment and the aging lung：a novel paradigm for assessing pulmonary function. The journals of gerontology. Series A, Biological sciences and medical sciences. 2012；67（3）：264-75.
2）Dyer C. The interaction of ageing and lung disease. Chronic respiratory disease. 2012；9（1）：63-7.
3）福地義之助．生理機能の加齢変化―呼吸器―．In：折茂肇 編集．新老年学．第1版．1993；東京；東京大学出版会：267-9.
4）Vaz Fragoso C a, Lee PJ. The aging lung. The journals of gerontology. Series A, Biological sciences and medical sciences. 2012；67（3）：233-5.
5）大渡凡人，市川賢一，植松宏．典型的な症状を欠いた後期高齢者における気管支異物の一症例．老年歯学．2000；14；307-10.
6）佐々木英忠．加齢変化と呼吸器疾患．In：日本老年医学会 編集．改訂版 老年医学テキスト．第2版．2003；東京；メジカルビュー社：278-80.
7）Shifren A, Cohen L, Castro M. Asthma. In：Shifren A, editor. Washington Manual Pulmonary Medicine Subspecialty Consult. 1st ed. 2006：New York；Lippincott Williams & Wilkins.
8）大田健．気管支喘息．臨床医．2000；26：978-83.
9）McFadden ER Jr. Asthma. In Braunwald E, Fauci AS, Kasper DL, Hauser SL, Longo DL, Jameson JL editors. Harrison's principles of internal medicine on CD-ROM. 15th ed. 2001：New York；MaGraw-Hill.
10）李施珠，佐々木英忠，関沢清久，山谷睦雄，沖永壮治．高齢者の慢性閉塞性肺疾患．nanoGIGA．1994；3（5）：815-9.

11) 木田厚瑞．高齢者の気管支喘息-病態の特徴と治療上の問題点-．日老医誌．1997；34：180-4.
12) 日本アレルギー学会．喘息予防・管理ガイドライン，協和企画，東京，2018.
13) Park HS, Choi GS, Cho JS, Kim Y-Y. Epidemiology and current status of allergic rhinitis, asthma, and associated allergic diseases in Korea：ARIA Asia-Pacific workshop report. Asian Pacific journal of allergy and immunology / launched by the Allergy and Immunology Society of Thailand. 2009；27 (2-3)：167-71.
14) Seng GF, Gay BJ. Dangers of sulfites in dental local anesthetic solutions；warning and recommendations. Journal of the American Dental Association. 1986；113 (5)：769-70.
15) US Department of Health and Human Services. Warning on prescription drugs containing sulfites. FDA Drug Bull. 1987；17：2-3.
16) American Heart Association in collaboration with ILCOR. Near-fatal asthma. Circulation. 2000；102 (Suppl I)：I237-40.
17) Decramer M, Janssens W, Miravitlles M. Chronic obstructive pulmonary disease. Lancet. Elsevier Ltd；2012；379 (9823)：1341-5.
18) Bordow E, Richard A, Andrew L, Timothy A, Ries AL. Chronic Obstructive Pulmonary Disease：Definition and Epidemiology. In：Bordow RA, Ries AL, Morris TA, editors. Manual of Clinical Problems in Pulmonary Medicine. 6th ed. 2005；New York；Lippincott Williams & Wilkins：1-7.
19) Fukuchi Y, Nishimura M, Ichinose M, Adachi M, Nagai A, Kuriyama T, et al. COPD in Japan：the Nippon COPD Epidemiology study. Respirology (Carlton, Vic.). 2004；9 (4)：458-65.
20) 日本呼吸器学会COPDガイドライン第5版作成委員会編．COPD (慢性閉塞性肺疾患) 診断と治療のためのガイドライン2018．第5版．メディカルレビュー社，東京，2018.
21) Welte T, Torres a, Nathwani D. Clinical and economic burden of community-acquired pneumonia among adults in Europe. Thorax. 2012；67 (1)：71-9.
22) Malin A. Review series：old age；pneumonia in old age. Chronic respiratory disease. 2011；8 (3)：207-10.
23) Fung HB, Monteagudo-Chu MO. Community-acquired pneumonia in the elderly. The American journal of geriatric pharmacotherapy. 2010；8 (1)：47-62.
24) El-Solh A a, Niederman MS, Drinka P. Management of pneumonia in the nursing home. Chest. 2010；138 (6)：1480-5.
25) Falsey AR, Walsh EE. Viral pneumonia in older adults. Clinical infectious diseases：an official publication of the Infectious Diseases Society of America. 2006；42 (4)：518-24.
26) 日本呼吸器学会．成人市中肺炎診療ガイドライン．2007.
27) 板橋繁，佐々木英忠．2 肺炎．総合臨床．1999；48 (増刊)：1004-9.
28) Sue Eisenstadt E. Dysphagia and aspiration pneumonia in older adults. Journal of the American Academy of Nurse Practitioners. 2010；22 (1)：17-22.
29) 中森祥隆，清田康，原田紀宏．呼吸器疾患．Medicina．2001；38 (4)：638-40.
30) Finch CE, Schneider EL. Biology of aging. In Goldman L, Bennett JC, editors. Cecil textbook of medicine CD-ROM. 21st. 2000：Philadelphia；Saunders.
31) 座名清，佐々木英忠．老人性肺炎-病態と治療．内科．2001；87 (2)：298-301.
32) 斎藤厚，健山正男，比嘉太，仲本敦，新里敬，伊志嶺朝彦．高齢者の肺炎—最近の傾向と治療—．日老医誌．1996；33：739-43.
33) Yoneyama T, Hoshimoto K, Fukuda H, et al. Oral hygiene reduces respiratory infections in eldery bed-bound nursing home patients. Arch Gerontol Geriatr. 1996；22：11-9.
34) 弘田克彦，米山武義，太田昌子ほか．プロフェッショナル・オーラル・ヘルス・ケアを受けた高齢者の咽頭細菌数の変動．日老医誌．1997；34：125-9.
35) Ohrui T. Preventive strategies for aspiration pneumonia in elderly disabled persons. The Tohoku journal of experimental medicine. 2005；207 (1)：3-12.
36) Pace CC, McCullough GH. The association between oral microorgansims and aspiration pneumonia in the institutionalized elderly：review and recommendations. Dysphagia. 2010；25 (4)：307-22.
37) El-Solh A a. Association between pneumonia and oral care in nursing home residents. Lung. 2011；189 (3)：173-80.
38) Dempsey OJ, Kerr KM, Remmen H, Denison a. R. How to investigate a patient with suspected interstitial lung disease. BMJ. 2010；340：1294-9.
39) 日本呼吸器学会．在宅呼吸ケア白書要約2010．2010；東京；メディカルビュー．
40) Coultas DB, Zumwalt RE, Black WC, Sobonya RE. The epidemiology of interstitial lung diseases. American journal of respiratory and critical care medicine. 1994；150 (4)：967-72.
41) 大田健．特発性間質性肺炎．綜合臨林．2007；56：1000-5.
42) Connors GR, Christopher-Stine L, Oddis CV, Danoff SK. Interstitial lung disease associated with the idiopathic inflammatory myopathies：what progress has been made in the past 35 years? Chest. 2010；138 (6)：1464-74.
43) O'Donohue W. Home oxygen therapy. Clinics in chest medicine. 1997；18 (3)：535-45.
44) King AC. Long-Term Home Mechanical Ventilation in the United States. Respiratory Care. 2012；57 (6)：921-30.
45) Kayser JW, Nault D, Ostiguy G. Resolving moral distress when caring for patients who smoke while using home oxygen therapy. Home Healthc Nurse. 2012；30 (4)：208-15.
46) 厚生労働省．在宅酸素療法における火気の取扱いについて．2010；12-4.

■代謝疾患

1) 糖尿病診断基準に関する調査検討委員会．糖尿病の分類と診断基準に関する委員会報告．糖尿病．2010；53 (6)：450-67.
2) Cryer PE. Hypoglycemia. In：Braunwald E, Fauci AS, Kasper DL, Hauser SL, Longo DL, Jameson JL editors. Harrison's principles of internal medicine on CD-ROM. 15th ed. 2001：New York；MaGraw-Hill.
3) Nakano T, Ito H. Epidemiology of diabetes mellitus in old age in Japan. Diabetes research and clinical practice. 2007；77 Suppl 1：S76-81.
4) 葛谷健．2型糖尿病．In：黒川清，松澤佑次 編集．内科学．第1版．1999：東京；文光堂：979-83.
5) 日本糖尿病学会．糖尿病治療ガイド2016-2017．2016：東京；文光堂．
6) Piya MK, Tahrani AA, Barnett AH. Emerging treatment options for type 2 diabetes. British Journal of Clinical Pharmacology. 2010；631-44.
7) Herman G a, Bergman A, Stevens C, Kotey P, Yi B, Zhao P, et al. Effect of single oral doses of sitagliptin, a dipeptidyl peptidase-4 inhibitor, on incretin and plasma glucose levels after an oral glucose tolerance test in patients with type 2 diabetes. The Journal of clinical endocrinology and metabolism. 2006；91 (11)：4612-9.
8) Sherwin RS. Diabetes mellitus. In Goldman L, Bennett JC, editors. Cecil textbook of medicine CD-ROM. 21st. 2000：Philadelphia；Saunders.
9) 鶴政俊，谷澤幸生．急性合併症．最新医学．2000；55：347-52.
10) Powers AC. Diabetes mellitus. In：Braunwald E, Fauci AS, Kasper DL, Hauser SL, Longo DL, Jameson JL editors. Harrison's principles of internal medicine on CD-ROM. 15th ed. 2001：New York；MaGraw-Hill.
11) Yakubovich N, Gerstein HC. Serious cardiovascular outcomes in diabetes：the role of hypoglycemia. Circulation 2011；123 (3)：342-8.
12) Munshi MN, Segal AR, Suhl E, Staum E, Desrochers L, Sternthal A, et al. Frequent hypoglycemia among elderly patients with poor glycemic control. Archives of internal medicine. 2011；171 (4)：362-4.
13) Graveling a. J, Frier BM. Review：Does hypoglycaemia cause cardiovascular events?. The British Journal of Diabetes & Vascular Disease. 2010；10 (1)：5-13.
14) 上野太郎，大渡凡人，植松宏．歯科治療後に無自覚低血糖を起こした高齢者の一例．日本老年医学会雑誌．2007；44 (Suppl)：139.
15) Desouza CV, Bolli GB, Fonseca V. Hypoglycemia, diabetes, and cardiovascular events. Diabetes care 2010；33 (6)：1389-94.
16) Johnston SS, Conner C, Aagren M, Smith DM, Bouchard J, Brett J. Evidence linking hypoglycemic events to an increased risk of acute cardiovascular events in patients with type 2 diabetes. Diabetes care 2011；34 (5)：1164-70.
17) Desouza C, Salazar H, Cheong B, Murgo J, Fonseca V. Association of Hypoglycemia and Cardiac Ischemia. Diabetes Care. 2003；26 (5)：1485-9.
18) Whitmer R a, Karter AJ, Yaffe K, Quesenberry CP, Selby JV. Hypoglycemic episodes and risk of dementia in older patients with type 2 diabetes mellitus. JAMA. 2009；301 (15)：1565-72.
19) 伊藤正毅．高齢者糖尿病の病態と治療．日老医誌．1999；36：69-81.
20) 堀貞夫．老人糖尿病の網膜症．Diabetes Fronter．1997；8：177-80.
21) 堀田饒．慢性合併症．In：島田馨編集．内科学書．第4版．1999：東京；中山書店：341-6.
22) 日本透析医学会．図説 わが国の慢性透析療法の現況 2011年12月31日現在．2012：東京；社団法人 日本透析医学会．
23) 鮴谷佳和，松本正幸．高齢者の糖尿病．nanoGIGA．1994；3 (5)：842-6.
24) 池上博司，荻原俊男．高齢者糖尿病．日本臨床．1999；57 (3)：632-6.
25) 厚生労働省．平成22年国民健康・栄養調査結果の概要．2010．http://www.mhlw.go.jp/stf/houdou/2r98520000020qbb.html
26) 池上博司，荻原俊男．6 糖尿病．綜合臨床．1999；48 増刊：1029-32.
27) 服部文子，井口昭久．高齢者糖尿病の診療指針．臨床医．2000；26 (10)：2209-12.
28) Yaffe K, Blackwell T, Kanaya a. M, Davidowitz N, Barrett-Connor E, Krueger K. Diabetes, impaired fasting glucose, and development of cognitive impairment in older women. Neurology 2004；63 (4)：658-663.
29) Zoungas S, Patel A, Chalmers J, de Galan BE, Li Q, Billot L, et al. Severe hypoglycemia and risks of vascular events and death. The New England journal of medicine. 2010；363 (15)：1410-8.
30) 青木香子，大渡凡人，山田千晴，齋藤有美，上野太郎，下山和弘，他．正午から午後にかけての歯科治療で低血糖となった高齢者の2症例．老年歯学．2011；26 (2)：245-6.

31) Jack SD. Diabetes mellitus and related disorders. In：The washington manual of medical therapeutics. 30th. 2001：Philadelphia；Lippincott Williams & Wilkins：455-72.
32) 須加原一博, 敖虎山, 杉田道子. 糖尿病患者の周術期管理. 臨床麻酔. 1999；3：507-14.
33) Stephenson E Jr., Haug RH, Murphy TA. Management of the diabetic oral and maxillofacial surgery patient. Journal of Oral & Maxillofacial Surgery. 1995；53（2）：175-82.
34) Peterson LJ. Antibiotic prophylaxis against wound infections in oral and maxillofacial surgery. Journal of Oral & Maxillofacial Surgery. 1990；48（6）：617-20.
35) Hupp J. Medical management of the surgical patient. In：Peterson LJ ed. Principles of oral and maxillofacial surgery. 1992：Philadelphia；Lippincott：19-48.
36) Tong DC, Rothwell BR. Antibiotic pdophylaxis in dentistly：A review and practice recommendations. JADA. 2000；131：366-74.
37) Lockhart P, Loven B, Brennan M. The evidence base for the efficacy of antibiotic prophylaxis in dental practice. J Am Dent Assoc. 2007；138（4）：458-74.
38) 成田琢磨. 糖尿病―病態. 治療の目標と問題点. 内科. 2001；87（2）：282-1.
39) Rose LF, Kaye D. Genetics and metabolism. In：Rose LF and Kaye D editors. Internal medicine for dentistry. 2nd ed. 1990：St Louis；Mosby.
40) 戸塚康男. 糖尿病性昏睡. 臨床医. 2000；26：1331-3.
41) 日本動脈硬化学会. 動脈硬化性疾患予防ガイドライン2018年版. 2019.
42) 井口昭久. 高齢者高脂血症. 日老医誌. 1999；36：29-34.
43) 林登志雄, 井口昭久. ＜高齢者の特性に基づく診断, 治療と問題点＞高脂血症 ―治療目標と治療の実際. 内科. 2001；87（2）：289-94.
44) Weverling-Rijnsburger AW, Blauw GJ, Lagaay AM, Knook DL, Meinders AE, Westendorp RG. Total cholesterol and risk of mortality in the oldest old. Lancet. 1997；350（9085）：1119-23.
45) 井口昭久. 高齢者における高脂血症の病態と治療指針. Modern Physicion. 1999；19（6）：723-5.
46) 北徹. 動脈硬化の成因 Section I 心血管系の機能と疫学. In：黒川清, 松澤佑次 編集. 内科学. 第1版. 1999：東京；文光堂：406-8.
47) Plasma lipid distributions in selected North American populations：the Lipid Research Clinics Program Prevalence Study. The Lipid Research Clinics Program Epidemiology Committee. Circulation. 1979；60（2）：427-39.
48) 折茂肇ら. 骨粗鬆症の予防と治療ガイドライン2011年版. 2011：東京；ライフサイエンス出版.
49) Yoshimura N, Muraki S, Oka H, Mabuchi A, En-Yo Y, Yoshida M, et al. Prevalence of knee osteoarthritis, lumbar spondylosis, and osteoporosis in Japanese men and women：the research on osteoarthritis/osteoporosis against disability study. Journal of bone and mineral metabolism. 2009；27（5）：620-8.
50) 藤原佐枝子. 危険因子. In：藤田拓男 編集. オステオポローシス診断と治療. 1999：東京；ライフサイエンス出版：26-32.
51) Finkelstein JS. Osteoporosis. In Goldman L, Bennett JC, editors. Cecil textbook of medicine CD-ROM. 21st. 2000：Philadelphia；Saunders.
52) 吉村典子, 坂田清美. 骨粗鬆症へのアプローチ その2 骨粗鬆症の実態―疫学データとそのみかた. Medical Practice. 2000；17（3）：368-77.
53) Yoshimura N, Muraki S, Oka H, Kawaguchi H, Nakamura K, Akune T. Cohort profile：research on Osteoarthritis/Osteoporosis Against Disability study. International journal of epidemiology. 2010；39（4）：988-95.
54) 日本口腔外科学会社団法人 編集. ビスホスホネート系薬剤と顎骨壊死―理解を深めていただくために―. 2008.
55) 顎骨壊死検討委員会ポジションペーパー. 2016.
56) Yoneda T, Hagino H, Sugimoto T, Ohta H, Takahashi S, Soen S, et al. Bisphosphonate-related osteonecrosis of the jaw：position paper from the Allied Task Force Committee of Japanese Society for Bone and Mineral Research, Japan Osteoporosis Society, Japanese Society of Periodontology, Japanese Society for Oral and Maxillofacial Radiology, and Japanese Society of Oral and Maxillofacial Surgeons. Journal of bone and mineral metabolism. 2010；28（4）：365-83.
57) 独立行政法人国立健康・栄養研究所. 日本人における肥満者の割合の経年的な変化. http://www0.nih.go.jp/eiken/info/pdf/03_p8.pdf
58) Kuczmarski RJ, Flegal KM, Campbell SM, Johnson CL. Increasing prevalence of overweight among US adults. The National Health and Nutrition Examination Surveys, 1960 to 1991. JAMA. 1994；272（3）：205-11.
59) Redon J, Cifkova R, Laurent S, Nilsson P, Narkiewicz K, Erdine S, et al. The metabolic syndrome in hypertension：European society of hypertension position statement. Journal of hypertension. 2008；26（10）：1891-900.
60) Aschner P. Metabolic syndrome as a risk factor for diabetes. Expert review of cardiovascular therapy. 2010；8（3）：407-12

■内分泌疾患

1) 折茂肇. 甲状腺疾患. In：折茂肇, 福地義之助 編集. 老人科診療必携. 第1版. 1989：東京；朝倉書店：234-40.
2) Jameson JL, Weetman AP. Disorders of the thyroid gland. In：Braunwald E, Fauci AS, Kasper DL, Hauser SL, Longo DL, Jameson JL editors. Harrison's principles of internal medicine on CD-ROM. 15th ed. 2001：New York；MaGraw-Hill.
3) Clutter WE. Endcrine diseases. In：The washington manual of medical therapeutics. 30th. 2001：Philadelphia；Lippincott Williams & Wilkins：473-90.
4) 橋爪潔志. 甲状腺疾患. In：日本老年医学会 編集. 改訂版 老年医学テキスト. 第2版. 2003：東京；メジカルビュー：366-70.
5) 高須信行. 内分泌クリーゼ. c. 甲状腺クリーゼ. 臨床医. 2000；26 増刊号：1367-9.
6) Carpenter BT, Peterfreund RA, Lee SL. Specific consideration with endocrine disease, Pt. 1. Evaluating the patient before anesthesia. In：Hurford WE, Bailin MT, Davison JK, Haspel KL, Rosow C editors. Clinical anesthesia prodeduce of the Massachusetts General Hospital. 5th. 1998：Philadelphia；Lippincott williams & wilkins：15-34.

■腎尿路疾患

1) エビデンスに基づくCKD診療ガイドライン2009作成委員会. エビデンスに基づくCKD診療ガイドライン2009. 2009.
2) Poggio ED, Rule AD, Tanchanco R, Arrigain S, Butler RS, Srinivas T, et al. Demographic and clinical characteristics associated with glomerular filtration rates in living kidney donors. Kidney international. 2009；75（10）：1079-87.
3) Irie F, Iso H, Sairenchi T, Fukasawa N, Yamagishi K, Ikehara S, et al. The relationships of proteinuria, serum creatinine, glomerular filtration rate with cardiovascular disease mortality in Japanese general population. Kidney international. 2006；69（7）：1264-71.
4) Keith DS, Nichols G a, Gullion CM, Brown JB, Smith DH. Longitudinal follow-up and outcomes among a population with chronic kidney disease in a large managed care organization. Archives of internal medicine. 2004；164（6）：659-63.
5) Lehrich RW, Pun PH, Tanenbaum ND, Smith SR, Middleton JP. Automated external defibrillators and survival from cardiac arrest in the outpatient hemodialysis clinic. Journal of the American Society of Nephrology：JASN. 2007；18（1）：312-20.
6) Imai E, Horio M, Iseki K, Yamagata K, Watanabe T, Hara S, et al. Prevalence of chronic kidney disease（CKD）in the Japanese general population predicted by the MDRD equation modified by a Japanese coefficient. Clinical and experimental nephrology. 2007；11（2）：156-63.
7) 堀尾勝. CKDの疫学. 治療学. 2010；44（3）：262-6.
8) 日本腎臓学会編 CKD診療ガイド2009. 1st ed. 2009：東京；東京医学社.
9) Ahya SN, Coyne DW. Renal diseases. In：The washington manual of medical therapeutics. 30th. 2001：Philadelphia；Lippincott Williams & Wilkins：256-74.
10) Lee B, Sapirstein A. Specific consideration with renal disease. In：Hurford WE, Bailin MT, Davison JK, Haspel KL, Rosow C editors. Clinical anesthesia prodeduce of the Massachusetts General Hospital. 5th. 1998：Philadelphia；Lippincott williams & wilkins：47-64.
11) Murray MD, Black PK, Kuzmik DD, Haag KM, Manatunga AK, Mullin MA, et al. Acute and chronic effects of nonsteroidal anti-inflammatory drugs on glomerular filtration rate in elderly patients. Am J Med Sci. 1995；310：188-97.
12) Swan SK, Rudy DW, Lasseter KC, Ryan CF, Buechel KL, Lambre-cht LJ. Effect of cyclooxygenase.
13) Gooch K, Culleton BF, Manns BJ, ZHang J, Alfonso H, Tonelli M, et al. NSAID use and progres-sion of chronic kidney disease. Am J Med. 2007；120：280. e1 – 280.
14) 日本透析医学会. 図説 わが国の慢性透析療法の現況 2011年12月31日現在. 2012：東京；社団法人 日本透析医学会.
15) Pun PH, Lehrich RW, Smith SR, Middleton JP. Predictors of survival after cardiac arrest in outpatient hemodialysis clinics. Clinical journal of the American Society of Nephrology：CJASN. 2007；2（3）：491-500.
16) Herzog C a. Can we prevent sudden cardiac death in dialysis patients? Clinical journal of the American Society of Nephrology：CJASN. 2007；2（3）：410-2.
17) Pun PH, Lehrich RW, Honeycutt EF, Herzog C a, Middleton JP. Modifiable risk factors associated with sudden cardiac arrest within hemodialysis clinics. Kidney international. 2011；79（2）：218-27.
18) 大澤正樹, 丹野高三, 板井一好, 岡山明, 加藤香廉, 藤島洋介, et al. 血液透析患者の死因と突然死に関する疫学研究. 日本循環器病予防学会誌. 2012；47（2）：120-38.
19) Parfrey PS, Foley RN. The clinical epidemiology of cardiac disease in chronic renal failure. Journal of the American Society of Nephrology. 1999；10（7）：1606-15.

20) 佐中孜, 樋口千恵子, 二瓶宏. 透析療法. In：黒川清, 斎藤英彦, 矢崎義雄 編集. EBM 現代内科学. 第1版. 1997：京都；金芳堂：1739-40.
21) Tzukert AA, Leviner E, Sela M. Prevention of infective endocarditis；not by antibiotics alone. Oral Surg. 1986；62：385-9.
22) Nishimura R a, Carabello B a, Faxon DP, Freed MD, Lytle BW, O'Gara PT, et al. ACC/AHA 2008 guideline update on valvular heart disease：focused update on infective endocarditis：a report of the American College of Cardiology/American Heart Association Task Force on Practice Guidelines：endorsed by the Society of Cardiovascular Ane. Circulation. 2008；118 (8)：887-96.
23) 大渡凡人, 竹内周平, 上野太郎, 寺中智, 山田千晴, 井口寛弘, 他. 高齢者歯科治療における一過性意識障害 失神 (syncope). 老年歯学. 2010；25 (2)：261.
24) 上野太郎, 大渡凡人, 青木香子, 山田千春, 齋藤有美, 下山和弘, 植松宏. 坐位での歯科治療中に異常な低血圧を示した高齢者の2症例. 老年歯学 2011；26 (2)：180-1.
25) Bleyer a J, Hartman J, Brannon PC, Reeves-Daniel a, Satko SG, Russell G. Characteristics of sudden death in hemodialysis patients. Kidney international. 2006；69 (1)：2268-73.

■肝疾患

1) 佐藤保則, 原田憲一, 中沼安二. ウイルス性肝炎の病理. 医学のあゆみ. 2002；200 (1)：9-13.
2) Satyanarayna R, Lisker-Melman M. Liver disease. In：The washington manual of medical therapeutics. 30th. 2001：Philadelphia；Lippincott Williams & Wilkins：376-93.
3) Hoofnagle JH, Lindsay KL. Acute viral hepatitis. In Goldman L, Bennett JC, editors. Cecil textbook of medicine CD-ROM. 21st. 2000：Philadelphia；Saunders.
4) 武藤泰敏 他. 劇症肝炎. 日本臨床増刊号「本症臨床統計集 (上)」. 1992；50：634-48.
5) Dienstag JL, Isselbacher KJ. Acute viral hepatitis. In：Braunwald E, Fauci AS, Kasper DL, Hauser SL, Longo DL, Jameson JL editors. Harrison's principles of internal medicine on CD-ROM. 15th ed. 2001：New York；MaGraw-Hill.
6) 日野啓輔, 沖田極. 慢性肝炎. 臨床医. 2000；26増刊：1090-2.
7) 飯野四郎. ウイルス肝炎の病因と病態に基づいた治療方針. Medical Practice. 2001；18 (1)：6-13.
8) 白鳥康史. C型肝炎ウイルス治療と肝がん発生抑止. 最新医学. 2000；55 (3)増刊号：672-82.
9) 原田英治, 村居晴洋, 福井秀雄, 村田進. ウイルス性肝炎の予後. 医学のあゆみ. 2002；200 (1)：27-31.
10) 山田剛太郎, 中田敬一. 外来で見る最近のB型肝炎の特徴. 肝胆膵. 2000；41 (1)：17-22.
11) 社団法人日本肝臓学会. 慢性肝炎診療のためのガイドライン. 2007.
12) Cleveland JL, Gooch BF, Shearer BG, Lyerla RL. Risk and prevention of hepatitis C virus infection. Implications for dentistry. Journal of the American Dental Association. 1999；130 (5)：641-7.
13) Arase Y, Kobayashi M, Suzuki F, Suzuki Y, Kawamura N, Akuta N, et al. Difference in malignancies of chronic liver disease due to non-alcoholic fatty liver disease or hepatitis C in Japanese elderly patients. Hepatology research：the official journal of the Japan Society of Hepatology. 2012；42 (3)：264-72.
14) Manuscript A. Hepatitis C in the elderly：epidemiology, natural history, and treatment. Clinical Gastroenterology and Hepatology. 2009；7 (2)：1-11.
15) Grange JD, Amiot X. Treatment of hepatitis C in elderly patients：challenge for the future or present reality?. Liver international. 2010；30 (4)：493-5.
16) Higuchi M, Tanaka E, Kiyosawa K. Epidemiology and clinical aspects on hepatitis C. Japanese journal of infectious diseases 2002；55 (3)：69-77.
17) Lu SN, Su WW, Yang SS, Chang TT, Cheng KS, Wu JC, et al. Secular trends and geographic variations of hepatitis B virus and hepatitis C virus-associated hepatocellular carcinoma in Taiwan. Int J Cancer. 2006；119 (8)：1946-52.
18) Yoshizawa H, Health P, Complete M. Hepatocellular Carcinoma Associated with Hepatitis C Virus Infection in Japan：Projection to other countries in the foreseeable future. Oncology 2002；62 (Supple 1)：8-17.
19) 渡辺明治. 肝硬変. 臨床医. 2000；26増刊号. 1093-5.
20) 田中純子, 佐々木富美子, 長神英聖ほか. 供血者集団の資料をもとにした広島県および日本におけるHBVキャリア数HCVキャリア数の推計の試み. 日本公衆衛生雑誌. 1997；44：788-96.
21) Okayama a, Stuver SO, Tabor E, Tachibana N, Kohara M, Mueller NE, Tsubouchi H. Incident hepatitis C virus infection in a community-based population in Japan. Journal of viral hepatitis 2002；9 (1)：43-51.
22) Alter MJ. Epidemiology of hepatitis C virus infection. World journal of gastroenterology：WJG 2007；13 (17)：2436-41.
23) Huang CF, Chuang WL, Yu ML. Chronic hepatitis C infection in the elderly. Kaohsiung J Med Sci. 2011；27 (12)：533-7.
24) Shepard CW, Finelli L, Alter MJ. Global epidemiology of hepatitis C virus infection. The Lancet infectious diseases 2005；5 (9)：558-67.
25) Global burden of disease (GBD) for hepatitis C. Journal of clinical pharmacology 2004 Jan；44 (1)：20-9.
26) Gramenzi A, Conti F, Cammà C, Grieco A, Picciotto A, Furlan C, et al. Hepatitis C in the elderly：A multicentre cross-sectional study by the Italian Association for the Study of the Liver. Digestive and liver disease：official journal of the Italian Society of Gastroenterology and the Italian Association for the Study of the Liver 2012；44 (8)：674-680.
27) Domínguez A, Bruguera M, Vidal J, Plans P, Salleras L. Community-based seroepidemiological survey of HCV infection in Catalonia, Spain. J Med Virol. 2001；65 (4)：688-93.
28) Sun C a, Chen HC, Lu SN, Chen CJ, Lu CF, You SL, Lin SH. Persistent hyperendemicity of hepatitis C virus infection in Taiwan：the important role of iatrogenic risk factors. Journal of medical virology 2001；65 (1)：30-4.
29) Armstrong G, Wasley A. The prevalence of hepatitis C virus infection in the United States, 1999 through 2002. Ann Intern Med. 2006；144 (10)：705-14.
30) Balogun M a, Ramsay ME, Hesketh LM, Andrews N, Osborne KP, Gay NJ, Morgan-Capner P. The prevalence of hepatitis C in England and Wales. The Journal of infection 2002；45 (4)：219-26.
31) 古川恵一. 針刺し事故 (HBV, HCV, HIV感染予防). In：Medical Practice 編集委員会 編集. 図解救急・応急処置ガイド 救急・応急時に必ず役立つ基本手技と処置のすべて. Medical Practice 15 臨時増刊号. 1998；182-5.
32) Davis GL, Alter MJ, El-Serag H, Poynard T, Jennings LW. Aging of hepatitis C virus (HCV) -infected persons in the United States：a multiple cohort model of HCV prevalence and disease progression. Gastroenterology 2010；138 (2)：513-21, 521. e1-6.
33) Cainelli F. Hepatitis C virus infection in the elderly：epidemiology, natural history and management. Drugs & aging 2008；25 (1)：9-18.
34) Gramenzi A, Conti F, Felline F, Cursaro C, Riili a, et al. Hepatitis C Virus-related chronic liver disease in elderly patients：an Italian cross-sectional study. Journal of viral hepatitis 2010；17 (5)：360-6.
35) 野村智義, 大渡凡人, 石川直人, 高橋浩, 佐野真弘, 海野雅浩, 他. 高齢歯科患者における感染症の実態. 老年歯学. 1997；11 (3)：266-7.
36) 山田剛太郎. 高齢者の急性/慢性肝炎の特徴. 肝胆膵. 2000；40 (5)：695-9.
37) 那須繁, 滝下信二, 井上幹夫. 健診受診者におけるHBS抗原およびHCV抗体検査結果について. 日健診誌. 1996；23：353-60.
38) 田中純子, 守屋尚, 佐々木富美子, 水戸英寿, 小山富子, 能登裕志, 他. B型肝炎の疫学. 肝胆膵. 1993；27 (4)：495-500.
39) Demas PN, McClain JR. Hepatitis：implications for dental care. Oral Surgery, Oral Medicine, Oral Pathology, Oral Radiology, & Endodontics. 1999；88 (1)：2-4.
40) Nagao Y, Matsuoka H, Kawaguchi T, Ide T, Sata M. HBV and HCV infection in Japanese dental care workers. International Journal of Molecular Medicine. 2008；791-9.
41) Gillcrist JA. Hepatitis viruses A, B, C, D, E, and G：Implications for denatal personnel. JADA. 1999；130：509-20.
42) Ippolito G, Puro V, Petrosillo N, De Carli G, Micheloni G, Magliano E. Simultaneous infection with HIV and hepatitis C virus following occupational conjunctival blood exposure. JAMA. 1998；280(1)：28.
43) Sartori M, La Terra G, Aglietta M, Manzin A, Navino C, Verzetti G. Transmission of hepatitis C via blood splash into conjunctiva. Scandinavian Journal of Infectious Diseases. 1993；25 (2)：270-1.
44) Polish LB, Tong MJ, Co RL, Coleman PJ, Alter MJ. Risk factors for hepatitis C virus infection among health care personnel in a community hospital. AJIC. 1993；21 (4)：196-200.
45) Anonymous：Recommendations for prevention and control of hepatitis C virus (HCV) infection and HCV-related chronic disease. Centers for Disease Control and Prevention. Morbidity & Mortality Weekly Report. Recommendations & Reports. 1998；47 (RR-19)：1-39.
46) Centers for Disease Control：Recommended infection control practices for dentistry. MMWR. 1993；42 (RR-8)：1-12.
47) Hadler SC, Margolis HS. Hepatitis B immunization Vaccine types, efficacy, and indications for immunization. In：Remington JS, Swartz MN editors. Current Topics in Infectious Diseases. 1992：Boston；Blackwell Scientific Publications：282.
48) Wainwright RB, Bulkow LR, Parkinson AJ, Zanis C, McMahon BJ. Protection provided by hepatitis B vaccine in a Yupik Eskimo population-results of a 10-year study. Journal of Infectious Diseases. 1997；175 (3)：674-7.
49) 柴田清. 医療従事者の針刺し事故への対応. medicina. 1998；35 (11)増刊号：401-3.
50) Stoffel R, Wiestner a, Skoda RC. Thrombopoietin in thrombocytopenic mice：evidence against regulation at the mRNA level and for a direct regulatory role of platelets. Blood 1996；87 (2)：567-73.
51) 鍛冶恭介, 寺崎修一, 金子周一, 小林健一. 肝硬変患者のフォローアップ法. Medical practice. 2001；18 (1)：79-83.
52) Michitaka K, Nishiguchi S, Aoyagi Y, Hiasa Y, Tokumoto Y, Onji M. Etiology of liver cirrhosis in Japan：a nationwide survey. Journal of gastroenterology 2010；45 (1)：86-94.
53) Dunbar JK, Crombie IK. The rising tide of liver Cirrhosis mortality in the UK：can its halt be predicted?. Alcohol and alcoholism (Oxford, Oxfordshire) 2011；46 (4)：459-63.

54) Michalowski P, Bailin M. Specific consideration with liver disease. In : Hurford WE, Bailin MT, Davison JK, Haspel KL, Rosow C editors. Clinical anesthesia prodedure of the Massachusetts General Hospital. 5th. 1998 ; Philadelphia ; Lippincott williams & wilkins ; 65-77.
55) 汐田剛史, 能美隆啓, 藤井容子, 川崎寛中. 高齢者の肝硬変の特徴. 肝胆膵. 2000 ; 40 (5) ; 701-5.
56) 辻井正. 肝硬変の肝機能検査. In ; 岡博 編集. 内科 MOOK 34 肝硬変. 1987 ; 東京 ; 金原出版 ; 167.
57) 厚生省医薬安全局. 医薬品・医療用具等安全性情報 No. 160. 2000.

■血液疾患

1) Blinder MA. Anemia and transfusion therapy. In ; The washington manual of medical therapeutics. 30th. 2001 ; Philadelphia ; Lippincott Williams & Wilkins ; 413-28.
2) 宮腰重三郎. 貧血 anemia. Medicina. 2001 ; 38 (4) ; 658-60.
3) 森直由美. 貧血. In ; 日本老年医学会 編集. 老年医学テキスト. 第1版. 1998 東京 ; メジカルビュー社 ; 289-91.
4) 高崎優. 高齢者貧血―病態と診療上の問題点. 内科. 2001 ; 87 (2) ; 302-6.
5) Stander PE. Anemia in the elderly. Symptoms, causes, and therapies. Postgraduate Medicine. 1989 ; 85 (2) ; 85-90, 92, 96.
6) Lewis R. Anemia-a common but never a normal concomitant of aging. Geriatrics. 1976 ; 31 (12) ; 53-60.
7) 堤久. 加齢変化と血液疾患. In ; 日本老年医学会 編集. 改訂版 老年医学テキスト. 第2版. 2003 ; 東京 ; メジカルビュー ; 389-91.
8) 白倉卓夫ほか. 老年者末梢血液像と赤血球産生能の変化. 日老医誌. 1978 ; 15 ; 151-7.
9) 白倉卓夫, 武仁. 高齢者疾患の臨床像の特徴-貧血-. Geriatr Med. 1994 ; 32 ; 271.
10) 高崎優. 高齢者における貧血の鑑別と対策. Modern Physicion. 1999 ; 19 (6) ; 746-9.
11) Gilliland DG. Myelodysplastic syndrome. In Goldman L, Bennett JC, editors. Cecil textbook of medicine CD-ROM. 21st. 2000 ; Philadelphia ; Saunders. .
12) 大野竜三. 骨髄異形成症候群. In ; 高久 史麿 他監. 新臨床内科学 CD-ROM. 第7版. 1999 ; 東京 ; 医学書院.
13) Marc Shuman. Hemorrhagic Disorders : Abnormalities of Platelet and Vascular Function. In Goldman L, Bennett JC, editors. Cecil textbook of medicine CD-ROM. 21st. 2000 ; Philadelphia ; Saunders.
14) Frederiksen H, Schmidt K. The incidence of idiopathic thrombocytopenic purpura in adults increases with age. Blood. 1999 ; 94 (3) ; 909-13.
15) Omine M. Epidemiology and long-term prognosis of ITP. Nippon Rinsho. 2003 ; 61 (4) ; 655-63.
16) 金田敏郎. 血液凝固異常患者の歯科治療. 日本歯科医師会雑誌. 1993 ; 46 ; 29-34 ; 1993.
17) Demas PN, McClain JR. Hepatitis : implications for dental care. Oral Surgery, Oral Medicine, Oral Pathology, Oral Radiology, & Endodontics. 1999 ; 88 (1) ; 2-4.
18) 池田康夫. 紫斑病. In ; 高久 史麿 他監. 新臨床内科学 CD-ROM. 第7版. 1999 ; 東京 ; 医学書院.
19) 大渡凡人, 鈴木淳子, 植松宏. 著しい血小板減少を伴う血液疾患患者2症例の歯科治療時の全身管理経験. 障害者歯科. 2001 ; 22 (4) ; 437.
20) The American Society of Hematology ITP Practice Guideline Panel. Diagnosis and treatment of idiopathic thrombocytopenic purpura ; recommendations of the American Society of Hematology. Ann Intern Med. 1997 ; 126 (4) ; 319-26.
21) Tabatabai A. Disorders of hemostasis. In ; The washington manual of medical therapeutics. 30th. 2001 ; Philadelphia ; Lippincott Williams & Wilkins ; 394-412.
22) Rose LF, Steinberg BJ. The medically compromised patient. In ; Zambito RF, Black HA, Tesch LB ed. Hospital dentistry, Practice and education. 1997 ; St. Louis ; Mosby ; 163-201.
23) De Rossi SS, Glick M. Dental considerations in asplenic patients. J Am Dent Assoc. 1996 ; 127 (9) ; 1359-63.
24) 戸川敦. 多発性骨髄腫の疫学. 日本臨床. 2007 ; 65 (12) ; 2155-9.
25) 日本造血細胞移植学会. 造血細胞移植ガイドライン 多発性骨髄腫. 1st ed. 日本造血細胞移植学会 ; 2010.
26) Paper AP. American Association of Oral and Maxillofacial Surgeons position paper on bisphosphonate-related osteonecrosis of the jaws. Journal of oral and maxillofacial surgery : official journal of the American Association of Oral and Maxillofacial Surgeons. 2007 ; 65 (3) ; 369-76.
27) Parisi E, Draznin J, Stoopler E, Schuster SJ, Porter D, Sollecito TP. Acute myelogenous leukemia : Advances and limitations of treatment. Oral Surgery, Oral Medicine, Oral Pathology, Oral Radiology, and Endodontology. 2002 ; 93 (3) ; 257-63.
28) 宮脇修一. 急性骨髄性白血病（AML）. 綜合臨牀. 2007 ; 56 ; 1384-94.
29) 薄井紀子. 白血病. 医学のあゆみ. 2007 ; 222 (13) ; 1056-62.
30) Druker BJ, Guilhot F, O'Brien SG, Gathmann I, Kantarjian H, Gattermann N, et al. Five-year follow-up of patients receiving imatinib for chronic myeloid leukemia. The New England journal of medicine. 2006 ; 355 (23) ; 2408-17.
31) Kinane D. Blood and lymphoreticular disorders. Periodontol 2000. 2000 ; 21 ; 84-93.
32) Mckenna SJ, Hupp EJR. Leukemia. Oral surgery, oral medicine, oral pathology, oral radiology, and endodontics. 2000 ; 89 (2) ; 137-9.
33) Epstein JB, Raber-Durlacher JE, Raber-Drulacher JE, Wilkins A, Chavarria M-G, Myint H. Advances in hematologic stem cell transplant : an update for oral health care providers. Oral surgery, oral medicine, oral pathology, oral radiology, and endodontics. 2009 ; 107 (3) ; 301-12.

■膠原病

1) 東威. 慢性関節リウマチ. In ; 島田馨 編集. 内科学書. 第4版. 1999 ; 東京 ; 中山書店 ; 868-72.
2) Arnett FC. Rheumatoid arthritis. In Goldman L, Bennett JC, editors. Cecil textbook of medicine CD-ROM. 21st. 2000 ; Philadelphia ; Saunders.
3) Arnett FC, Edworthy SM, Bloch D a, McShane DJ, Fries JF, Cooper NS, Healey L a, et al. The American Rheumatism Association 1987 revised criteria for the classification of rheumatoid arthritis. Arthritis and rheumatism. 1988 ; 31 (3) ; 315-24.
4) Aletaha D, Neogi T, Silman AJ, Funovits J, Felson DT, Bingham CO, et al. 2010 Rheumatoid arthritis classification criteria : an American College of Rheumatology/European League Against Rheumatism collaborative initiative. Arthritis and rheumatism 2010 ; 62 (9) ; 2569-81.
5) van der Linden MPM, Knevel R, Huizinga TWJ, van der Helm-van Mil a HM. Classification of rheumatoid arthritis : comparison of the 1987 American College of Rheumatology criteria and the 2010 American College of Rheumatology/European League Against Rheumatism criteria. Arthritis and rheumatism 2011 ; 63 (1) ; 37-42.
6) 伊藤立志, 浅原廣澄, 三井弘. 慢性関節リウマチ. 臨床麻酔. 1999 ; 23 (6) ; 977-85.
7) 越智隆弘ら. 関節リウマチの診療マニュアル（改訂版）診断のマニュアルと EBM に基づく治療ガイドライン. 2004 ; 東京 ; 財団法人日本リウマチ財団.
8) Smolen JS, Landewé R, Breedveld FC, Dougados M, Emery P, Gaujoux-Viala C, et al. EULAR recommendations for the management of rheumatoid arthritis with synthetic and biological disease-modifying antirheumatic drugs. Annals of the rheumatic diseases. 2010 ; 69 (6) ; 964-75.
9) Saag KG, Teng GG, Patkar NM, Anuntiyo J, Finney C, Curtis JR, et al. American College of Rheumatology 2008 recommendations for the use of nonbiologic and biologic disease-modifying anti-rheumatic drugs in rheumatoid arthritis. Arthritis and rheumatism. 2008 ; 59 (6) ; 762-84.
10) Colmegna I, Ohata BR, Menard H a. Current understanding of rheumatoid arthritis therapy. Clinical pharmacology and therapeutics 2012 ; 91 (4) ; 607-20.
11) Klareskog L, Catrina AI, Paget S. Rheumatoid arthritis. lancet 2009 ; 373 (9664) ; 659-72.
12) 小竹良文, 森崎浩. 自己免疫疾患と麻酔. 臨床麻酔. 1999 ; 23 (6) ; 945-53.
13) 後藤眞. 慢性関節リウマチ. In ; 日本老年医学会 編集. 老年医学テキスト. 第1版. 1998 ; 東京 ; メジカルビュー社 ; 284-5.
14) 山本一彦. 関節リウマチ. In ; 日本老年医学会 編集. 改訂版 老年医学テキスト. 第2版. 2003 ; 東京 ; メジカルビュー ; 384-7.
15) 一般社団法人日本リウマチ学会 生物学的製剤使用ガイドライン策定小委員会. 関節リウマチ（RA）に対する TNF 阻害薬使用ガイドライン 2012年改訂版. 2012 ; 4-8.
16) Thompson AE, Rieder SW, Pope JE. Tumor necrosis factor therapy and the risk of serious infection and malignancy in patients with early rheumatoid arthritis : a meta-analysis of randomized controlled trials. Arthritis and rheumatism. 2011 ; 63 (6) ; 1479-85.
17) Lockhart P, Loven B, Brennan M. The evidence base for the efficacy of antibiotic prophylaxis in dental practice. J Am Dent Assoc. 2007 ; 138 (4) ; 458-74.
18) Celiker R, Gokce-Kutsal Y, Eryilmaz M. Temporomandibular joint involvement in rheumatoid arthritis. Relationship with disease activity. Scandinavian Journal of Rheumatology. 1995 ; 24 (1) ; 22-5.
19) Kent JN, Carlton DM, Zide MF. Rheumatoid disease and related arthropathies. II . Surgical rehabilitation of the temporomandibular joint. Oral Surgery, Oral Medicine, Oral Pathology. 1986 ; 61(5) ; 423-39.

■ 全身的偶発症にはどう対応するか

1) 大渡凡人，竹内周平，上野太郎，寺中智，山田千晴，井口寛弘, et al. 高齢者歯科治療における一過性意識障害 失神 (syncope). 老年歯学. 2010；25 (2)：261.
2) Abdullah BJ. Teong LK. Mahadevan J. Jalaludin A：Dental prosthesis ingested and impacted in the esophagus and orolaryngopharynx. J Otolaryngol. 1998；27 (4)：190-4.
3) 山田守正，阿部麻子，奥井憲三，夏目長門，嘉悦淳男，新井豊久．歯科に関連のある食道異物，気管・気管支異物について．日歯医誌．1989；17 (2)：329-37.
4) Berg R a, Hemphill R, Abella BS, Aufderheide TP, Cave DM, Hazinski MF, et al. Part 5：adult basic life support：2010 American Heart Association Guidelines for Cardiopulmonary Resuscitation and Emergency Cardiovascular Care. Circulation. 2010；122 (18 Suppl 3)：S685. 705.
5) Koster RW, Baubin M a, Bossaert LL, Caballero A, Cassan P, Castren M, et al. European Resuscitation Council Guidelines for Resuscitation 2010 Section 2. Adult basic life support and use of automated external defibrillators. Resuscitation. 2010；81 (10)：1277-92.
6) Sorudi A, Shipp HE, Stepanski BM, Ray LU, Murrin PA, Chen TC, et al. Adult foreign body airway obstruction in the prehospital setting. Prehospital Emergency Care. 2007；11 (1)：25. 9.
7) 大川内誠，住友雅人．歯科治療中における食道・気管内異物事故とその対策．東京都歯科医師会雑誌．1997；45 (8)：487-93.
8) 佐々間泰司，上田 裕．歯科治療中の誤嚥・誤飲症例の検討―幼児抜去歯誤嚥死亡事故を中心に―．歯界展望．1991；77 (6)：1385-95.
9) 椙山加綱，佐藤 裕，西原正弘，吉富達志，横山幸三．歯科補綴物を誤嚥したのち誤飲した症例．日歯麻誌．1997；25 (1)：102-3.
10) 水野道成，岡本吉彦，山本晴彦．歯科補綴物を誤嚥した後に再誤飲した一症例．老年歯学．1998；12：185-9.
11) 福本潤二，八尾正己，加納 聡，植田浩志，田中 彰．歯科治療中に発生した気管内異物の3症例．日歯麻誌．1992；20：718-24.
12) Cameron SM, Whitlock WL, Tabor MS. Foreign body aspiration in dentistry：a review. Journal of the American Dental Association. 1996；127 (8)：1224-9.
13) Seals ML, Andry JM, Kellar PN. Pulmonary aspiration of a metal casting：report of case. Journal of the American Dental Association. 1988；117 (5)：587-8.
14) Gibbons CL, Woodwards RT. The aspirated foreign body-an unusual diagnostic marker. British Dental Journal. 1988；165 (8)：294-5.
15) 厚生労働省．平成21年度「不慮の事故死亡統計」の概況．
16) 東海林哲郎，奈良理．6．誤嚥・窒息 II．高齢者の救急医療．綜合臨床．1999；48増刊：1122-8.
17) American Heart Association in collaboration with ILCOR. Part 3：Adult basic life support. Circulation. 2000；102 (Suppl I)：I22-59.
18) Nolan JP, Soar J, Zideman D a, Biarent D, Bossaert LL, Deakin C, et al. European Resuscitation Council Guidelines for Resuscitation 2010 Section 1. Executive summary. Resuscitation. 2010；81(10)：1219-76.
19) JS R. The choking controversy：critique of evidence on the Heimlich maneuver. Critical care medicine. 1979；7 (10)：475. 9.
20) Proceedings of the 2005 International Consensus on Cardiopulmonary Resuscitation and Emergency Cardiovascular Care Science with Treatment Recommendations. Resuscitation. 2005；67 (2)：157. 341.
21) 大渡凡人，市川賢一，植松宏．典型的な症状を欠いた後期高齢者における気管支異物の一症例．老年歯学．2000；14：307-10.
22) Szabo M, Buris L. Foreign bodies of dental origin in the esophagus. Oral Surgery, Oral Medicine, Oral Pathology. 1972；34 (2)：196-8.
23) 渡辺麻紀子，大渡凡人，上野太郎，国森健太郎，植松宏，俣木志朗．消化管異物が回盲弁付近に約2ヵ月間停滞し直腸鏡により摘出した後期高齢者の一例．障歯誌．2007；28 (3)：470.
24) Swan HJ, Forrester JS, Diamond G, Chatterjee K, Parmley WW. Hemodynamic spectrum of myocardial infarction and cardiogenic shock. A conceptual model. Circulation. 1972；45 (5)：1097-110.
25) 長谷川昭．ショック患者へのアプローチ．In：黒川清，松澤佑次 編集．内科学．第1版．東京；文光堂；1999. p.593-7.
26) Holmes DR. Cardiogenic shock. In Goldman L, Bennett JC, editors. Cecil textbook of medicine CD-ROM. 21st. 2000；Philadelphia；Saunders；502-7.
27) 目野亜希，鈴川正之．アナフィラキシーショックの治療．内科．1998；81 (5)：912-4.
28) Parrillo JE. Approach to the patient with shock. In Goldman L, Bennett JC, editors. Cecil textbook of medicine CD-ROM. 21st. 2000；Philadelphia；Saunders；495-502.
29) 立石睦人．アナフィラキシーショック．臨床医．2000；26増刊号：1380-2.
30) 加藤博之．7 ショック．綜合臨床．1999；48：1129-33.
31) Lieberman P, Camargo C a, Bohlke K, Jick H, Miller RL, Sheikh A, et al. Epidemiology of anaphylaxis：findings of the American College of Allergy, Asthma and Immunology Epidemiology of Anaphylaxis Working Group. Annals of allergy, asthma & immunology. official publication of the American College of Allergy, Asthma, & Immunology. 2006；97 (5)：596-602.
32) 井口寛弘，大渡凡人，上野太郎，若杉葉子，竹内周平，寺中 智, et al. セファクロルによりアナフィラキシーショックとなった高齢者の一例．日本老年歯科医学会総会・学術大会プログラム・抄録集．2009；79.
33) Pittman A, Castro M. Allergy and immunology. In：The washington manual of medical therapeutics. 30th. Philadelphia：Lippincott Williams & Wilkins；2001. p. 241-55.
34) Kato H, Enoki M, Takashima T, et al. Anaphylactic reaction induced by diclofenac. Tohoko J Exp Med. 1996；179：55-9.
35) Moffitt JE, Yates AB, Stafford CT. Allergy to insect stings. A need for improved preventive management. Postgraduate Medicine. 1993；93 (8)：197-9, 203-4, 207-8.
36) 松下哲．心不全・ショック．In：折茂肇 編集．新老年学．第1版．1993；東京：東京大学出版会；425-74.
37) 笹平直樹．ショック．内科．1998；81 (I6)：1005.
38) Kollef MH. Clitical care. In：The washington manual of medical therapeutics. 30th. Philadelphia：Lippincott Williams & Wilkins；2001. p. 195-215.
39) 久志本成樹，須崎紳一郎．ショックの鑑別診断と初期治療の考え方．内科．1998；81 (5)：10-3.
40) Koster RW, Sayre MR, Botha M, Cave DM, Cudnik MT, Handley AJ, et al. Part 5 Adult basic life support：2010 International consensus on cardiopulmonary resuscitation and emergency cardiovascular care science with treatment recommendations. Resuscitation. 2010；81 Suppl 1；e48-70.
41) Nolan JP, Hazinski MF, Billi JE, Boettiger BW, Bossaert L, de Caen AR, Deakin CD, Drajer S, Eigel B, Hickey RW, Jacobs I, Kleinman ME, Kloeck W, Koster RW, Lim SH, Mancini ME, Montgomery WH, Morley PT, Morrison LJ, Nadkarni VM, O'Connor RE, Okada K, Perlman JM, Sayre MR, Shuster M, Soar J, Sunde K, Travers AH, Wyllie J, Zideman D. Part 1：Executive summary：2010 International Consensus on Cardiopulmonary Resuscitation and Emergency Cardiovascular Care Science With Treatment Recommendations. Resuscitation 2010；81 Suppl 1；e1-25.
42) 日本蘇生協議会，日本救急医療財団, editors. JRC蘇生ガイドライン2015. 2015.
43) Stross JK. Maintaining competency in advanced cardiac life support skills. JAMA：the journal of the American Medical Association 1983；249 (24)：3339-41.

索 引

■ ア 行

アシドーシス 272
アスパラ銀酸アミノトランスフェラーゼ 283
アスピリン 40, 51
アスピリン喘息 53
アセトアミノフェン 54, 272
アテローム血栓性梗塞 197
アドレナリン 29, 78, 253
アナフィラキシーショック 47, 309, 318
アポトーシス 62
アモキシシリン 157
アラニンアミノトランスフェナーゼ 283
アルツハイマー病 205, 207
アルブミン 290
アレルギー反応 318
アンギオテンシンⅡ 68
アンギオテンシン変換酵素 68
安静時12誘導心電図 38
安静時狭心症 87
安定狭心症 87
異化作用 240
易感染性 247
異型狭心症 87
移植片対宿主病 303
異所性収縮 121
一次救命処置 322
一次通過効果 278
胃腸障害 48, 54
一過性意識障害 220
一過性脳虚血発作 196, 200
遺伝性歯状核赤核・淡蒼球ルイ体萎縮症 219
遺伝性脊髄小脳変性症 218
医療事故 3
医療訴訟 5
インスリン 240, 241, 243, 249
インターフェロン 280, 281, 283
インフォームドコンセント 212
ウイルスマーカー 285
植込み型除細動器 177, 181, 326
植込み型デバイス 109, 177
ヴォーン・ウィリアムズ分類 108
運動失調 217
運動負荷心電図 90
永続性心房細動 113
エリスロポエチン 266
塩基性NSAIDs 272
嚥下障害 195, 203, 212
塩酸イミプラミン 31

塩酸プロプラノロール 31
塩酸メピバカイン 33
炎症性サイトカイン 306
エンテカビル 281
オーラルジスキネジア 219
お薬手帳 20
オリーブ橋小脳萎縮症 218

■ カ 行

回復体位 327
解離性大動脈瘤 174
核酸アナログ・インターフェロン 281
核酸アナログ製剤 281
拡張型心筋症 169
拡張不全 134
片手リキャップ法 287
片麻痺 194
活性化部分トロンボプラスチン時間 293
カテーテルアブレーション 107, 108, 115, 120, 123
カテコールアミン 16, 34
カフ 36
粥状硬化 170
カルシウム拮抗薬 31
カルシウム非保持性利尿薬 31
肝炎 279
肝炎ウイルス 279
寛解 302
寛解後療法 301
寛解導入療法 301
冠血栓性狭心症 87
肝硬変 289
肝障害 48, 54
冠状動脈 85, 86
関節リウマチ 304
感染症ショック 318
感染性心内膜炎 149, 150
完全房室ブロック 133
冠動脈硬化症 170
冠動脈疾患 85
冠動脈ステント 90
冠動脈バイパス術 92
灌流圧 71
冠攣縮性狭心症 87
期外収縮 121
気管支拡張薬 230
気管支喘息 229
起坐呼吸 136
器質的狭心症 87
偽性高血圧 74
気絶心筋 87

基底核変性疾患 213
気道異物 310, 311
気道閉塞 314
急性肝炎 280
急性間質性肺炎 237
急性冠症候群 95
急性骨髄性白血病 300
急性心不全 134
急性リンパ芽球性白血病 301
吸入ステロイド 230
狭心症 87
狭心症発作 88
狭心痛 88
胸痛観察室 97
胸部大動脈瘤 173
局所麻酔 29, 34, 78, 112, 203
虚血性心疾患 85, 86
起立性高血圧 64
起立性低血圧 64, 83
菌血症 154
菌交代現象 48
筋固縮 215
クモ膜下腔 199
クモ膜下出血 198
グルコース 241
クレアチニンクリアランス 266
経口血糖降下薬 56
経皮的冠動脈形成術 90
経皮的酸素飽和度 37
劇症肝炎 292
血圧 24, 36, 64
血圧異常 66
血液透析 274, 276
血液脳関門 272
血液分布異常性ショック 318
血管収縮薬 33
血管性認知症 199, 205, 208
血管迷走神経性失神 309
血行再建術 90
結晶性能力 187
血小板 40
血小板凝集抑制薬 39
血小板数 297
血清トランスアミナーゼ 283
血栓溶解療法 94
血糖値 34
健康寿命 12
見当識障害 206
ケント束 123
高LDLコレステロール血症 253
抗悪性腫瘍薬 21
降圧薬 57

抗うつ薬　22
交感神経　187
後期高齢者　12
抗凝固薬　22，41
抗菌薬　46
抗菌薬関腸炎　47
口腔ケア　204，236，302
高血圧　39
高血圧急迫症　71，72
高血圧緊急症　71，72，201
高血圧症　66
高血圧性危機　71，73，80
高血圧性脳症　201
抗血小板薬　202
膠原病　304
交叉免疫　141
甲状腺機能亢進症　261
甲状腺機能低下症　264
甲状腺クライシス　263
抗精神病薬　22
抗てんかん薬　22
高トリグリセライド血症　254
抗認知症薬　20
抗不整脈薬　22
誤嚥　235
誤嚥性肺炎　195，203，235
呼吸音　26
呼吸器　227
呼吸器感染症　203
呼吸困難　229
呼吸細気管支炎関連性間質性肺疾患　237
国際予後予測スコアリングシステム　296
黒質　213
骨髄異形成症候群　295
骨髄破壊的移植　303
骨髄非破壊的移植　303
骨粗鬆症　255，307
孤立性心房細動　114
コンサルテーション　4，26

■ サ 行

再灌流療法　94
細小血管症　247
細小動脈硬化　171
再生不良性貧血　295
在宅酸素療法　238
在宅人工呼吸療法　238
サイロキシン　261
左室駆出率　135
殺菌作用　46
サリドマイド　299

三環系抗うつ薬　31
三尖弁　142
酸素分圧　227
酸素飽和度　26
地固め療法　301
子癇　72
歯間乳頭　35
ジギタリス中毒　117，140
糸球体濾過量　268
シクロオキシゲナーゼ　51
刺激伝導系　62
止血機序　294
自己免疫疾患　306
脂質　254
脂質異常症　253
四肢麻痺　194
シシリアン・ガンビット　108
ジストニー　219
姿勢反射障害　215
歯性病巣感染　146
死戦期呼吸　323
持続性心房細動　113
疾患修飾性抗リウマチ薬　306
失語　195，203，204
失神　220
失神の原因　222
自転車エルゴメータ法　38
自動血圧計　36
自動能亢進　105
若年型パーキンソン病　214
シャント　165
収縮期高血圧　74
収縮不全　134
出血傾向　54，293
出血時間　297
症候性パーキンソニズム　215
小循環　60
小脳皮質性萎縮症　218
静脈内鎮静法　272，278
食後性低血圧　83
食道異物　310，311，314
食道静脈瘤　289
除細動　115
ショック　317，320，321
初発狭心症　87
徐脈　24
徐脈性不整脈　112，128
自律神経機能　187
心筋梗塞　92
心筋症　167
神経細胞　186
神経疾患　186

神経障害　48
心原性ショック　94，318
心原性塞栓症　196
人工呼吸　325
人工心肺下冠動脈バイパス術　92
人工ペースメーカー　130，177
人工弁置換術　146，147
人工弁置換術後感染性心内膜炎　151
心室細動　94，106，124
心室性期外収縮　121
心室中隔欠損症　161
心室頻拍　124
浸潤麻酔　34
腎障害　48，55
腎性高血圧症　67
腎性骨胃栄養症　271
振戦　215
心臓移植　138
心臓カテーテル検査　90
心臓再同期療法　177，181
心臓超音波検査　90
心臓突然死　98
心臓弁膜症　142
心停止　322
心電図　37，90
心肺圧受容器反射　64
心肺蘇生　322
心拍数　24，37
心拍動下冠動脈バイパス術　92
心不全　134
心房細動　113
心房性期外収縮　121
心房中隔欠損症　161
推算糸球体濾過量　268，269
膵臓　241
錐体路　194
スクリーニング　23
スティーブンス・ジョンソン症候群　19
ステロイド　234，255
ステロイドパルス療法　270
ストレス　15，202，250
スルホニル尿素薬　56，246，249
静菌作用　46
成人先天性心疾患　160
生体リズム　187
生物学的年齢　14
咳　229
脊髄小脳失調症　218
脊髄小脳変性症　216
赤血球数　294
セフェム系　46
セロコンバージョン　281

前期高齢者 12
線条体黒質変性症 218
全身的偶発症 4, 10
喘息 229
先天性QT延長症候群 127
喘鳴 229
せん妄 206
増悪型狭心症 87
早期興奮症候群 123
早期収縮 121
造血幹細胞移植 296, 303
造血器障害 48
早朝血圧上昇 76
僧帽弁 142
僧帽弁狭窄症 144
僧帽弁閉鎖不全 144

■ タ 行

大血管症 247
代謝 240
体循環 60
大循環 60
大動脈解離 174
大動脈硬化症 170
大動脈弁 142
大動脈弁狭窄症 144
大動脈弁閉鎖不全症 144
大動脈瘤 171
大脳基底核 213, 214
多系統萎縮症 218
黄昏症候群 206
ダビガトラン 115, 197
ダビガトランエテキシラートメタンスルホン酸塩 41
炭酸ガス分圧 227
単麻痺 194
チアノーゼ 23, 163
知的機能障害 205
遅発性痙攣 198
中毒性皮膚壊死症 19
中膜硬化 171
超高齢期 12
直接的経皮的冠動脈インターベンション 94
治療抵抗性高血圧 74
チロキシン 261
対麻痺 194
低HDLコレステロール血症 253
低血圧 39, 83
低血糖 246, 250
低比重リポタンパクコレステロール 240

テオフィリン徐放製剤 230
鉄欠乏性貧血 294, 295
テトラサイクリン系 47
デバイスによる感染症 181
電気的除細動 115
電磁干渉 180
転倒 14
同化作用 240
洞機能不全症候群 129
透析 274
糖尿病 241
糖尿病ケトアシドーシス 245
糖尿病昏睡 245
糖尿病性神経障害 247
糖尿病性腎症 247
糖尿病性網膜症 247
洞房結節 62
動脈圧受容器反射 64
動脈管開存症 162
動脈原性塞栓症 196
動脈硬化 170, 254
冬眠心筋 87
特定疾患 189
特発性器質化肺炎 237
特発性血小板減少性紫斑病 297
特発性肺線維症 236
ドパミン 213
トリヨードサイロニン 261
トリヨードチロニン 261
トルサデポワン 127
トレッドミル法 38
トレンブルグ体位 310

■ ナ 行

内科エマージェンシー 4
難病 189
二次救命処置 322
二次性高血圧症 66
二次性貧血 294
ニトログリセリン 82, 94, 102
ニフェジピン 82
ニューキノロン系 46, 55
乳酸アシドーシス 245
乳酸脱水素酵素 283
ニューロン 186
尿毒症 270
妊娠糖尿病 243
認知機能障害 205
認知症 205
ネフローゼ症候群 272
粘液水腫 265

脳炎後パーキンソニズム 216
脳血管障害 190
脳血管障害性パーキンソニズム 215
脳血栓症 196
脳血流 187
脳血流の自動調節能 71, 187
脳梗塞 195
脳出血 198
脳塞栓症 196
脳卒中 190
脳動脈硬化症 170
脳軟化 195
ノルエピネフリン 31, 187

■ ハ 行

パーキンソン病 213
肺炎 228, 235
肺拡散能 227
肺活量 227
肺循環 60
バイタルサイン 23
肺動脈弁 142
背部打撃 313
ハイブリッド冠血行再建 92
白衣効果 73
白衣高血圧 73
剥離性間質性肺炎 237
白血病 300
針刺し事故 287
バルーンカテーテル 90
反射性調節 64
非ST上昇型急性心筋梗塞 96
非遺伝性脊髄小脳変性症 218
非ケトン性高浸透圧性昏睡 245, 248
微小吸引 230
ヒス束 62
非ステロイド性抗炎症薬 51, 78
ビスホスホネート 22, 234, 300, 307
肥大型心筋症 167
非特異性間質性肺炎 236
非弁膜性心房細動 197
肥満症 259
病巣感染 146
表面麻酔 35
病歴聴取 18, 20
ビリルビン 279
ビリン疹 55
貧血 294
頻脈 24
頻脈性不整脈 112, 113
ファロー四徴症 163

不安定狭心症　87, 88, 96
フィブリノイド変性　304
フェリプレシン　31
負荷心電図　38
副腎皮質ステロイド　21
腹部圧迫　313, 315
腹部大動脈瘤　173
腹膜透析　274, 277
服薬コンプライアンス　45, 138, 211
不顕性誤嚥　195, 234, 235
浮腫　23
不整脈　24, 30, 39, 105
不整脈のリスク分類　110
プラスミノーゲンアクチベータ　95
ブラッドアクセス　274, 276
フル移植　303
プルチニエ線維　62
プレドニゾロン　298
プロスタグランジン　51
プロスタサイクリン　63
プロトロンビン時間　41
プロポフォール　272
閉塞性肺疾患　228
閉塞性肥大型心筋症　167
ペースメーカー　177, 326
ペースメーカー細胞　62
ペグインターフェロン　283
ベクトル心電図　38
ペニシリン系　46
ヘマトクリット値　294
ヘモグロビン A1c　244
ヘモグロビン濃度　294
弁形成術　145
ベンゾジアゼピン系薬剤　272
房室結節　62
房室結節性期外収縮　121
房室ブロック　131, 133
補助人工心臓　138, 169
発作性上室性頻拍　117
発作性心房細動　113, 114, 117
発作性房室回帰性頻拍　119, 123
発作性房室結節リエントリー性頻拍　118
ホメオスタシス　186
ホルター心電図　38
ボルテゾミブ　299
ホルモン　261
本態性高血圧症　66

■ マ 行

マクロライド系　46
末期腎不全　268

慢性合併症　246
慢性肝炎　280
慢性呼吸不全　238
慢性骨髄性白血病　301
慢性腎臓病　268
慢性心不全　134
慢性閉塞性肺疾患　232
慢性リンパ性白血病　301
ミニ移植　296, 303
脈圧　63, 75
脈拍欠損　26
脈拍数　24, 37
脈波伝播速度　74
無自覚性低血糖症　246
無症候性心筋症　86
無症候性脳梗塞　200
無動　215
迷走神経刺激法　120
メタボリックシンドローム　82, 192, 260
メチシリン耐性黄色ブドウ球菌　48
メトトレキサート　306
メニエール病　226
めまい　224
免疫抑制薬　21
モニター心電図　37, 38
モニター装置　36
モニタリング　35
モルヒネ　93
問診　18

■ ヤ 行

薬剤性過敏症候群　19
薬剤性低血圧　83
薬剤性パーキンソニズム　216
薬剤説明文書　20, 21
薬剤溶出ステント　90
薬物アレルギー　19
薬物相互作用　44
薬物代謝障害　292
薬物耐性　48
薬理学的除細動　115
抑制　212
予防的抗菌薬投与　48, 158

■ ラ 行

ラクナ梗塞　197
ランゲルハンス島　241, 243
リウマチ熱　141
リエントリー　105, 106, 174
理学的検査　22

リスク　2
リスクマネジメント　2
リドカイン　30
リバビリン併用療法　283
流動性能力　187
リンパ球性間質性肺炎　237
レナリドマイド　299
レニン　266
レニン-アンギオテンシン-アルドステロン系　68
レビー小体型認知症　207
ロイコトリエン受容体拮抗薬　230
労作性狭心症　87, 88
ロキソプロフェン　292

■ ワ 行

ワルファリン　41, 42, 55, 202

■ 数 字

1, 25-ジヒドロキシコレカルシフェロール　266
1型糖尿病　242
1度房室ブロック　133
1秒率　233, 234
1秒量　227
I型アレルギー　318
2型糖尿病　242
2度房室ブロック　133
II誘導　37
3Dマッピングシステム　109
3Sの原則　45
3度房室ブロック　133

■ 欧 文

ABCD score　200
ABCD[2] score　200
ACE　68
ACS　97
ACSアルゴリズム　102
Active Cadiac Condition　101
Adams-Stroke発作　130
AED　326
AHA/ACCの心不全のステージ　137
AIA　53
ALT　283
APTT　293
ARB　68
ASA分類　26, 28
AST　283

Automatic Focus Theory　114
A群β溶血性レンサ球菌　141
Basedow 病　262
BLS　322, 323, 324
BMI　260
BNP　134
BPSD　205
BRONJ　256
BRONJ 病期のステージング　259
Brugada 症候群　125
B 型肝炎ウイルス　280
CABG　92
CAST　108
CCAB　92
CCS 分類　101
CHADS$_2$ スコア　116
CIED infection　181
CKD　268
Clinical Dementia Rating　211
COX　51
COX-2 阻害薬　53
CPR　313, 322
CRT　326
CRT-D　177
Czermark 操作　120
C 型肝炎ウイルス　281
De Bakey 分類　174
dipper　76
DMARDs　306
DPP-4 阻害薬　244
eGFR　268, 269
Eisenmenger 化　162
EMS　311
ERC 2010　323
ESH/ESC 2007　68
excessive hypertension　73, 80
Fanctional Assessment Staging　211
FEV1.0%　233, 234
FIM　204
Foreign-Body Airway Obstruction　311
GFR　268
GOT　283
GPT　283
GVHD　303
HAV　283
HbA1c　244
HBV　280
HCV　281
HDV　283
heart failure with reduced EF　134
HEV　283
Holter 心電図　90

honeymoon period　242
HOT　238
Hugh-Jones 分類　228
hypertensive crises　71
hypertensive emergency　72
hypertensive urgency　72
hypertention　66
hypotension　83
ICHD　179
IFN　280, 283
IgA 腎症　270
IPSS　296
ITP　297
JNC7　68, 201
JSH 2009　68, 79
LDH　283
LDL-C　240
Machado-Joseph 病　219
Master 二階段昇降試験　38
Maze Procedure　146
medication error　45
micro aspiration　230
Mobitz Ⅰ型　131
Mobitz Ⅱ型　131
MP 療法　299
MRSA　48
multiple reentrant circuits　106
multiple-wavelet hypothesis　114
Na チャネル遮断薬　108
NINDS　192
non-dipper　76
NSAIDs　51, 53, 78, 272, 319
NSTEMI　96
NT-proBNP　134
NYHA 心機能分類　136, 137
OPCAB　92
PaCO$_2$　227
PACs　121
PaO$_2$　227
PCI　91
Peg-IFN　283
Pick 病　205
Poor & Hessagrade　199
preemptive analgesia　57
primary PCI　94
prominent T-wave inversion　96
PT　41
PT-INR　41
PVE　149
reccurent AF　113
recovery position　327
RPP　26

SAH　198
sequential 療法　281
Shy-Drager 症候群　218
Sicilian Gambit　108
silent aspiration　195
SPECT　214
spinocerebellar ataxia　216
SpO$_2$　26, 37
Stanford 分類　174
STEMI　96
Stevens-Johnson syndrome　19
ST 上昇型急性心筋梗塞　96
surgical diabetes　250
TEN　19
TIA　196, 200
TNF　306
Torsades de pointes　30
t-PA 静注療法　196
universal precaution　285
V5 誘導　37
valsalva 法　120
VAS　138
Vaughan Williams 分類　108
wet purpura　299
wide QRS tachycardia　125
WPW 症候群　107, 123
α 受容体刺激薬　30
β$_1$ 非選択性 β 遮断薬　31
β$_2$ 刺激薬　230, 232
β 受容体刺激薬　30
β ラクタム薬　46
γ-GTP　283

【著者略歴】
大渡 凡人
おお わたり つね と

1983年	九州歯科大学卒業
	東京医科歯科大学大学院歯学研究科歯科麻酔学入学
1987年	東京医科歯科大学大学院歯学研究科歯科麻酔学修了
	新潟大学歯学部第1口腔外科学講座助手
1989年	東京医科歯科大学歯学部歯科麻酔学講座助手
2000年	東京医科歯科大学大学院医歯学総合研究科口腔老化制御学講師
2006年	国立大学法人東京医科歯科大学大学院医歯学総合研究科助教授
2007年	国立大学法人東京医科歯科大学大学院医歯学総合研究科准教授
2016年	公立大学法人九州歯科大学口腔保健・健康長寿推進センター教授（～現在）
2019年	公立大学法人九州歯科大学リスクマネジメント歯科学分野教授（併任）

全身的偶発症とリスクマネジメント
高齢者歯科診療のストラテジー　　　ISBN978-4-263-44370-5

2012年9月1日　　第1版第1刷発行
2019年9月25日　　第1版第4刷発行

著　者　大　渡　凡　人
発行者　白　石　泰　夫

発行所　医歯薬出版株式会社

〒113-8612　東京都文京区本駒込1-7-10
TEL.（03）5395-7638（編集）・7630（販売）
FAX.（03）5395-7639（編集）・7633（販売）
https://www.ishiyaku.co.jp/
郵便振替番号 00190-5-13816

乱丁，落丁の際はお取り替えいたします　　印刷・木元省美堂／製本・愛千製本所
© Ishiyaku Publishers, Inc., 2012. Printed in Japan

本書の複製権・翻訳権・翻案権・上映権・譲渡権・貸与権・公衆送信権（送信可能化権を含む）・口述権は，医歯薬出版(株)が保有します．
本書を無断で複製する行為（コピー，スキャン，デジタルデータ化など）は，「私的使用のための複製」などの著作権法上の限られた例外を除き禁じられています．また私的使用に該当する場合であっても，請負業者等の第三者に依頼し上記の行為を行うことは違法となります．
JCOPY ＜出版者著作権管理機構 委託出版物＞
本書をコピーやスキャン等により複製される場合は，そのつど事前に出版者著作権管理機構（電話 03-5244-5088，FAX 03-5244-5089，e-mail：info@jcopy.or.jp）の許諾を得てください．